U0233495

腹腔镜结直肠肿瘤手术
难点与创新

Laparoscopic Colorectal Tumor Surgery :
Challenges And Innovations

腹腔镜结直肠肿瘤手术
难点与创新

Laparoscopic Colorectal Tumor Surgery：
Challenges And Innovations

主　审　王锡山

主　编　汤坚强

副主编　唐　彬

北京大学医学出版社

图书在版编目（CIP）数据

腹腔镜结直肠肿瘤手术难点与创新 / 汤坚强主编. —北京：北京大学医学出版社，2024.4（2025.4 重印）

ISBN 978-7-5659-2987-8

Ⅰ．①腹… Ⅱ．①汤… Ⅲ．①腹腔镜检－应用－结肠疾病－肠肿瘤－外科手术②腹腔镜检－应用－直肠肿瘤－外科手术 Ⅳ．① R735.3

中国国家版本馆 CIP 数据核字（2023）第 170719 号

腹腔镜结直肠肿瘤手术难点与创新

主　　编：汤坚强

出版发行：北京大学医学出版社

地　　址：（100191）北京市海淀区学院路 38 号　北京大学医学部院内

电　　话：发行部 010-82802230；图书邮购 010-82802495

网　　址：http://www.pumpress.com.cn

E - m a i l：booksale@bjmu.edu.cn

印　　刷：北京金康利印刷有限公司

经　　销：新华书店

策划编辑：陈　奋

责任编辑：陈　奋　何渼波　　责任校对：靳新强　　责任印制：李　啸

开　　本：889 mm×1194 mm　1/16　　印张：30.25　　字数：940 千字

版　　次：2024 年 4 月第 1 版　2025 年 4 月第 2 次印刷

书　　号：ISBN 978-7-5659-2987-8

定　　价：360.00 元

本书由

北京大学医学出版基金资助出版

主编简介

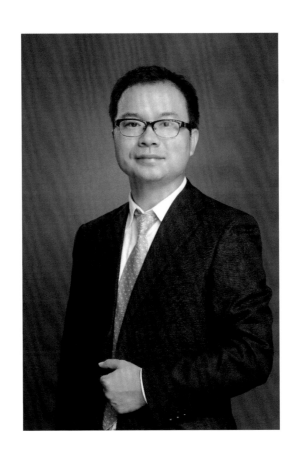

　　汤坚强，主任医师，副教授，医学博士，硕士研究生导师。现任国家癌症中心、国家肿瘤临床医学研究中心、中国医学科学院肿瘤医院结直肠外科副主任兼廊坊院区结直肠外科主任。2001 年获北京大学临床医学系学士学位；2006 年获北京大学普通外科临床医学博士学位，师从北京大学第一医院普外科万远廉教授。

　　汤坚强教授长期从事结直肠外科的医疗、教学及科研工作。迄今已主刀完成 8000 余例胃肠肿瘤手术，擅长腹腔镜超低位直肠癌保肛术、经括约肌间切除术、腹腔镜结肠癌根治术、进展期结直肠癌的腹腔镜扩大根治术、腹腔镜盆腔脏器切除术等手术，手术质量和数量、生存质量、术后生存率等均在国际上处于领先水平。近十年受邀在全国 30 个省 300 余家医院举办腹腔镜胃肠肿瘤手术技术培训，完成 100 余场大会手术实况演示和网络直播。

　　汤坚强教授任亚太腹腔镜内镜协作组（Asia Pacific Endo-Lap Surgery Group，APELS）委员、北京整合医学学会结直肠肿瘤分会会长、中国医药教育协会直肠癌保肛专业委员会副主任委员、中国抗癌协会消化道息肉及癌前病变专业委员会常委、中国抗癌协会肿瘤胃肠病学专业委员会委员、中国医师协会结直肠肿瘤专业委员会脏器联合切除与质量控制学组委员兼秘书、中国医师协会外科医师分会肛肠外科学组委员、经肛腔镜外科专家工作组委员、中国医师协会肛肠医师分会科普学组委员、《中华外科杂志》通讯编委、《中国肿瘤》编委、《结直肠肛门外科》编委、《中华结直肠疾病电子杂志》编委等。主持 2 项国家自然科学基金、2 项北京市自然科学基金等。在国际上首次提出经闭孔神经前入路直肠离断技术、ASTRO 技术，解决了肥胖、狭窄骨盆等困难情况下的直肠癌保肛问题，提高了保肛率。以第一作者或通讯作者在 *Gastroenterology*、*eBioMedicine*、*International Journal of Surgery*、*Diseases Of The Colon & Rectum*、*Colorectal Disease*、*International Journal of Colorectal Disease*、*European Journal of Surgical Oncology*、*Surgical Endoscopy and Other Interventional Techniques*、*Techniques in Coloproctology*、*Journal of Gastrointestinal Surgery* 等 SCI 期刊，以及《中华外科杂志》《中华胃肠外科杂志》《中国实用外科杂志》《中华消化外科杂志》《中华结直肠疾病电子杂志》等期刊发表论文 80 余篇，其中 SCI 论文 30 余篇。牵头制订和主笔《超全直肠系膜切除层面的原发性直肠癌和局部复发直肠癌盆腔脏器联合切除中国专家共识》《低位直肠癌经括约肌间切除术中国专家共识》《吲哚菁绿近红外荧光血管成像技术应用于腹腔镜结直肠手术中吻合口血供判断中国专家共识》等国内行业指南和共识。

编者名单

主　审　王锡山（中国医学科学院肿瘤医院）

主　编　汤坚强（中国医学科学院肿瘤医院）

副主编　唐　彬（湖南省湘潭市中心医院）

编　者　（按姓名汉语拼音排序）

胡　刚（中国医学科学院肿瘤医院）

李　博（中国医学科学院肿瘤医院）

李月刚（中国医学科学院肿瘤医院）

梅世文（中国医学科学院肿瘤医院）

邱文龙（中国医学科学院肿瘤医院）

权继传（中国医学科学院肿瘤医院）

汤坚强（中国医学科学院肿瘤医院）

唐　彬（湖南省湘潭市中心医院）

尹叶锋（中国医学科学院肿瘤医院）

王语涵（中国医学科学院肿瘤医院）

庄　孟（中国医学科学院肿瘤医院）

序

汤坚强医生自 2021 年 9 月加入中国医学科学院肿瘤医院结直肠外科团队，与我共同完成了许多高难度手术。在此之前，他已成为青年医生中手术直播出镜率最高的医生，他的手术技术得到了广大业内同行的认可，是青年医生的榜样。

外科医生是需要交流的，坐而论道不如集思广益、博采众家之长。汤坚强医生的手术身影遍布大江南北，曾在 30 个省 300 余家医院开展腹腔镜胃肠肿瘤根治手术。教学相长，在与各地同行的交流过程中，他不仅锻炼了自己的手术技术，增加了对疑难复杂情况的处理经验，同时也吸纳了同行们的手术技巧为己所用。现在，他倾囊相授，将自己多年的手术经验总结成册，以应用解剖、手术实录、手术技巧为脉络，先后进行阐述，分享自己独到的见解。

《腹腔镜结直肠肿瘤手术难点与创新》一书的问世，正是汤坚强医生多年临床实践和手术技术的结晶。本书全面展示了结直肠肿瘤领域的各类术式，既有规范性的标准根治手术，也有超越传统手术范围的扩大切除手术，既有 NOSES 这类"微创中的微创"手术，也有需联合多个脏器切除的"疑难中的疑难"手术，更难能可贵的是还能将两者有机结合，争取用微创甚至NOSES 手术来完成疑难复杂肿瘤的根治切除，以实现"疑难中的微创"之目标。本书不仅系统地介绍了腹腔镜结直肠肿瘤手术的应用解剖、手术技巧和要点、特殊情况的处理，更是针对手术中的难点问题提出了解决方案，并结合自身的临床经验，提出了不少创新性的方法和理念，如全内侧入路的左半结肠手术、双镜联合 NOSES 手术、经闭孔神经前入路直肠离断等。这些内容既有观念上的创新，又有临床的实用性，对于从事结直肠外科工作的医生来说，无疑是一本宝贵的参考书籍，可以更规范地开展根治手术，并从容处理手术中遇到的各种问题。

不难看出，本书在选择病例时慎之又慎，这些病例具有一定的代表性，不仅可以帮助年轻医生快速掌握经典的腹腔镜结直肠肿瘤手术，也可以帮助有一定资历的同行提升手术流畅性和深度。如何将常规手术做得畅达稳健，如何敢于攻坚克难是结直肠外科医生们的新挑战。我希望《腹腔镜结直肠肿瘤手术难点与创新》一书能够广泛传播，为更多的结直肠外科医生提供技术帮助，一起推动结直肠外科的发展和进步。

用技术赢得天下，靠德行赢得未来。

是为序！

2023 年 11 月 27 日于北京

前　言

　　技术和创新是外科医生永无止境的追求。近 30 年来，腹腔镜结直肠手术开展得如火如荼，尤其是随着近年来网络手术直播的普及，广大青年医师腹腔镜技术飞速进步，领域内涌现了不少青年才俊。然而，如果没有配套图谱的帮助，没有主刀术者对手术病例的详细解析、对手术入路的独特见解，即便反复琢磨手术视频，青年医师的技术水平也很难进一步提高，容易进入职业生涯的瓶颈期，尤其是在临床工作中遇到疑难复杂病例时，更加束手无策。

　　已出版的关于腹腔镜结直肠手术的专著很多，书中不乏精美的图片、示意图以及精彩的录像，但更多的是规范手术、典型病例的不同入路、不同处理方式的荟萃，缺乏临床中常遇到的真正复杂病例的手术分析、疑难罕见照片及录像，更缺少一个结直肠外科医生在成长过程中应对术中意外的真实经验。有鉴于此，我们组织编写了这本兼顾经典与复杂、兼具理论与实战的手术实录型专著，希望本书的出版能填补相关领域的空白。

　　本书以术式为轴分为四大篇（右半结肠、左半结肠、直肠乙状结肠、超全直肠系膜切除），每篇又以应用解剖、手术实录、手术技巧为脉络分三章进行阐述。本书的第一大特点是注重实战。以一个个鲜活的手术实例作为全书的灵魂，以病例诊治的模式，重点展示术前诊断思路、手术步骤详解、术中照片及手术视频，让读者了解相关手术策略及关键解剖，同时在文末分享术者多年来对于该术式的心得。本书的第二大特点是对关键步骤的全局梳理。在结合文献及同行经验的基础上，对关键环节进行系统综述，体现了个案与整体的融合，同时对该术式在罕见变异、少见侵犯类型的处理原则、术中意外、并发症等方面进行总结。本书的第三大特点是内容丰富详实。书中的手术视频多来自笔者近 10 年来在国内各地的大会手术直播，无论是图片的清晰度还是操作的流畅度，都经过精心筛选，用心编辑。全书共 12 章，包含 200 余段高清视频、近 2000 张手术原图和 200 张模式图，以使读者更深入体会手术内涵和解剖奥妙，这一点在同类书籍中实为少见。

　　本书注重创新，在经典腹腔镜结直肠肿瘤手术章节里，分享了较多原创性的手术方式和技巧，如右半结肠网膜囊入路及 Henle 干后处理技术、左半结肠的"3-1-1"Trocar 布局、完全内侧入路脾曲游离技术、经闭孔神经前入路直肠离断技术（transanterior obturator nerve gateway，TANG）、解决肥胖困难骨盆 TME 手术的 ASTRO 技术等。此外，本书还重点介绍了高难度、复杂结直肠肿瘤的腹腔镜手术经验，包括侧方淋巴结清扫、腹膜后淋巴结清扫、右半结肠癌根治联合胰十二指肠切除、左半结肠癌根治联合胰体尾脾切除、局部复发直肠癌全盆腔脏器切除、联合髂内血管切除（梨状肌筋膜入路）的扩大侧盆腔脏器切除等，涉及结直肠外科、胰胃外科、肝胆外科、泌尿外科、妇科、整形等多科室协作，很多手术图片都是首次呈现，可带领读者进入全新的腹腔镜视角，拓展了手术的广度和深度。此外，部分复杂手术融合了经自然腔道取标本手术（natural orifice specimen extraction surgery，NOSES）的理念，探索了"疑难中的微创"和"极致微创"之可能。

本书凝聚了笔者 10 余年来约 8000 例结直肠肿瘤手术的经验与精华，汇集了与北京大学第一医院、中国医学科学院肿瘤医院以及全国约 300 家兄弟医院的专家、同行交流的经验与心得。经过 3 年的编写和修订，本书出版在即，回首往事，历历在目。在高铁上、飞机上、休息室里，都留下了我们打字、画图、剪辑视频的身影。多少个夜晚，为了能保留珍贵的术中高清照片，我们擦亮镜头，放慢原本的手术节奏。3 年来，工作变动、主创人员更换、新术式不断扩充等众多难以预料的困难虽影响了编撰进度，但从未动摇我们出版本书的决心以及与广大同行分享交流的初衷。

在此，我要特别感谢我的同事、团队以及家人们对我一直以来的支持和鼓励，感谢国内学术界各位前辈、同道对本书提供的宝贵意见与建议，没有他们的帮助和支持，我无法顺利完成这本书的编写。同时，也要感谢北京大学医学出版社的编辑团队，他们对本书进行了认真的审校和精心的制作，使其达到了出色的质量。

最后，我希望借助本书与广大读者分享我的专业知识和经验心得。无论您是刚刚接触结直肠外科的住院医生，还是已有多年从业经验的专科医生，期待本书能对您有所启发，为您提供有益的参考和借鉴，拓展您的手术深度，并能应用于实践中，共同为结直肠外科的进步和发展做出贡献。虽然我们在编撰过程中已经付出了诸多努力，但本书难免存在疏漏和不妥之处，希望读者不吝指正！

2023 年 11 月

目　录

第三篇　直肠乙状结肠手术篇

第一篇

右半结肠手术篇

第1章

右半结肠切除的应用解剖

右半结肠的血管解剖

右半结肠血管分支的变异较多，解剖较为复杂，不仅增加了手术难度，而且增高了手术过程中意外出血的风险。充分了解右半结肠相关血管解剖及可能的变异形式是安全进行手术的重要前提。

动脉解剖

肠系膜上动脉（superior mesenteric artery，SMA）

右半结肠动脉血供基本全部来自于肠系膜上动脉，SMA 发往右半结肠的动脉分支主要分为三支——回结肠动脉（ileocolic artery，ICA）、右结肠动脉（right colic artery，RCA）、中结肠动脉（middle colic artery，MCA）（图 1-1-1）。

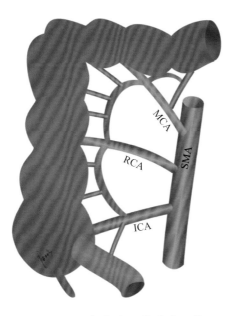

图 1-1-1　右半结肠的动脉血供

回结肠动脉（ICA）

ICA 是右半结肠供应动脉中变异较少者，几乎 100% 恒定存在，且只存在一支。ICA 与肠系膜上静脉（superior mesenteric vein，SMV）主干的关系分为：① ICA 从 SMV 前方跨过（图 1-1-2，图 1-1-3）；② ICA 从 SMV 后方穿过（图 1-1-4，图 1-1-5）。

右结肠动脉（RCA）

SMA 三个分支中，RCA 变异率最高：①常与 MCA 共干；②部分从 SMA 单独发出，多数情况为跨越 SMV 型（位于 SMV 前方）；③极少患者与 ICA 共干。部分文献报道的"RCA 仅在 30% ～ 50% 的人群中存在，超过一半人缺少 RCA"，笔者并不赞成，笔者认为只要与右结肠静脉伴行的动脉均应

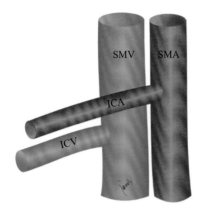

图 1-1-2　ICA 从 SMV 前方跨过（示意图）

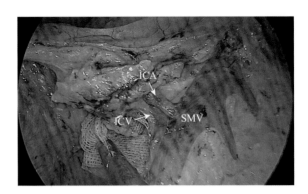

图 1-1-3　ICA 从 SMV 前方跨过（术中照片）

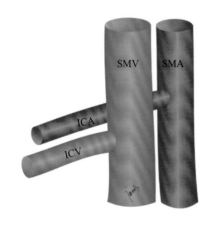

图 1-1-4　ICA 从 SMV 后方穿过（示意图）

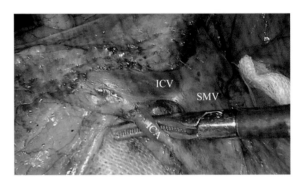

图 1-1-5　ICA 从 SMV 后方穿过（术中照片）

考虑为 RCA，只是其来源存在变数。RCA 与 SMV 的关系也分为两型：① RCA 从 SMV 前方跨过，此为最常见类型，发生率 90% 以上（图 1-1-6，图 1-1-7）；② RCA 从 SMV 后方穿过，较为少见（图 1-1-8，图 1-1-9）。

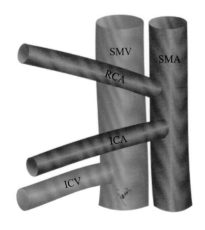

图 1-1-6　RCA 从 SMV 前方跨过（示意图）

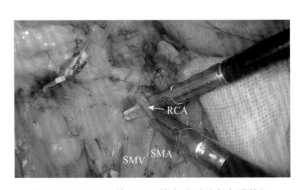

图 1-1-7　RCA 从 SMV 前方跨过（术中照片）

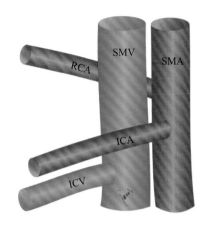

图 1-1-8　RCA 从 SMV 后方穿过（示意图）

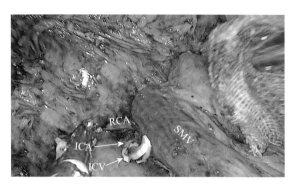

图 1-1-9　RCA 从 SMV 后方穿过（术中照片）

中结肠动脉（MCA）

　　MCA 供应右侧 2/3 横结肠的动脉血流，其主干多不在横结肠系膜正中，而是偏右侧走行。MCA 绝大多数为 1 支，少数出现 2 支甚至多支，极少数可见缺如。MCA 主干往往分为左右两支，主干起始部至左右分叉的距离从 1 ~ 8 cm 不等，平均 2 cm 左右。在标准右半结肠切除手术中需保留 MCA 左支，因此左右分支的解剖特点有一定的指导意义。除了 MCA 外，SMA 上还可单独发出 1 支副中结肠动脉（accessory middle colic artery，aMCA），多位于 MCA 的近端，支配横结肠脾曲血供，文献报道发生率为 4.0% ~ 49.2%（图 1-1-10，图 1-1-11）。

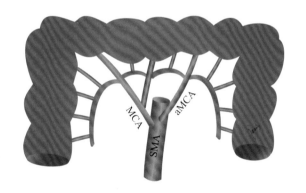

图 1-1-10　副中结肠动脉（示意图）

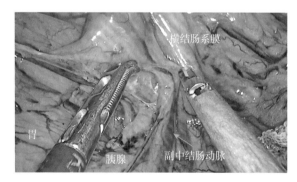

图 1-1-11　副中结肠动脉（术中照片）

静脉解剖

肠系膜上静脉（SMV）

　　右半结肠静脉血主要回流至肠系膜上静脉（SMV），SMV 的主要分支包括回结肠静脉（ileocolic vein，ICV）、Henle 干（Henle's trunk，HT）、中结肠静脉（middle colic vein，MCV），部分病例还可见到单独汇入 SMV 的右结肠静脉（right colic vein，RCV）（图 1-1-12）。

　　SMV 多为单个粗大主干，临床上也偶可见到双支型 SMV，即 SMV 远端分为同等粗大的左右分支，右支上可见 ICV、Henle 干及末段回肠静脉汇入，左支则主要汇集全部空肠和部分回肠的静脉血回流（图 1-1-13，图 1-1-14），而完全并行的双 SMV 于脾静脉共同汇合的情况临床也能遇见。

　　SMA 与 SMV 的位置关系可分为 4 种：①SMA 位于 SMV 左侧，为最常见类型，占 95% 以上（图

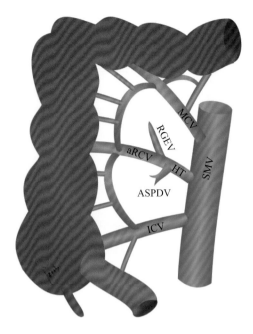

图 1-1-12　右半结肠的静脉回流

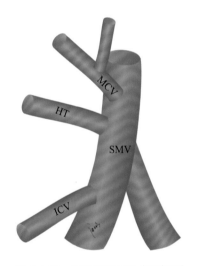

图 1-1-13　双支型 SMV（示意图）

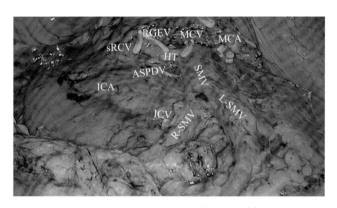

图 1-1-14　双支型 SMV（术中照片）

1-1-15，图 1-1-16）；② SMA 位于 SMV 右侧，极少见，发生率仅 1% 左右（图 1-1-17，图 1-1-18）；③后交叉型：SMA 从 SMV 后方穿越至其右侧，较少见（图 1-1-19，图 1-1-20）；④前交叉型：SMA 从 SMV 前方跨越至其右侧，极为罕见（图 1-1-21）。

回结肠静脉（ICV）

回结肠静脉几乎 100% 恒定存在，绝大部分直接汇入 SMV，但也有极少数汇入 Henle 干（图 1-1-22，图 1-1-23）。

右结肠静脉（RCV）

右结肠静脉的定义仍存在争议。广义的 RCV 是指主要收集升结肠及结肠肝曲区域血液回流的静脉分支，而无论其汇入位置；狭义的 RCV 静脉则是指单独汇入 SMV 者，而将汇入 Henle 干者称为副右结肠静脉（accessory right colic vein，aRCV）或上右结肠静脉（superior right colic vein，

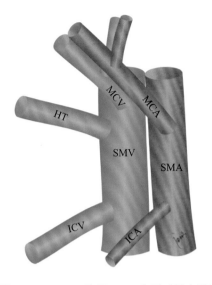

图 1-1-15　SMA 位于 SMV 左侧（示意图）
最常见，95%

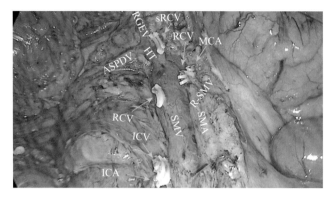

图 1-1-16　SMA 位于 SMV 左侧（术中照片）

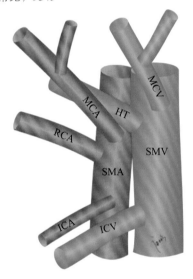

图 1-1-17　SMA 位于 SMV 右侧（示意图）

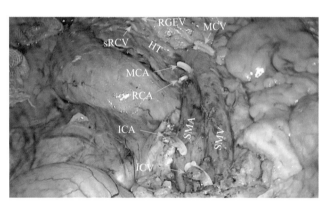

图 1-1-18　SMA 位于 SMV 右侧（术中照片）

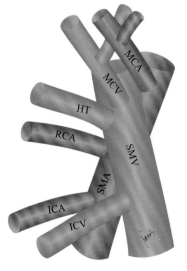

图 1-1-19　SMA 从 SMV 后方穿越至其
右侧（示意图）

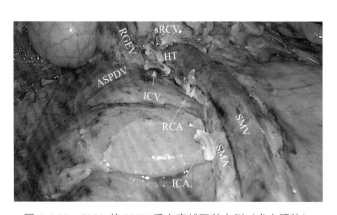

图 1-1-20　SMA 从 SMV 后方穿越至其右侧（术中照片）

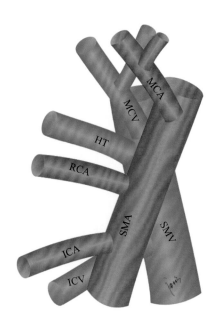

图 1-1-21　SMA 从 SMV 前方跨越至其右侧（示意图）

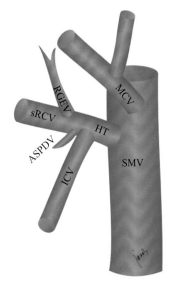

图 1-1-22　ICV 注入 Henle 干（示意图）

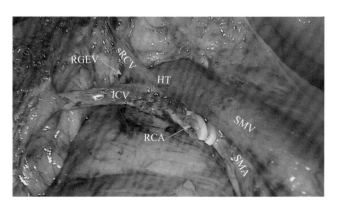

图 1-1-23　ICV 注入 Henle 干（术中照片）

sRCV）。

Henle 干

Henle 干（HT）位于胃、胰腺、结肠三大器官的交界处并收集三者的静脉血回流，其解剖复杂，是右半结肠手术中的难点与重点，也是最易出血的关键部位。既往不少文献也称其为胃结肠干（gastric colic trunk，GCT），然而并不是所有 Henle 干都由来自胃与结肠的静脉汇集而成，统称为胃结肠干有失偏颇。最常见的经典 Henle 干类型由副右结肠静脉（aRCV）、胃网膜右静脉（right gastroepiploic vein，RGEV）、胰十二指肠上前静脉（anterosuperior pancreaticoduodenal vein，ASPDV）三支静脉汇集而成，此类型占 90% 以上（图 1-1-24，图 1-1-25）。然而 Henle 干变异极多，有多种分支类型，如 aRCV 可有 2 支甚至更多支，ICV、MCV 均可能汇入 Henle 干，RGEV 或 ASPDV 可不汇入 Henle 干而单独汇入 SMV，甚至有少数病例的 RCV、RGEV、ASPDV 均单独汇入 SMV 而不组成短干，即 Henle 干缺如（图 1-1-26，图 1-1-27）。Henle 干的分型方法存在很多种，Miyazawa 等倡导的方法较为实用，其按 Henle 干中是否有来自结肠支的静脉以及结肠支的数量进行分型，如无结肠静脉汇入 Henle 干称为 0 型（图 1-1-28，图 1-1-29），如有 1 支结肠静脉汇入 Henle 干称为Ⅰ型（图 1-1-30，图 1-1-31），如 2 支结肠静脉汇入 Henle 干则为Ⅱ型（图 1-1-32 ～图 1-1-35），如 3 支结肠静脉汇入 Henle 干则为Ⅲ型（图 1-1-36，图 1-1-37）。国内瑞金医院冯波教授、盛京医院张宏教授均在 Miyazawa 分型的基础上进一步细化，分别提出了相应的改良分型方法。

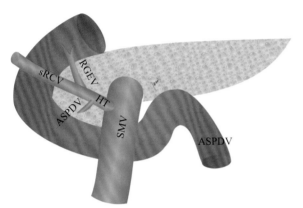

图 1-1-24　经典 Henle 干的三支汇入图（示意图）

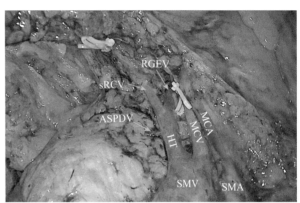

图 1-1-25　经典 Henle 干的三支汇入图（术中）

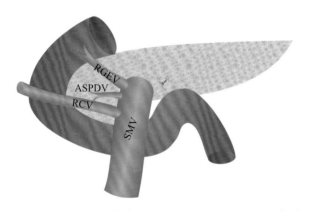

图 1-1-26　Henle 干缺如，RCV、RGEV、ASPDV 分别汇入 SMV（示意图）

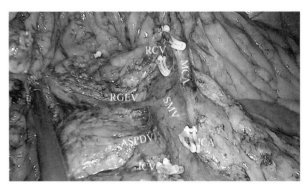

图 1-1-27　Henle 干缺如，RCV、RGEV、ASPDV 分别汇入 SMV（术中照片）

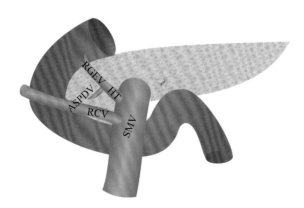

图 1-1-28　Miyazawa 0 型，Henle 干上无结肠静脉汇入（示意图）

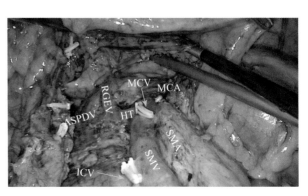

图 1-1-29　Miyazawa 0 型，Henle 干上无结肠静脉汇入（术中照片）

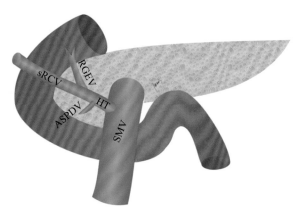

图 1-1-30　Miyazawa Ⅰ型，Henle 干上 1 支结肠静脉汇入（示意图）

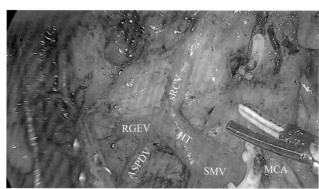

图 1-1-31　Miyazawa Ⅰ型，Henle 干上 1 支结肠静脉汇入（术中照片）

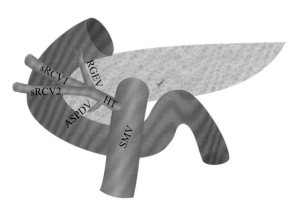

图 1-1-32　Miyazawa Ⅱ型，Henle 干上 2 支结肠静脉汇入（示意图）

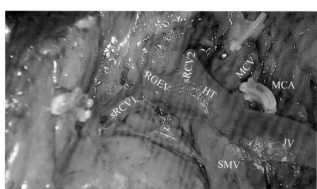

图 1-1-33　Miyazawa Ⅱ型，Henle 干上 2 支结肠静脉汇入（术中照片）

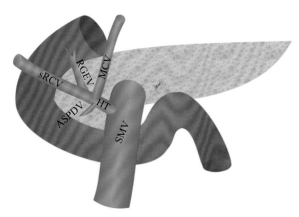

图 1-1-34　Miyazawa Ⅱ型，Henle 干上 1 支 sRCV 及 1 支 MCV 汇入（示意图）

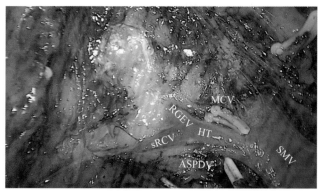

图 1-1-35　Miyazawa Ⅱ型，Henle 干上 1 支 sRCV 及 1 支 MCV 汇入（术中照片）

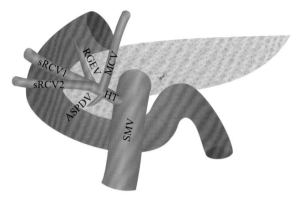

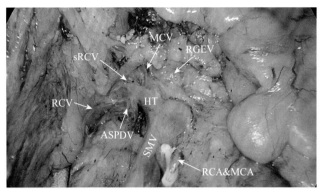

图 1-1-36　Miyazawa Ⅲ 型，Henle 干上 2 支 sRCV 及 1 支 MCV 汇入（示意图）

图 1-1-37　Miyazawa Ⅲ 型，Henle 干上 2 支 sRCV 及 1 支 MCV 汇入（术中照片）

中结肠静脉（MCV）

MCV 可为单支、双支，甚至多支，90% 以上汇入 SMV（图 1-1-38，图 1-1-39），此外也可汇入 Henle 干（图 1-1-34 ～图 1-1-37）、空肠静脉、脾静脉，也有少数病例 MCV 缺如。

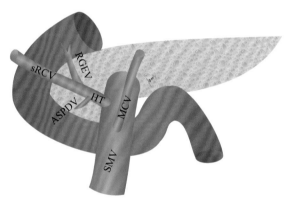

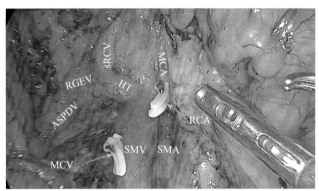

图 1-1-38　MCV 注入 SMV 外科干（示意图）

图 1-1-39　MCV 注入 SMV 外科干（术中照片）

右半结肠手术相关筋膜及层面解剖

Toldt 间隙

胚胎发育过程中，中肠以 SMA 为中心逆时针旋转 270° 并与后腹壁贴附，肠系膜背侧与后腹壁之间产生融合形成 Toldt 筋膜，分布于升结肠与降结肠后方，位于肾前筋膜（Gerota 筋膜）的前方。Toldt 筋膜主要由疏松结缔组织组成，是升结肠、降结肠系膜背侧叶与后腹膜之间的中间结构（图 1-1-40，图 1-1-41）。关于究竟应称为 Toldt 筋膜还是 Toldt 间隙仍有待商榷，两词也经常被混用。而结肠手术中应在 Toldt 间隙的深面还是浅面进行分离也存在争议，Coffey 教授认为应在其浅面（系膜 - 融合筋膜平面）进行游离，篠原尚教授则认为应在其深面进行游离。笔者认为，尾侧入路操作容易走行至 Toldt 间隙深面，而中间入路更易走行至系膜 - 融合筋膜平面，无论哪个层次，结肠背侧系膜均完好，信封结构完整，均符合全结肠系膜切除术（CME）的原则。当肿瘤向背侧突破背侧系膜，推荐更深层次的游离原则。

Gerota 筋膜

即肾前筋膜，位于后腹膜深面，是覆盖于肾、输尿管、生殖血管表面的一层致密的纤维结缔组织（图 1-1-40，图 1-1-42）。Gerota 筋膜向内侧越过腹主动脉及下腔静脉与对侧 Gerota 筋膜相延续，向外侧与肾后筋膜（Zuckerkandl 筋膜）融合并与侧腹壁的腹横筋膜相延续，向头侧与膈下筋膜相延续，向尾侧消失于腹膜外筋膜中。Gerota 筋膜深面为输尿管、生殖血管及肾周脂肪囊，除非肿瘤侵犯，结肠手术中应保持该膜的完整性，以免导致腹膜后结构的副损伤。

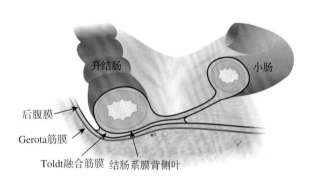

图 1-1-40　Toldt 融合筋膜与 Gerota 筋膜（示意图）

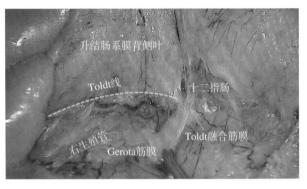

图 1-1-41　Toldt 融合筋膜与 Gerota 筋膜（术中照片）

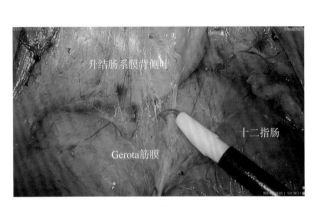

图 1-1-42　Gerota 筋膜（术中照片）

胰后筋膜

胚胎发育过程中包绕胰头十二指肠的十二指肠背侧系膜与后腹壁发生融合，形成的胰头后方融合筋膜被称为胰后 Treitz 筋膜，并将胰腺固定在后腹壁（图 1-1-43）。而在胰体尾部，胃背侧系膜与后腹壁发生融合，形成的融合筋膜则被称为胰后 Toldt 间隙，是左侧降结肠后方 Toldt 间隙的延续。

胰前 Fredet 筋膜

胚胎发育过程中横结肠系膜与胰十二指肠腹侧系膜之间产生融合，形成的融合筋膜被称为 Fredet 筋膜，其外侧及尾侧与右侧 Toldt 间隙相延续，内侧边界则是 SMV 与 Henle 干。三毛牧夫等作者认为，右侧 Toldt 间隙向内侧走行至十二指肠降部外侧缘即分为胰前 Fredet 筋膜与胰后 Treitz 筋膜（图 1-1-43，图 1-1-44）。

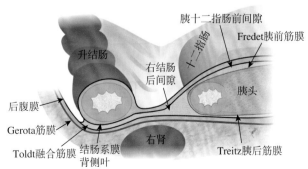

图 1-1-43　胰后 Treitz 筋膜与胰前 Fredet 筋膜（示意图）

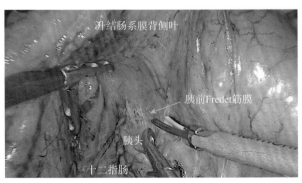

图 1-1-44　胰前 Fredet 筋膜（术中照片）

右结肠后间隙（right retro-colic space，RRCS）

即右侧 Toldt 间隙，为升结肠系膜背侧叶与 Gerota 筋膜之间的间隙（图 1-1-45）。头侧界为肝结肠韧带和十二指肠环的下缘；内侧界为肠系膜上静脉（SMV）右缘；外侧界为回盲部、升结肠和结肠肝区与后腹膜的附着缘（即右结肠旁沟）；尾侧界为回肠末端系膜附着处即膜桥。

胰十二指肠前间隙

为横结肠系膜背侧叶与胰头十二指肠之间的间隙（图 1-1-46），也有作者称其为横结肠后间隙（transvers retrocolic space，TRCS）。在右半结肠手术实践中，沟通右结肠后间隙与胰十二指肠前间隙之间时往往会遇到一层刚性膜状结构。不少作者认为这便是 Fredet 筋膜，而池畔教授则提出右侧原始后腹膜的概念，认为右原始后腹膜在十二指肠水平和降部腹侧反折移行至 Gerota 筋膜表面，因此必须锐性切开右原始后腹膜才能从右结肠后间隙进入胰十二指肠前间隙（图 1-1-47，图 1-1-48）。

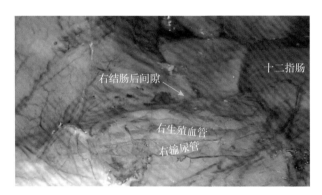

图 1-1-45　右结肠后间隙（术中照片）

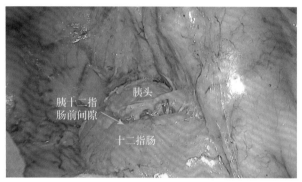

图 1-1-46　胰十二指肠前间隙（术中照片）

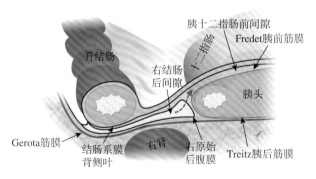

图 1-1-47　右原始后腹膜（示意图）

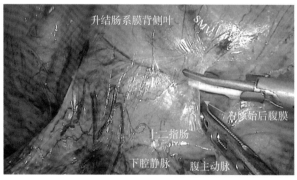

图 1-1-48　右原始后腹膜（术中照片）

横结肠后胰颈前间隙

胚胎发育过程中，随着中肠的旋转，横结肠系膜背侧覆盖贴附于胰腺及十二指肠之上。胃腹侧系膜则膨出并反折形成四层膜状结构的大网膜，覆盖并黏附于横结肠系膜背侧叶之上，其中大网膜第 1 层与第 2 层构成胃结肠韧带，反折而回的第 3 层与第 4 层沿着横结肠系膜背侧叶走行，并分别包绕胰腺前后。大网膜第 4 层与横结肠系膜背侧叶产生融合，共同构成横结肠系膜根，而第 3 层、第 4 层之间的胰颈前方存在潜在的间隙，即为横结肠后胰颈前间隙。右半结肠手术中，从横结肠系膜根部向头侧切开进入小网膜囊往往需经过此间隙（图 1-1-49）。

横结肠系膜与胃系膜的融合间隙

位于胃幽门下区与横结肠之间，为胚胎发育过程中胃背侧系膜与横结肠系膜背侧之间融合而成的间隙，无论在胃的手术还是右半结肠手术的头侧入路时，都需要准确寻找该潜在间隙进行分离，保持胃系膜侧与结肠系膜侧表面膜的完整性，若误入胃系膜内易损伤胃网膜右血管，误入结肠系膜内易损伤右结肠血管（图 1-1-50）。

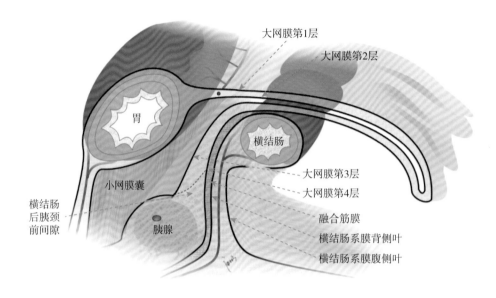

图 1-1-49　大网膜与横结肠系膜结构，以及横结肠后胰颈前间隙（示意图）

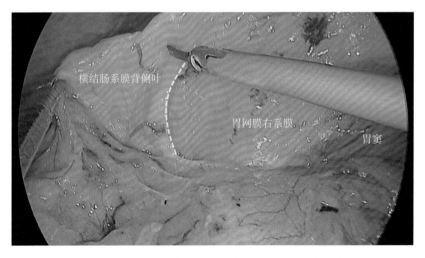

图 1-1-50　横结肠系膜与胃系膜的融合间隙（术中照片）

（唐　彬）

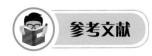

[1] 池畔. 基于膜解剖的腹腔镜与机器人结直肠肿瘤手术学 [M]. 北京：人民卫生出版社，2019：6-11.

[2] 绢笠祐介. 日本静冈癌中心大肠癌手术 绢笠式 [M]. 王利明，张宏，译. 沈阳：辽宁科学技术出版社，2019.

[3] 板井义治. 腹腔镜结直肠癌手术 [M]. 张宏，康亮，申占龙，译. 沈阳：辽宁科学技术出版社，2015.

[4] 三毛牧夫. 腹腔镜下大肠癌手术 [M]. 张宏，刘金刚，译. 沈阳：辽宁科学技术出版社，2019.

[5] 林谋斌，张忠涛. 基于现代精细解剖的腹盆腔外科指导：膜解剖的求源与思辨. 北京：人民卫生出版社，2019.

[6] 筱原尚. 图解外科手术：从膜的解剖解读术式要点 [M]. 3 版. 刘金刚，译. 沈阳：辽宁科学技术出版社，2013.

[7] 吴楚营，林联拯，叶凯，等. 腹腔镜辅助右半结肠癌根治性切除术中的血管解剖分析 [J]. 中华消化外科杂志，2017，16（11）：1136-1143.

[8] 郭释琦，崔明明，刘鼎盛，等. 腹腔镜右半结肠切除术中血管解剖辨识及意义研究 [J]. 中国实用外科杂志，2021，41（9）：1017-1023.

[9] 肖毅，陆君阳，徐徕. 肠系膜上血管及其属支临床解剖研究 [J]. 中国实用外科杂志，2017，37（4）：420-424.

[10] 冯波，严夏霖，张森，等. 腹腔镜右半结肠癌根治术 Henle 干的解剖技巧 [J]. 中华胃肠外科杂志，2017，20（6）：635-638.

[11] 张策，薛琪，李国新，等. 腹腔镜右半结肠切除术相关血管的活体解剖学观察 [J]. 中国临床解剖学杂志，2012，30（3）：256-259.

[12] 王枭杰，郑志芳，池畔，等. 右原始后腹膜在右半结肠癌完整结肠系膜切除术中的解剖学观察和临床意义 [J]. 中华胃肠外科杂志，2021，24（8）：704-710.

[13] 郗欢，厉琳杰，孙凌宇. 胃肠肿瘤膜解剖手术的整体观 [J]. 中华胃肠外科杂志，2021，24（7）：560-566.

[14] 韩方海，钟广宇. 对右半结肠癌根治手术外科膜间隙平面的认识 [J]. 中华胃肠外科杂志，2019，22（5）：436-440.

[15] COFFEY J C, LAVERY I, SEHGAL R. Mesenteric Principles of Gastrointestinal Surgery：Basic and Applied Science [M]. UK：CRC Press，2017.

[16] MIYAZAWA M, KAWAI M, HIRONO S, et al. Preoperative evaluation of the confluent drainage veins to the gastrocolic trunk of Henle：understanding the surgical vascular anatomy during pancreaticoduodenectomy [J]. J Hepatobiliary Pancreat Sci，2015，22（5）：386-391.

第一节　尾侧入路腹腔镜扩大右半结肠癌根治术

适应证

局部进展期结肠肝曲肿瘤。

现病史及术前检查

患者女性，65 岁，体重指数（BMI）26.1 kg/m²。主因"乏力、食欲缺乏伴贫血 8 个月"入院。既往体健。患者 8 个月前出现乏力、食欲缺乏，伴右下腹部间断疼痛，偶有恶心、呕吐。入院查血常规：血红蛋白浓度 44 g/L，癌胚抗原（CEA）正常；腹部增强 CT：结肠肝曲管壁增厚，管腔不规则狭窄，病变肠管边缘略模糊，增强扫描肠壁呈明显强化，周围多发肿大淋巴结（图 2-1-1）。诊断意见：考虑结肠肝曲占位性病变，恶性可能性大，结肠癌可能，周围多发肿大淋巴结。结肠镜：结肠肝曲溃疡型环周肿物，局部狭窄，病理为中分化腺癌（图 2-1-2）。术前诊断：结肠癌（肝曲）合并重度贫血。

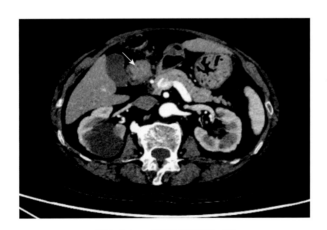

图 2-1-1　术前腹部增强 CT

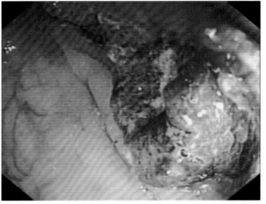

图 2-1-2　术前肠镜

手术要点及策略

1. 肿瘤位于横结肠近肝曲，术前分期为 cT4aN1M0，肿瘤滋养血管为右结肠动脉及中结肠动脉，行 D3 根治清扫。

2. 本例重点介绍尾侧入路右半结肠 CME 的层面分离技巧及以 SMA 为导向的 D3 淋巴结清扫技巧。

3. 胃网膜囊优先解剖对右半结肠扩大根治范围的术中引导发挥多重作用，包括中结肠动脉的定位、D3 淋巴结清扫内侧界的指引及胰腺下缘的显露等方面。

4. 内侧入路胃网膜右动静脉根部的离断及 No.206 淋巴结扩大清扫的技巧（图 2-1-3）。

手术步骤

体位

腔镜右半结肠术中站位及器械设备摆放的准备参考第 3 章第一节。

Trocar 布局及探查

Trocar 布局采用 5 孔法 Trocar 布局（图 2-1-4），进镜 Trocar 位于脐下 4 cm，左锁骨中线肋缘下 4 cm 置 12 mm Trocar 为术者主操作孔；脐水平左侧旁开约 7 cm（1 拳距离）置 5 mm Trocar 为副操作孔；右下腹麦氏点置 5 mm Trocar 为助手右手操作孔；右侧锁骨中线肋缘下 2 cm 置 5 mm Trocar，为助手左手操作孔。探查肿瘤位于横结肠近肝曲，直径约 5 cm，侵及网膜，并与临近肝胆分界不清，右结肠动脉旁（第 2 站）可见直径 2 cm 的肿大淋巴结（图 2-1-5，图 2-1-6）。

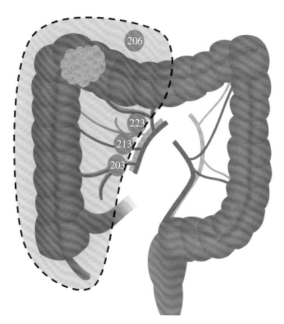

图 2-1-3　肠管切除与淋巴结清扫图

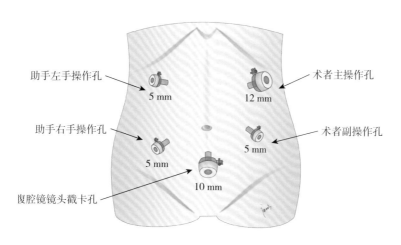

图 2-1-4　Trocar 布局

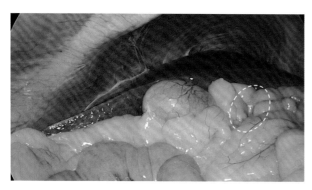

图 2-1-5　腹腔镜探查。T，肿瘤

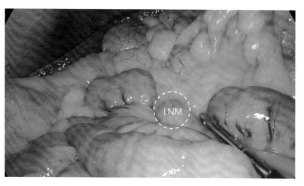

图 2-1-6　右结肠动脉旁（第 2 站）可见肿大淋巴结。LNM，转移淋巴结

右结肠后间隙（RRCS）平面的建立

取右侧高位 15°，头低足高 15°。将大网膜整体置于肝胃之间，将小肠置于左上腹区域，显露十二指肠 C 形曲。助手左手钳钳夹回肠系膜，并向头侧牵拉；助手右手钳钳夹回盲部或阑尾，并向头侧牵拉，双手将末端回肠系膜展平。电钩沿回肠系膜与后腹膜愈着形成的黄白交界线切开，进入 Toldt 间隙，并沿右侧结肠旁沟的 Toldt 线（Monk 线，黄白交界线）切开升结肠直至肝曲，可见覆盖右生殖血管、右输尿管的 Gerota 筋膜（图 2-1-7 ～图 2-1-13，视频 2-1-1）。

⇨ 技 巧

尾侧入路较中间入路可以更好地显露 RRCS，在进展期肠癌中可以根据受侵的情况决定 RRCS 分离的层面，并提前判断十二指肠与结肠肿瘤的关系。尾侧入路较中间入路分离层面深，常进入 Toldt 间隙的背侧面，将 Toldt 间隙与结肠背侧系膜整体掀起，尤其在十二指肠水平部下缘，极易进入胰十二指肠后间隙（Treiz 间隙）。

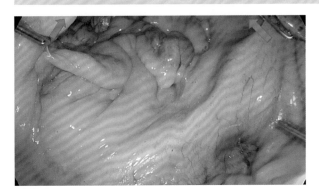

图 2-1-7　助手向头侧牵拉回肠系膜和阑尾

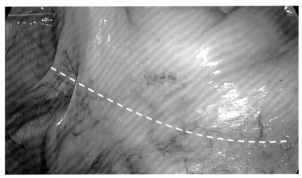

图 2-1-8　显露回肠系膜与后腹膜愈着形成的黄白交界线

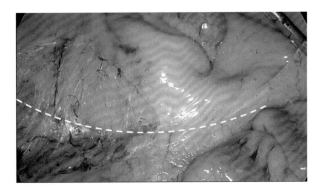

图 2-1-9　沿黄白交界线切开

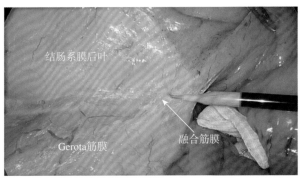

图 2-1-10　可见完整的结肠系膜后叶及 Gerota 筋膜

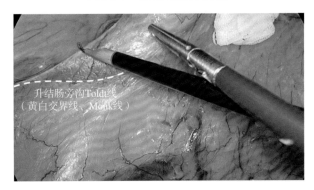

图 2-1-11　切开升结肠旁沟 Toldt 线

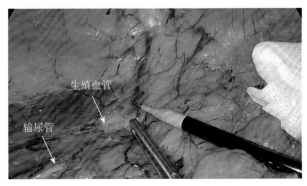

图 2-1-12　Gerota 筋膜深方的生殖血管和输尿管

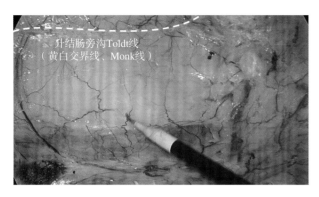

图 2-1-13　带网状血管纹理的完整的 Gerota 筋膜

视频 2-1-1
右结肠后间隙平面的建立

胰十二指肠前间隙的初步显露

从十二指肠水平部上缘切开 Toldt 间隙，进入 Toldt 间隙与结肠背侧系膜间隙，沿着十二指肠 C 形曲离断融合筋膜，并继续向头侧游离至横结肠系膜背侧，游离完后将白纱布覆盖在十二指肠表面。RRCS 拓展范围的解剖标志为：外侧界为 Toldt 线、内侧界为 SMV；头侧界为横结肠及十二指肠 C 形曲；尾侧界为回肠系膜与后腹膜的愈着线（图 2-1-4 ～图 2-1-21，视频 2-1-2）。

视频 2-1-2
胰十二指肠前间隙的初步显露

⇨ **技 巧**

因为 Toldt 间隙在十二指肠外侧缘的融合，尾侧入路层面与胰十二指肠前间隙层面并非在同一层面，在进入正确的横结肠后间隙（TRCS）层面前需要沿十二指肠切开融合筋膜，RRCS 的分离平面以进入胰十二指肠前间隙为止。注意，过多地从尾侧层面分离 TRCS 有损伤 Henle 干及分支的风险。

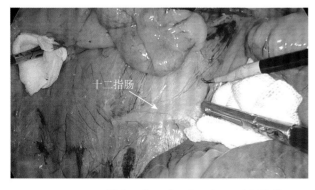

图 2-1-14　显露十二指肠水平部，切开融合筋膜

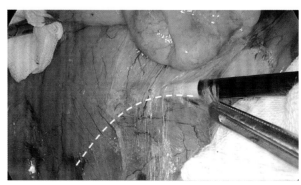

图 2-1-15　分离融合筋膜与结肠背侧系膜的间隙

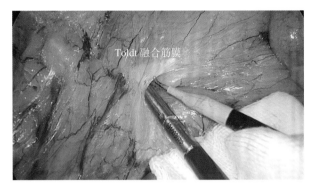

图 2-1-16　沿十二指肠 C 形曲外侧缘切开 Toldt 融合筋膜

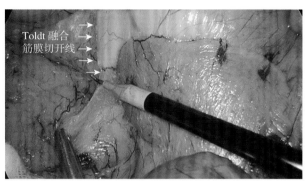

图 2-1-17　Toldt 融合筋膜切开线

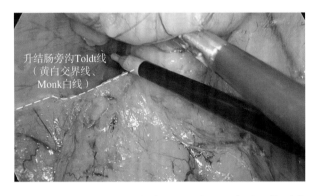

图 2-1-18　切开升结肠旁沟 Toldt 线至肝右叶下缘（外侧界）

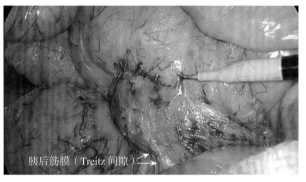

图 2-1-19　显露 RRCS 分离的头侧界

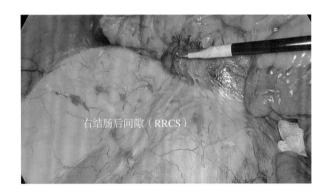

图 2-1-20　RRCS 的边界

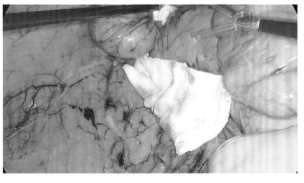

图 2-1-21　白纱布覆盖保护十二指肠

视频 2-1-3
D3 淋巴结清扫内侧界的确立

D3 淋巴结清扫内侧界的确立

取头高位，助手左手钳提起左侧横结肠系膜，右手钳提起结肠中血管蒂，以结肠中血管的左侧、胰腺下缘水平为解剖标志，切开其系膜窗，进入网膜囊，并显露胃后壁及胰腺。

助手左手钳钳夹结肠中血管蒂向腹侧垂直牵拉；助手右手钳夹持回结肠血管蒂向外侧牵拉；在右结肠系膜与小肠系膜夹角处切开系膜，并与 RRCS 间隙相通，并见白纱布。而两个切开的系膜窗的连线确立了 D3 淋巴结清扫的内侧界（图 2-1-22 ～图 2-1-27，视频 2-1-3）。

⇨ 技 巧

　　胃网膜囊优先解剖对右半结肠扩大根治范围的术中引导发挥多重作用，包括中结肠动脉的定位、D3 淋巴结清扫内侧界的指引以及胰腺下缘的显露等方面。网膜囊切开后可以快速找到胰腺下缘及横结肠系膜根部，并确立结肠中血管根部淋巴结清扫的左侧界。右结肠系膜与小肠系膜夹角处系膜窗的切开可以确立回结肠动脉根部淋巴结清扫的下界，因此两者的连线可以较好地反映 SMA 的走行及 D3 清扫的左侧边界。

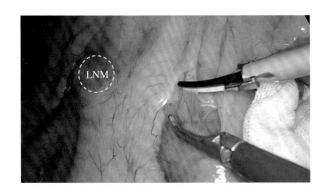

图 2-1-22　显露 MCA 左侧横结肠系膜窗

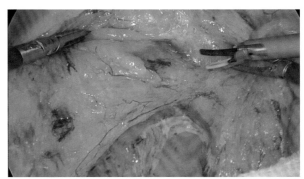

图 2-1-23　切开系膜窗，显露胰腺及胃

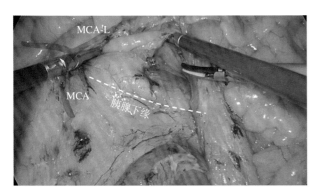

图 2-1-24　分离网膜囊内粘连

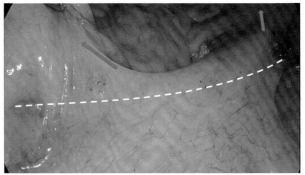

图 2-1-25　SMA 的投影

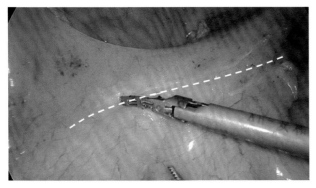

图 2-1-26　D3 清扫的左侧边界

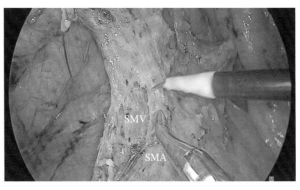

图 2-1-27　在右结肠系膜与小肠系膜夹角处切开系膜

视频 2-1-4
以 SMA 为导向的 D3 淋巴结清扫
及中央动脉的结扎

以 SMA 为导向的 D3 淋巴结清扫及中央动脉的结扎

切开 SMV 静脉鞘，保留 SMA 动脉鞘，清扫回结肠动脉根部淋巴结，离断回结肠静脉（ICV）及回结肠动脉（ICA），沿 SMA 向头侧清扫，沿胰十二指肠前筋膜间隙（Fredet 筋膜）游离横结肠后间隙（TRCS），离断右结肠动脉及中结肠动脉共干（RCA&MCA），直至胰腺下缘，并与网膜囊相通（图 2-1-28 ～图 2-1-36，视频 2-1-4）。

⇨ **技 巧**

在处理动脉分支前，先切开静脉鞘，显露 SMV 静脉壁，有助于分支动脉根部的分离。同时，动脉优先离断，可以减少静脉的回流，在静脉血管不慎损伤后可以减缓出血速度及减少出血量，降低中转开腹的比例。

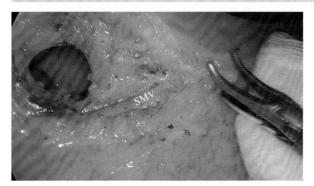

图 2-1-28　显露末端 SMV

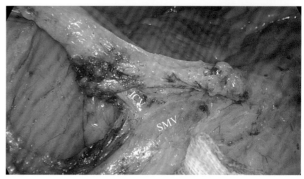

图 2-1-29　显露 ICV（静脉在前）

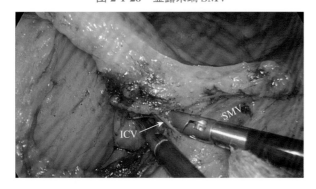

图 2-1-30　双分离钳游离 ICV

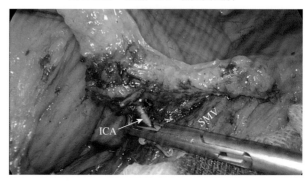

图 2-1-31　离断 ICA

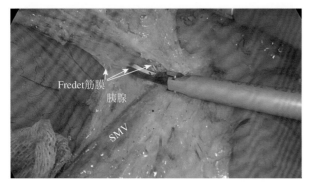

图 2-1-32　拓展胰十二指肠前间隙

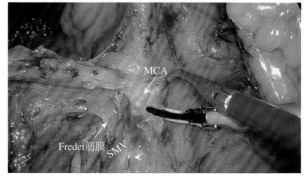

图 2-1-33　清扫 MCA 根部淋巴结

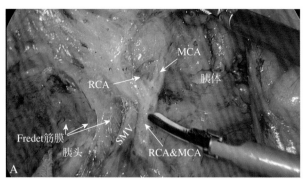 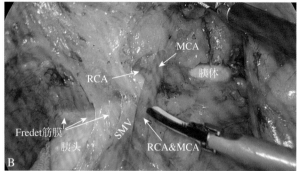

图 2-1-34　右结肠动脉及中结肠动脉共干型（RCA&MCA）

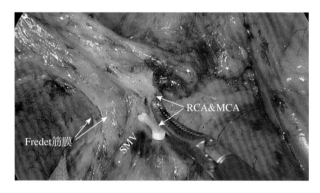

图 2-1-35　结扎 RCA 与 MCA 共干

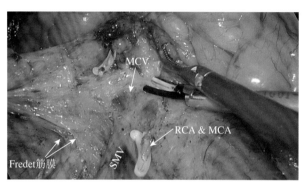

图 2-1-36　显露 MCV

Henle 干的处理

　　拓展胰十二指肠前筋膜间隙，显露右结肠静脉（RCV）及胰十二指肠上前静脉（ASPDV），并循 RCV 找至 Henle 干主干，该例见中结肠静脉（MCV）汇合入 Henle 干，并逐渐显露胃网膜右静脉（RGEV）及上右结肠静脉（sRCV），依次离断 Henle 干分支：MCV、RCV、sRCV（图 2-1-37 ～图 2-1-43，视频 2-1-5）。

视频 2-1-5
Henle 干的处理

⇨ **技 巧**

　　Henle 干是右半结肠切除术中处理最棘手的血管，稍有不慎，容易发生损伤出血。在完成中央动脉的结扎后，右半结肠回流血量减少，且 Henle 干的结构逐步显露，此时，即便意外出血，其出血凶险度也减弱；另一方面，Henle 干分支变异极多，有 0 ～ 4 支不等，笔者建议依次结扎其分支，而非离断主干，这样可降低大出血的风险且不降低淋巴结清扫的根治性。

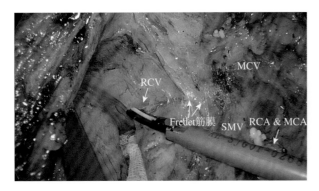

图 2-1-37 按照 RCV 走行确认 Henle 干的位置

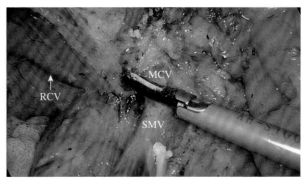

图 2-1-38 清扫 Henle 干附近的淋巴脂肪组织

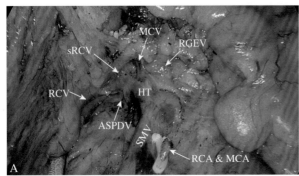

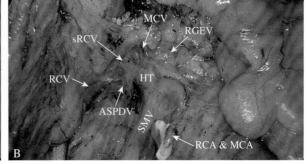

图 2-1-39 显露 Henle 干及分支。A．术中原始照片；B．血管颜色加深后

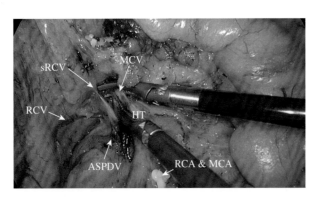

图 2-1-40 分离 MCV（双分离钳操作）

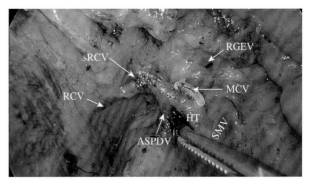

图 2-1-41 分离 RCV 主干

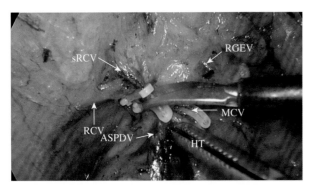

图 2-1-42 离断 RCV 主干

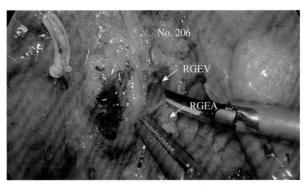

图 2-1-43 分离 RGEA/RGEV，清扫 No.206 淋巴结

No.206、No.204 淋巴结清扫

沿胰腺表面清扫幽门下淋巴结（No.206），根部结扎处理胃网膜右动静脉，裸化胃窦大弯。切开十二指肠前被膜，并可见肝下缘。偏左侧切开胃结肠韧带，距肿瘤远 10 cm 离断胃网膜血管弓，改至弓上离断，并顺利会师，完成 No.206、No.204 淋巴结清扫（图 2-1-44 ～图 2-1-49，视频 2-1-6）。

视频 2-1-6
No.206、No.204 淋巴结清扫

⇨ **技 巧**

与胃癌根治第 6 组淋巴结清扫一致，从内侧入路分离并离断 RGEV/RGEA，该层面需注意勿损伤胰腺组织。偏大弯侧胃结肠韧带存在先天薄弱区（Bouchet area），可快速进入网膜囊。

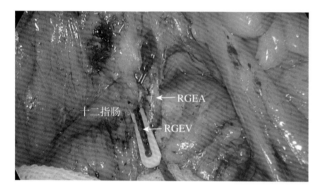

图 2-1-44　根部离断 RGEV

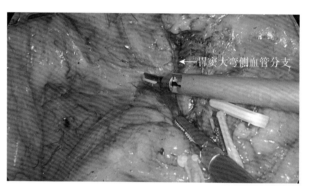

图 2-1-45　根部离断 RGEA

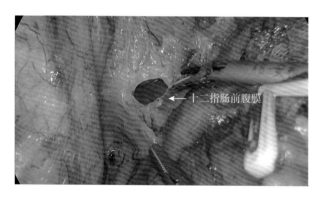

图 2-1-46　切开十二指肠前腹膜，并可见肝

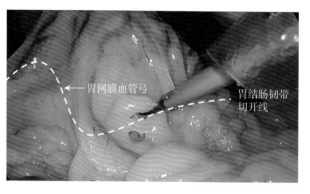

图 2-1-47　偏左侧离断胃结肠韧带

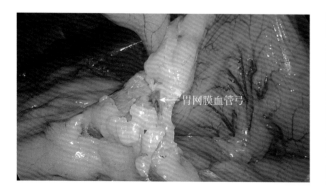

图 2-1-48　结扎胃网膜血管弓

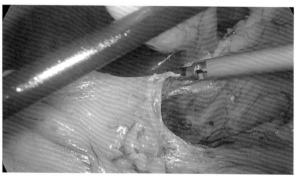

图 2-1-49　紧邻胃壁弓上清扫 No.204 淋巴结

视频 2-1-7
游离肝曲

游离肝曲

　　该病例可见肿瘤累及局部肝脏，切除部分肝组织，切除部分胆囊浆膜，并与尾侧入路层面顺利会师，完成结肠肝曲的游离（图 2-1-50 ～图 2-1-56，视频 2-1-7）。

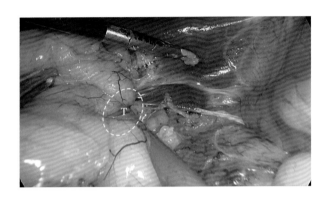

图 2-1-50　肿瘤侵及肝组织

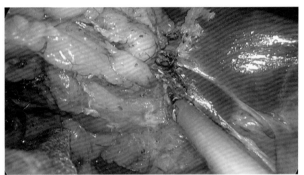

图 2-1-51　离断受侵肝组织

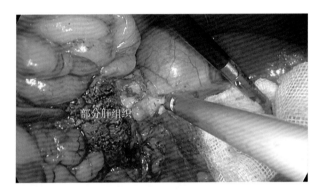

图 2-1-52　分离与胆囊粘连

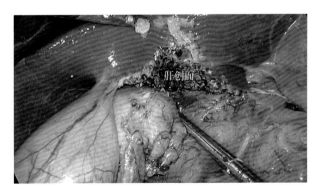

图 2-1-53　肝创面

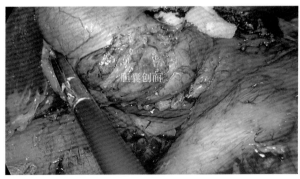

图 2-1-54　胆囊创面

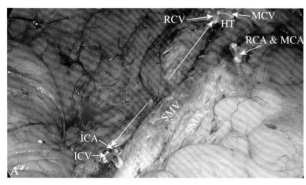
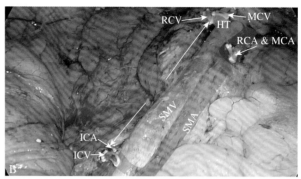

图 2-1-55　D3 淋巴结清扫后的视野

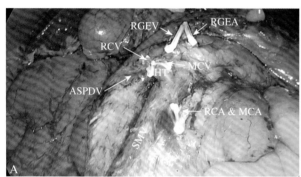
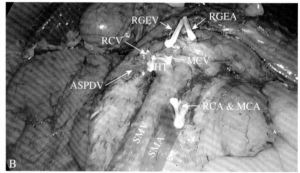

图 2-1-56　淋巴结清扫后的视野。A．No.206 淋巴结清扫后；B．No.204 淋巴结清扫后

辅助切口完成消化道重建

上腹正中辅助切口，保护切口，将右半结肠提出切口外，处理回肠系膜，距回盲瓣 10 cm 末端回肠离断，并行荷包缝合，肿瘤远端 10 cm 离断横结肠，行回肠横结肠端侧吻合，并离断横结肠断端，重建气腹，冲洗创面，止血，放置吻合口旁引流管 1 根（图 2-1-57 ～图 2-1-59）。

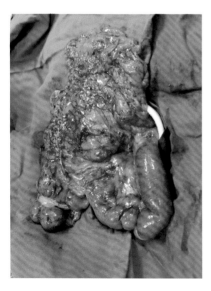
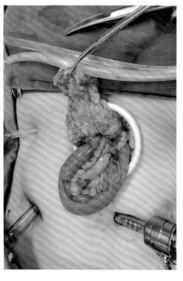
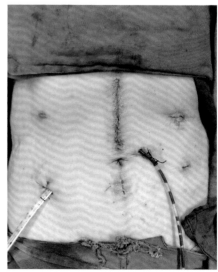

图 2-1-57　上腹正中辅助切口　　　图 2-1-58　回肠横结肠端侧吻合　　　图 2-1-59　切口照片

病理诊断

结肠溃疡型中分化腺癌，大小约 4 cm×3 cm×1 cm，侵犯全层，并累及肝被膜，可见脉管癌栓及神经侵犯，肠周淋巴结 3/20，No.203 淋巴结 0/2 转移，No.213 淋巴结 0/3 转移，No.223 淋巴结 0/3 转移（图 2-1-60）。

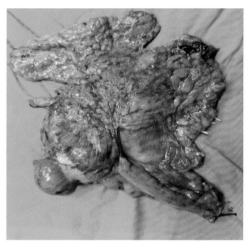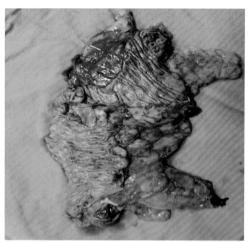

图 2-1-60　手术标本

术后恢复

手术时间 130 min，术中出血 10 ml，术后恢复顺利，术后 6 天出院。

总结

完整全结肠系膜切除术（complete mesocolic excision，CME）和中央血管结扎（central vessels ligation，CVL）是腹腔镜结肠癌根治的手术标准，研究认为其可降低局部复发率，改善生存率。CME 手术入路包括传统的外侧入路和中间入路，前者多用于开放手术，因过早接触肿瘤，被部分学者质疑 no-touch 技术欠缺。日本 JCOG1006 研究是第一个大规模的随机对照试验（RCT），旨在证实 no-touch 技术在结肠癌患者治疗中是否优于传统技术，研究组采用先 CVL 后 CME，而对照组则采用传统的外侧入路 CME 后 CVL，该结果表明：基于 DFS、OS、RFS 和 LRFS 两组均无显著差异，no-touch 技术并不优于传统手术。传统的腹腔镜手术大多数采用中央入路，优先 CVL，但是容易走错层面，对术者要求较高，不太容易掌握。后来有学者提出尾侧入路，操作相对容易（特别是对初学者来讲），层面容易把握。但是，有学者认为过早触碰肿瘤肠管，违反 no-touch 原则，影响患者预后，所以尾侧入路有优势但一直存在争议。JCOG1006 研究在一定程度上为尾侧入路手术的推广解除了后顾之忧。

CVL 清扫的内侧界同样存在争议，但无论是 SMV 导向还是 SMA 导向，目前的研究均表明其对肿瘤的生存无影响，均达到 D3 根治的要求，术中如何快速识别其走行至关重要。我们首次提出网膜囊优先解剖的理念，结合回结肠系膜交界点的切开，通过两个天然无血管系膜窗，可以定格 SMV/SMA 的走行，在实践中发现了其优势，尤其是系膜肥厚患者。

以往我们常强调手术入路的选择，内侧、外侧、联合、头侧等入路，但忽视了血管的离断顺序。我们提出 Henle 干后处理的血管离断顺序，降低了意外出血发生后的中转概率：Henle 干解剖位置深，血管变异较多，分支数不等，这些都影响了手术的进度；网膜囊优先显露，MCA 及 MCV 优先处理，剩下的 Henle 干结构简洁明了；动脉的处理降低了回流血量，即便发生意外出血，也可以采用钛夹结扎、缝扎等手段从容处理。

　　笔者结合电钩操作，可以快速完成 CME 操作，常规腹腔镜右半结肠手术已较少采用中间入路，仅在回盲部巨大肿瘤、小肠梗阻或盆腔粘连等因素尾侧入路不能显露的情况下才采用中间入路游离 CME。部分特殊情况下，Henle 干结构解剖不清，尾侧联合头侧的联合入路可以较好地解决这一问题，从而避免十二指肠及胃网膜右血管的误伤。

（汤坚强）

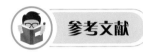

参考文献

[1] 冯波，臧卫东，周建平．腹腔镜右半结肠切除术技术与理念 [M]．福州：福建科学技术出版社，2021：60-111.

[2] TAKII Y，MIZUSAWA J，KANEMITSU Y，et al. The Conventional Technique Versus the No-touch Isolation Technique for Primary Tumor Resection in Patients With Colon Cancer（JCOG1006）：A Multicenter，Open-label，Randomized，Phase Ⅲ Trial [J]．Ann Surg，2022，275（5）：849-855.

第二节　尾背侧联合头侧腹腔镜扩大右半结肠癌根治术

适应证

　　局部进展期右半结肠肿瘤。

现病史及术前检查

　　患者女性，68 岁，BMI 24.1 kg/m²。主因"乏力伴贫血 6 个月"入院。既往体健。入院查血常规：血红蛋白浓度 94 g/L，CEA 正常；腹部增强 CT：升结肠近肝曲管壁增厚，病变肠管边缘略模糊，与腹膜后组织关系密切（图 2-2-1）。结肠镜：升结肠中段溃疡型 1/2 周肿物，病理为中分化腺癌（图 2-2-2）。术前诊断：升结肠癌（cT4bN0M0）合并轻度贫血。

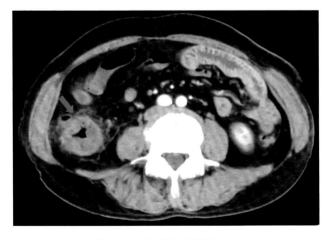

图 2-2-1　术前腹部增强 CT

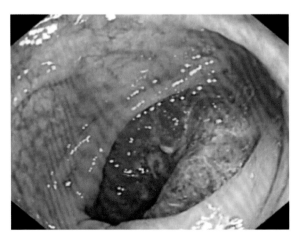

图 2-2-2　术前肠镜

手术要点及策略

1．肿瘤位于升结肠近肝曲，术前分期为 cT4bN0M0，肿瘤滋养血管为右结肠动脉，行 D3 根治清扫＋部分腹壁切除。

2．本例将介绍尾背侧入路联合头侧入路处理 cT4b 期右半结肠的层面跃迁及 Henle 干处理的技巧。

3．本例结合 SMA/SMV 解剖特点重点讨论右半结肠血管解剖的变异与识别。

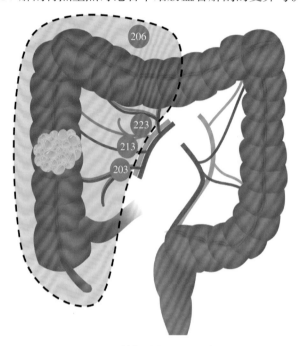

图 2-2-3　肠管切除与淋巴结清扫图

手术步骤

体位

腔镜右半结肠术中站位及器械设备摆放的准备参考第 3 章第一节。

Trocar 布局及探查

Trocar 布局采用 5 孔法，同本章第一节（图 2-2-4）。探查腹水（-），腹膜未见种植转移，肝未见占位，肿瘤位于升结肠近肝曲（图 2-2-5），直径约 5 cm，侵及临近腹壁及腹膜后组织，肠系膜未见肿大淋巴结（图 2-2-6）。

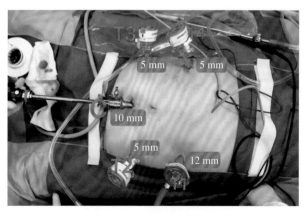

图 2-2-4　Trocar 布局

C，进镜 Trocar；T1，术者主操作孔；T2，术者副操作孔；T3，助手右手操作孔；T4，助手左手操作孔

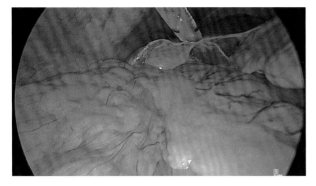

图 2-2-5 腹腔镜探查未见肿瘤种植

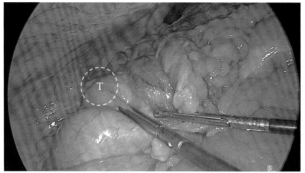

图 2-2-6 肿瘤位于升结肠近肝曲。T，肿瘤

右结肠后间隙（RRCS）平面的建立

RRCS 平面建立同本章第一节（取右侧高位 15°，头低足高 15°。将大网膜整体置于肝胃之间，将小肠置于左上腹区域，显露十二指肠 C 形曲。助手左手钳钳夹回肠系膜，并向头侧牵拉；助手右手钳钳夹回盲部或阑尾，亦向头侧牵拉，双手将末端回肠系膜展平）。电钩沿回肠系膜与后腹膜愈着形成的黄白交界线切开，进入 Toldt 间隙，十二指肠水平部上缘切开 Toldt 间隙，进入 Toldt 间隙与结肠背侧系膜间隙，沿着十二指肠 C 形曲离断融合筋膜，向右侧拓展层面时可见肿瘤位于升结肠近肝曲，并累及 Gerota 筋膜，改向头侧游离至横结肠背侧，完成后将白纱布覆盖在十二指肠表面（图 2-2-7 ～图 2-2-18，视频 2-2-1）。

视频 2-2-1
右结肠后间隙（RRCS）平面的建立

> **⇨ 技 巧**
>
> 尾侧入路在局部进展期肠癌中可以根据受侵的情况决定 RRCS 分离的层面，该例侵及 Gerota 筋膜，决定先行 CVL，最后再行层面跃迁，扩大切除腹壁及腹膜后脂肪组织。

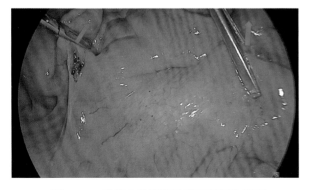

图 2-2-7 助手向头侧牵拉回肠系膜和阑尾

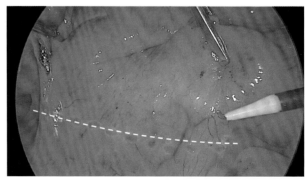

图 2-2-8 显露回肠系膜与后腹膜愈着形成的黄白交界线

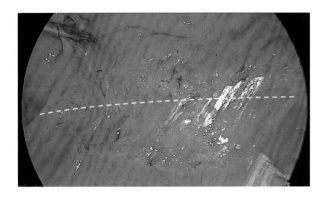

图 2-2-9　沿黄白交界线切开

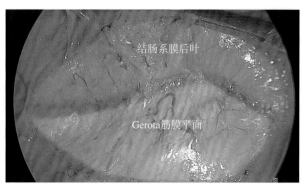

图 2-2-10　初步见完整的结肠系膜后叶及 Gerota 筋膜

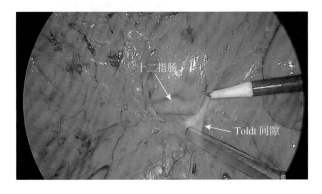

图 2-2-11　显露十二指肠水平部，切开融合筋膜

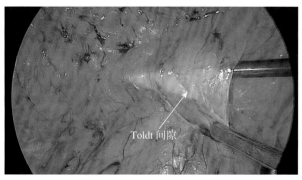

图 2-2-12　分离融合筋膜与结肠背侧系膜的间隙

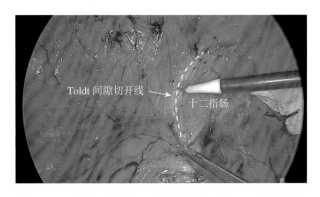

图 2-2-13　沿十二指肠 C 形曲外侧缘切开 Toldt 融合筋膜

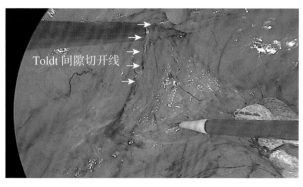

图 2-2-14　Toldt 融合筋膜切开线

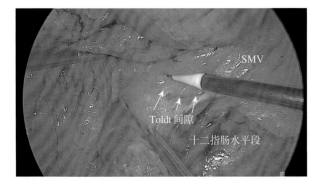

图 2-2-15　分离胰十二指肠前筋膜（Fredet 筋膜）

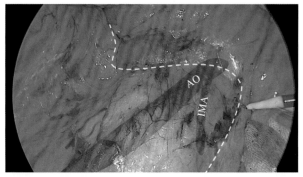

图 2-2-16　RRCS 的分离头侧及内侧界

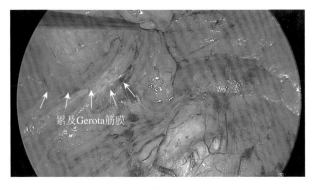

图 2-2-17　累及 Gerota 筋膜

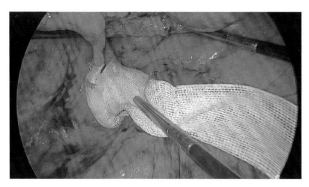

图 2-2-18　白纱布覆盖保护十二指肠

D3 淋巴结清扫内侧界的确立

D3 淋巴结清扫内侧界的确立同本章第一节。助手显露结肠中血管蒂左侧横结肠系膜窗，切开进入网膜囊，并显露胃后壁及胰腺。助手左手钳钳夹结肠中血管蒂向腹侧垂直牵拉；助手右手钳夹持回结肠血管蒂向外侧牵拉；在右结肠系膜与小肠系膜夹角处切开系膜，并与 RRCS 间隙相通，并见白纱布。而两个切开的系膜窗的连线将确立 D3 淋巴结清扫的内侧边界（图 2-2-19 ～图 2-2-24，视频 2-2-2）。

视频 2-2-2
D3 淋巴结清扫内侧界的确立

⇨ **技 巧**

结肠中血管蒂左侧横结肠系膜窗的切开需注意 Riolan 血管弓的存在，应警惕出血，并尽可能保留血管弓。

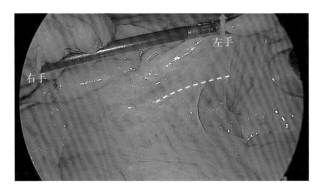

图 2-2-19　展平横结肠系膜

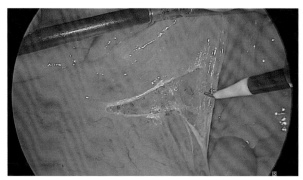

图 2-2-20　切开系膜窗

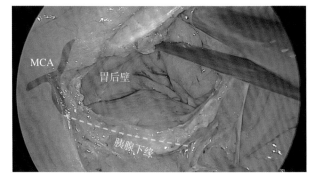

图 2-2-21　进入网膜囊

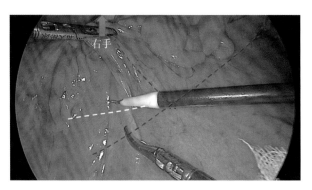

图 2-2-22　在右结肠系膜与小肠系膜夹角处切开系膜

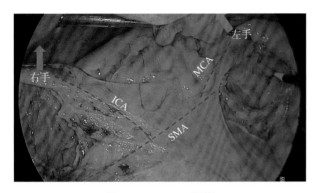

图 2-2-23 SMA 投影

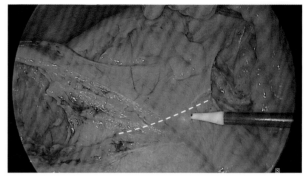

图 2-2-24 D3 清扫的内侧边界

视频 2-2-3
以 SMA 为导向的 D3 淋巴结
清扫及中央血管的结扎

以 SMA 为导向的 D3 淋巴结清扫及中央动脉的结扎

切开 SMV 静脉鞘，保留 SMA 动脉鞘，清扫回结肠动脉根部淋巴结，离断回结肠动脉（ICA 在前）及回结肠静脉（ICV 在后），沿 SMA 向头侧清扫，离断右结肠动脉及中结肠动脉共干（RCA&MCA），直至胰腺下缘，并与网膜囊相通。拓展胰十二指肠前间隙，可见 ASPDV 单独汇入 SMV，显露 Henle 干及 MCV，离断后者，但未见 RCV 及 RGEV 汇入典型的 Henle 干解剖，故改至头侧入路，解剖出 RGEV，再离断 RCV（图 2-2-25 ～图 2-2-32，视频 2-2-3）。

⇨ **技 巧**

RCA 出现的概率存在分歧，既往报道的 RCA 存在概率为 10% ～ 63% 不等，实际原因为对 RCA 的定义不明确。客观地说，RCA 发出部位绝大多数与 MCA 共干，仅少数为独立分出，更罕见的是经 SMV 背侧发出。另外，RCA 与 MCA 共干的长短也不同，共干过短仍建议分支结扎较为安全。只有以动脉为导向，完全显露 SMA，才能术中明确 RCA 的特点。

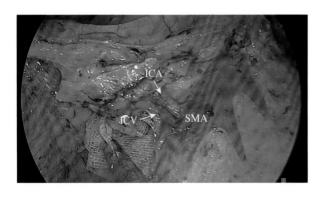

图 2-2-25 显露 ICA（动脉在前）

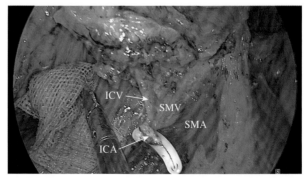

图 2-2-26 显露 ICV

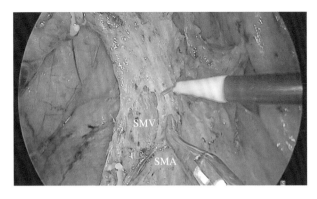

图 2-2-27　切开 SMV 静脉鞘

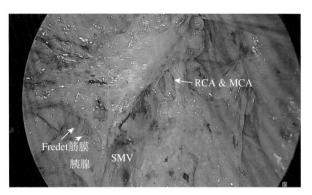

图 2-2-28　显露 RCA 与 MCA 共干

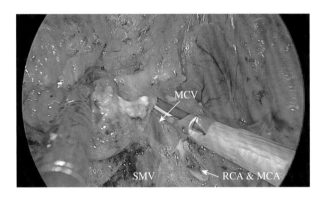

图 2-2-29　显露 MCV

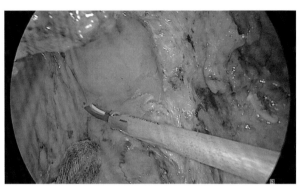

图 2-2-30　沿胰十二指肠前间隙拓展 TRCS

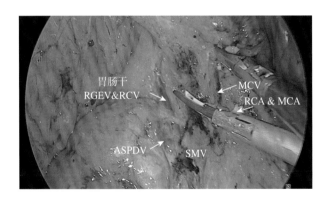

图 2-2-31　解剖 Henle 干

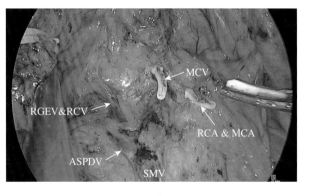

图 2-2-32　离断 MCV

头侧入路解剖胃横结肠融合筋膜

偏左侧胃结肠韧带薄弱区切开胃结肠韧带，进入网膜囊，沿胃网膜血管弓弓下离断，分离胃系膜与结肠系膜融合筋膜，沿胰腺下缘向右侧分离横结肠系膜根部，可见一支较细的 RCV 与 RGEV 汇合至 Henle 干（胃肠干），用超声刀分离并凝闭（图 2-2-33 ~ 图 2-2-39，视频 2-2-4）。

视频 2-2-4
头侧入路解剖胃横结肠融合筋膜

⇨ **技 巧**

　　Henle 解剖的变异性最明显，其分型文献报道不一，缺乏统一标准。笔者曾遇到过 3 支 ASPDV、3 支 RCV 及 1 支 MCV 共 7 个分支汇入的 Henle 干。最经典的 Henle 干结构为 1 支 RCV、1 支 ASPDV 和 1 支 RGEV 汇入形成，该分型（Ⅰ型）约占 54.8%，其次为 2 支 RCV、1 支 ASPDV 和 1 支 RGEV 汇入形成，可有（a）MCV 加入，约占 16.0%，再次为 RCV 单独汇入 SMV 亚型（胃胰干型），约占 15.2%。但无论何种分型，笔者均建议分支离断而非主干离断。

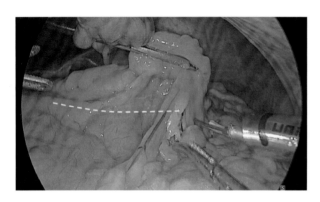

图 2-2-33　胃结肠韧带薄弱区（偏胃底）

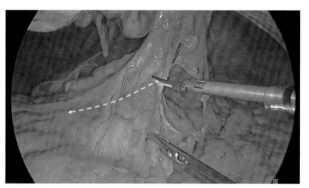

图 2-2-34　切开胃结肠韧带

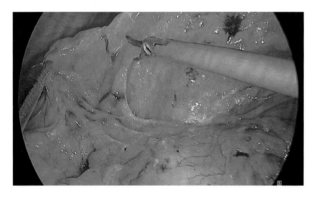

图 2-2-35　分离胃系膜与结肠系膜融合筋膜

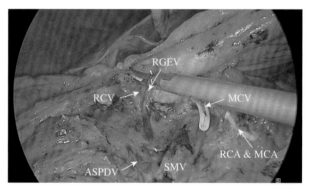

图 2-2-36　分离并凝闭 RCV

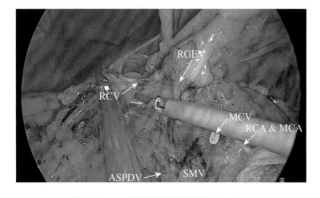

图 2-2-37　超声刀凝闭细小的 RCV

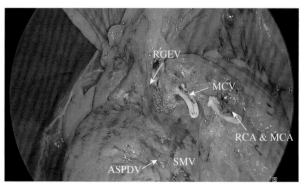

图 2-2-38　清扫后的 Henle 干视野

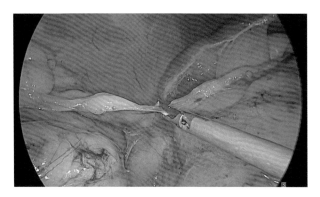

图 2-2-39　自上而下游离肝曲

受侵组织的切除与消化道重建

　　肿瘤旁 2 cm 以上切开 Gerota 筋膜，进入深部腹膜后组织，切除受侵的组织，完全游离右半结肠，清扫后的视野见图 2-2-42。消化道重建同本章第 1 节，经辅助切口行回肠横结肠端侧吻合。重建气腹，冲洗创面，止血，放置吻合口旁引流管 1 根（图 2-2-40 ～图 2-2-45，视频 2-2-5）。

视频 2-2-5
受侵组织的切除与消化道重建

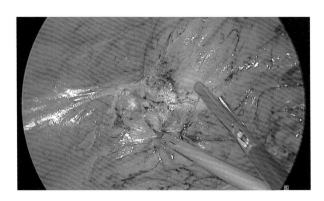

图 2-2-40　切除受侵腹膜后组织

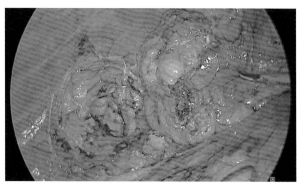

图 2-2-41　腹膜后创面

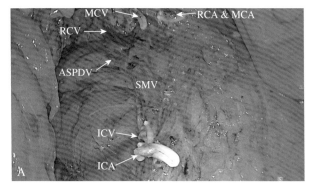

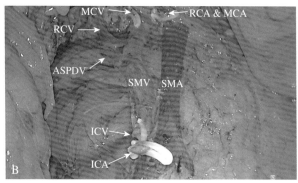

图 2-2-42　清扫后的外科干视野

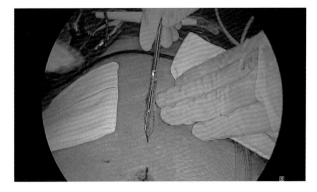

图 2-2-43　上腹正中辅助切口

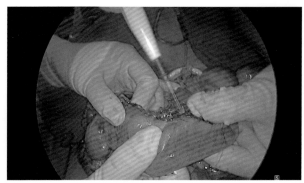

图 2-2-44　处理回肠系膜

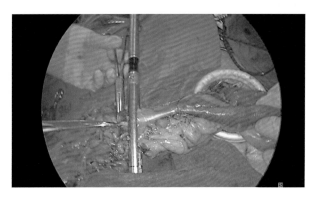

图 2-2-45　回肠横结肠端侧吻合

病理诊断

结肠溃疡型中分化腺癌，大小约 4 cm×3 cm×1 cm，浸润全层，无脉管癌栓及神经侵犯，肠周淋巴结 0/17，No.203 0/3 转移，No.213 0/2 转移，No.223 0/2 转移（图 2-2-46）。

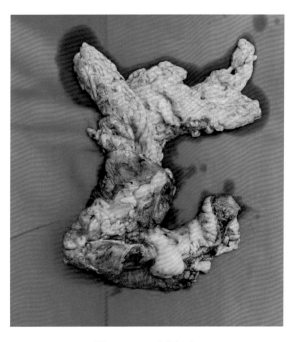

图 2-2-46　手术标本

术后恢复

手术时间 120 min，术中出血 10 ml，术后恢复顺利，术后 7 天出院。

总结

由于血管的复杂性及变异性，右半结肠切除成为衡量结直肠外科手术水平的重要手术，腔镜下完成 D3 清扫而不发生意外出血也成了众多结直肠外科医生的追求。国内外关于右半结肠血管变异的文章众多，各家 Henle 干分类标准不同、影像判断和术中判断依据不同，以及样本量的选择差异等造就了 Henle 干就多达 20 余种血管分型。如果结合 SMA/SMV，回结肠血管及结肠中血管等变异分型，相关的组合将达数百种，对于每个个体，右半结肠的血管解剖都不同，因而部分学者将其命名为右半结肠 CME 手术的"指纹与印章"。

如何术前精准评估血管变异，需要外科医生术前对于腹部增强 CT 有深度的理解。笔者认为，术前阅片有 3 个层次：了解肿瘤位置、大小这是初级层次；能进行术前 TNM 分期是更深一层次；但外科医生不能仅满足于以上两点，能详细记录手术相关血管的结构图，分支数量，动静脉的前后或左右关系，以及各血管之间的距离，是我们更应追求的影像阅片更高层次。只有达到了这个层次，你才能在术前结合 CT 模拟出血管的离断顺序，做到心中有数。

血管无常，但我们应充分利用影像手段，以不变应万变。关于术前 CT 影像对于右半结肠手术的指导意义我们将在第 3 章第二节具体阐述。

(汤坚强)

 参考文献

[1] 冯波，臧卫东，周建平. 腹腔镜右半结肠切除术技术与理念 [M]. 福州：福建科学技术出版社，2021.

[2] TAKII Y，MIZUSAWA J，KANEMITSU Y，et al. The Conventional Technique Versus the No-touch Isolation Technique for Primary Tumor Resection in Patients With Colon Cancer（JCOG1006）：A Multicenter，Open-label，Randomized，Phase Ⅲ Trial [J]. Ann Surg，2022，275（5）：849-855.

[3] 王颢，赵权权. 腹腔镜辅助右半结肠癌扩大根治术关键血管评估及处理 [J]. 中华胃肠外科杂志，2018，21（3）：267-271.

第三节　肥胖横结肠癌患者荧光导航腹腔镜扩大右半结肠癌根治术

适应证

横结肠肿瘤，肥胖患者（BMI ≥ 28 kg/m^2）。

现病史及术前检查

患者女性，58 岁，BMI 30.1 kg/m^2。主因"腹痛伴排气排便减少 1 周"入院。既往体健。入院查血常规：血红蛋白浓度 84 g/L，CEA 15.1 ng/ml。腹部增强 CT：横结肠管壁增厚，管腔狭窄，病变肠管边缘略模糊，可疑侵犯网膜（图 2-3-1）。结肠镜：横结肠溃疡型肿物，环周，内镜不能通过，病理为中低分化腺癌（图 2-3-2）。术前诊断：横结肠癌合并不完全性肠梗阻。

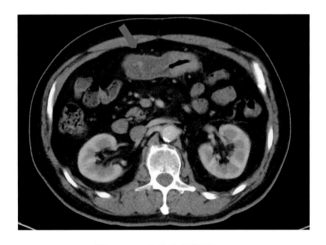

图 2-3-1　术前腹部增强 CT

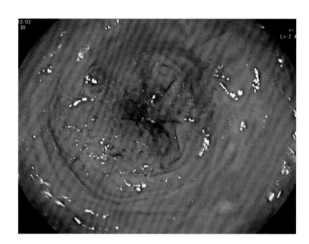

图 2-3-2　术前肠镜

手术要点及策略

1. 肿瘤位于横结肠中段，术前分期为 cT4aN1M0，肿瘤滋养血管为结肠中血管，行 D3 根治清扫。

2. 对于横结肠中段或偏右侧的肥胖横结肠患者，扩大右半结肠根治术较标准横结肠癌根治术在减少手术难度、降低吻合口张力等方面有一定优势。

3. 本例继续讲述尾侧入路右半结肠 CME 在肥胖患者中的优势以及胃网膜囊优先解剖对肥胖右半结肠扩大根治范围的术中导引作用。

4. 本例重点详述荧光腹腔镜吲哚菁绿（ICG）静脉注射用于全腔镜下右半结肠切除重建（逆蠕动功能性端端吻合）的步骤以及下腹外横内纵辅助切口取标本的意义。

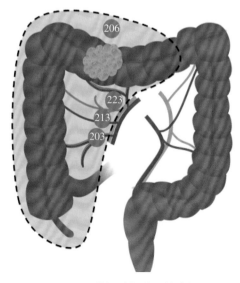

图 2-3-3　肠管切除与淋巴结清扫图

手术步骤

体位

腔镜右半结肠术中站位及器械设备摆放的准备参考第 3 章第一节。

Trocar 布局

采用 5 孔法 Trocar 布局（图 2-3-4），进镜 Trocar 位于脐下 4 cm（C 孔），左锁骨中线肋缘下 4 cm 置 12 mm Trocar 为术者主操作孔（T1 孔）；脐水平左侧旁开约 7 cm（1 拳距离）置 5 mm Trocar 为术者副操作孔（T2 孔）；右下腹麦氏点（T3 孔）置 12 mm Trocar 为助手右手操作孔；右侧锁骨中线肋缘下 2 cm 置 5 mm Trocar（T4 孔），为助手左手操作孔。

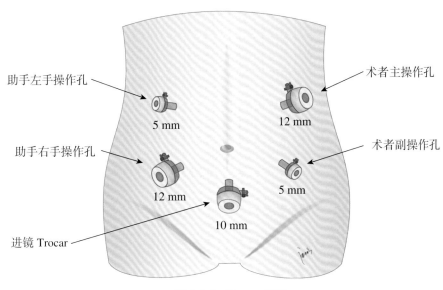

图 2-3-4　Trocar 布局

横结肠离断点的判断和初步评估

探查腹水（−），腹膜未见种植转移，肝未见占位，肿瘤位于横结肠中段，直径约 6 cm，环周，侵及浆膜。分离网膜与横结肠系膜的粘连，将大网膜置于肝胃间，10 cm 长的丝线标记肿瘤远断端，分离标记处横结肠与大网膜附着，备吻合肠管用，裁剪局部大网膜，进入网膜囊。因离断点偏横结肠左侧，考虑行全腔镜下吻合（图 2-3-5 ～ 图 2-3-9，视频 2-3-1）。

视频 2-3-1
横结肠离断点的判断和初步评估

⇨ 技　巧

10 cm 长丝线标记肿瘤远切缘，预先判断离断点，有助于手术方式的合理选择，而优先分离大网膜，进入网膜囊，分离横结肠系膜与胃、胰腺的粘连，从而显露横结肠系膜根部，有助于淋巴结清扫及 MCA 位置的判断。

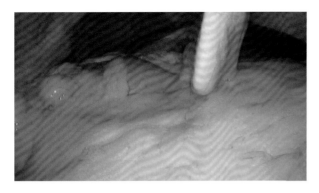

图 2-3-5　腹腔镜探查未见种植

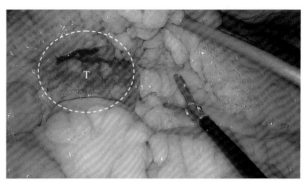

图 2-3-6　肿瘤位于横结肠中段

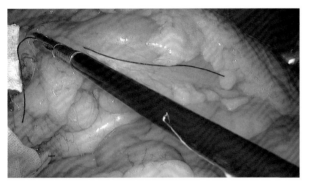

图 2-3-7　标记肿瘤远 10 cm 横结肠

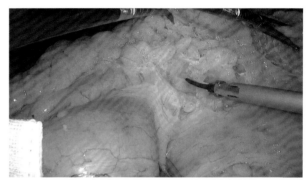

图 2-3-8　分离大网膜与横结肠附着

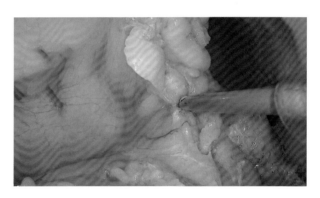

图 2-3-9　备吻合肠管的准备

视频 2-3-2
右结肠后间隙（RRCS）
平面的建立

右结肠后间隙（RRCS）平面的建立

RRCS 平面建立同第 2 章第一节（本例手术实录见图 2-3-10 ～图 2-3-14，视频 2-3-2）。

⇨ 技 巧

　　肥胖患者即便系膜肥厚，也能清晰显示回肠系膜黄白交界线及外侧 Toldt 线，尾侧入路可以准确进入 Toldt 间隙。而采取中间入路时，回肠系膜与回结肠血管蒂夹角间的脂肪仍较厚，解剖标志并不容易识别。

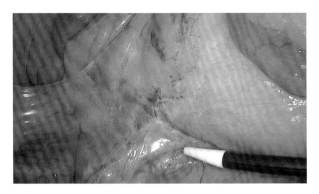

图 2-3-10　显露回肠系膜与后腹膜愈着形成的黄白交界线

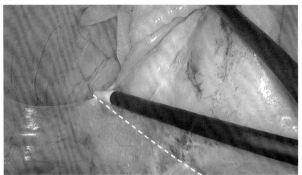

图 2-3-11　沿黄白交界线切开

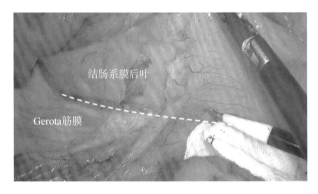

图 2-3-12　初步见完整的结肠系膜后叶及 Gerota 筋膜

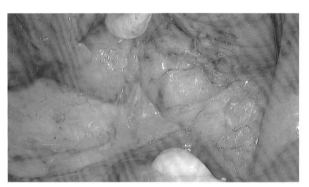

图 2-3-13　RRCS 的分离头侧及内侧界

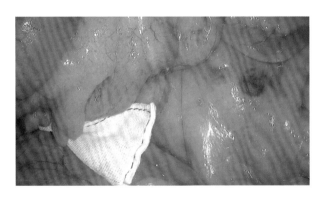

图 2-3-14　白纱布覆盖保护十二指肠

D3 淋巴结清扫内侧界的确立

D3 淋巴结清扫的内侧界的确立同第 2 章第一节。助手显露结肠中血管蒂左侧横结肠系膜窗，切开进入网膜囊，显露胃后壁及胰腺，因结肠离断点偏左侧，故离断副中结肠动脉（aMCA）及副中结肠静脉（aMCV）。助手左手钳钳夹结肠中血管蒂向腹侧垂直牵拉；助手右手钳夹持回结肠血管蒂向外侧牵拉；在右结肠系膜与小肠系膜夹角处切开系膜，与 RRCS 间隙相通，并见白纱布。而两个切开的系膜窗的连线确立了 SMA 的走行（图 2-3-15 ～图 2-3-22，视频 2-3-3）。

视频 2-3-3
D3 淋巴结清扫内侧界的确立

⇨ 技 巧

副结肠中血管的出现率并不高，文献报道不到 10%，有可能参与 Riolan 血管弓的形成，该例患者结肠切除线偏左，在横结肠系膜窗切开时需注意其存在，警惕出血。

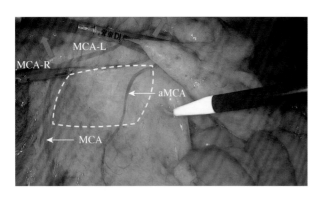

图 2-3-15 展平横结肠系膜，显露系膜窗

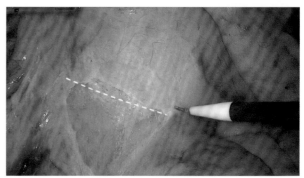

图 2-3-16 胰腺下缘切开系膜窗

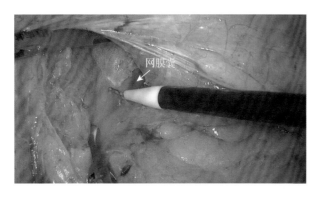

图 2-3-17 进入网膜囊

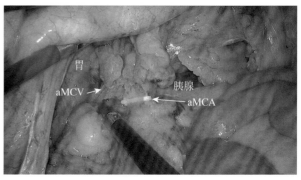

图 2-3-18 离断 aMCA

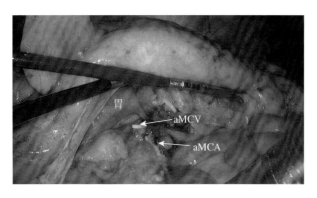

图 2-3-19 离断 aMCV

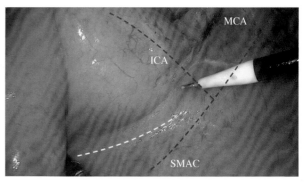

图 2-3-20 在右结肠系膜与小肠系膜夹角处切开系膜

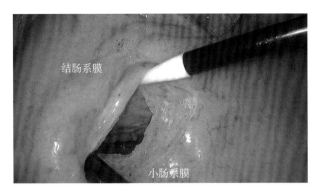

图 2-3-21 与 RRCS 相通

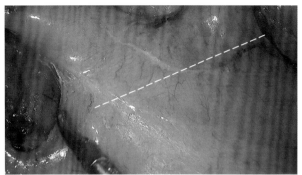

图 2-3-22 D3 清扫的内侧边界

以 SMA 为导向的 D3 淋巴结清扫及中央血管的结扎

切开 SMV 静脉鞘，保留 SMA 动脉鞘，清扫回结肠动脉根部淋巴结，离断回结肠动脉（ICA 在前）及回结肠静脉（ICV 在后），沿 SMA 向头侧清扫，离断右结肠动脉（单独发出），中结肠动脉（MCA）及伴行的淋巴管，直至胰腺下缘，并与网膜囊相通。清扫结肠中血管根部淋巴结，离断 MCV。沿胰十二指肠前间隙拓展 TRCS，解剖 Henle 干，可见 RCV、sRCV、RGEV、ASPDV 共 4 支汇合入其中，离断 RCV 和 sRCV，保留 RGEV、ASPDV（图 2-3-23 ～ 图 2-3-32，视频 2-3-4）。

视频 2-3-4
以 SMA 为导向的 D3 淋巴结清扫及中央血管的结扎

⇨ **技 巧**

在处理 Henle 干时，双支右结肠静脉的出现概率，在文献中报道为 16%，但如果再往远心端溯源，sRCV 出现的概率更高。只是 RCV 与 sRCV 汇合部位与 Henle 主干的距离差异决定了文献报道的概率差别很大。在 Henle 干分支结扎的大原则下，我们应该在确认静脉完全分离出后再结扎，而非不明确地结扎，这样可以避免 Hem-o-lok 夹闭 RCV 时损伤背侧的 sRCV 和 RGEV，造成不必要的出血。

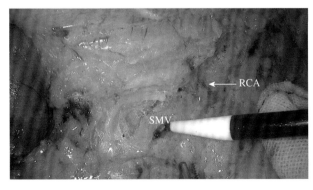

图 2-3-23 显露 SMV

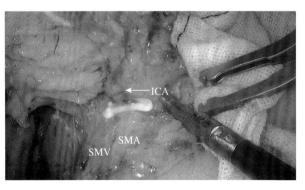

图 2-3-24 离断 ICA（动脉在前）

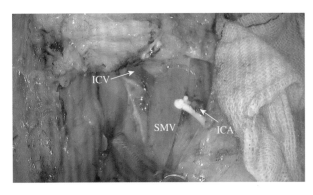

图 2-3-25　显露 ICV

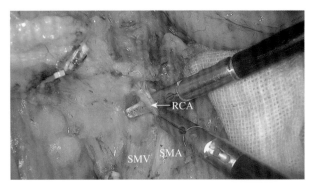

图 2-3-26　显露 RCA

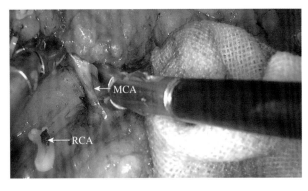

图 2-3-27　显露 MCA

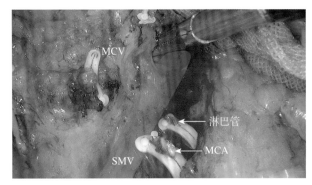

图 2-3-28　显露 MCV

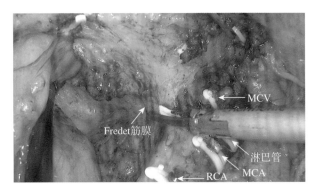

图 2-3-29　沿胰十二指肠前间隙拓展 TRCS

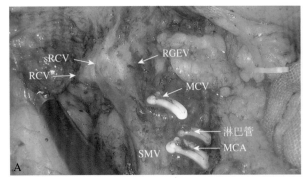

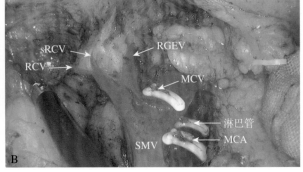

图 2-3-30　解剖 Henle 干

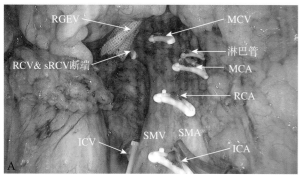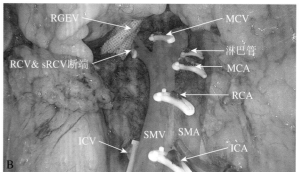

图 2-3-31　离断 RCV 与 sRCV 共干

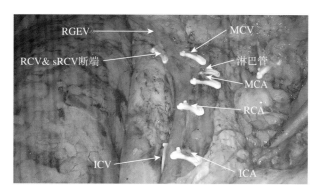

图 2-3-32　D3 淋巴结清扫后的视野

游离肝曲及裁剪系膜

　　沿胃网膜血管弓弓下离断，分离胃系膜与结肠系膜融合筋膜，可见 RGEV，并与尾侧分离层面会师。处理肿瘤远 10 cm 横结肠的系膜及一级血管弓，处理回盲部近端 10 cm 回肠系膜及血管弓（图 2-3-33 ～图 2-3-37，视频 2-3-5）。

视频 2-3-5
游离肝曲及裁剪系膜

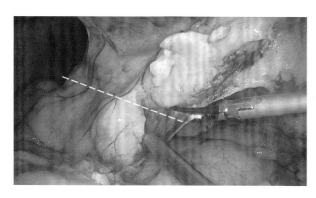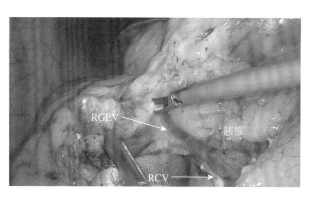

图 2-3-33　切开胃结肠韧带　　　　　　　　　图 2-3-34　分离胃系膜与结肠系膜融合筋膜

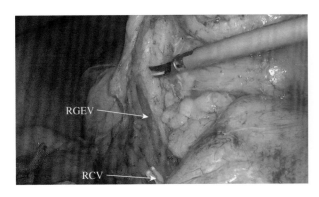

图 2-3-35　游离肝曲

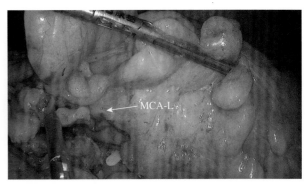

图 2-3-36　离断结肠系膜一级血管弓

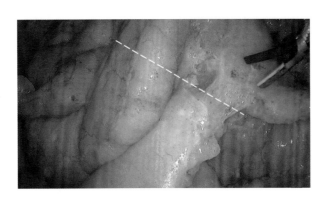

图 2-3-37　离断回肠系膜

视频 2-3-6
全腔镜消化道重建

全腔镜消化道重建（逆蠕动功能性端端吻合）

　　静脉推注吲哚菁绿（ICG）3 ml（2.5 mg/ml），观察 ICG 给药前后的缺血线，腔镜直线切割吻合器（60 mm）离断肿瘤远 10 cm 横结肠，结肠下断缘和小肠对系膜缘切小口，腔镜直线切割吻合器（60 mm）经右下腹 Trocar 进入，其钉仓面置入回肠，抵钉座面置入回肠，完成回肠横结肠逆蠕动侧侧吻合，再用另一枚钉仓（60 mm）关闭共同开口并离断回肠，完成吻合，并加固吻合口。标本置保护袋内经下腹横切口（外横内纵）取出，放置吻合口旁引流管 1 根（图 2-3-38 ～图 2-3-49，视频 2-3-6）。

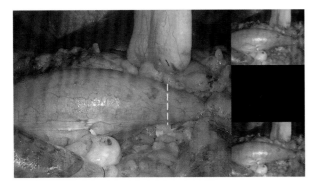

图 2-3-38　白光下的缺血线

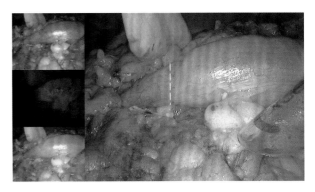

图 2-3-39　ICG 荧光显影后的缺血线

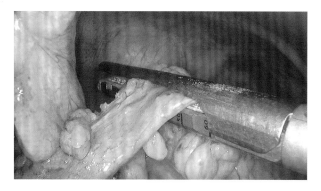

图 2-3-40　肿瘤远 10 cm 离断横结肠

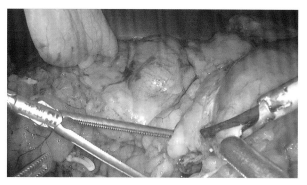

图 2-3-41　结肠下断缘切小口

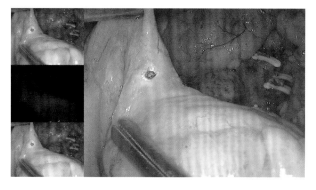

图 2-3-42　回肠对系膜缘切小口

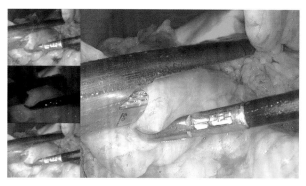

图 2-3-43　钉仓面置入回肠

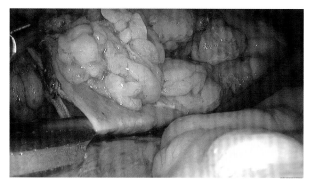

图 2-3-44　回肠横结肠侧侧吻合（逆蠕动）

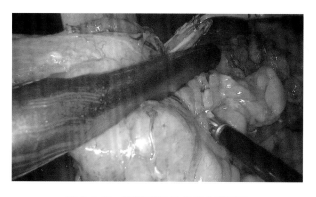

图 2-3-45　离断回肠及关闭共同开口

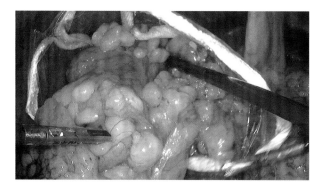

图 2-3-46　标本置保护套内

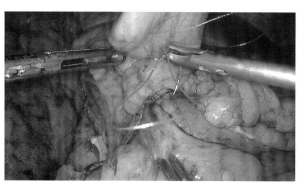

图 2-3-47　3-0 倒刺线加固吻合口

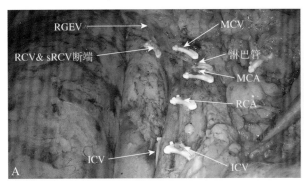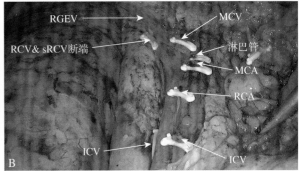

图 2-3-48   D3 淋巴结清扫后的视野

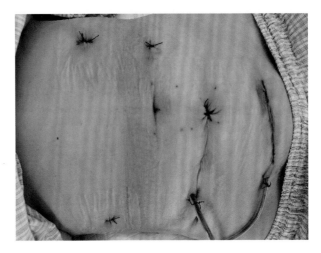

图 2-3-49   术后腹部切口

病理诊断

横结肠溃疡型中分化腺癌，大小约 7 cm×6 cm×1 cm，侵犯全层，并突破浆膜。可见脉管癌栓及神经侵犯，肠周淋巴结 2/14，No.203 0/1 转移，No.213 0/3 转移，No.223 0/4 转移，术后诊断 T4aN1M0（图 2-3-50）。

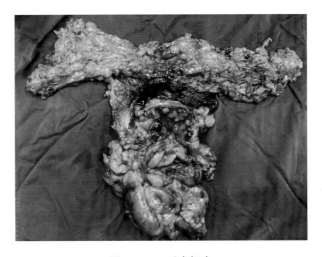

图 2-3-50   手术标本

术后恢复

手术时间 180 min，术中出血 20 ml，术后恢复顺利，术后 7 天出院。

总结

横结肠中段癌选择右半结肠切除还是保留回盲部的横结肠癌根治目前存在争议。日本单中心研究结果表明：右侧、中段和左侧横结肠癌淋巴结转移率分别为 28.2%、19.2% 和 19.2%。右侧和左侧横结肠癌可发生跳跃性淋巴结转移，但横结肠中段癌无跳跃性转移。右半结肠、横结肠和左半结肠癌患者的 5 年总生存率（OS）分别为 96.3%、92.7% 和 93.7%，无复发生存率（RFS）分别为 92.4%、88.3% 和 95.5%。腹腔镜横结肠癌手术是一种可行的手术方法；腹腔镜 D3 淋巴结清扫的切除后获取淋巴结的分组，有助于指导横结肠癌手术的清扫区域；淋巴结转移是 RFS 的唯一独立预后因素。医科院肿瘤医院周海涛等研究表明保留回盲部的完全腹腔镜横结肠癌根治术较右半结肠根治术手术时间缩短、肠道功能恢复更快，并有相当的病理学结果，提示保留回盲部的横结肠癌根治术安全有效。

肥胖患者增加腹腔镜结直肠癌手术的难度，主要表现为：解剖标志识别困难、血管结构不清、系膜根部肥厚的脂肪影响淋巴结清扫的彻底性以及系膜短粗引起的消化道重建难度及张力增加。我们选择尾侧入路，可以较好地解决 CME 层面的分离问题：胃网膜囊优先解剖可以较好地识别结肠中血管的边界、胰腺下缘横结肠系膜根部以及界定 SMA 导向的 D3 清扫左侧界。

因为小肠系膜的活动度，相比标准横结肠吻合，回肠横结肠吻合可以大大减少吻合口张力，且在肥胖患者中可以减少不必要的更复杂的脾曲游离。本例横结肠断端偏左，故选择经右下 12 mm Trocar 孔，由助手操作完成全腔镜下逆蠕动侧侧吻合。在中结肠动脉及副中结肠动脉离断的情况下，如果脾曲处的中结肠动脉与左结肠动脉吻合——Griffiths 关键点缺如时，横结肠左半将发生缺血，而肥胖患者在白光下的缺血很难辨识，荧光腹腔镜吲哚菁绿（ICG）静脉注射用于吻合端血供的判断将有助于缺血肠段的识别，从而提高吻合口的安全性。

完全腹腔镜右半结肠切除手术下腹"外横内纵"辅助切口取标本（类 NOSES）的切口更短，外横切口切断的皮肤感觉神经纤维更少，内纵分离不损伤肌纤维，并且下腹部的切口受呼吸运动牵拉范围更小，因此切口疼痛更轻，另外由于在耻骨联合附近，切口更隐蔽，沿皮纹缝合后的远期瘢痕小，美观效果更好。

（汤坚强）

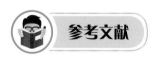 参考文献

[1] 冯波，臧卫东，周建平．腹腔镜右半结肠切除术技术与理念 [M]．福州：福建科学技术出版社，2021.

[2] FUKUOKA H，FUKUNAGA Y，NAGASAKI T，et al. Lymph Node Mapping in Transverse Colon Cancer Treated Using Laparoscopic Colectomy With D3 Lymph Node Dissection [J]．Dis Colon Rectum，2022，65（3）：340-352.

[3] HAO S，HONGLIANG W，BING M，et al. The feasibility and safety of complete laparoscopic extended right hemicolectomy with preservation of the ileocecal junction in right-transverse colon cancer

[J]．World J Surg Oncol，2020，18（1）：159.

[4] 陈海鹏，马晓龙，卢召，等．下腹部外横内纵小切口取标本的全腹腔镜下右半肠癌根治术（右半类 NOSES 术）[J]．中国肿瘤外科杂志，2019，11（1）：10-14.

第四节　腹腔镜右半结肠癌根治联合胰十二指肠切除术

适应证

右半结肠癌侵犯胰头者，或侵犯十二指肠且距十二指肠乳头 < 2 cm、无法通过联合十二指肠局部切除达到 R0 切除者。

现病史及术前检查

患者男性，63 岁。主因"右上腹不适伴贫血 3 个月"入院，既往无手术史。腹部增强 CT 提示结肠肝曲肠壁增厚，管腔狭窄，与十二指肠降段边界不清，考虑结肠癌，分期 cT4bN0-1M0（图 2-4-1）。肠镜检查见升结肠肝曲近环周溃疡型肿块，活检病理提示"腺癌"。患者完善术前检查后，限期行腹腔镜探查、腹腔镜辅助根治性右半结肠联合胰十二指肠切除术。

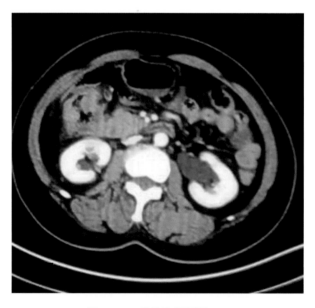

图 2-4-1　术前腹部增强 CT

手术要点及策略

1. 充分完善术前检查。术前常规 CT 检查怀疑结肠肿瘤与十二指肠关系密切时，应进一步做腹部磁共振或十二指肠镜检查，了解十二指肠受侵情况，包括受侵部位、炎性侵犯或癌性侵犯、受侵范围及受侵深度。由于十二指肠受侵是浆膜向黏膜发展，如果出现结肠十二指肠内瘘或者呕吐粪样胃内容物常提示受侵较为严重，需要考虑联合胰十二指肠切除的可能。而行此类扩大手术的前提是除外其他部位的远处转移，术前评估能达到 R0 切除，故有条件时还应加行 PET-CT 检查。

2. 尾侧入路对于判断升结肠肿瘤与腹膜后脏器组织关系是最合理的入路。在探查的同时，可以很好地显露下腔静脉、十二指肠、右肾、右输尿管等重要脏器，初步评估可切除性。同时利于层面由浅入深、由深入浅的自由转换，一旦发生出血，操作空间较大，容易进行钳夹、缝扎等处理。

3. 对于十二指肠侵犯的病例，在十二指肠水平部下缘常规切开腹膜后筋膜，完成 Kocher 切口的游离，将胰十二指肠整体游离，从尾侧入路可探查受侵部位与胰头十二指肠的关系。

4. 如果考虑能耐受联合胰十二指肠切除术，可先完成右半结肠血管离断及横结肠离断后探查肿瘤与十二指肠内侧界的关系；如果不考虑胰十二指肠切除手术，可仅通过中间入路胰十二指肠前间隙探查，但通常肿瘤较大，局部炎症明显，不预先离断结肠血管的探查范围有限。对于此类患者，笔者建议选择性离断右结肠血管或者结肠中血管进行探查，先保留回结肠动静脉，以留有余地。

5. 对于十二指肠头侧受侵范围的探查，常需离断胃网膜血管弓，紧邻胃大弯侧向十二指肠方向离断网膜分支，从头侧探查十二指肠受侵范围。从内外上下不同角度的探查可以做到十二指肠器官功能的最大保护，避免不必要的扩大切除。

手术步骤

体位

患者取平卧分腿位，术中站位及器械设备摆放与常规腹腔镜右半结肠手术类似，参考第 3 章第一节。

Trocar 布局及探查

Trocar 布局采用常规 5 孔法（图 2-4-2），脐下 4 cm 为观察孔（C 孔），左锁骨中线肋缘下 4 cm 置 12 mm Trocar 为术者主操作（T1 孔）；脐水平左侧旁开约 7 cm（1 拳距离）置 5 mm Trocar 为术者副操作（T2 孔）；右下腹（T3 孔）置 10 mm Trocar 为助手右手操作孔；右侧锁骨中线肋缘下 2 cm 置 5 mm Trocar（T4 孔），为助手左手操作孔。依次探查腹盆腔，明确无肝、腹膜及肠系膜转移灶（图 2-4-3），探查肿瘤位于结肠肝曲，较为固定（图 2-4-4）。

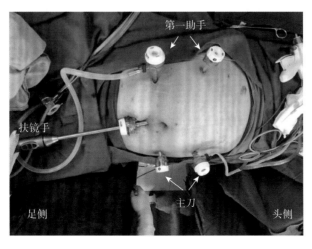

图 2-4-2　Trocar 位置

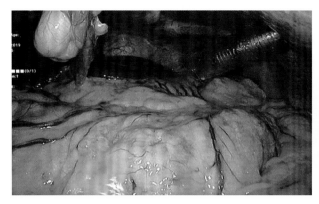

图 2-4-3　肝、网膜未见转移病灶

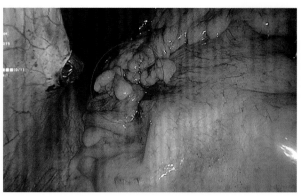

图 2-4-4　结肠肝曲肿瘤

右结肠后间隙（RRCS）拓展

　　头低位，右侧高位，助手提起回盲部及回肠系膜，术者自尾侧切开回盲部及回肠系膜与腹膜粘连，切开右结肠旁沟腹膜反折线（图 2-4-5），进入 Told 间隙与结肠系膜间的天然外科平面（即 RRCS）。助手将结肠系膜向头侧牵引，术者自尾侧向头侧扩展 RRCS（图 2-4-6）。尾侧入路通常层次偏深，位于 Toldt 间隙深方，至十二指肠水平，可见结肠肝曲肿瘤与十二指肠降段关系密切，难以分开，并向后累及肾周脂肪囊（图 2-4-7）。十二指肠水平部下缘切开腹膜后筋膜（图 2-4-8），显露下腔静脉及腹主动脉（图 2-4-9、图 2-4-10），进入胰头十二指肠后方间隙，显露右侧生殖血管及右输尿管，此处可见两者交叉（图 2-4-11）。右侧生殖血管从外侧走向内侧，汇入下腔静脉。沿输尿管表面继续向头侧游离，进入肾门水平，确认输尿管未被肿瘤累及（图 2-4-12）。继续向头侧游离，完全从尾侧入路切开

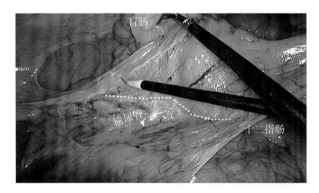

图 2-4-5　切开右结肠旁沟腹膜反折线

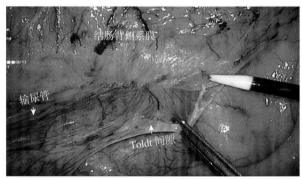

图 2-4-6　向上拓展 RRCS 至十二指肠

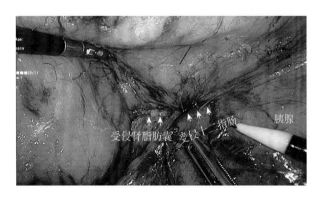

图 2-4-7　十二指肠降段受侵

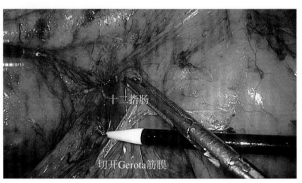

图 2-4-8　切开腹膜后筋膜

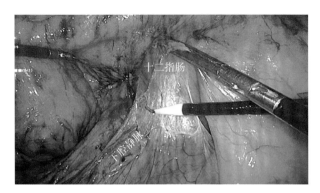

图 2-4-9　显露下腔静脉

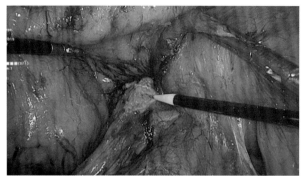

图 2-4-10　切除受侵腹膜后组织

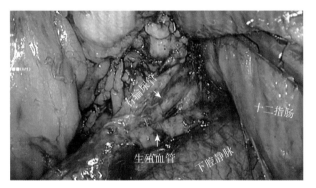

图 2-4-11　游离右输尿管及生殖血管

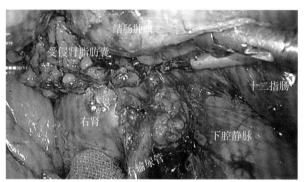

图 2-4-12　显露肾门，切除受侵脂肪囊

横结肠肝曲附着暨膜桥（图 2-4-13）。确认肾门未受侵及，转向外侧、头侧扩展 RRCS，切除全部肾前脂肪囊，仅留肾固有被膜，并完全游离结肠肝曲（图 2-4-14）。手术操作见视频 2-4-1。

Kocher 切口探查

继续沿下腔静脉及主动脉前方游离十二指肠胰头背侧，行 Kocher 切口（图 2-4-15），向头侧至肝十二指肠韧带后方，内侧至肠系膜上动脉起始部位，确认十二指肠降段受侵范围及肿瘤与后方大血管的关系（图 2-4-16，图 2-4-17）。手术操作见视频 2-4-2。

视频 2-4-1
右结肠后间隙（RRCS）
拓展

视频 2-4-2
Kocher 切口探查

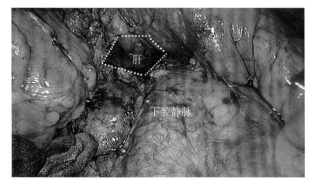

图 2-4-13　切开横结肠肝曲附着及膜桥

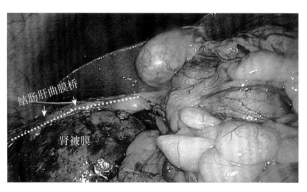

图 2-4-14　游离升结肠及肝曲

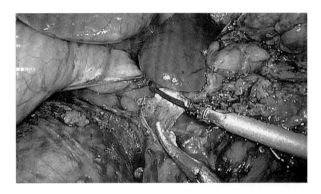

图 2-4-15　显露十二指肠受侵之外侧壁

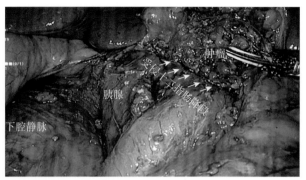

图 2-4-16　十二指肠降部长段受侵

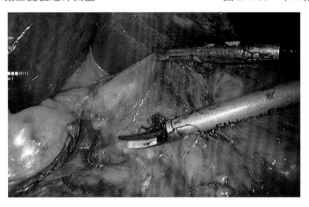

图 2-4-17　扩展胰头十二指肠后间隙

右半结肠中央血管结扎及 D3 淋巴结清扫

　　取头高 15°、右高 15° 体位，将右半结肠按原解剖位置摆正，将大网膜掀向头侧，助手左右手肠钳分别提起横结肠中血管系膜左右侧（图 2-4-18），向腹侧垂直牵拉，可见十二指肠升部及中结肠动脉走行，于其左侧、胰腺下缘横结肠系膜附着处切开系膜，此处常为无血管区，系膜脂肪较少，容易进入网膜囊，切开后可见胃体后壁及胰腺被膜（图 2-4-19），此窗口为横结肠游离的左侧边界。助手右手肠钳提起回结肠血管蒂，于其下方切开结肠系膜（图 2-4-20），可轻易与其后方已打开的 RRCS 间隙相汇合（图 2-4-21），通过两个系膜窗口的连线较容易确定肠系膜上动脉走行（图 2-4-22），用电钩或超声刀自头侧向尾侧分层切开肠系膜上静脉表面的腹膜、脂肪组织及血管鞘（图 2-4-23），并依次结扎回结肠静脉（图 2-4-24）、回结肠动脉（图 2-4-25）、中结肠动脉与右结肠动脉共干（图 2-4-26）及中结肠静脉（图 2-4-27）。手术操作见视频 2-4-3。

视频 2-4-3
右半结肠中央血管结扎及
D3 淋巴结清扫

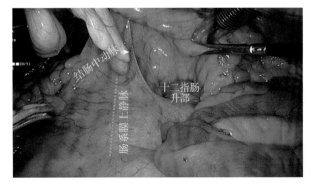

图 2-4-18　展开右半结肠系膜

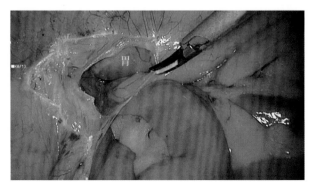

图 2-4-19　显露结肠中血管左侧边界

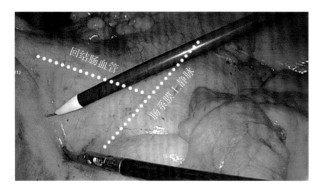

图 2-4-20　ICV 和 SMV 投影线

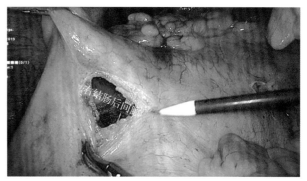

图 2-4-21　切开回结肠血管下缘系膜

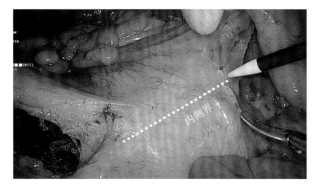

图 2-4-22　确定 SMV 左侧界

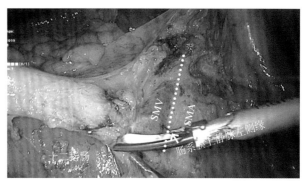

图 2-4-23　清扫 SMA 及 SMV 表面淋巴脂肪组织

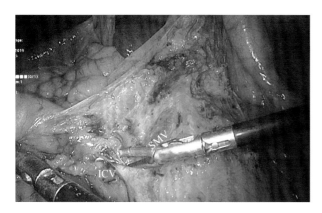

图 2-4-24　离断回结肠静脉

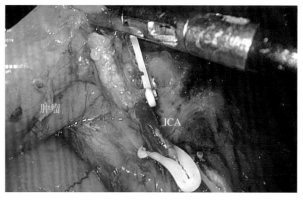

图 2-4-25　离断回结肠动脉

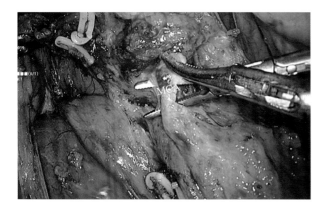

图 2-4-26　离断中结肠动脉与右结肠动脉共干

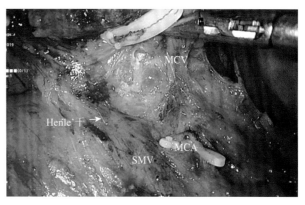

图 2-4-27　离断中结肠静脉

视频 2-4-4
离断横结肠充分显露结肠肝曲
肿瘤与胰头十二指肠

探查确定肿瘤累及胰头十二指肠的范围

　　将大网膜复位，助手提起胃体大弯侧，可见疏松无血管的胃结肠韧带（图 2-4-28），此处容易离断胃结肠韧带，且小网膜囊粘连少，自左向右切开胃结肠韧带，肿瘤远 10 cm 处离断胃网膜血管弓，并紧邻胃大弯侧弓上离断胃结肠韧带（图 2-4-29）。提起中结肠动脉断端，裁剪横结肠系膜（图 2-4-30），离断一级血管弓（图 2-4-31），腔镜直线切割吻合器离断横结肠（图 2-4-32）。探查肿瘤累及十二指肠降段左侧壁，并累及部分胰头组织（图 2-4-33），此时，才最后确认十二指肠难以行局部切除，决定行右半结肠联合胰十二指肠切除。手术操作见视频 2-4-4。

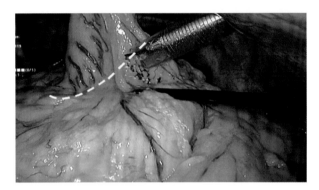

图 2-4-28　离断胃结肠韧带

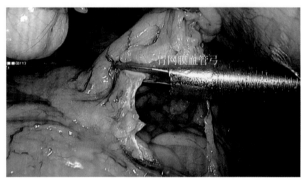

图 2-4-29　断胃网膜血管弓

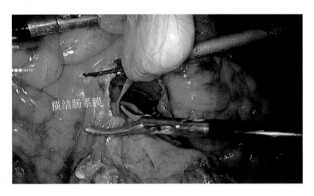

图 2-4-30　裁剪横结肠系膜

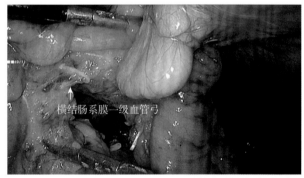

图 2-4-31　断横结肠一级血管弓

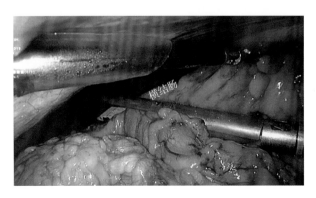

图 2-4-32　离断横结肠

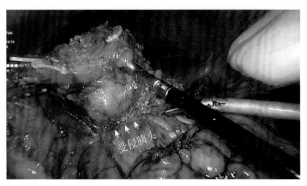

图 2-4-33　显露肿瘤与十二指肠左侧壁与胰腺关系

探查胰腺后方肠系膜上静脉是否受侵

肠系膜上静脉胰颈段在静脉前壁常没有分支，两者间为疏松组织，较易分离。由于已经完成结肠中血管的离断，显露 SMV 更为容易。轻抬胰颈下缘，用超声刀仔细锐性分离纤维条索（图 2-4-34），胰腺下缘可以见到从左侧汇合入 SMV 的小分支，以超声刀直接离断。向上可见自左侧汇入的脾静脉，与 SMV 汇合形成门静脉（图 2-4-35）。因为胰颈上缘未予显露，此时不必强求过多分离以免出血。胰腺下缘 SMV 右侧壁可见 Henle 干汇入（图 2-4-36），腔镜下丝线结扎后血管夹再次结扎离断（图 2-4-37），防止牵拉中血管夹脱落，引起大出血。手术操作见视频 2-4-5。

视频 2-4-5
肠系膜上静脉胰腺段的分离

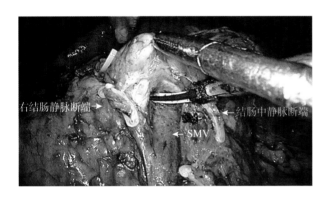

图 2-4-34　显露胰腺后方 SMV

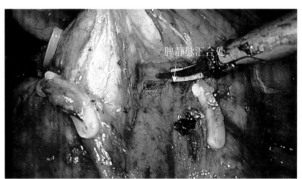

图 2-4-35　脾静脉与 SMV 汇合

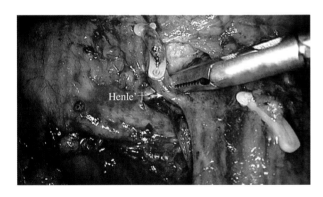

图 2-4-36　分离 Henle 干

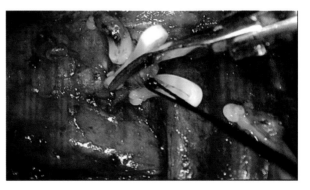

图 2-4-37　双重结扎离断 Henle 干

十二指肠水平部的分离

尾侧入路已经显露并分离十二指肠水平部，将近端空肠向左侧牵拉，显露肠系膜下静脉及 Treitz 韧带（图 2-4-38），予以松解，处理近端 10 cm 空肠的系膜（图 2-4-39），腔镜直线切割吻合器离断空肠（图 2-4-40），紧邻肠壁处理十二指肠水平部系膜血管，将空肠、十二指肠升部经肠系膜血管后方拉至右侧（图 2-4-41）。手术操作见视频 2-4-6。

视频 2-4-6
十二指肠水平部与近端空肠的离断

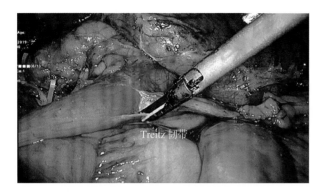

图 2-4-38 离断 Treitz 韧带

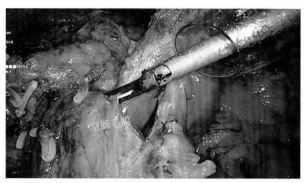

图 2-4-39 处理空肠系膜

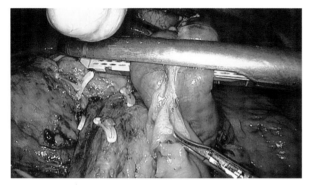

图 2-4-40 离断空肠近端 10 cm 处

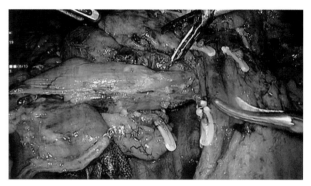

图 2-4-41 处理十二指肠水平部系膜

视频 2-4-7
胃十二指肠动脉的离断
与淋巴结清扫

胃十二指肠动脉的离断与淋巴结清扫

显露胆总管，清扫胆总管前方淋巴脂肪组织，解剖 Calot 三角，显露胆囊管汇合处，逆行法完成胆囊的游离（图 2-4-42），结扎切断胆囊动脉（图 2-4-43），胆囊管可先保留。切开肝胃韧带，进入小网膜囊（图 2-4-44），此处常有变异的副肝左动脉入肝，如果粗大，建议保留。处理胃角处小弯侧血管弓，保留胃左动脉主干（图 2-4-45），腔镜直线切割吻合器完成胃体离断（图 2-4-46），将远端胃翻向右侧。此时可清楚显露胰腺上缘肝总动脉起始部，依次沿动脉鞘外清扫肝总动脉前淋巴结（图 2-4-47）、肝固有动脉周围淋巴结，幽门上淋巴结，根部离断胃右动静脉（图 2-4-48），显露胃十二指肠动脉，仔细分离，双重结扎切断（图 2-4-49、图 2-4-50），提起断端，显露后方门静脉起始部，并继续向第一肝门方向显露门静脉前壁（图 2-4-51）。手术操作见视频 2-4-7。

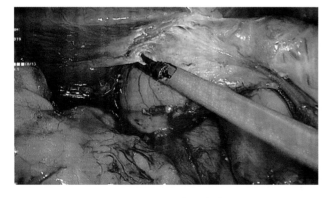

图 2-4-42 剥离胆囊床

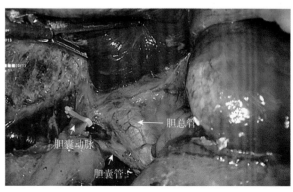

图 2-4-43 断胆囊动脉，显露胆囊管

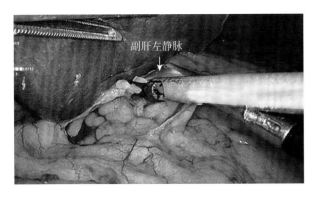

图 2-4-44　打开小网膜囊

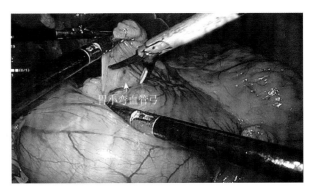

图 2-4-45　断胃角处小弯侧血管弓

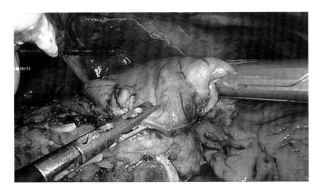

图 2-4-46　断胃

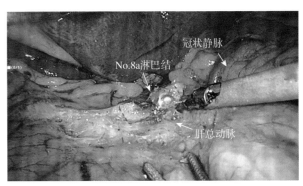

图 2-4-47　清扫 No.8a 淋巴结

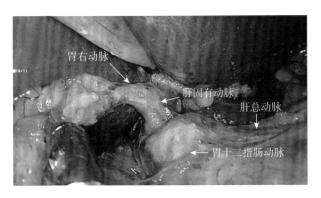

图 2-4-48　清扫 No.12a、No.5 组淋巴结，断胃右动脉

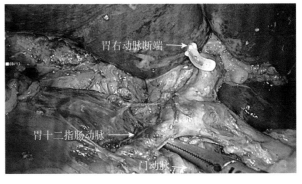

图 2-4-49　游离胃十二指肠动脉

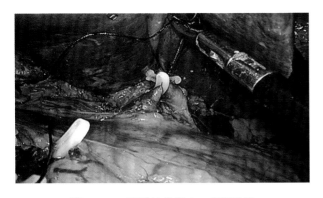

图 2-4-50　双重结扎胃十二指肠动脉

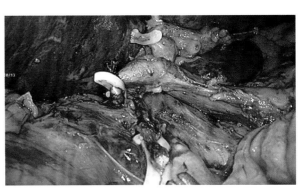

图 2-4-51　显露门静脉

离断胰颈

胰腺上下缘充分游离后，可以很容易完成胰颈段门静脉前壁的显露，抬起胰颈下缘，腔镜直视下用吸引器钝性分离（图2-4-52），可以顺利穿过胰腺背侧（图2-4-53）。用超声刀自下而上切割胰颈被膜及实质（图2-4-54），至头侧1/3处偏后方时改为剪刀分离，尽可能显露和保护胰管，部分创面渗血可用双极电凝止血。助手抬起胰体，仔细分离保留侧胰体与脾静脉粘连，有时会有1～2支小静脉汇入，应小心离断，避免撕裂，胰腺游离长约2 cm，方便后续胰肠吻合重建（图2-4-55）。手术操作见视频2-4-8。

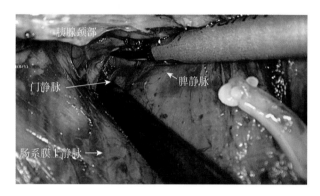

图 2-4-52   从尾侧向头侧显露胰颈部门静脉

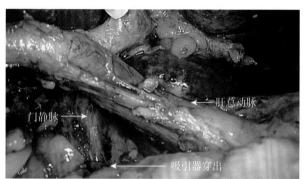

图 2-4-53   门脉前方完全贯通

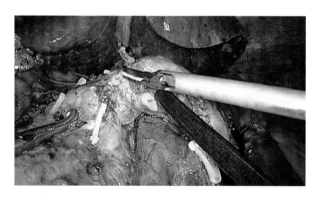

图 2-4-54   离断胰颈

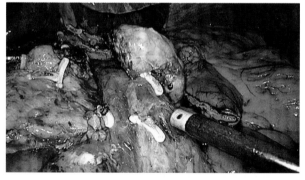

图 2-4-55   胰颈离断后的视野

钩突的离断

此例为结肠癌侵及十二指肠、胰头病例，胰腺钩突尽可能离断，但肠系膜上动脉的完全裸化及神经丛切除没有必要。助手将已经离断的十二指肠水平部向右侧牵拉，术者自下而上先游离钩突与肠系膜上静脉右侧壁间的薄片组织，胰十二指肠下静脉通常与空肠第一支静脉共干后汇入肠系膜上静脉背侧，少数情况也可以单支或前后两支直接汇入肠系膜上静脉（图2-4-56），应尽可能分支离断，保留空肠静脉第一支（图2-4-57），予以结扎切断，继续向头侧推进，可见1～3支钩突小静脉汇入门静脉（图2-4-58），分别结扎切断，最后在胰腺上缘游离出向门静脉右侧壁汇入的胰十二指肠上静脉（图2-4-59），结扎切断，完全离断钩突，右半结肠及胰十二指肠标本仅与胆总管附着。手术操作见视频2-4-9。

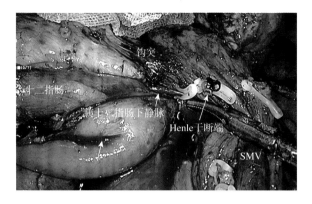

图 2-4-56　断胰十二指肠下静脉

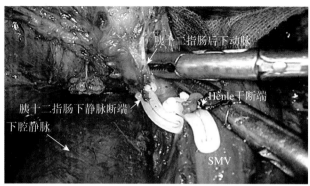

图 2-4-57　断胰十二指肠后下动脉

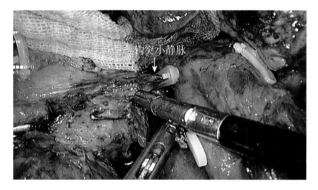

图 2-4-58　断钩突小静脉

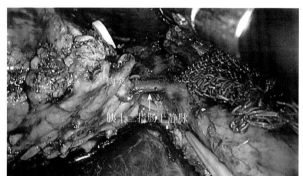

图 2-4-59　断胰十二指肠上静脉

胆总管的离断与肝十二指肠韧带后方淋巴结的清扫

处理完胰腺钩突，将整体标本向右侧牵拉，此时，容易显露并清扫肝十二指肠韧带尤其是门静脉后方（No.12p）淋巴结（图 2-4-60），同时沿胆总管壁清扫胆总管旁（No.12b）淋巴结（图 2-4-61），最后离断胆总管（图 2-4-62），至此完成腔镜下标本的离断，图 2-4-63 ～图 2-4-65 展示标本离断后的创面。手术操作见视频 2-4-10。

视频 2-4-10
胆总管的离断与肝十二指肠韧带后方淋巴结的清扫

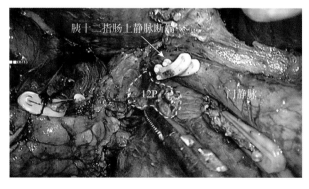

图 2-4-60　清扫门静脉后方 No.12p 淋巴结

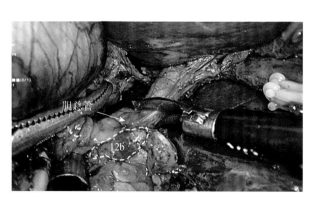

图 2-4-61　清扫 No.12b 淋巴结

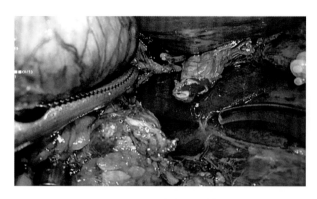

图 2-4-62　离断胆总管

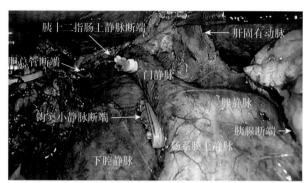

图 2-4-63　标本离断后的肝十二指肠韧带处视野

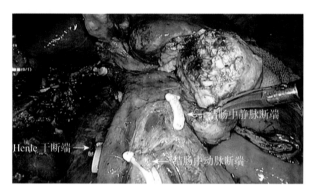

图 2-4-64　标本离断后的胰颈处视野

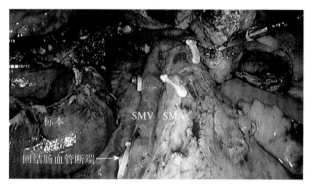

图 2-4-65　标本离断后的右半结肠血管断端视野

视频 2-4-11
消化道重建

消化道重建

　　由于本例肿瘤标本体积较大，故选择经右上腹辅助切口完成消化道重建。依次完成回肠横结肠的功能性端端吻合（图 2-4-66）、胰肠吻合（图 2-4-67）、胆肠吻合（图 2-4-68）、胃空肠吻合（图 2-4-69），具体消化道重建方法不是本章节讨论的重点。手术操作见视频 2-4-11。

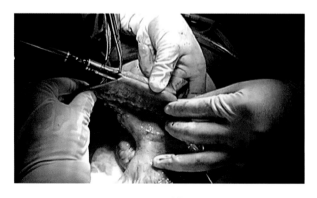

图 2-4-66　回肠横结肠吻合

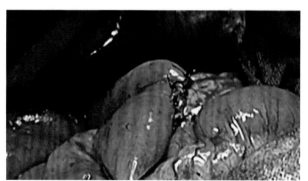

图 2-4-67　胰肠吻合

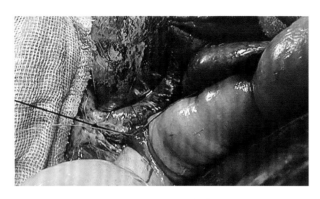
图 2-4-68　胆肠吻合

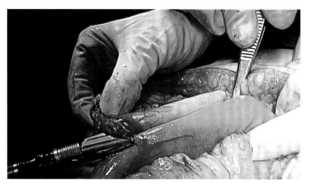
图 2-4-69　胃空肠吻合

病理诊断

结肠溃疡型中分化腺癌，大小约 4 cm×4 cm×3 cm，侵犯全层，并累及十二指肠肌层及胰腺组织，可见脉管癌栓及神经侵犯，肠周淋巴结 3/35 转移。

术后恢复

手术时间 300 min，术中出血 50 ml，术后恢复顺利，术后 12 天出院。

总结

局部进展期结肠癌的定义尚存争议。多数学者的共识是肿瘤浸透肠壁全层侵及周围临近组织或器官，无远处脏器转移，可能需要行联合脏器切除者，即 TNM 分期定义为 cT4bNxM0 者。右半结肠癌因其发生部位、解剖生理特点、病理特征，临床症状比较隐秘，不易早期发现，因此常表现为腹部肿块，肿瘤体积通常比较大，又因其与临近脏器解剖关系的特殊性，在临床工作中，局部进展期右半结肠癌侵犯临近脏器者并不少见，常需行扩大根治手术治疗。位于盲肠、近端升结肠的肿瘤容易侵及腹壁和腹膜后组织，尽管瘤体巨大，但行扩大根治手术的难度尚可；而发生于结肠肝曲的肿瘤，因与十二指肠、胰腺、肝的解剖关系密切，使扩大根治手术的难度增加，甚至需要联合胰十二指肠切除、肝部分切除等高风险手术。

右半结肠癌 T4b 腔镜手术虽无循证医学证据，但可在较大的医学中心由有经验的手术团队尝试开展。从我们单中心目前的经验总结来看，术中出血量、术后恢复均体现腔镜微创的优势，肿瘤根治性及近期疗效尚可，远期结果还需要扩大样本多中心进行前瞻性研究。另外，对于侵犯十二指肠可能需要行胰十二指肠切除等多脏器切除的进展期结肠癌患者，能否通过新辅助治疗，减轻肿瘤负荷，缩小受侵范围，以达到保留器官功能目的，目前仍在研究中。

（汤坚强）

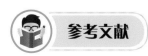
参考文献

[1] KLAVER C E，GIETELINK L，BEMELMAN WA，et al. Locally Advanced Colon Cancer：Evaluation of Current Clinical Practice and Treatment Outcomes at the Population Level [J]．J Natl

Compr Canc Netw，2017，15（2）：181-190.

[2] 陈瑛罡，王锡山. 结肠肝曲癌右半结肠切除联合胰十二指肠切除术九例报道 [J]. 中华普外科手术学杂志，2010，4（1）：47-49.

[3] KLAVER C E L，KAPPEN T M，BORSTLAP W A A，et al. Laparoscopic surgery for T4 colon cancer：a systematic review and meta-analysis [J]. Surg Endosc，2017，31（12）：4902-4912.

[4] FEINBERG A E，CHESNEY T R，ACUNA S A，et al. Oncologic Outcomes Following Laparoscopic versus Open Resection of pT4 Colon Cancer：A Systematic Review and Meta-analysis [J]. Dis Colon Rectum，2017，60（1）：116-125.

[5] DEHAL A，GRAFF-BAKER A N，VUONG B，et al. Neoadjuvant Chemotherapy Improves Survival in Patients with Clinical T4b Colon Cancer [J]. J Gastrointest Surg，2018，22（2）：242-249.

[6] ARREDONDO J，BAIXAULI J，PASTOR C，et al. Mid-term oncologic outcome of a novel approach for locally advanced colon cancer with neoadjuvant chemotherapy and surgery [J]. Clin Transl Oncol，2017，19（3）：379-385.

第五节　腹腔镜探查，开放巨大右半结肠扩大根治术

适应证

右半结肠巨大肿瘤侵犯多个邻近脏器，如胃、十二指肠、肝右叶、胆囊、腹壁、小肠等，无远处转移。

现病史及术前检查

患者男性，60岁。主因"发现右腹部包块4个月，右下腹痛2周"入院。患者4个月余前起于右腹部触及一约8 cm×7 cm包块，质硬，有轻压痛，包块未触及明显搏动，移动度差，于当地医院就诊。行腹部CT示：结肠肝曲占位性病变伴腹壁、胃窦部侵犯，与肝右叶下缘关系密切（图2-5-1）。结肠镜示：结肠肝曲可见环周隆起凹陷型病变，表面呈结节样增生，肠腔狭窄，内镜不能通过。病理提示：中分化腺癌。术前经2个周期Xelox方案化疗拟行手术治疗。

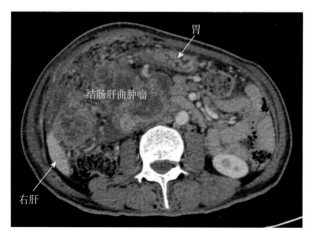

图 2-5-1　术前 CT

手术要点及策略

1. 腹腔镜探查，若有种植转移，行末端回肠双腔造口和胃空肠吻合，解决消化道梗阻问题。

2. 手术的关键是胰头十二指肠的探查，若十二指肠受侵范围较广，有可能行右半结肠联合胰十二指肠切除术。

3. 术前增强 CT 阅片要重点观察十二指肠、SMV/SMA 等受侵情况，必要时 3D 重建及 CTA 成像有助于术前判断。

手术步骤

体位与切口布局

平卧位，脐下 6 cm 开放法建气腹，探查升结肠肝曲巨大肿瘤，累及右侧腹壁，腹膜、大网膜无种植，肿瘤较固定，决定中转开腹。

十二指肠的探查

上至剑突，下至脐下 6 cm 正中切口，探查腹膜网膜未见种植，肝曲肿瘤侵犯右侧腹壁，胃窦大弯侧及肝右叶Ⅵ段下缘。先切除受侵腹壁，范围约 15 cm×10 cm，部分累及后鞘。打开盲肠升结肠侧腹膜，外侧入路沿着右侧 Toldt 间隙将右半结肠向左侧掀起，切开膈结肠韧带，切除部分肝右叶组织，游离结肠肝曲，探查肿瘤未累及十二指肠，决定行根治性右半结肠联合胃大部切除术（图 2-5-2～图 2-5-7）。

⇨ 技 巧

传统外侧入路在开放手术中还是有一定的优势，可以从外侧探查肿瘤与腹膜后组织如十二指肠、下腔静脉等的关系。

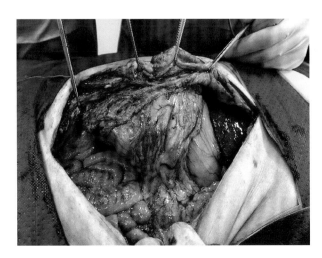

图 2-5-2　肿瘤侵犯腹壁

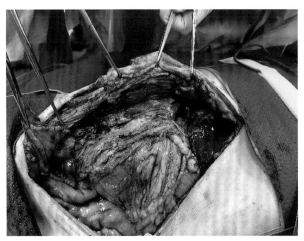

图 2-5-3　切除受侵右侧腹壁

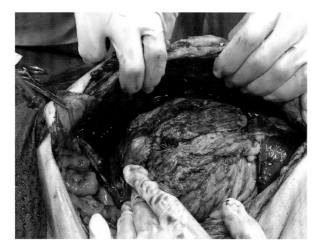

图 2-5-4　切开盲肠升结肠侧腹膜

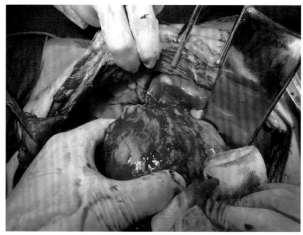

图 2-5-5　切除部分肝右叶下缘组织

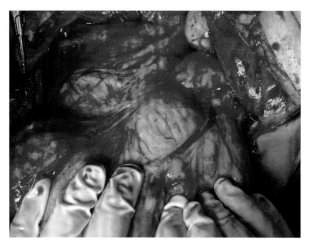

图 2-5-6　显露十二指肠降部

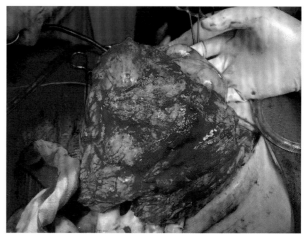

图 2-5-7　将肿瘤连同右半结肠及胃整体游离

胰腺下缘区域的显露

　　探查肿瘤累及胃窦，范围约 7 cm，难以行胃局部切除。显露 Treitz 韧带，切开胰腺上缘结肠中血管左侧无血管区，Ligasure 断横结肠系膜血管弓，肿瘤远 10 cm 离断横结肠，处理右半大网膜，胃网膜血管弓内离断大网膜及血管，处理小弯侧血管弓，直线切割闭合器离断远端 1/2 胃。将胃及肿瘤向下牵拉，显露肝十二指肠韧带，断胃右动静脉，裸化十二指肠球部上缘。用分离钳顺着胃十二指肠动脉走行方向，紧邻十二指肠分离，经十二指肠上缘穿出，用直线切割闭合器离断十二指肠（图 2-5-8 ~图 2-5-14）。

⇨ 技 巧

　　结肠肝曲附近的血管离断是本例的难点，横结肠及胃完成离断后，胰腺下缘及结肠中血管、胃网膜右血管的暴露将更充分，当然，胃肠管离断的前提是术前和术中充分探查，预判能够达到肿瘤的根治切除。

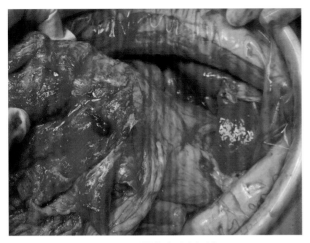

图 2-5-8　胃窦大弯侧受侵

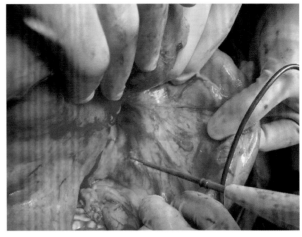

图 2-5-9　结肠中血管左侧切开横结肠系膜

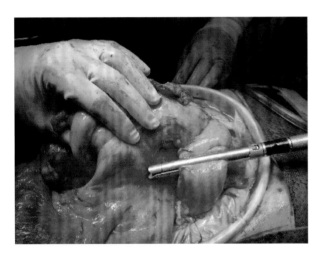

图 2-5-10　离断横结肠

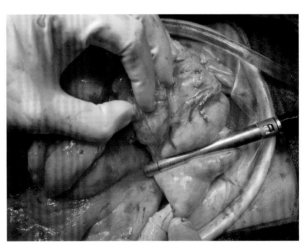

图 2-5-11　离断胃体

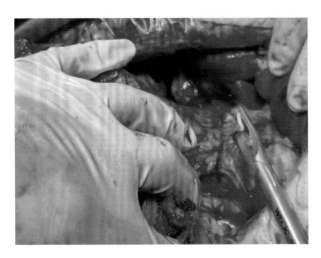

图 2-5-12　离断胃右血管

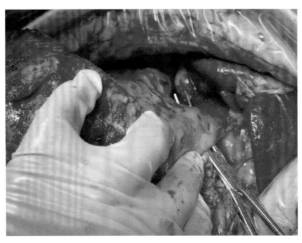

图 2-5-13　游离十二指肠球部

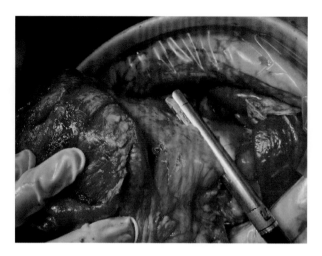

图 2-5-14　离断十二指肠球部

中央区淋巴结清扫及肠系膜血管分支根部离断

　　回结肠血管下缘切开回结肠系膜，向远端距回盲瓣 15 cm 离断边缘血管弓，行荷包缝合，离断肠管，置入 25 mm 吻合器抵钉座。提起回盲部，沿着 SMV 左侧界清扫中央区淋巴结，依次结扎回结肠动静脉，右结肠动静脉及结肠中动静脉（图 2-5-15 ～图 2-5-23）。

⇨ 技 巧

　　右半结肠血管变异较多，各血管分支类型及数量均不同，术前 CTA 显像有助于对右半结肠血管变异的鉴别。"动脉优先离断，Henle 干后处理"的离断顺序可以降低出血的风险。本例采用腹腔镜离断血管的方式，尽量减少肿瘤搬动过程中造成的血管撕裂。

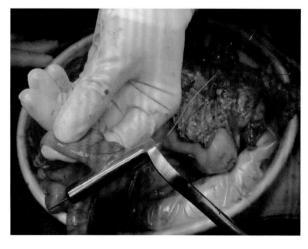

图 2-5-15　回肠荷包缝合

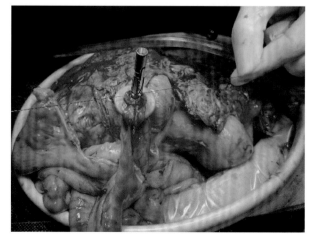

图 2-5-16　末端回肠放置吻合器抵钉座

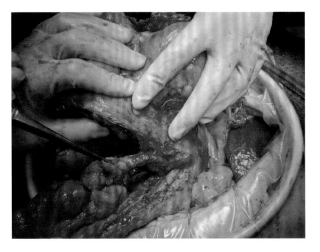

图 2-5-17　SMV 的显露

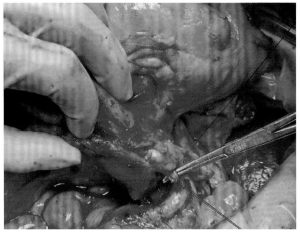

图 2-5-18　断回结肠静脉

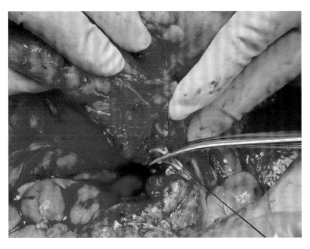

图 2-5-19　断回结肠动脉

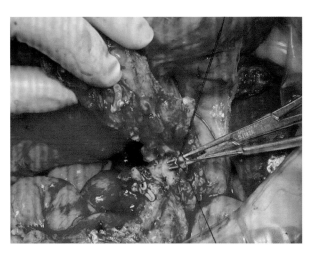

图 2-5-20　断右结肠动脉

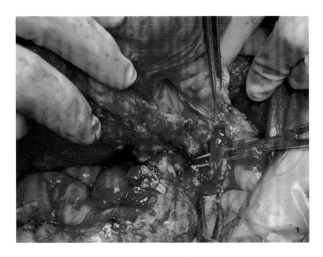

图 2-5-21　断中结肠静脉

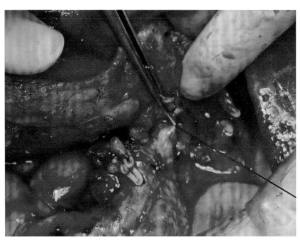

图 2-5-22　断右结肠静脉

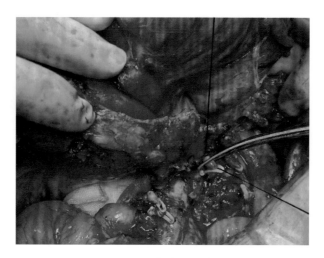

图 2-5-23　断中结肠动脉

Henle 干的处理

在十二指肠断端的胰头前方找到胃网膜右动脉，予以结扎离断。沿着胰腺下缘解剖右侧横结肠系膜，根部分离出 Henle 干予以结扎切断，分离时胰十二指肠上前静脉（ASPDV）出血，术者予左手食指压迫，移除标本后用 5-0 Prolene 线缝扎处理。移除后的视野见图 2-5-24 ～图 2-5-28。

⇨ 技 巧

Henle 干的变异非常多，最多由可达 7 个静脉分支汇合而成。通常情况下我们并不主张 Henle 干根部离断血管，这势必会增加单支或多支 ASPDV 撕裂出血的可能，而一旦出血，血管断端缩至胰腺组织，缝扎是唯一处理手段，而且会增加胰漏的风险。若 Henle 干不是最后处理，尤其当动脉血供未阻断的情况下，本例发生的 ASPDV 出血，将会导致难以控制的术中大出血发生，本例 ASPDV 缝扎止血在移除标本后进行，就显得游刃有余。

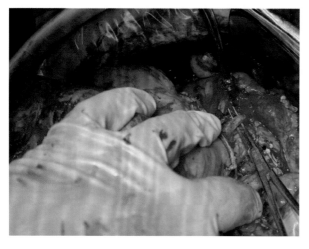

图 2-5-24　胰头前方找到胃网膜右动脉

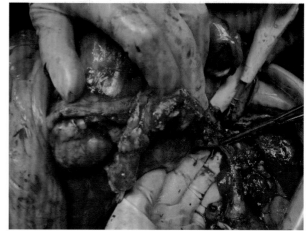

图 2-5-25　游离 Henle 干

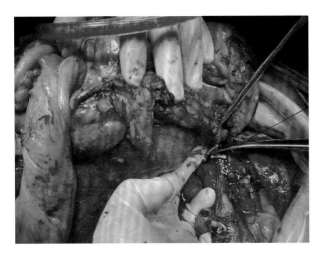

图 2-5-26　术者左手食指压住出血的 Henle 干近端血管

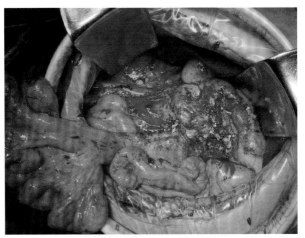

图 2-5-27　移除标本后的创面

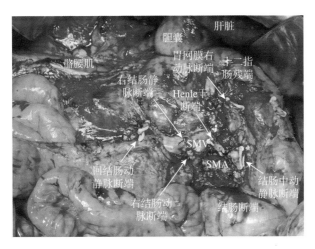

图 2-5-28　根治性右半结肠联合胃大部切除后的视野

消化道的重建

依次完成回肠横结肠端侧吻合、空肠 Braun 吻合及胃空肠吻合（图 2-5-29 ～图 2-5-32），封闭胃前壁切口（图 2-5-33），关闭系膜孔，留置腹腔引流管 1 根。

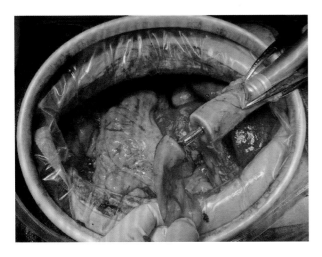

图 2-5-29　回肠横结肠端侧吻合

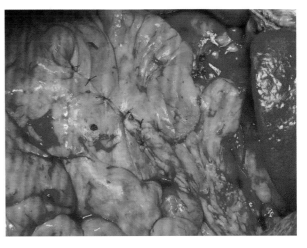

图 2-5-30　关闭系膜孔

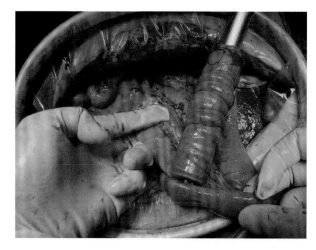

图 2-5-31　空肠侧侧吻合

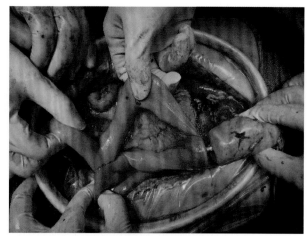

图 2-5-32　胃空肠吻合

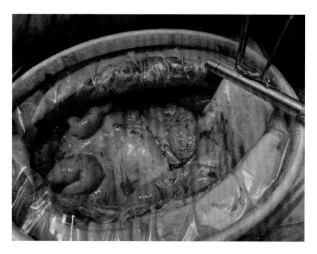

图 2-5-33　关闭胃前壁切口

病理诊断

　　结肠肝曲隆起型中 - 低分化腺癌伴坏死，肿瘤大小 10.0 cm×6.0 cm×2.5 cm，侵犯肝组织及胃壁肌层，神经侵犯（+），脉管癌栓（+），结肠远、近切缘未见癌组织，胃远、近切缘未见癌组织，肠周淋巴结可见转移（3/23），胃周淋巴结未见转移（0/26）（图 2-5-34）。

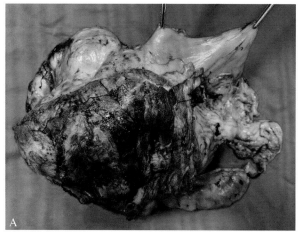

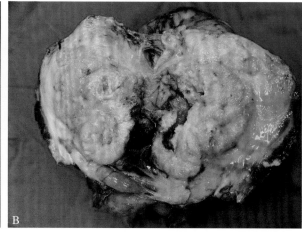

图 2-5-34　术后标本

术后恢复

手术时间 307 min，术中出血 200 ml，术后第 4 天引流液呈乳糜样，量较多，诊断乳糜瘘，给予禁食，全胃肠外营养及生长抑素持续泵入。术后 2 周乳糜瘘逐渐停止，恢复进食并出院。

总结

1. 良好的术前影像判断和术中探查对于复查肠癌的手术决策至关重要，影响右半结肠手术范围的主要因素是 SMV 和十二指肠是否受侵。

2. 多脏器联合切除应遵循"先易后难"的整体策略，本例在探查"可切除后"优先离断横结肠及远端胃大部使最复杂的胰腺下缘区域显露更充分，降低了手术难度。

3. Henle 干后处理的血管离断方式无论在腹腔镜还是开腹手术均显示其优势，值得进一步推广。

(汤坚强)

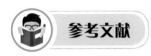 参考文献

[1] 万远廉，严仲瑜，刘玉村．腹部外科手术学 [M]．北京：北京大学医学出版社，2010.

第 3 章

右半结肠切除手术技巧

第一节 腔镜右半结肠术中站位及器械设备摆放的准备

简介

右半结肠患者的体位在不同阶段需要转换，术者的站位又因不同的手术入路而不同。合理的术中站位可以改善术者和助手的腔镜视角，减少术者助手间的互相干扰，并在较长的手术过程中可以改善疲劳，避免长期不良姿势引起的腰颈不适。而术区各种线路，器械的摆放可以优化操作，避免多线路的干扰，并以"方便术者与器械护士的配合、术者和助手器械的更换放置"为基本原则。右半结肠器械台的摆放各单位并不一致，笔者在综合多家医院的经验上，对术者站于左侧位置进行经验分享。

患者体位

患者采用"人"字体位，双手内收位（如必须外展时，建议右手单侧外展）。需经阴道或直肠取标本时，建议用马镫形多功能腿架，采用改良 Lloyd-Davis 体位。

术区站位

术者在患者左侧，助手在右侧，扶镜手在两腿之间（尾侧入路操作时可以站于术者左手侧）；器械护士站于术者的右手位，腔镜器械台（小）放置左肩水平，开放器械台（大）放置器械护士右手位（图 3-1-1，图 3-1-3，图 3-1-4）。

当辅助切口吻合或中转开放手术时，器械护士站于患者右下角（图 3-1-2）。

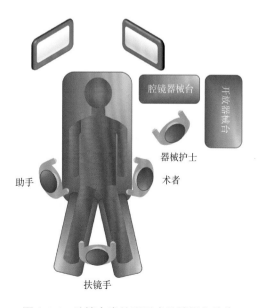

图 3-1-1 腔镜右半结肠手术腔镜操作站位

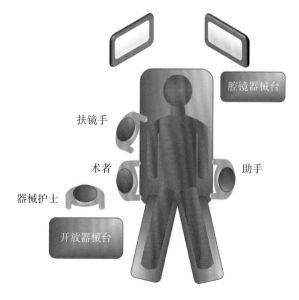

图 3-1-2 腔镜右半结肠开放手术操作站位

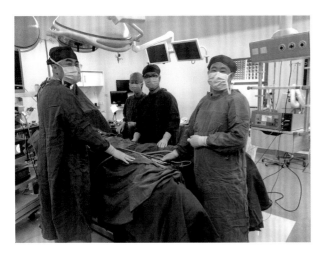

图 3-1-3　腔镜右半结肠术中站位图（足侧视角）

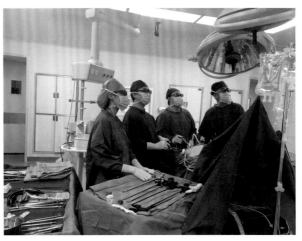

图 3-1-4　腔镜右半结肠术中站位图（头侧视角）

器械及线路摆放

器械及线路摆放总体原则是利于各角色的操作，避免互相干扰，并优先术者操作。腹腔镜主机放置于患者头侧或右上方，主机相关线路（如光源线、镜头线及气腹管）固定于右侧；与术者操作相关的线路（如电钩线、双极线、超声刀线等）固定于患者头侧；吸引器管要足够长，既方便术者操作，也方便一助操作；器械兜固定于术者对侧一助的左侧（患者右上方），方便术者放置器械（图3-1-5 ～ 图 3-1-8）。

为有较为充足的气腹供应，气腹管建议连接于 10 ～ 12 mm Trocar，并不建议连接进镜 Trocar，以免气腹的低温影响镜头的清晰度。另外建议连接排气管，以保持术中的烟雾尽快排出，避免污染手术室环境（图 3-1-9）。

致谢

感谢山西白求恩医院手术室团队对本文编写给予的指导和帮助。

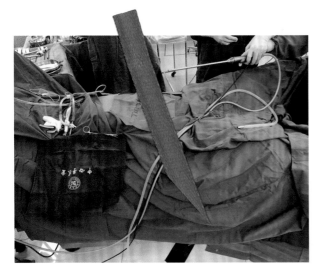

图 3-1-5　线路的摆放固定

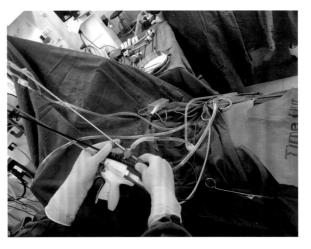

图 3-1-6　器械兜的位置

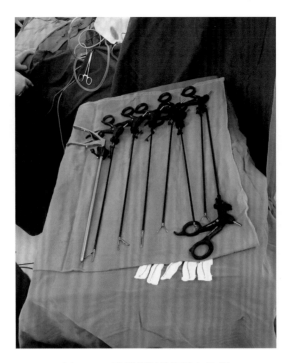

图 3-1-7   腔镜器械的摆放与位置

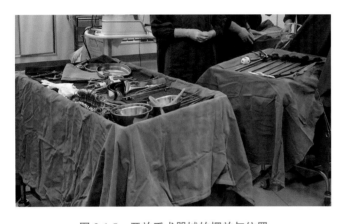

图 3-1-8   开放手术器械的摆放与位置

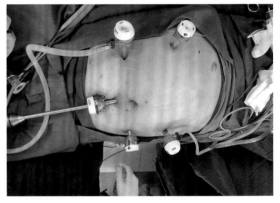

图 3-1-9   Trocar 位置及气腹管与排烟装置的连接

（汤坚强   王语涵）

第二节   CT 血管三维重建在右半结肠切除术的应用

▌简介

高精度的术前影像资料是实施精准外科手术的重要辅助，尤其是基于高分辨率螺旋 CT 的三维血管重建技术，其在外科领域应用较广泛，但多见于肝胆外科、骨科、胸外科等专业，在结直肠肿瘤手术中，由于涉及血管裸化、淋巴结清扫操作，相关血管的三维重建对于手术指导意义较大。在左半结肠、乙状结肠及直肠手术中，血管三维重建的应用场景主要是 IMA 分支分型的术前判断。而对于右半结肠癌手术，其涉及血管分支较多、血管变异多见、手术难度相对较高，根部中央血管结扎及 D3 清扫被视为"血管上的舞蹈"，CT 三维肠系膜上血管重建辅助右半结肠手术具有更大的作用。

重建准备

1. 建议使用薄层 CT，层厚越小精度越高，如 0.625 ~ 1.25 mm。如为 5 mm 层厚的普通 CT 则跳跃度过大，影响重建精度及效果。

2. 使用包括动脉期、门脉期、静脉期在内的增强 CT，必要时可加延迟期或 CTU 以显示输尿管等泌尿系统。

3. 建议将 CT 影像资料导出为影像系统通用的 DICOM 格式，其为原始数据，可后期任意调整窗宽、窗位等参数，而图片文件则可能丢失相关信息，不利于后期进行三维重建。

4. 由于三维重建阶段并非完全由软件自动完成，很多细小结构或边界欠清结构仍需结合临床解剖知识进行判定，建议由兼具优秀阅片能力、丰富外科解剖知识及熟练软件操作技能的人员进行三维重建工作。

重建软件

常见三维重建软件包括 Materialise Mimics、Avizo、Amira、VG studio、Myrian、ORS Dragonfly 等，可根据熟悉程度选用。

右半结肠手术中三维血管重建的应用要点

1. 回结肠动脉（ICA）与肠系膜上静脉（SMV）的跨越关系　①对于 ICA 从 SMV 前方跨过者，游离 SMV 前方时需注意 ICA，中央入路时需先离断 ICA（图 3-2-1）；②而对于 ICA 从 SMV 后方穿过者，游离 SMV 前方可畅通无阻（图 3-2-2）。

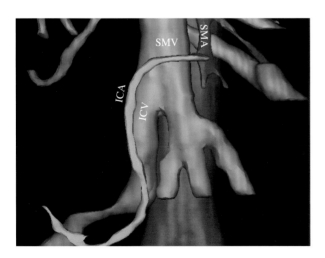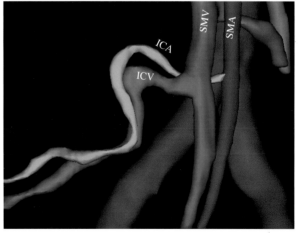

图 3-2-1　ICA 从 SMV 前方跨过　　　　　　　　　图 3-2-2　ICA 从 SMV 后方穿过

2. 右结肠动脉（RCA）与 SMV 的跨越关系　① RCA 从 SMV 前方跨过，游离 SMV 前方时需注意勿损伤 RCA（图 3-2-3）；② RCA 从 SMV 后方穿过，较为少见，根部离断 RCA 极为困难，建议在 SMV 右侧缘离断即可（图 3-2-4）。

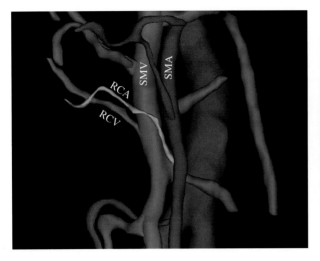

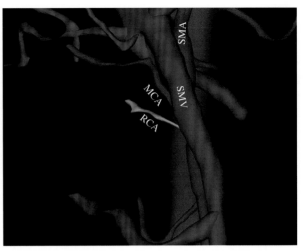

图 3-2-3　RCA 从 SMV 前方跨过　　　　　　　　图 3-2-4　RCA 从 SMV 后方穿过

　　3. 明确是否存在单独汇入 SMV 的右结肠静脉（RCV）　若存在单独汇入 SMV 的 RCV，在游离 SMV 外科干右侧壁时需注意勿损伤（图 3-2-5）。

　　4. 判断中结肠动脉（MCA）走行方向，测量左右分支至根部的距离　绝大部分 MCA 走行偏右，未进行充分游离解剖前，较难与 RCA 区分，术前三维重建可明确 MCA 位置、MCA 左右分支至根部的距离，以决定离断的方式（图 3-2-6）。

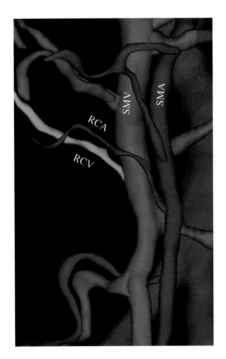

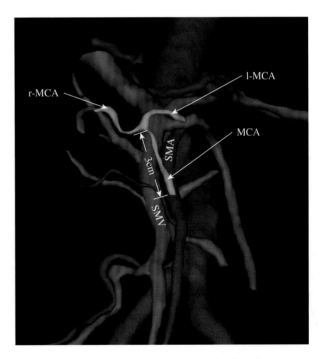

图 3-2-5　存在单独汇入 SMV 的 RCV　　　　　　图 3-2-6　MCA 左右分支到根部的距离

　　5. 明确中结肠静脉（MCV）及汇入部位　MCV 绝大多数汇入肠系膜上静脉（图 3-2-7），也有少数汇入 Henle 干、脾静脉、空肠静脉第 1 支，多位于 MCA 右后方，清扫 No.223 淋巴结时尤其应该注意容易损伤出血；而少数患者 MCV 缺如（图 3-2-8），在处理完 MCA 后可直接向后分离暴露胰体部，并向上爬坡进入小网膜囊。

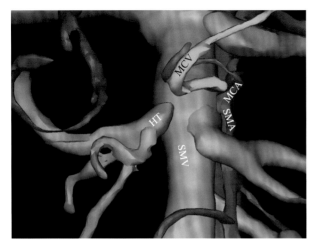

图 3-2-7　MCV 汇入 SMV 主干

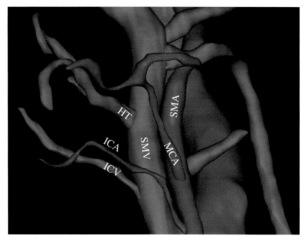

图 3-2-8　MCV 缺如

6．Henle 干相关测量　包括长度、分支组成及各分支汇入位置测量：在右半结肠癌根治术中，Henle 干的解剖最棘手、最易出血。最常见的 Henle 干类型为胃网膜右静脉（RGEV）、胰十二指肠上前静脉（ASPDV）、副右结肠静脉（aRCV）三者汇集而成；但也常可见到 2 支甚至更多支副右结肠静脉汇入 Henle 干（HT），在处理 Henle 干时，建议采取分支结扎的方式，除非其根部受侵，否则容易引起 ASPDV 或主干的损伤（图 3-2-9、图 3-2-10）；也可见 Henle 干无右结肠静脉汇入，仅由 RGEV 与 ASPDV 汇集而成（胃胰干）（图 3-2-11，图 3-2-12）。

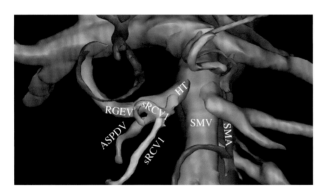

图 3-2-9　两支 RCV 汇入 Henle 干

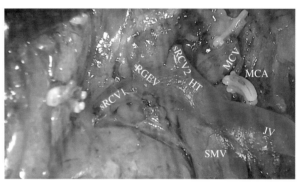

图 3-2-10　两支 RCV 汇入 Henle 干（术中照片）

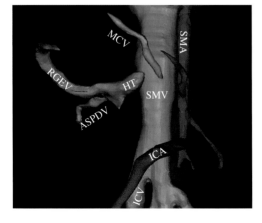

图 3-2-11　Henle 干无 RCV 汇入

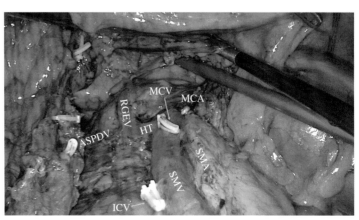

图 3-2-12　Henle 干无 RCV 汇入（术中照片）

7.空肠静脉（jejunal vein，JV）与肠系膜上动脉（SMA）的跨越关系　SMV 向左侧发出多支空肠静脉，多数从 SMA 后方穿过，但也可见到有较粗大的 JV 从 SMA 前方跨过，当采用 SMA 中间入路时需特别小心勿损伤 JV（图 3-2-13，图 3-2-14）。

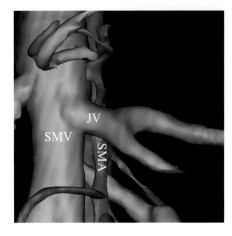 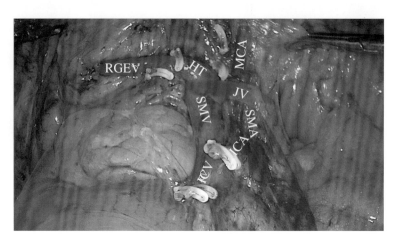

图 3-2-13　粗大 JV 从 SMA 前方跨过　　　　　图 3-2-14　粗大 JV 从 SMA 前方跨过（术中照片）

8.副中结肠动脉（aMCA）　行扩大右半结肠根治时，在结扎处理完 MCA/MCV 后，需注意在其左侧 SMA 独立发出的 aMCA 可能，避免其出血（图 3-2-15）。

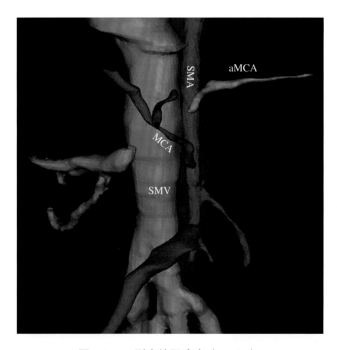

图 3-2-15　副中结肠动脉（aMCA）

9.SMV 与 SMA 的位置关系　SMA 多走行于 SMV 左侧；但临床上常遇到 SMA 远端从 SMV 后方绕行至其右侧，往往该类患者 ICA、RCA 等分支亦从同名静脉的右侧发出（图 3-2-16，图 3-2-17）。

10.双支型肠系膜上静脉（double SMV）　临床上偶可见到，指 SMV 由同样粗大的左、右两支构成，两者可以共干或非共干形式与脾静脉一起构成门静脉，而共干形式更为多见。有研究定义，左支 SMV 与右支 SMV 主干应口径相近，两者均由 2 种或 2 种以上二级静脉属支汇合而成，其中右支主要收集右半结肠、胃网膜右静脉、部分胰腺静脉血，而左支主要收集大部分小肠静脉血，有或无结肠支

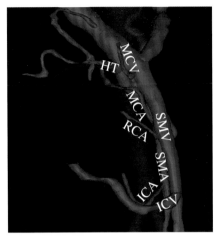

图 3-2-16　SMA 从后方绕至 SMV 右侧

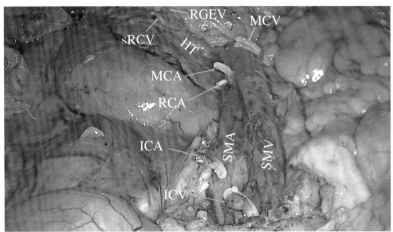

图 3-2-17　SMA 从后方绕至 SMV 右侧（术中照片）

静脉汇入。有双支型 SMV 变异的患者术中尤其要注意，勿将右支 SMV 误认为 ICV 而结扎离断（图 3-2-18，图 3-2-19）。

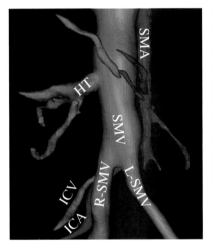

图 3-2-18　双支型 SMV

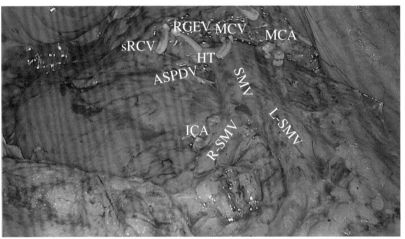

图 3-2-19　双支型 SMV（术中照片）

11．ICV 汇入 Henle 干　较为罕见，术中极易将该变异 ICV 误认为 RCV。图 3-2-20、图 3-2-21 展示了笔者遇到的该类变异，同时合并 MCA 及 MCV 缺如，且 SMA 从后方绕至 SMV 右侧。

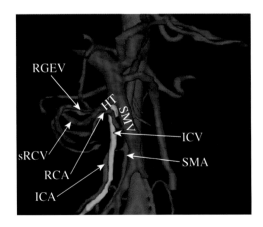

图 3-2-20　ICV 汇入 Henle 干合并 SMA 从后方绕至 SMV 右侧，MCA 及 MCV 缺如

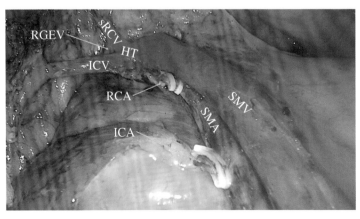

图 3-2-21　ICV 汇入 Henle 干合并 SMA 从后方绕至 SMV 右侧，MCA 及 MCV 缺如（术中照片）

局限性

1．由于肠道相对于实质性脏器活动度更大，术中解剖结构易移位，故可能导致与术前三维重建存在差异。在右侧结肠游离后及横结肠不同方向的牵拉均可改变血管走行及位置，导致术中所见与术前三维重建不完全一致，尤其在 Henle 干的分支解剖上最为常见，术者需具备良好的空间想象能力以进行还原与辨别。

2．对于较细小血管的辨认与重建仍依赖于三维重建人员的解剖知识与阅片能力。

展望

随着科技的进步及临床需求的发展，未来将有更多基于三维重建技术之上的外科领域应用场景，包括 3D 打印、仿真内镜、模拟手术、增强现实（AR）手术、虚拟现实（VR）手术等，医学影像的三维重建可能都是这些技术应用的前提之一。未来能否借助人工智能技术提升三维重建的效率与精准度，值得期待。

（唐　彬）

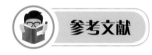

[1] 苏秀云．Mimics 软件临床应用：计算机辅助外科入门技术 [M]．北京：人民军医出版社，2011．

[2] 沈海玉，刘正，陈佳楠，等．血管三维重建技术在腹腔镜保留左结肠动脉的直肠癌低位前切除术的临床应用研究 [J]．中华结直肠疾病电子杂志，2021，10（2）：137-143．

[3] 高玉蕾，杨道贵，孔祥恒，等．术前 Henle 干 CT 三维成像在腹腔镜右半结肠切除术中的应用 [J]．中华结直肠疾病电子杂志，2017，6（3）：198-201．

[4] 李贺，李雷，于超，等．多层螺旋 CT 血管成像在腹腔镜右半结肠手术中的应用价值 [J]．腹腔镜外科杂志，2019，24（3）：226-230．

[5] 郭释琦，崔明明，刘鼎盛，等．腹腔镜右半结肠切除术中血管解剖辨识及意义研究 [J]．中国实用外科杂志，2021，41（9）：1017-1023．

[6] MIYAMOTO R, TADANO S, SANO N, et al. The impact of three-dimensional reconstruction on laparoscopic-assisted surgery for right-sided colon cancer [J]. Wideochir Inne Tech Maloinwazyjne，2017，12（3）：251-256．

[7] MIYAMOTO R, NAGAI K, KEMMOCHI A, et al. Three-dimensional reconstruction of the vascular arrangement including the inferior mesenteric artery and left colic artery in laparoscope-assisted colorectal surgery [J]. Surg Endosc，2016，30（10）：4400-4404．

[8] MARI F S, NIGRI G, PANCALDI A, et al. Role of CT angiography with three-dimensional reconstruction of mesenteric vessels in laparoscopic colorectal resections：a randomized controlled trial [J]. Surg Endosc，2013，27（6）：2058-2067．

第三节　全腔镜下结肠吻合技巧

简介

近年来，随着腹腔镜设备的进步及外科技术的提升，完全腹腔镜下结肠癌根治手术逐渐被腔镜外科医生所采用。全腔镜下结肠吻合重建切口小、隐蔽，甚至可经自然腔道取标本，疼痛轻、术后恢复更快，且具有与辅助切口相当的吻合安全性。目前，常用的全腔镜下结肠吻合重建方式主要有以下三种：①功能性端端吻合（逆蠕动）；② Overlap 吻合（顺蠕动）；③三角吻合（Delta 吻合）。

功能性端端吻合（逆蠕动）

特点

功能性端端吻合，即逆蠕动的侧侧吻合，吻合模式见图 3-3-1，适用于肠管长度相对较为富余的吻合，不受远近端肠管直径不对等影响，常用 60 mm 腔镜直线切割吻合器，吻合口内径较大，一般不易出现狭窄；其吻合角部存在数处高张力点，是吻合口漏发生的高危区域，见图 3-3-2。

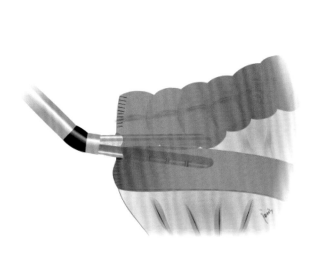

图 3-3-1　功能性端端吻合示意图

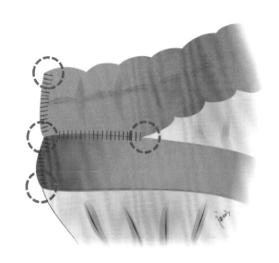

图 3-3-2　功能性端端吻合的吻合口漏高危区

操作要点与技巧

按照标本是否先离断分为离断后功能性端端吻合和后离断功能性端端吻合。

1. 离断后功能性端端吻合　在预离断处分别用 60 mm 腔镜直线切割吻合器完成横结肠（图 3-3-3）和回肠（图 3-3-4）的离断，将手术标本置于标本袋内，回肠及横结肠对系膜角处切除约 1 cm 肠壁全层（约 1 个超声刀头的宽度）（图 3-3-5，图 3-3-6），助手于右下腹 12 mm Trocar 置入钉仓，旋转关节头，两个臂分别置入回肠和横结肠腔内，调整好角度（腹背侧，避免夹入两侧肠系膜），压榨 15 秒，完成逆蠕动的侧侧吻合（图 3-3-7），聚维酮碘消毒，同时用第 4 枚钉仓完成共同开口的闭合（图 3-3-8），吻合薄弱点间断丝线缝合数针（图 3-3-9）。

2. 后离断功能性端端吻合　在横结肠预离断处用 60 mm 腔镜直线切割吻合器完成横结肠离断（图 3-3-10），超声刀于横结肠对系膜角处切除约 1 cm 肠壁全层（图 3-3-11），电钩于拟离断的回肠处对

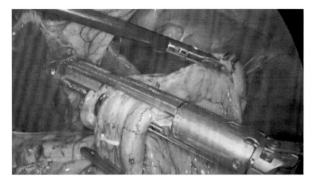

图 3-3-3 离断横结肠

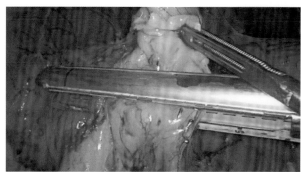

图 3-3-4 离断回肠

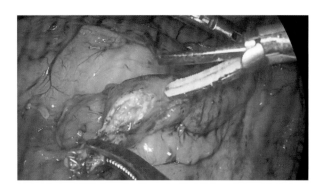

图 3-3-5 回肠断端打孔

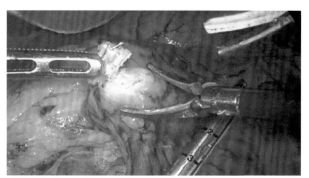

图 3-3-6 横结肠断端打孔

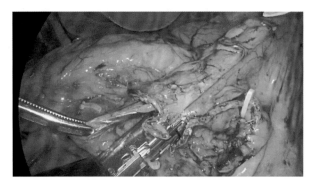

图 3-3-7 回肠 - 横结肠功能性端端吻合

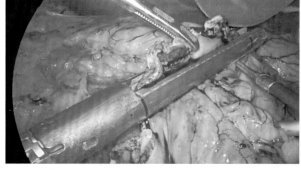

图 3-3-8 闭合共同开口

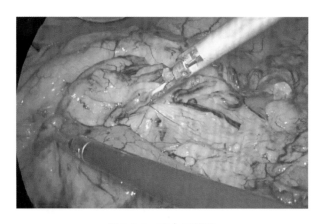

图 3-3-9 吻合口外观

系膜缘切开 2 ～ 3 mm 小口（图 3-3-12），将钉仓置入回肠，钉砧置入横结肠，调整好角度（腹背侧），压榨 15 秒，完成逆蠕动的侧侧吻合（图 3-3-13），同时用第 3 枚钉仓完成回肠及共同开口的闭合（图 3-3-14），将切除标本置于标本袋内，吻合薄弱点间断丝线缝合数针。手术操作见视频 3-3-1。

视频 3-3-1
全腔镜右半结肠切除术的逆蠕动功能性端端吻合（后离断）

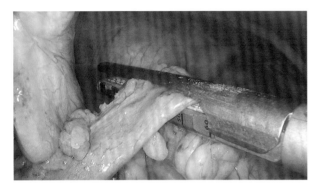

图 3-3-10　60 mm 腔镜直线切割吻合器离断横结肠

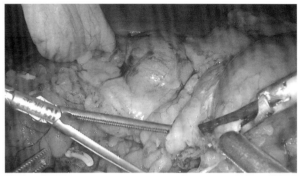

图 3-3-11　超声刀横结肠对系膜角处切小口

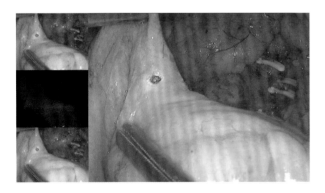

图 3-3-12　电钩于拟离断的回肠对系膜缘切 2 ～ 3 mm 小口

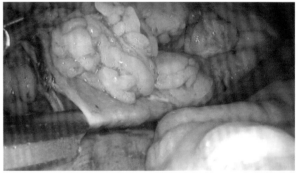

图 3-3-13　第 2 枚 60 mm 腔镜直线切割吻合器完成回肠横结肠侧侧吻合（逆蠕动）

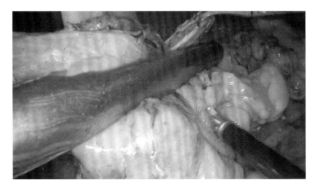

图 3-3-14　第 3 枚 60 mm 腔镜直线切割吻合器离断回肠及共同开口

Overlap 吻合

特点

Overlap 吻合又称顺蠕动侧侧吻合，吻合模式见图 3-3-15，为最容易掌握，且很少出现狭窄的一种腔内吻合方法，主要缺点为两端肠管有 8 ～ 10 cm 的重叠，对肠管的富余度要求较高，若肠管较短，存在张力，则不推荐该术式。

操作要点与技巧

在预离断处分别用 60 mm 腔镜直线切割吻合器完成横结肠和回肠的离断（图 3-3-16，图 3-3-17），将手术标本置于标本袋内，距横结肠断端远 8 cm 处对系膜缘切开 2 ～ 3 mm 小口（图 3-3-18），距回肠断缘近端 2 cm 对系膜缘切开 2 ～ 3 mm 小口（图 3-3-19），将第 3 枚 60 mm 腔镜直线切割吻合器的钉仓置入回肠，钉砧置入横结肠，并保证两侧肠壁切口在同一点，同时避免夹入两侧肠系膜，压榨 15 秒，完成顺蠕动的侧侧吻合（图 3-3-20），聚维酮碘消毒共同开口，助手左手钳夹持对侧吻合钉线，向胆囊方向牵拉，术者左手夹持近侧钉线，反向牵拉，将共同开口牵拉成线，可用第 4 枚钉仓完成共同开口的闭合，或者采取用 0/3 倒刺线连续缝合关闭共同开口，并加固吻合口（图 3-3-21），手术操作见视频 3-3-2 ～视频 3-3-3。

视频 3-3-2
全腔镜右半结肠切除术的 Overlap 吻合（倒刺线缝合关闭共同开口）

视频 3-3-3
全腔镜右半结肠切除术的 Overlap 吻合（60 mm 腔镜直线切割吻合器关闭共同开口）

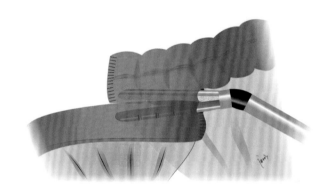

图 3-3-15　Overlap 吻合示意图

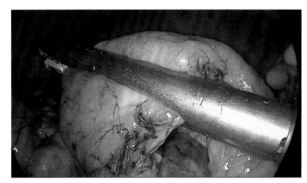

图 3-3-16　离断横结肠

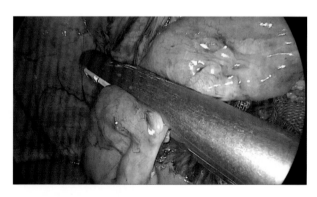

图 3-3-17　离断回肠

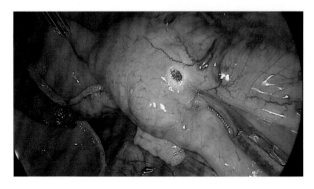

图 3-3-18　距横结肠断端远 8 cm 处对系膜缘切小口

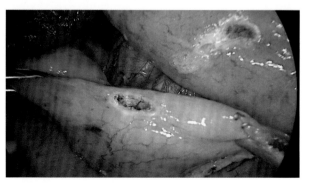

图 3-3-19　回肠断端近端 2 cm 对系膜缘切小口

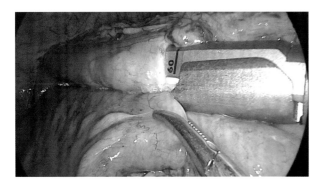

图 3-3-20　60 mm 腔镜直线切割吻合器行回肠 - 横结肠顺蠕动侧侧吻合

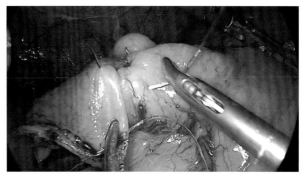

图 3-3-21　0/3 倒刺线连续缝合关闭共同开口

全腔镜左半结肠 Overlap 吻合类似右半结肠（图 3-3-22 ～图 3-3-27），当共同开口过大，可以先中间点两侧肠壁缝合 1 针对合，助手提起线结向腹侧牵拉，再用 60 mm 腔镜直线切割吻合器关闭共同开口（图 3-3-25）。手术操作见视频 3-3-4。

视频 3-3-4
全腔镜左半结肠切除术的 Overlap 吻合（共同开口缝合 1 针对合后再用 60 mm 腔镜直线切割吻合器关闭共同开口）

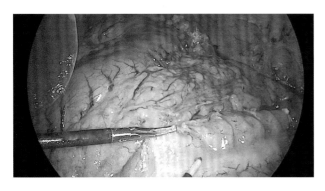

图 3-3-22　距横结肠断缘近端 8 cm 处对系膜缘切小口

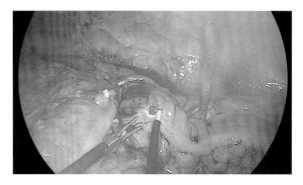

图 3-3-23　乙状结肠断端远端 2 cm 处对系膜缘切小口

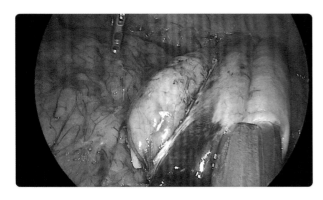

图 3-3-24　横结肠 - 乙状结肠顺蠕动方向吻合

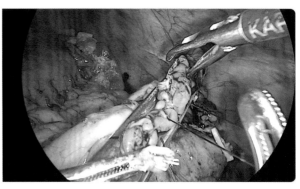

图 3-3-25　两侧肠壁缝合 1 针对合后，用 60 mm 腔镜直线切割闭合器关闭共同开口

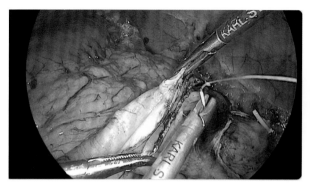

图 3-3-26   薄弱点缝合加固

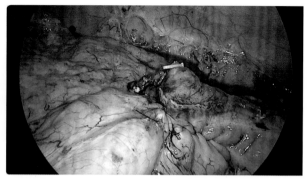

图 3-3-27   全腔镜左半结肠切除术的 Overlap 吻合，图为吻合完毕后外观

三角吻合

特点

三角吻合又称 Delta 吻合术，完成后类似端端吻合，适用于两侧肠管口径较一致，尤其是肠管不富余条件下的腔内吻合，相对而言，其腔内操作较为困难，吻合口较小，有出现吻合口狭窄的风险。

操作要点与技巧

使用腔镜直线切割吻合器完成近远端肠管的离断（图 3-3-28，图 3-3-29），标本置标本袋内。将近端肠管断端与远端肠管断端端对端摆放，使用电钩分别在两侧肠管系膜侧断端切开一个 5 mm 小孔（图 3-3-30，图 3-3-31），插入腔镜直线切割吻合器，建议先插入较粗的钉仓，再插入较细的钉砧。然后对两端进行精确调整，使切割缝合线与肠管残端夹角约为 45°。重要的是确保闭合线不将肠系膜组织夹入，以避免系膜血肿。第一次激发腔镜直线切割吻合器闭合肠管后壁（图 3-3-32，图 3-3-33），可用 3 针缝线悬吊共同开口（图 3-3-34），第二次用腔镜直线切割吻合器关闭共同开口（图 3-3-35，图 3-3-36），要注意提线，尽量将肠管开口向腹壁方向提拉，同时在激发的过程中保证切割肠管完全置入吻合器中，避免闭合不全及吻合口狭窄。第三次用腔镜直线切割吻合器切除多余的残端（图 3-3-37，图 3-3-38），并与第一枪汇合，完成端端吻合（图 3-3-39）。使用腔镜直线切割吻合器的三次激发，先后完成后壁、前壁系膜侧共同开口、前壁系膜对侧的闭合，充分利用了端端吻合的优势，可在不过多游离肠管的情况下完成无张力吻合，这种吻合方式较为节约肠管。手术操作见视频 3-3-5。

视频 3-3-5
全腔镜左半结肠切除术的腔内三角吻合

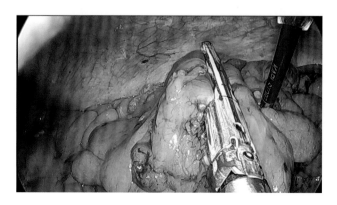

图 3-3-28   离断近端肠管

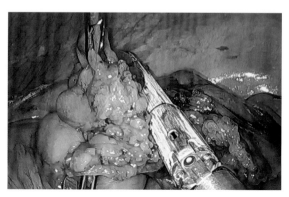

图 3-3-29   离断远端肠管

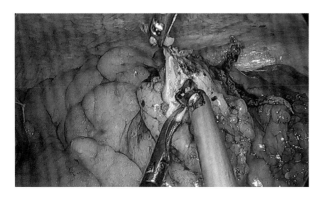

图 3-3-30　近端肠管打孔

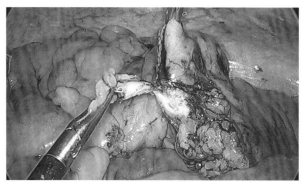

图 3-3-31　远端肠管打孔

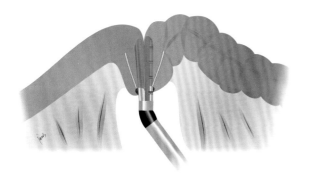

图 3-3-32　第一次激发腔镜直线切割吻合器闭合肠管后壁（示意图）

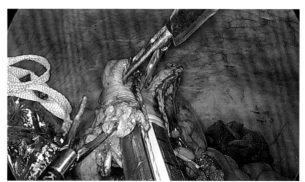

图 3-3-33　第一次激发腔镜直线切割吻合器闭合肠管后壁（术中照片）

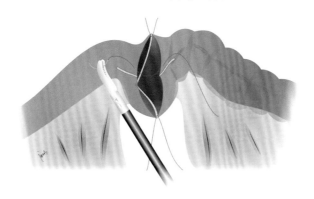

图 3-3-34　3 针缝线悬吊共同开口（示意图）

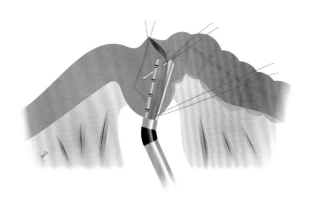

图 3-3-35　第二次用腔镜直线切割吻合器关闭共同开口（示意图）

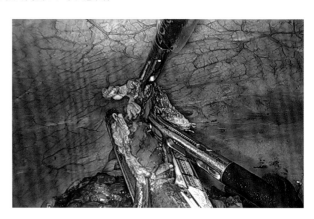

图 3-3-36　第二次用腔镜直线切割吻合器关闭共同开口（术中照片）

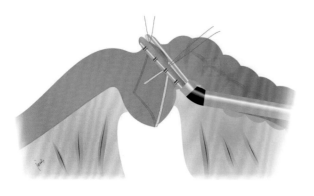

图 3-3-37 第三次用腔镜直线切割吻合器切除多余的残端（示意图）

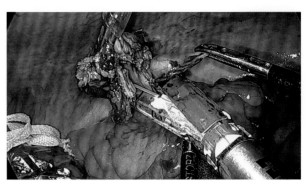

图 3-3-38 第三次用腔镜直线切割吻合器切除多余的残端（术中照片）

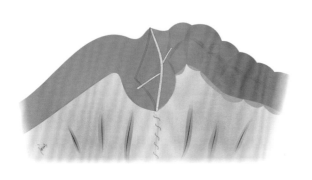

图 3-3-39 吻合口外观（示意图）

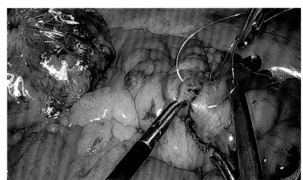

图 3-3-40 缝合加固吻合口（术中照片）

（梅世文 胡 刚）

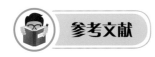 参考文献

[1] TAJIMA J Y，NAGAYAMA S，HIYOSHI Y，et al. Colonic delta-shaped anastomosis using linear staplers in laparoscopic colectomy [J]. Tech Coloproctol，2021，25（4）：473-474.

[2] SU H，JIN W S，WANG P，et al. Intra-corporeal delta-shaped anastomosis in laparoscopic right hemicolectomy for right colon cancer：a safe and effective technique [J]. Gastroenterol Rep（Oxf），2019，7（4）：272-278.

[3] 王雪玮，王鹏，洪军，等. 重叠式三角吻合法在完全腹腔镜右半结肠癌切除术中的应用 [J]. 中华胃肠外科杂志，2018，21（11）：1249-1254.

第四节　右半结肠癌侵犯十二指肠的处理原则和技巧

简介

文献报道，右半结肠癌侵犯邻近脏器的比例可达 0.9% ～ 2.6%，外科手术是实现根治性切除的首选，R0 切除与患者的预后密切相关。局部进展期右半结肠癌（locally advanced right-sided colon cancer，LARCC）侵及十二指肠，甚至胰腺的情况比较少见，是临床处理的难点之一，若能实现 R0 切除，其 5 年无病生存率（DFS）可达 58%，5 年 OS 达 56%。

常见的分型

结肠癌侵及十二指肠的部位及范围决定了手术方式，有学者将受侵程度分为 3 型。① I 型：癌肿侵犯范围 < 2 cm，肿块较活动；② II 型：肿瘤侵犯十二指肠直径 > 2 cm，受累部分比较固定，十二指肠周围组织可同时受累；③ III 型：肿瘤侵透十二指肠壁，形成肿瘤性穿孔、内瘘。

处理原则

手术方式选择的原则：除结肠癌根治术原则外，还应该保证十二指肠切缘达到 R0 切除，多数情况下行十二指肠降部壁局部切除或联合行十二指肠壁修补即可达到 R0 根治；侵犯十二指肠球部者可行右半结肠癌根治联合胃大部切除术；只有侵及大块十二指肠和胰腺患者才考虑行右半结肠联合胰十二指肠切除术。常见的手术方式见下述。

右半结肠癌根治联合十二指肠壁局部切除术

适用于 I 型肿瘤，侵犯范围 < 2 cm 或仅浆膜或部分肌层受侵。可距病灶 0.5 ～ 1.0 cm 处行受侵部位的楔形切除，或单纯行十二指肠肠壁肌层切除术，采用纵切横缝、浆肌层加固的方法可以降低手术风险。采用腔镜直线切割吻合器处理肠壁也是较好的选择。图 3-4-1、图 3-4-2 病例在腔镜下直接用腔镜直线切割吻合器斜行离断十二指肠壁，达到 R0 切除；十二指肠壁局部切除较多，若怀疑存在狭窄，可同期行胃空肠吻合预防十二指肠潜在狭窄（图 3-4-3）。

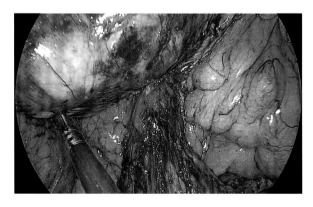

图 3-4-1　肿瘤侵及十二指肠壁

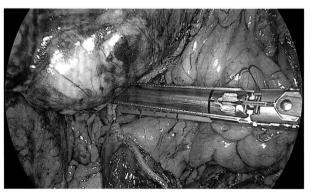

图 3-4-2　腔镜直线切割吻合器离断十二指肠壁

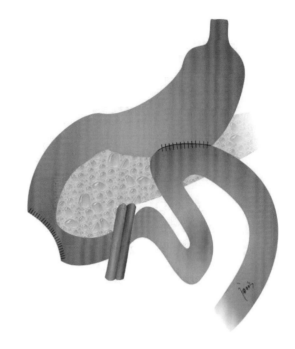

图 3-4-3　胃空肠吻合预防十二指肠狭窄

右半结肠癌根治联合十二指肠壁局部切除术，空肠瓣修补

适用于 Ⅱ 型肿瘤，侵犯范围介于 Ⅰ 型和 Ⅲ 型之间，其诊断难度较大，具体处理方法要结合患者的具体情况和术者的经验综合考虑。文献有用带血管蒂的空肠瓣修补（图 3-4-4）或空肠十二指肠 Roux-en-Y 吻合（图 3-4-5）进行修补的报道。

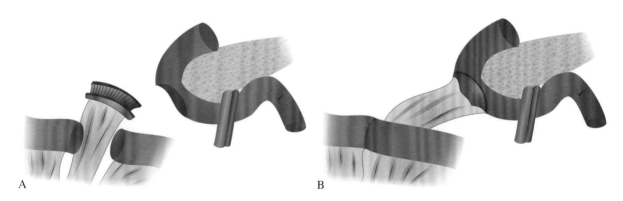

A　　　　　　　　　　　　　　　　　　　　B

图 3-4-4　A．带血管蒂空肠瓣的制作；B．带血管蒂空肠瓣修补十二指肠缺损

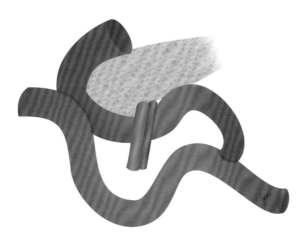

图 3-4-5　空肠十二指肠 Roux-en-Y 吻合示意图

右半结肠癌根治联合胰十二指肠切除术

适用于Ⅲ型，受累范围较大，对于侵犯部位在十二指肠降部近乳头部位，甚至侵及胰头的肿瘤，单纯的肠管切除会因切除十二指肠较多，切除后剩余部分直接缝合难度大，甚至形成严重的漏和狭窄。建议先行多学科会诊，可选择右半结肠癌根治联合胰十二指肠切除术，以期达到 R0 切除。具体的手术步骤可以参照第 2 章第四节"腹腔镜右半结肠癌根治联合胰十二指肠切除术"。

右半结肠癌根治联合胃大部切除术

适用于侵犯十二指肠球部病例，十二指肠可以关闭，可考虑行右半结肠癌根治联合胃大部切除术（图 3-4-6，图 3-4-7），回肠 - 横结肠吻合、胃 - 空肠 Braun 吻合（图 3-4-8）或 Roux-en-Y 吻合（图 3-4-9）。

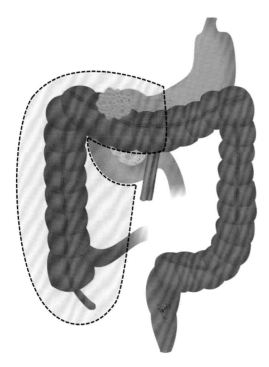

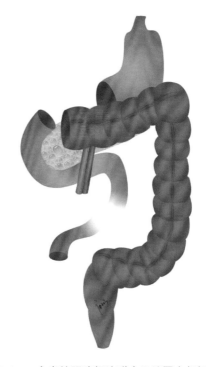

图 3-4-6　右半结肠癌侵犯十二指肠球部　　　　　图 3-4-7　右半结肠癌根治联合远端胃大部切除术

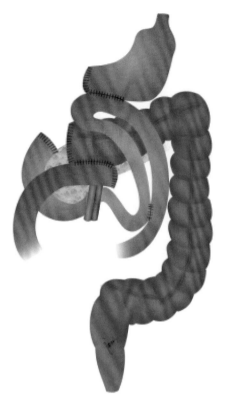

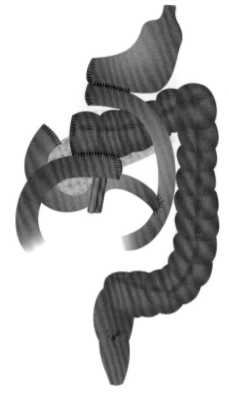

图 3-4-8　回肠 - 横结肠吻合，胃 - 空肠 Braun 吻合　　　图 3-4-9　回肠 - 横结肠吻合，胃 - 空肠 Roux-en-Y 吻合

视频 3-4-1
右半结肠癌根治联合
胃大部切除术

具体方法：按常规右半结肠（见第 2 章第四节）尾侧入路完成右半结肠层面分离（图 3-4-10），行中央血管结扎，依次根部结扎处理回结肠动静脉、右结肠动脉、结肠中动静脉（副中结肠静动脉），最后处理 Henle 干各支，包括副右结肠静脉和胃网膜右静脉（图 3-4-11），离断胃网膜右动脉（图 3-4-12），肿瘤远端 10 cm 裁剪横结肠系膜，腔镜直线切割吻合器离断横结肠（图 3-4-13），处理冠状静脉和胃左动脉（图 3-4-14），离断胃右动脉（图 3-4-15），游离十二指肠，腔镜直线切割吻合器完成十二指肠的离断（图 3-4-16），行上腹辅助切口，离断 1/2 远端胃，离断回肠，移除标本，完成回肠 - 横结肠吻合、胃 - 空肠 Braun 吻合术（图 3-4-17）。手术操作见视频 3-4-1。

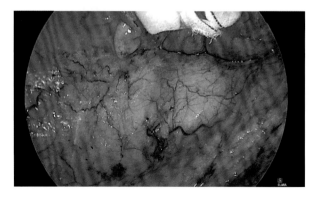

图 3-4-10　尾侧入路游离右半结肠

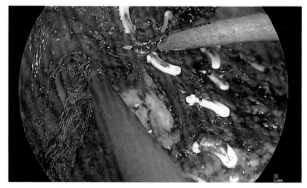

图 3-4-11　根部结扎处理右半结肠各分支血管

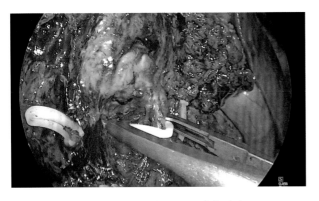

图 3-4-12　根部离断胃网膜右动脉

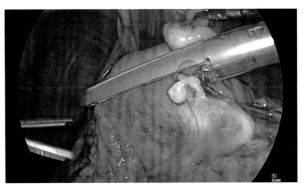

图 3-4-13　离断横结肠

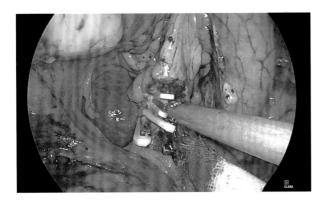

图 3-4-14　根部结扎处理胃左动脉

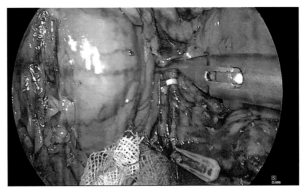

图 3-4-15　根部结扎处理胃右动脉

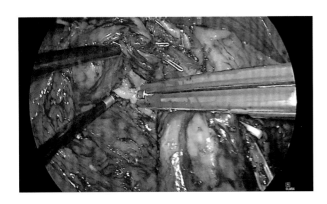

图 3-4-16　离断十二指肠

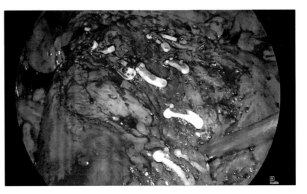

图 3-4-17　清扫后的视野

常见术后并发症及处理

除右半结肠手术相关并发症外，联合十二指肠切除病例还可能发生如下并发症。

1. 十二指肠肠腔狭窄　在 I 型肿瘤中由于切除部分肠壁，可能导致十二指肠肠腔狭窄，术中给予纵切横缝可以适当增加管腔宽度，同时可以给予狭窄较严重的患者放置空肠营养管，待术后给予内镜下扩张或者行 Roux-en-Y 吻合可以改善患者的症状。

2. 十二指肠漏　II 型肿瘤切除的十二指肠范围较大，为避免出现吻合口张力过大，临床上可用带蒂补片修补十二指肠缺损，但应注意带蒂补片的良好血运，避免漏的发生。十二指肠漏是较严重的并发症，一旦出现十二指肠漏，需剖腹探查手术，行胃肠减压以及十二指肠造瘘可以降低十二指肠漏带来的严重后果。

3．吻合口漏　Ⅲ型肿瘤行根治性切除时，由于手术难度及手术风险均较大，术后吻合口多，出现吻合口漏的可能性增加。文献报道，右半结肠癌根治联合胰十二指肠切除术吻合口漏的发生率在0～33%之间。严重的吻合口漏需要二次手术。

4．胰漏　胰漏的发生是影响右半结肠癌根治联合胰十二指肠切除术患者预后的重要因素，文献报道其发生率在10%左右。C级胰漏及其引起的出血感染等会严重影响患者的恢复，甚至危及生命。术中由肝胆外科专业医师行胰肠吻合以及术后引流通畅是降低其发生率的重要因素。

5．胃排空功能障碍　在行右半结肠癌根治联合胃大部切除术时，彻底的淋巴结清扫以及神经的离断、糖尿病胰岛素抵抗等会导致胃排空功能障碍；扩大右半结肠癌根治术弓内离断胃网膜血管时也会导致胃排空功能障碍。而单纯胰十二指肠切除术后胃排空功能障碍的发生率也在17.5%～56.0%。在等待胃排空功能恢复期间，应该给予充足的肠内营养支持以及维持水、电解质平衡。

文献报道右半结肠癌根治联合胰十二指肠切除术后Clavien-Dindo Ⅲ级及以上并发症的发生率在10%左右，但是围术期死亡率与单纯胰十二指肠切除术无明显统计学差异。

经验

1．术前要认真阅片，认真辨别肿瘤与十二指肠的关系是炎性粘连还是癌性侵犯。术前的增强CT能提供较准确的信息，文献报道其术前判断的准确率可达80%。

2．术中的探查也非常重要，笔者推荐从尾侧入路游离右半结肠，直至十二指肠水平，可以在未处理血管的前提下明确肿瘤与十二指肠之间的解剖关系，从而选择合适的手术方式。避免因离断完肠系膜上动静脉的右半分支后，发现肿瘤无法根治性切除，或者由于自身经验不足无法完成右半结肠癌根治联合胰十二指肠切除术，导致骑虎难下。必要时请肝胆胰外科医生协助共同完成该手术。

3．在明确行右半结肠联合胰十二指肠切除术后，要按标准完成肝十二指肠韧带、胰头后方及肠系膜上血管根部的淋巴结清扫，因为此类肿瘤虽非胰头部原发，但是仍然有以上区域淋巴结转移的风险。

（胡　刚　汤坚强）

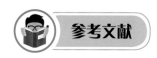参考文献

[1] ZHANG J，LENG J，QIAN H，et al. En bloc pancreaticoduodenectomy and right colectomy in the treatment of locally advanced colon cancer [J]. Dis Colon Rectum，2013，56：874-880.

[2] FUKS D，PESSAUX P，TUECH J-J，et al. Management of patients with carcinoma of the right colon invading the duodenum or pancreatic head [J]. Int J Colorectal Dis，2008.

[3] LEE W-S，LEE WY，CHUN H-K，et al. En bloc resection for right colon cancer directly invading duodenum or pancreatic head [J]. Yonsei Med J，2009，50：803-806.

[4] YAN X L，WANG K，BAO Q，et al. En bloc right hemicolectomy with pancreaticoduodenectomy for right-sided colon cancer invading duodenum [J]. BMC Surg，2021，29，21（1）：302.

[5] 袁联文，周建平，刘栋才，等. 右半结肠肿瘤侵犯十二指肠的外科治疗 [J]. 中国现代手术学杂志，2010，14（2）：90-92.

[6] PAQUETTE I M，SWENSON B R，KWAAN M R，ct al. Thirty-day outcomes in patients treated with en bloc colectomy and pancreatectomy for locally advanced carcinoma of the colon [J]. J Gastrointest Surg，2012，16（3）：581-586.

[7] KAWAIDA H，KONO H，HOSOMURA N，et al. Surgical techniques and postoperative management to prevent postoperative pancreatic fistula after pancreatic surgery [J]. World J Gastroenterol，2019，25（28）：3722-3737.

[8] GROSSI S，LIN A，WONG A，et al. Costs and complications：delayed gastric emptying after pancreaticoduodenectomy [J]. Am Surg，2019，85（12）：1423-1428.

[9] CAI X，ZHANG M，LIANG C，et al. Delayed gastric emptying after pancreaticoduodenectomy：a propensity score-matched analysis and clinical Nomogram study [J]. BMC Surg，2020，20（1）：149.

[10] GIULIANI T，GIOIA AD，Andrianello S. Pancreaticoduodenectomy associated with colonic resections：indications，pitfalls，and outcomes [J]. Updates Surg，2021，73（2）：379-390.

[11] ESHMUMINOV D，SCHNEIDER M A，TSCHUOR C，et al. Systematic review and meta-analysis of postoperative pancreatic fistula rates using the updated 2016 International Study Group pancreatic fistula definition in patients undergoing pancreatic resection with soft and hard pancreatic texture [J]. HPB（Oxford），2018，20（11）：992-1003.

[12] KANEDA Y，NODA H，ENDO Y，et al. En bloc pancreaticoduodenectomy and right hemicolectomy for locally advanced right-sided colon cancer [J]. World J Gastrointest Oncol，2017，9（9）：372-378.

第五节　右半结肠术中意外出血的处理与预防

简介

在腹腔镜结肠癌手术中，右半结肠切除的难度较大。由于术中清扫淋巴结需紧贴重要血管操作，进行多个血管分支的逐一处理，右半结肠切除被誉为"血管上的舞蹈"，术中出血概率也相对较高。此外，右半结肠的血管变异情况较多见、相对复杂，增加了意外出血的风险。因此，在右半结肠手术中，预防出血与出血后的处理同样重要。

常见出血因素

患者因素

1. 术前曾行放化疗。

2. 既往有腹部手术史，腹腔内粘连较重。

3. 合并有肠梗阻，肠管水肿、质脆。

4. 合并腹腔内急、慢性感染。

5. 肿瘤体积大、分期晚，或为复发肿瘤。

6. 患者肥胖，体重指数高。

7．术区血管增生曲张。

8．血管硬化，血管壁弹性差。

助手因素

1．助手牵拉张力不足，致使分离层面难以清晰显示。

2．助手牵拉张力过大，导致组织撕裂出血。

3．镜头不清，未及时清理，在视野欠佳的情况下继续强行手术。

4．助手协助暴露能力不佳，不能熟练使用吸引器。

主刀因素

1．手法粗糙，不追求精细操作。

2．手术层面辨识错误，过浅或过深均可能导致出血。

3．超声刀手法应用不当："大口咬合"，"而非小步快走"。

4．在未完全显露目标血管的情况下，盲目上 Hem-o-lok 夹。

5．隧道式游离，盲目朝某一方向孤军深入，一旦出现意外出血，止血将更困难。

6．器械使用不当，如电钩的使用、血管夹的选择不当均可导致出血或加重出血。

▌出血处理原则

临时控制出血

1．术者左手钳夹　优秀的术者应在出血的瞬间及时用左手器械钳夹或压迫出血点，在术野还未陷入大片血泊之中便临时控制住出血，以便看清楚出血部位及原因后进一步处理，此时腾出的右手可进行上夹或缝合等止血操作。

2．助手灵活应用吸引器　配合经验丰富的助手可在第一时间换用吸引器，及时吸尽术区积血，必要时可用吸引器压迫出血点，以利于术者腾出双手进行止血操作。

3．纱条压迫　如果未能第一时间找到出血点并临时钳夹控制出血，可用纱条暂时压迫填塞出血创面，一方面可在压迫后进行周边术野清理及充分暴露，获得进一步处理的时间与空间，另一方面经压迫后可使出血量与出血速度减少，以利于下一步止血操作。

4．腔镜血管阻断钳（图 3-5-1）　对于明确的重要血管出血，尤其是涉及需保留的血管，如肠系膜上血管、髂外血管、下腔静脉等，有条件者可使用腔镜血管阻断钳临时夹闭出血血管，再进一步缝合止血等处理。

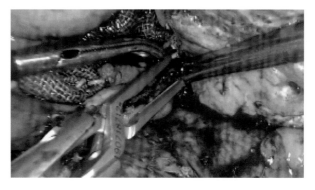

图 3-5-1　腔镜血管阻断钳的使用

止血前准备

1．通知麻醉医生和巡回护士，及时加快补液速度，增加胶体输入，必要时及时输血，以保持血容量平衡，并控制好血压平稳。

2．手术团队调整心情，舒缓因意外出血带来的紧张情绪，选择合适的止血策略、器械和方法。

3．清理术野，取出带血纱布，吸尽积血，准备新的腔镜纱布备用。

4．更换或增加操作通道。止血操作尤其是缝合操作绝不能勉强进行，应在术者有合适的操作角度、良好的暴露及助手配合下安全实施。必要时应更换 10 mm Trocar 或增加操作孔，以利于施夹钳、缝针或纱条能顺畅进入。

5．对于暴露不佳部位的出血，不能急于强行止血，在临时控制出血的基础上，应充分游离周边组织，改善出血部位的暴露，如中结肠静脉出血，可以优先解剖和离断中结肠动脉后，再处理出血血管。

6．更换助手。止血操作非常强调团队配合，尤其是需要缝合处理的大出血或困难部位出血，应及时更换经验更丰富的助手，以协助术者止血操作。

止血操作

1．血管夹　是最常用、最便捷的止血方法，常用的夹子包括如下几种。

（1）Hem-o-lok 夹（图 3-5-2A）：较常用，为不可吸收夹，一般不适合夹闭过多组织，待夹闭组织未完全打通时可能上夹失败，反而加重出血。

（2）可吸收弯夹（图 3-5-2B）：可吸收材质异物反应轻，不适合夹闭大块组织，待夹闭组织后方常需打通才能上夹。

（3）生物夹（图 3-5-2C）：可吸收材质异物反应轻，无需打通夹闭组织亦可上夹，但无弯曲角度，且在推夹动作时注意有静脉撕裂风险。

（4）金属钛夹（图 3-5-2D）：无需打通待夹闭组织后方亦可上夹，体积小，可多次上夹，误夹后拆钉也容易，但无锁扣机制，存在一定脱落风险。

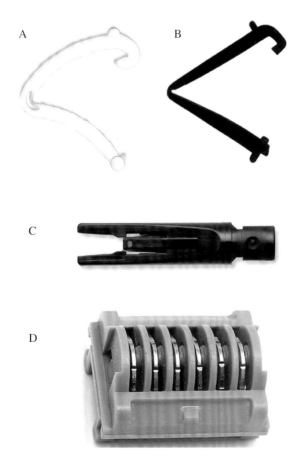

图 3-5-2　腔镜下常用血管夹。A．Hem-o-lok 夹；B．可吸收弯夹；C．可吸收直夹；D．金属钛夹

2．单极电凝止血　适用于系膜、创面渗血以及细小血管出血，包括电凝钩、电钳、电凝棒、电剪、电铲、电凝吸引器等。其中电钳可夹持组织后进行电凝，止血效果较好（图 3-5-3）；也可用左手钳夹持组织后用右手电钩接触左手钳进行类似开腹手术中的电凝操作（图 3-5-4）；电凝吸引器可在吸引积血、清理术野的同时进行电凝止血，无需频繁更换器械。

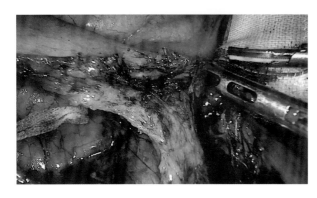 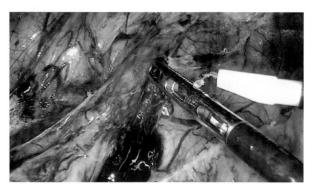

图 3-5-3　电钳止血　　　　　　　　　　　　　　图 3-5-4　左手钳夹、右手电凝止血

3．超声刀止血　适用于点状渗血或小血管出血，可直接用慢档凝闭小于 5 mm 的小血管，不适用于大血管损伤出血，视野渗液较多时，止血效果减弱（图 3-5-5）。

4．LigaSure 止血　止血能力优于超声刀，适用于系膜渗血、较大血管出血，可直接凝闭小于 7 mm 的血管，需要夹闭组织才能工作，不适用于精细止血，质硬、瘢痕组织或实质性脏器出血（图 3-5-6）。

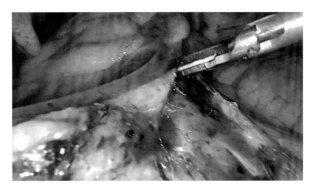 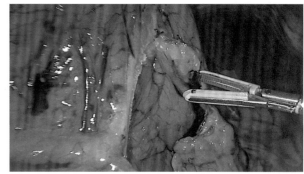

图 3-5-5　超声刀止血　　　　　　　　　　　　　图 3-5-6　LigaSure 止血

5．双极电凝止血　止血能力强大，适用于肝、脾、胰、肾等实质脏器出血，系膜及创面渗血，骶前静脉出血。其作用范围只限于两钳叶之间，对周边组织电灼损伤小（图 3-5-7）。

6．纱条压迫　某些创面小渗血甚至静脉壁小出血在纱条压迫后有可能自行止血。而较大量的出血也可以先用纱条压迫，先进行周边组织游离、清理术野、改善暴露，待出血速度减缓后再进一步止血处理。

7．腔镜下缝合止血　镜下缝合是所有腔镜外科医生必须掌握的基础技能，也是腹腔镜下其他止血措施无效时的有效手段，在右半结肠手术中尤其适用于肠系膜上血管主干大出血、分支根部撕裂大出血（图 3-5-8）。

（1）缝合线选择：血管缝合止血多使用 4-0 或 5-0 Prolene 线。

（2）缝合方式：视血管壁破口情况常用间断缝合、8 字缝合、连续缝合、连续往返缝合等。

（3）缝合角度：可正向持针缝合、反向持针缝合，甚至零角度持针缝合等，熟练的术者应掌握不同方向腔内缝合的能力。

（4）单手缝合：当不宜松开左手时，术者应熟练掌握单手调针、缝合的技巧。

8. 腔镜直线切割吻合器 在腹腔手术中可用于较粗大血管或血管蒂、实质脏器的离断及止血（如髂内血管、脾蒂、肝内血管、胰体尾等），或大片带血管组织／系膜的离断，但在右半结肠手术中极少应用，需在待离断组织后方分离出一定的空间才能使用。

9. 开腹止血 出血凶猛、镜下止血困难时，应果断中转开腹，出血位置合适，可经原拟定的辅助小切口进行止血处理，开放止血完毕后仍可重建气腹，继续腹腔镜下手术操作。

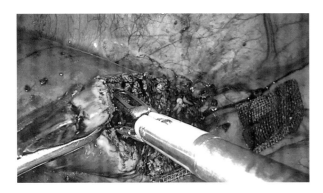

图 3-5-7 双极电凝止血

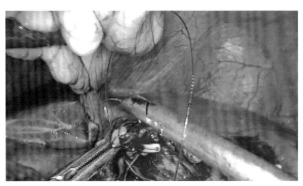

图 3-5-8 镜下缝合止血

右半结肠术中常见出血部位

1. 回结肠动脉（ICA）出血（图 3-5-9） 回结肠动脉跨过肠系膜上静脉（SMV）前方者，在分离 SMV 前方时损伤 ICA 出血。而 ICA 位于 SMV 后方者，易在分离回结肠静脉（ICV）后方时损伤 ICA 出血。在术前仔细阅读 CT 辨认 ICA 与 SMV 的前后关系有助于预防出血。手术操作见视频 3-5-1。

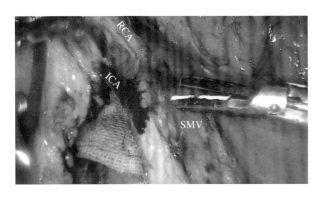

图 3-5-9 回结肠动脉出血

视频 3-5-1
回结肠动脉出血

2. 回结肠静脉（ICV）出血（图 3-5-10） ICV 多在分离处理其根部时损伤或撕裂出血。ICV 一般比较表浅，多可直接上夹离断止血，但如果邻近 SMV 表面损伤出血可能需缝合处理，并注意避免 SMV 狭窄。

3. 右结肠动脉（RCA）出血（图 3-5-11） RCA 绝大多数从 SMV 前方跨过，走行在 SMV 后方者少见，因此 SMV 前方分离时需注意 RCA 的存在，若损伤出血后大多也可上夹止血处理。

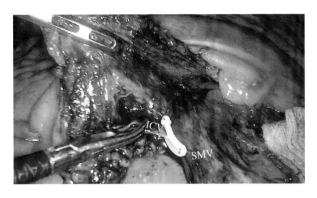

图 3-5-10　回结肠静脉出血

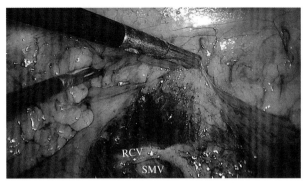

图 3-5-11　RCA 出血

4．中结肠动脉（MCA）出血（图 3-5-12）　清扫 No.223 淋巴结时可能损伤 MCA，多可上夹止血，可根据情况决定根部离断中结肠动脉或保留其左支。同时还应注意 MCA 左侧是否还有单独发自 SMA 的副中结肠动脉（aMCA），尽量予以保留并避免其损伤出血。手术操作见视频 3-5-2。

视频 3-5-2
中结肠动脉出血

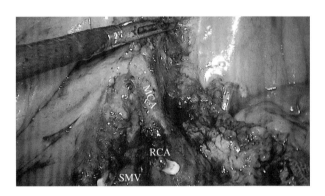

图 3-5-12　MCA 出血

5．中结肠静脉（MCV）出血（图 3-5-13）　MCV 多位于 MCA 后方，位置深在，在分离 MCA 后方时容易损伤出血，损伤后血管残端短，止血困难，建议切开 MCA 左侧横结肠系膜根部无血管区，进入网膜囊并显露胰颈，离断中结肠动脉，充分暴露术野再视情况进行上夹或缝扎止血。手术操作见视频 3-5-3。

视频 3-5-3
中结肠静脉出血

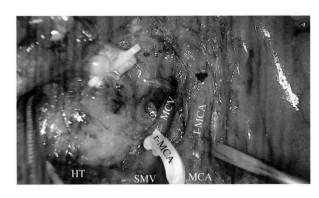

图 3-5-13　中结肠静脉出血

6. Henle 干（Henle's trunk，HT）或分支出血（图 3-5-14）　Henle 干及其分支是右半结肠手术中最易出血之处。一方面，它位置深在、暴露相对困难；另一方面，它位于结肠、胃、胰腺三者静脉血回流的交汇之处，手术中不可避免进行相应脏器的翻动和牵拉，很容易让 Henle 干及分支承受过大张力导致撕裂出血。Henle 干出血后的处理取决于当时的暴露程度，如果暴露充分可从容地进行上夹或缝合等止血处理；如果暴露不佳，建议暂时以纱条临时压迫止血，先进行周边游离改善暴露，如处理完结肠中血管可改善 Henle 干左侧的暴露，继续胰十二指肠前间隙的拓展可改善 Henle 干右侧的暴露，还可改头侧入路进行胃系膜与结肠系膜的融合间隙的分离，从头侧来显露 Henle 干。此时，无论 sRCV，还是胃网膜右静脉（REGV）出血均可以结扎止血。ASPDV 血管短小，可有多个分支，损伤出血后可回缩入胰腺实质内，可采用纱布压迫后再用双极电凝止血，必要时 0/4 Prolene 线缝扎止血。见视频 3-5-4。

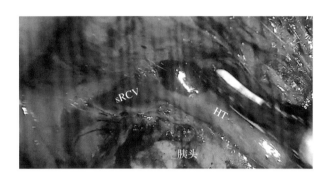

图 3-5-14　Henle 干出血

视频 3-5-4
ASPDV 出血

7. 肠系膜上静脉（SMV）主干出血　右半结肠手术较为严重的术中并发症之一。SMV 主干损伤可能影响小肠静脉回流，建议血管修复。SMV 损伤后多出血汹涌，应第一时间纱条压迫，助手吸引器暴露血管破口，可尝试腔镜下以 Prolene 线缝合修补止血（图 3-5-21），损伤较大者可能需行血管吻合，甚至自体或人工血管旁路移植（搭桥）（图 3-5-22）。手术操作见视频 3-5-5。

视频 3-5-5
肠系膜上静脉出血

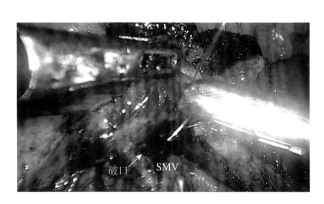

图 3-5-15　肠系膜上静脉出血缝合止血

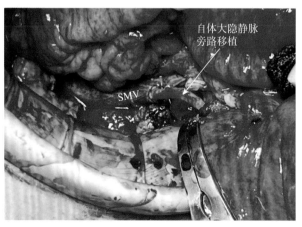

图 3-5-16　自体大隐静脉旁路移植修复肠系膜上静脉末梢支损伤

视频 3-5-6
肠系膜上动脉出血

8. 肠系膜上动脉（SMA）出血　常因以 SMA 动脉导向的 D3 清扫切开动脉鞘，误伤 SMA 主干。出血较凶猛，压迫无效，应快速左手分离钳钳夹破口，并用 Prolene 线缝合破口。手术操作见视频 3-5-6。

预防出血措施及经验教训

1. 培养术前影像的阅片能力　优秀的外科医生应同时具备优秀的影像阅片能力，尤其在右半结肠手术前，应该仔细阅读腹部增强 CT 影像，以明确右半结肠术区相关血管的走行、分支方式、有无变异、分支间的距离等，在手术中游离血管、清扫淋巴结时做到胸有成竹。

2. 良好的筋膜间隙识别能力　术者对结直肠的膜解剖层次要有较深的认识，借助于微血管走行，寻找正确的分离层面。

3. 良好的血管辨认能力　能在组织尚未完全分离前提前辨识血管、淋巴管等结构，现有的 ICG 术中荧光血管造影，可清晰显示右半结肠相关血管的动静脉判断和走行。

4. 能量平台的合理选择　对手术中的微小血管可预先用超声刀或电设备进行凝闭操作，避免分离过程中的出血。使用超声刀进行分离时应尽量避免大口咬合组织的方式，不仅容易破坏原有手术平面，而且可能损伤包裹在组织中的血管，建议采用"小步快跑"的模式，即减少每次咬合切割分离的范围，并加快分离频率，可较快地显露管道结构，并避免损伤。分离层面推荐以电外科工具为主，淋巴结清扫和网膜组织离断等富含小血管组织的建议以超声刀分离。

5. 合理的手术入路选择　尾侧入路或联合头侧入路可在解剖血管前游离出层面，大致确认清扫的范围，这样，即便发生出血，也能较好控制，尤其对于肥胖患者，尾侧入路更能体现其优势。

6. 血管离断顺序的先后　Henle 干是右半结肠最容易出血的位置，Henle 干后处理的策略可以较好地显露 Henle 干的周围解剖，一旦出血，可以从容地进行钳夹或缝扎处理；静脉优先处理并不能完全阻断肿瘤的回流，迄今无循证医学证据证明静脉优先处理可以降低复发转移率，而从出血的控制角度，动脉优先结扎可以降低局部的血供及静脉回流的压力，一旦出血，在完成动脉的结扎以后，静脉出血速度可迅速减缓，以利于止血操作。

7. 心理素质的培养　优秀的术者应有强大的心理素质，尤其是面对术中意外出血时应镇定自若，不慌张不忙乱，统筹指挥。在出血的初期便应迅速夹闭破口临时控制出血，充分清理术区，并选择最优的处理方式。

总结

术中意外出血最考验术者的意志与定力，强大的术者应该有"泰山崩于前而面不改色"的意志力，同时有很好的组织团队协作能力，而具备优秀的腔镜处理技能，尤其是腔镜下血管缝合技术是基础。术者一方面需要术前充分地进行影像资料阅片，辨识术区相关血管的解剖关系，判断手术难点与关键点，规划手术策略；另一方面需要术中精细的操作和应变能力，术后应积极进行手术复盘，分析出血原因，寻找手术的不足，从而促使技术与策略的不断改进。

（唐　彬　汤坚强）

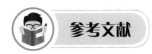

[1] 杜晓辉，晏阳.腹腔镜右半结肠手术中出血及对策 [J].中国实用外科杂志，2022，42（11）：1228-1230.

[2] 封益飞，吉冰，张悦，等.腹腔镜下右侧结肠血管解剖学观察及术中出血的临床分析 [J/CD].中华结直肠疾病电子杂志，2017，6（6）：478-483.

第二篇

左半结肠手术篇

第4章

左半结肠切除的应用解剖

左半结肠的血管解剖

与右半结肠手术相对固定的肠管切除范围不同，左半结肠手术的肠管切除范围是根据肿瘤位置而变化的，可能涉及横结肠、结肠脾曲、降结肠、乙状结肠的不同部分，可同时涉及肠系膜上血管、肠系膜下血管两套血供系统。横结肠右侧2/3肠段的血供主要来自肠系膜上动脉上发出的中结肠动脉，详见第1章"右半结肠切除的应用解剖"。本节主要阐述与左半结肠相关的肠系膜下血管解剖。

肠系膜下动脉（inferior mesenteric artery，IMA）及其分支

肠系膜下动脉直接发自腹主动脉（abdominal aorta，AA），发出点多在左右髂总动脉分叉处上方约4 cm左右，供应结肠脾曲、降结肠、乙状结肠及直肠上段的动脉血。IMA的主要分支包括左结肠动脉（left colic artery，LCA）、乙状结肠动脉（sigmoid artery，SA）、直肠上动脉（superior rectal artery，SRA）（图4-1-1）。

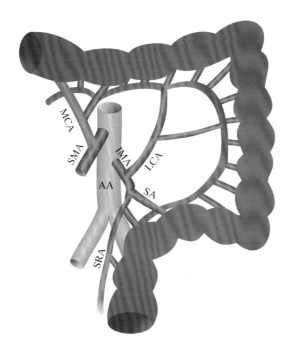

图 4-1-1　左半结肠的动脉血供

肠系膜下动脉分支的分型方法有很多种，目前常用的是日本学者Murono提出的分型：

①Ⅰ型，直乙共干型，LCA单独发自IMA，SA与SRA共干，最常见，发生率约41.2%（图4-1-2，图4-1-3）。

②Ⅱ型，左乙共干型，LCA与SA共干（图4-1-4，图4-1-5）。

③Ⅲ型，三支共干型，LCA、SA、SRA三者从同一处发出（图4-1-6，图4-1-7）。

④Ⅳ型，无左型，LCA缺如，较为罕见，发生率约5.0%（图4-1-8，图4-1-9）。

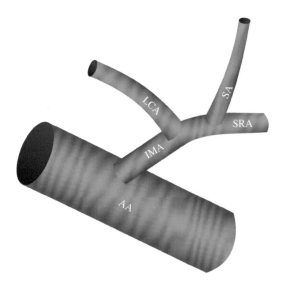

图 4-1-2　Ⅰ型　直乙共干型（示意图）

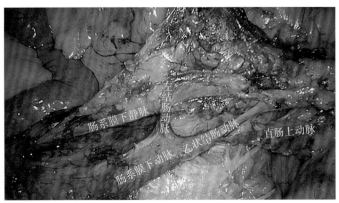

图 4-1-3　Ⅰ型　直乙共干型（术中照片）

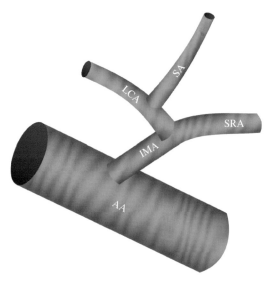

图 4-1-4　Ⅱ型　左乙共干型（示意图）

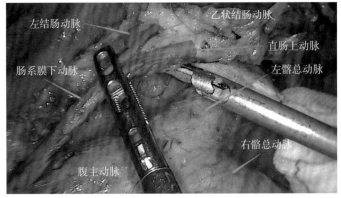

图 4-1-5　Ⅱ型　左乙共干型（术中照片）

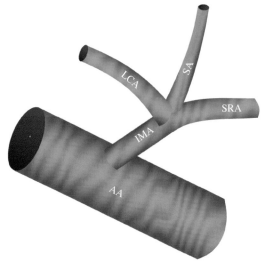

图 4-1-6　Ⅲ型　三支共干型（示意图）

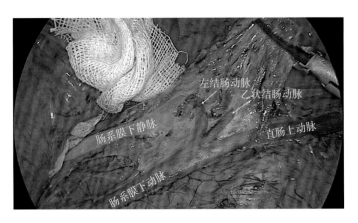

图 4-1-7　Ⅲ型　三支共干型（术中照片）

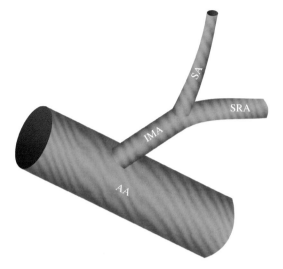

图 4-1-8　Ⅳ型　无左型（示意图）

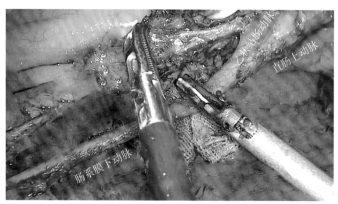

图 4-1-9　Ⅳ型　无左型（术中照片）

副中结肠动脉（accessory middle colic artery，aMCA）

有关副中结肠动脉（aMCA）详见第 1 章 "右半结肠切除的应用解剖"。在左半结肠手术中，副中结肠动脉并不少见，在胰腺下缘常可遇到此血管，多需进行离断（图 4-1-10，图 4-1-11）。

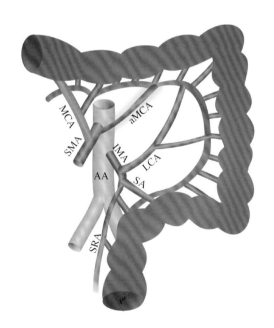

图 4-1-10　副中结肠动脉（示意图）

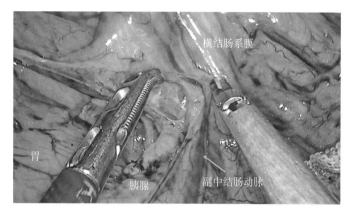

图 4-1-11　副中结肠动脉（术中照片）

Drummond 边缘动脉、Riolan 动脉弓、Moskowitz 动脉

肠系膜上动脉、肠系膜下动脉之间的最重要的血管吻合是 Drummond 边缘动脉（Drummond marginal artery），其沿着降结肠边缘走行，并发出直动脉进入结肠，几乎 100% 存在。

Riolan 动脉弓（Riolan's arch）则是左结肠动脉与中结肠动脉或副中结肠动脉之间的二级血管弓，文献报道出现率为 1.9% ~ 18%，是肠系膜上、下动脉之间除 Drummond 边缘动脉以外的重要侧支吻合。但历史上 Riolan 动脉弓的定义、名称、数量、确切位置不断变化，曾被称为蜿蜒肠系膜动脉、肠系膜中央动脉、肠系膜间动脉等。

　　Moskowitz 动脉（Moskowitz artery）的概念相对少为人知，也易与 Riolan 动脉弓相混淆，它指的是中结肠动脉近端和左结肠动脉升支之间的吻合血管，穿过结肠系膜基底部，走行于胰腺下缘，也有学者视其为 Riolan 动脉弓以外的三级动脉弓，发生率低于 Riolan 动脉弓。

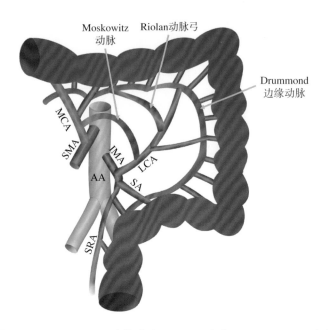

图 4-1-12　Drummond 边缘动脉、Riolan 动脉弓、Moskowitz 动脉

Griffiths 关键点（Griffiths critical point）

　　Griffiths 关键点是指中结肠动脉与左结肠动脉在脾曲处的边缘血管吻合，如患者存在 Griffiths 关键点血管吻合薄弱或缺失，同时又无 Riolan 血管弓等其他侧支吻合，根部结扎 IMA 可能导致整个左半结肠缺血，这是直肠、乙状结肠手术中选择性保留 LCA 的理论基础之一。

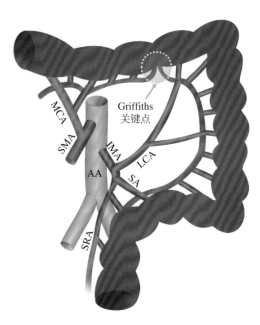

图 4-1-13　Griffiths 关键点

Sudeck 危险点（Sudeck's point）

Sudeck 危险点是指直肠上动脉与乙状结肠动脉最下支之间的边缘动脉吻合缺失，发生率约 4.7%。在左半结肠手术中，若存在 Sudeck 危险点，根部结扎 IMA 可能导致 Sudeck 点远端的乙状结肠、直肠缺血。因此左半结肠手术中如残留远端乙状结肠较长，应仔细检查其血运情况，或在保证肿瘤根治性基础上选择性保留直肠上动脉，或切除包括 Sudeck 危险点在内的易缺血肠段再进行吻合。

肠系膜下静脉（IMV，inferior mesenteric vein）

IMV 主要分支包括左结肠静脉（LCV，left colic vein）、乙状结肠静脉（SV，sigmoid vein）、直肠上静脉（SRV，superior rectal vein），主要收集结肠脾曲、降结肠、乙状结肠及直肠上段的静脉血回流。IMV 与 IMA 并不是并行关系，而是远离 IMA 并向头侧走行，于胰腺下方注入脾静脉，少数也可注入肠系膜上静脉、

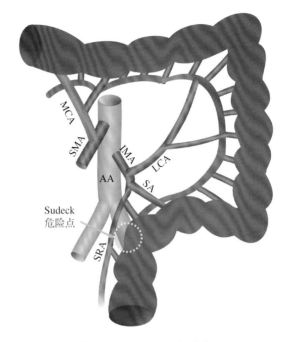

图 4-1-14 Sudeck 危险点

门静脉（图 4-1-15）。IMV 多与 LCA 存在交叉，绝大多数 IMV 从 LCA 后方穿过，也有少数 IMV 从 LCA 前方跨过。IMA、IMV、LCA、十二指肠升部四者围成的四边形区域便是 No.253 淋巴结的范围，是左半结肠癌、乙状结肠癌、直肠癌 D3 根治手术的清扫重点（图 4-1-16）。

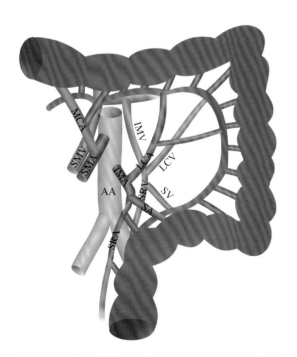

图 4-1-15 左半结肠的静脉回流以及与动脉的关系

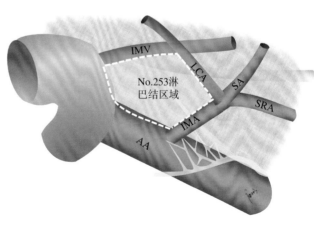

图 4-1-16 No.253 淋巴结范围

左半结肠手术相关筋膜及层面解剖

左半结肠手术中主要涉及左结肠后间隙，即左侧 Toldt 间隙，为胚胎时期中肠旋转过程中降结肠

系膜背侧叶覆盖于后腹壁并与之融合而成。有关 Toldt 间隙、Gerota 筋膜的相关介绍详见第 1 章 "右半结肠切除的应用解剖"。与右侧 Toldt 间隙有所不同的是，左侧 Toldt 间隙向头侧自然延伸至胰后间隙，因此手术中向头侧拓展左侧 Toldt 间隙时，应仔细辨认胰腺，暴露出胰腺下缘后及时转换分离层面，避免过深进入胰后间隙，甚至损伤脾静脉（图 4-1-17，图 4-1-18）。

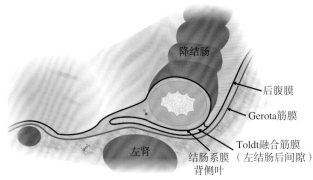

图 4-1-17　左结肠后间隙（示意图）　　　　图 4-1-18　左结肠后间隙（术中照片）

　　左半结肠手术中往往需切开横结肠系膜根部进入网膜囊，需要术者对此处膜层面结构有充分的理解。胚胎时期胃腹侧系膜膨出形成四层膜结构的大网膜，第 3、第 4 层反折覆盖于横结肠上，其中大网膜第 4 层与横结肠系膜背侧叶形成融合筋膜。因此从横结肠系膜根部进入网膜囊需切开 4 层膜，先后是横结肠系膜腹侧叶、横结肠系膜背侧叶、大网膜第 4 层、大网膜第 3 层（图 4-1-19，图 4-1-20）。

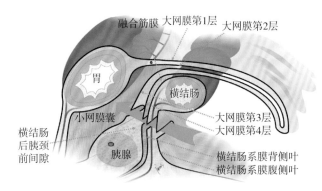

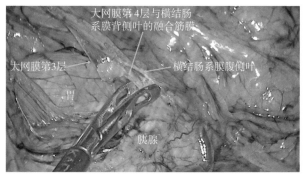

图 4-1-19　从横结肠系膜根部进入网膜囊经历的层次（示　　图 4-1-20　从横结肠系膜根部进入网膜囊经历的层次（术
意图）　　　　　　　　　　　　　　　　　　　　　　中照片）

（唐　彬）

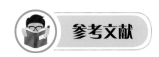 参考文献

[1]　池畔．基于膜解剖的腹腔镜与机器人结直肠肿瘤手术学 [M]．北京：人民卫生出版社，2019．

[2] 绢笠祐介. 日本静冈癌中心大肠癌手术 绢笠式 [M]. 王利明，张宏，译. 沈阳：辽宁科学技术出版社，2019.

[3] 板井义治. 腹腔镜结直肠癌手术 [M]. 张宏，康亮，申占龙，译. 沈阳：辽宁科学技术出版社，2015.

[4] 三毛牧夫. 腹腔镜下大肠癌手术 [M]. 张宏，刘金刚，译. 沈阳：辽宁科学技术出版社，2019.

[5] 林谋斌，张忠涛. 基于现代精细解剖的腹盆腔外科指导：膜解剖的求源与思辨 [M]. 北京：人民卫生出版社，2019.

[6] 筱原尚. 图解外科手术：从膜的解剖解读术式要点 [M]. 3 版. 刘金刚，译. 沈阳：辽宁科学技术出版社，2013.

[7] 王枭杰，郑志芳，池畔，等. 右原始后腹膜在右半结肠癌完整结肠系膜切除术中的解剖学观察和临床意义 [J]. 中华胃肠外科杂志，2021，24（8）：704-710.

[8] 郗欢，厉琳杰，孙凌宇. 胃肠肿瘤膜解剖手术的整体观 [J]. 中华胃肠外科杂志，2021，24（7）：560-566.

[9] MURONO K，KAWAI K，KAZAMA S，et al. Anatomy of the inferior mesenteric artery evaluated using 3-dimensional CT angiography [J]. Dis Colon Rectum，2015，58（2）：214-219.

[10] COFFEY JC，LAVERY I，SEHGAL R. Mesenteric Principles of Gastrointestinal Surgery：Basic and Applied Science [M]. UK：CRC Press，2017.

第5章

左半结肠手术实录

第一节　腹腔镜横结肠癌根治术

适应证

横结肠癌。

现病史及术前检查

患者男性，60 岁。主因"腹胀 3 个月"入院，既往无手术史。全腹增强 CT 提示：横结肠肠壁不规则增厚，考虑为癌可能性大，伴周围淋巴结转移（图 5-1-1）。结肠镜：进境至横结肠可见溃疡型肿物（图 5-1-2），病理提示高分化腺癌。术前诊断：横结肠癌，cT3N1M0。

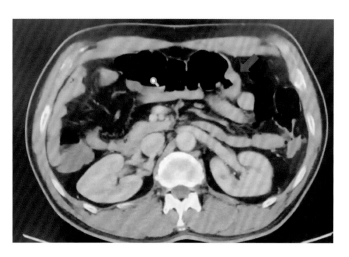

图 5-1-1　术前 CT

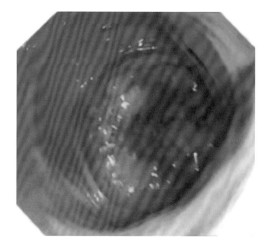

图 5-1-2　术前肠镜

手术要点及策略

1. 肿瘤位于横结肠中段，进展期，应行 D3 根治清扫，根部离断中结肠动脉，清扫 No.223 淋巴结（图 5-1-3）。

2. 横结肠癌应该选择何种术式存在争议，可选择扩大右半结肠癌根治（合并肠梗阻时）、左半结肠癌根治（偏脾曲）、横结肠癌根治（中段），要视肿瘤位置和横结肠长度而定。

3. 本例中优先在结肠中血管左侧的横结肠系膜开窗（先天无血管区），并切开胃结肠韧带进入网膜囊，建立了中结肠血管左侧界与上界，再进行 No.223 淋巴结清扫及中结肠血管的游离。

4. 横结肠中段切除后的吻合重建是手术难点之一，尤其对于横结肠偏短者，往往需要同时进行肝曲及脾曲的游离才能进行无张力吻合。本例应用腔镜直线切割吻合器进行了三角吻合（Delta 吻合），降低了对两端结肠游离度的要求，在未进行结肠肝曲及脾曲的游离下实现无张力吻合。

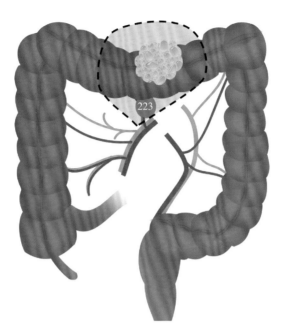

图 5-1-3　肠管切除与淋巴结清扫图

手术步骤

体位

腔镜横结肠癌的术中站位与器械摆放类似右半结肠手术，可参考第 3 章第一节。

Trocar 布局及探查

Trocar 布局采用 5 孔法 Trocar 布局（图 5-1-4），进镜 Trocar 位于脐下 4 cm，左锁骨中线肋缘下 4 cm 置 12 mm Trocar 为术者主操作孔；脐水平左侧旁开约 7 cm（1 拳距离）置 5 mm Trocar 为术者副操作孔；右下腹麦氏点置 5 mm Trocar 为助手右手操作孔；右侧锁骨中线肋缘下 2 cm 置 5 mm Trocar（T4 孔），为助手左手操作孔。探查腹腔内未见种植转移，肝未见转移，肿瘤位于横结肠中段，直径约 4 cm（图 5-1-5）。

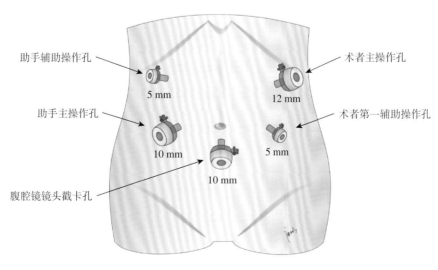

图 5-1-4　Trocar 布局

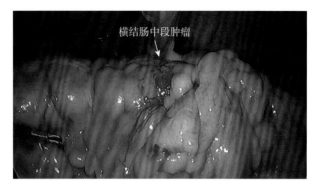

图 5-1-5　腹腔探查

切开横结肠系膜根部

视频 5-1-1
切开横结肠系膜根部

助手提起横结肠系膜，呈扇形展平，向腹侧保持张力。找到十二指肠空肠曲，在其上方的 Treitz 韧带处切开横结肠系膜（图 5-1-6），在结肠中血管左侧的无血管区沿着预定切割线向下至胰腺下缘（图 5-1-7），切开横结肠系膜，可进入网膜囊（图 5-1-8），显露后方胰体及胃后壁（图 5-1-9）。手术操作见视频 5-1-1。

⇨ 技 巧

　　结肠中血管左侧无血管区切开的网膜囊入路在扩大右半结肠、横结肠癌根治及左半结肠切除术均能快速定位解剖边界，确定清扫范围，胃后壁和胰腺的显露可以指导在 D3 淋巴结清扫中的胰腺显露。对于肥胖患者，该入路可以较快解剖出中结肠血管，而且也有利于其意外出血的控制与处理。

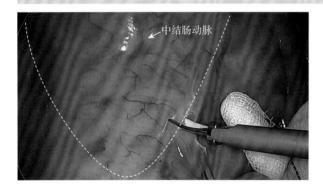

图 5-1-6　标记 No. 223 淋巴结清扫边界

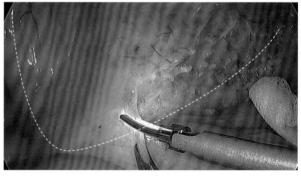

图 5-1-7　沿着预定切割线切开结肠中血管左侧的横结肠系膜

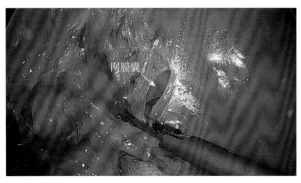

图 5-1-8　结肠中血管左侧的无血管区切开横结肠系膜根部，进入网膜囊

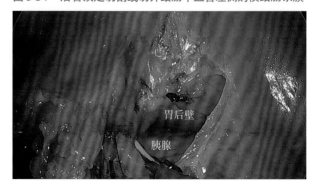

图 5-1-9　显露胰体及胃后壁

横结肠头侧的游离

　　将横结肠放下，助手提起胃体，术者左手向尾侧牵拉横结肠，右手超声刀切开胃结肠韧带（图 5-1-10），从头侧进入网膜囊（图 5-1-12）。继续向左侧切开胃结肠韧带至脾结肠韧带附近（图 5-1-12）。向右侧切开胃结肠韧带，分离胃系膜与结肠系膜之间的融合间隙（图 5-1-13），暴露胃网膜右血管（图 5-1-14），继续向右分离直至显露十二指肠外侧（图 5-1-15）。手术操作见视频 5-1-2。

视频 5-1-2
横结肠头侧的游离

⇨ 技 巧

　　横结肠头侧的游离类似右半结肠手术的头侧入路，其目的是打开网膜囊，建立结肠中血管及 No.223 淋巴结的后方间隙平面，因此并不求从头侧进行 SMV、SMA 及各分支血管的充分暴露和处理，勉强从头侧处理结肠中血管可能辨认困难、难以操作，且存在出血风险。横结肠癌是否需行 No.6 及 No.4sd 清扫目前仍存在争议，我们认为除非有明确的肿瘤局部侵犯，No.6 及 No.4sd 的清扫并无充分证据，因此可在胃网膜血管弓外切开胃结肠韧带，并不需弓内进行游离。

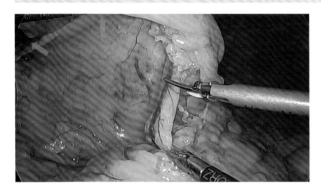

图 5-1-10　切开胃结肠韧带

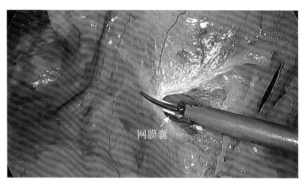

图 5-1-11　从头侧进入网膜囊

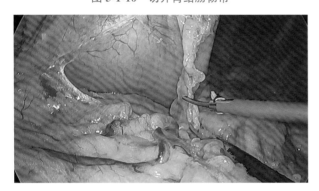

图 5-1-12　继续向左侧切开胃结肠韧带

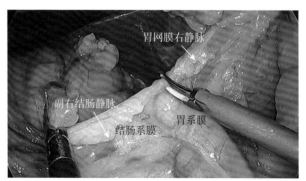

图 5-1-13　分离胃系膜与结肠系膜之间的融合间隙

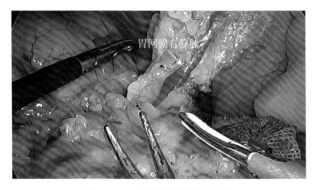

图 5-1-14　显露胃网膜右血管

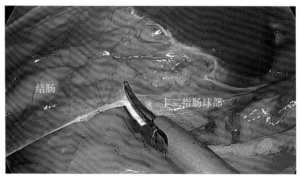

图 5-1-15　分离显露十二指肠外侧

清扫 No.223 淋巴结

网膜囊内放置纱条，助手提起并展开横结肠，转至结肠中血管根部 No.223 淋巴结清扫。初步分离显露出肠系膜上静脉表面及中结肠动脉（图 5-1-16）。从根部向远端分离中结肠动脉，将 No.223 淋巴结组织向头侧掀起并从中结肠动脉上剥离（图 5-1-18）。分离中结肠动脉背侧（图 5-1-19），注意勿损伤其右后方隐藏的中结肠静脉。根部上夹后离断中结肠动脉（图 5-1-20），显露伴行的中结肠静脉（图 5-1-21）。仔细分离暴露出静脉后方的胰颈部（图 5-1-22），沿右侧预定切割线分离横结肠系膜（图 5-1-23），显露右结肠动脉（与结肠中共干）（图 5-1-24），上夹后将其离断（图 5-1-25）。充分暴露好术野后再进行胰颈前方静脉分支的处理，经仔细解剖发现此静脉分支为 Henle 干，由中结肠静脉、副右结肠静脉、胃网膜右静脉及胰十二指肠上前静脉共同汇集而成（图 5-1-26）。充分游离中结肠静脉后，在其根部上夹并离断（图 5-1-27），保留了副右结肠静脉、胃网膜右静脉（图 5-1-28）。手术操作见视频 5-1-3。

视频 5-1-3
清扫 No.223 淋巴结

⇨ **技 巧**

No.223 淋巴结清扫范围的头侧界是胰腺下缘，左侧界是横结肠系膜无血管区，右侧界是右结肠动脉，尾侧界是回结肠动脉上缘。在回结肠动脉水平显露肠系膜上静脉外科干是进行 D3 清扫重要路标，因为横结肠癌根治术较为少见，该入路对于初学者还是有一定难度。切开 Treitz 韧带处横结肠无血管区和回结肠血管上缘的十二指肠 C 形曲处的升结肠系膜窗将有助于确认 No.223 淋巴结清扫区域。中结肠静脉变异较多，可单支也可双支汇入 SMV，也可汇入 Henle 干，解剖 Henle 干方向（建议自左向右，自主干向分支方向解剖）及助手牵拉角度和力度对于减少其出血至关重要。

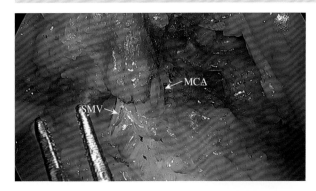

图 5-1-16 初步分离显露肠系膜上静脉表面及中结肠动脉

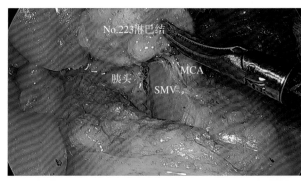

图 5-1-17 回结肠动脉上缘始游离肠系膜上静脉外科干

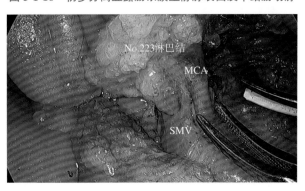

图 5-1-18 从根部向远端分离中结肠动脉并清扫 No.223 淋巴结

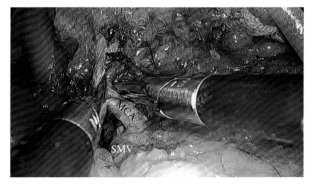

图 5-1-19 游离中结肠动脉根部

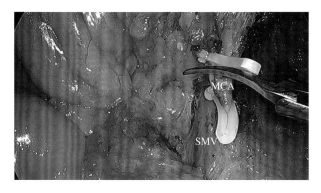

图 5-1-20　根部离断中结肠动脉

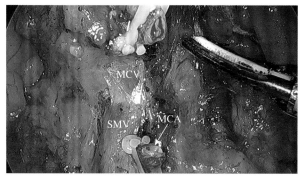

图 5-1-21　离断结肠动脉中后显露后方的中结肠静脉

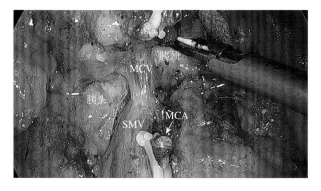

图 5-1-22　分离中结肠静脉

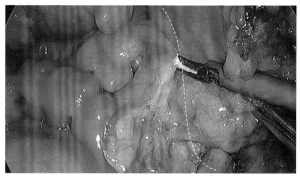

图 5-1-23　沿右侧预定切割线分离横结肠系膜

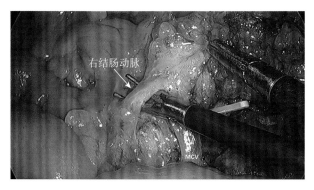

图 5-1-24　显露右结肠动脉（与结肠中共干）

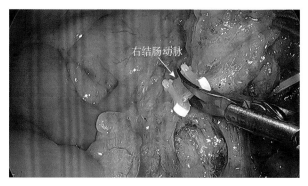

图 5-1-25　离断右结肠动脉

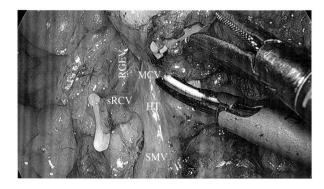

图 5-1-26　Henle 干由中结肠静脉、副右结肠静脉、胃网膜右静脉及胰十二指肠上前静脉四支共同汇集而成

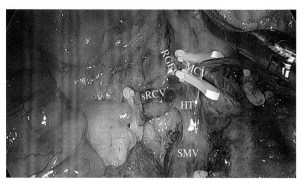

图 5-1-27　离断中结肠静脉

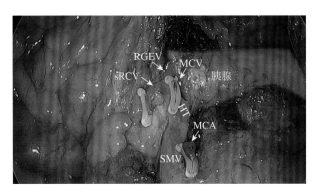

图 5-1-28　No.223 淋巴结清扫后的术野

视频 5-1-4
吻合前准备

吻合前准备

以 10 cm 丝线分别测量肿瘤远、近端距离，确定远、近端切缘（图 5-1-29、图 5-1-30）。分离大网膜至标本侧（图 5-1-31）。沿预定切割线分离左侧横结肠系膜（图 5-1-32），系膜内可遇到中结肠动脉左支远端（图 5-1-33），可上夹离断（图 5-1-34）。近结肠上夹离断边缘血管弓，裸化系膜（图 5-1-35、图 5-1-36），判断吻合张力情况。手术操作见视频 5-1-4。

⇨ **技 巧**

横结肠中段癌切除的标准距离是肿瘤远近端各 10 cm。在吻合开始前，镜下将拟离断的远近端肠管拉拢可初步判断能否行无张力吻合，以决定是否需进一步行肠管游离。

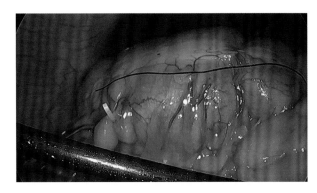

图 5-1-29　测量肿瘤近端距离

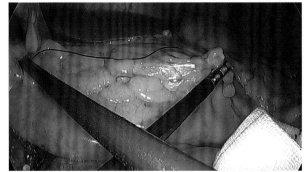

图 5-1-30　测量肿瘤远端距离

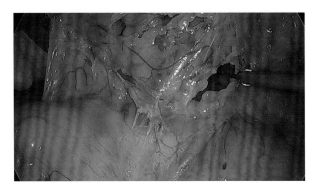

图 5-1-31　分离大网膜至标本侧

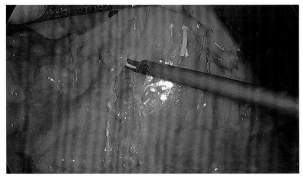

图 5-1-32　沿预定切割线分离左侧横结肠系膜

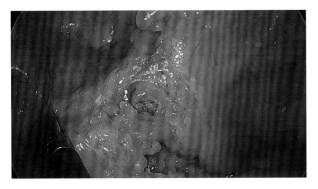

图 5-1-33　系膜内可遇到中结肠动脉左支远端

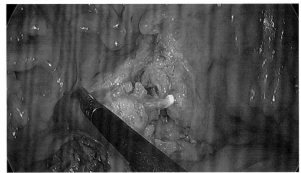

图 5-1-34　上夹离断中结肠动脉左支远端

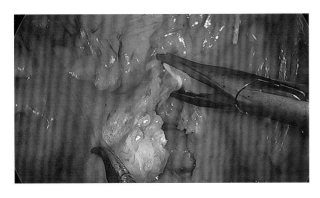

图 5-1-35　离断远切缘处边缘血管弓

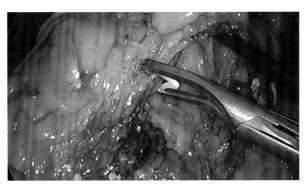

图 5-1-36　离断近切缘处边缘血管弓

三角吻合（Delta 吻合）完成消化道重建

视频 5-1-5
体外切除标本、端端
三角吻合

取中上腹辅助切口约 5 cm，提出标本（图 5-1-37）。拟定远、近切缘分别上 Kocher 钳后离断肠管（图 5-1-38，图 5-1-39），移除横结肠肿瘤标本。将横结肠远、近断端并拢（图 5-1-40），特别注意检查结肠系膜有无扭曲旋转。再次检查远近端肠管游离度后，考虑剩余横结肠长度有限，Overlap 吻合有张力，决定行端端三角吻合。先在远近肠管断端后壁缝合悬吊 3 针（图 5-1-41），以 60 mm 腔镜直线切割吻合器完成后壁吻合（图 5-1-42）。检查吻合口后壁钉合线无出血（图 5-1-43），在吻合口前壁的上角、中点分别缝合悬吊 1 针（图 5-1-44，图 5-1-45），以 60 mm 腔镜直线切割吻合器完成前壁上半部分吻合（图 5-1-46）。最后以 60 mm 腔镜直线切割吻合器关闭残口，完成前壁下半部分吻合（图 5-1-47）。检查吻合口前壁钉合线无出血（图 5-1-48），以倒刺线连续缝合包埋浆肌层加固吻合口一圈（图 5-1-49、图 5-1-50）。重建气腹，再次检查吻合口（图 5-1-51），确认吻合无张力，No.223 淋巴结清扫创面无渗血（图 5-1-52），放置腹腔引流管并关腹。手术操作见视频 5-1-5。

⇨ 技 巧

横结肠切除后的吻合重建存在一定难度，侧侧吻合、端侧吻合往往需要游离更多的肠管，而端端吻合对肠管游离度要求最低。本例中使用腔镜直线切割吻合器进行三角吻合，节约肠管。

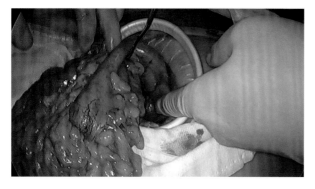

图 5-1-37 经辅助切口提出横结肠

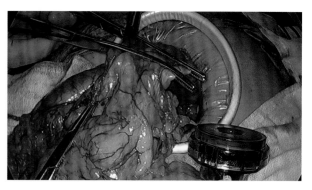

图 5-1-38 离断远端肠管

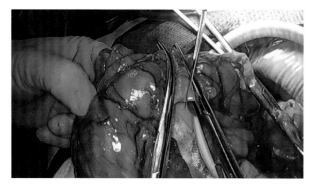

图 5-1-39 离断近端肠管

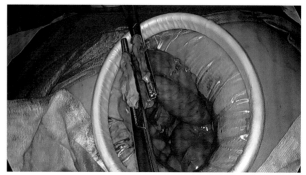

图 5-1-40 并拢横结肠远、近断端

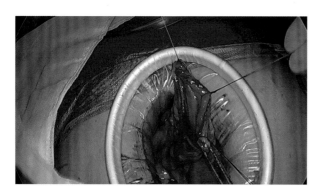

图 5-1-41 吻合口后壁缝合悬吊 3 针

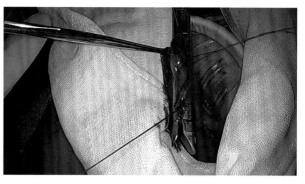

图 5-1-42 腔镜直线切割吻合器完成后壁吻合

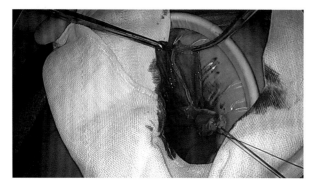

图 5-1-43 检查吻合口后壁

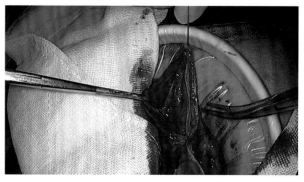

图 5-1-44 吻合口前壁上角缝合悬吊 1 针

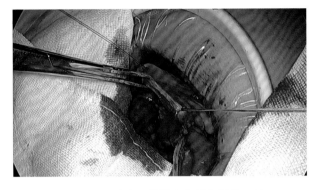

图 5-1-45　吻合口前壁中点缝合悬吊 1 针

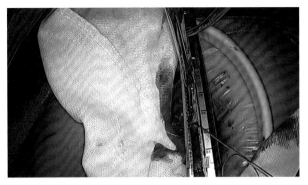

图 5-1-46　腔镜直线切割吻合器完成前壁上半部分吻合

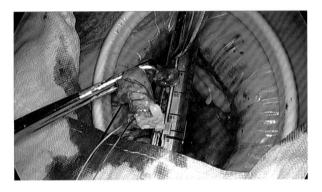

图 5-1-47　腔镜直线切割吻合器关闭残口，完成前壁下半部分吻合

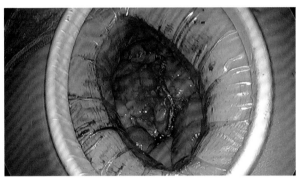

图 5-1-48　检查吻合口前壁

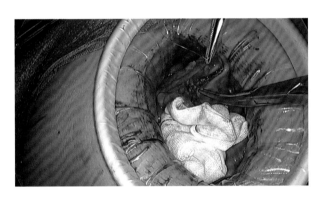

图 5-1-49　缝合加固吻合口

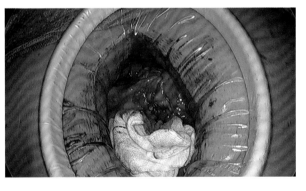

图 5-1-50　吻合口加固完毕

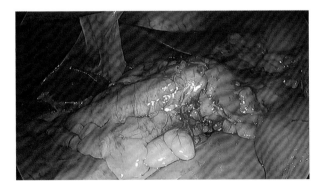

图 5-1-51　腔镜下肠管吻合后视野

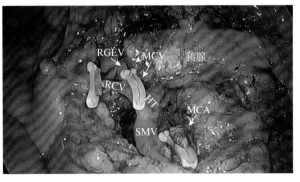

图 5-1-52　腔镜下 No.223 淋巴结清扫后视野

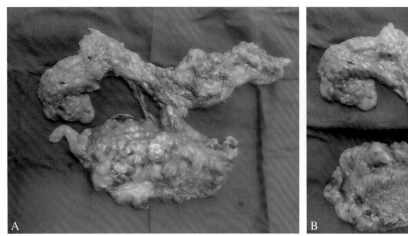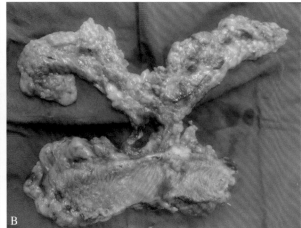

图 5-1-53   术后标本。A. 肠管外观；B. 肠管刮开后内面观

病理诊断

横结肠溃疡型中分化腺癌，大小约 4 cm×3 cm×3 cm，浸润浆膜层，无脉管癌栓及神经侵犯，肠周淋巴结 0/20 转移，No.223 淋巴结 0/4 转移。

术后恢复

手术时间 75 min，术中出血 10 ml，术后恢复顺利，术后 1 周出院。

总结

横结肠癌较为少见，而腹腔镜下横结肠癌根治术的难度相对较高，术式也存在多种选择，曾一度被列在腹腔镜手术的相对禁忌证。对于横结肠偏右近肝曲的肿瘤，可选择扩大右半结肠癌根治术；对于横结肠偏近脾曲的肿瘤，多数术者选择左半结肠癌根治术。但对于横结肠中段癌，尤其是稍偏左者，选择何种术式存在争议，包括：扩大右半结肠切除、扩大左半结肠切除、横结肠中段切除。其各自优缺点如下：①扩大右半结肠切除，近断端的回肠活动度大，张力小，回结肠吻合口漏发生率低；但扩大右半结肠切除需完全游离右半结肠，并切除过多正常结肠，吻合口偏脾曲，常需要更大的或左侧腹直肌辅助切口。②扩大左半结肠切除，游离及切除范围可能小于右半结肠，一般只需游离结肠脾曲；但部分患者直接吻合可能有张力，需要向横结肠右侧游离，甚至游离结肠肝曲，吻合口漏的发生率高于回结肠吻合。③横结肠中段切除，不进行过多正常肠管切除；但对于横结肠偏短的患者，切除后直接吻合往往存在张力，需要进一步游离结肠肝曲或结肠脾曲，甚至完全游离右半结肠。

横结肠中段癌的淋巴结清扫区域为中结肠动脉根部的 No.223 淋巴结，清扫的关键是其边界的确定，首先要显露出 SMV 的外科干，但不需往尾侧过度游离至回结肠血管等非清扫区域。处理中结肠血管及清扫 No.223 淋巴结过程中需注意血管变异，如多支中结肠静脉或副中结肠动脉存在时，推荐网膜囊入路显露中结肠血管后方的胰腺，游离并辨认 Henle 干的汇入静脉分支后再进行血管的处理。

横结肠中段切除后的吻合方式也有多种选择，按照有无辅助切口，分为全腔镜下吻合和经辅助切口吻合，辅助切口吻合需要将肠管拖出体外操作，对肠管游离度要求较高，对于肥胖患者对游离度要求更高。按照肠管蠕动方向，具体吻合方式包括：①功能性端端吻合（逆蠕动），尤其是远近端肠管直径不对等者；② Overlap 吻合（顺蠕动），也适用于肠管游离度好，两断端肠管能重叠 8 cm 以上，操作简单，不容易引起狭窄；③端侧吻合，多用于辅助切口吻合，用管状吻合器完成吻合，然后关闭肠管断端；④三角吻合（delta 吻合），适用于远近肠管断端内径大致相等，肠管不富余患者。

　　本病例中我们采用了三角吻合的方式，使用腔镜直线切割吻合器三次激发，先后完成后壁、前壁上半部分、前壁下半部分的吻合，既充分利用了端端吻合的优势，在未进行肝曲和脾曲游离的情况下完成无张力吻合，而且也充分利用了吻合器械的便捷性，避免了手工吻合的繁琐和费时。

（唐　彬　汤坚强）

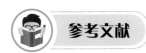

[1] 绢笠祐介. 日本静冈癌中心大肠癌手术 绢笠式 [M]. 王利明，张宏译. 沈阳：辽宁科学技术出版社，2019.
[2] 板井义治. 腹腔镜结直肠癌手术 [M]. 张宏，康亮，申占龙译. 沈阳：辽宁科学技术出版社，2019.
[3] 池畔. 基于膜解剖的腹腔镜与机器人结直肠肿瘤手术学 [M]. 北京：人民卫生出版社，2019.
[4] 张宏，李心翔，姚宏伟. 腹腔镜结直肠手术经验与技巧 [M]. 北京：人民卫生出版社，2019.

第二节　腹腔镜脾曲结肠癌根治术

适应证

脾曲结肠癌。

现病史及术前检查

　　患者男性，59 岁，BMI 23.2 kg/m²。主因"间断大便带血伴腹痛 1 个月"入院，既往无手术史。全腹增强 CT 提示：结肠脾曲处占位（图 5-2-1）。结肠镜：进境 50 cm 见溃疡性肿瘤，病理提示中分化腺癌（图 5-2-2）。术前诊断：脾曲结肠癌，cT3N0M0。

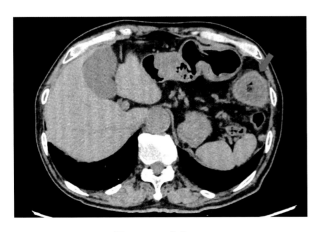

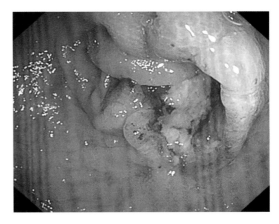

图 5-2-1　术前 CT　　　　　　　　　　　　　　　　图 5-2-2　术前肠镜

手术要点及策略

1. 肿瘤位于结肠脾曲，按照第 9 版日本《大肠癌处理规约》，肿瘤滋养血管为中结肠动脉左支及左结肠动脉，行 D3 根治清扫，应根部离断左结肠动脉及中结肠动脉的左支，清扫肠系膜下动脉根部 No.253 淋巴结及中结肠动脉根部 No.223 淋巴结。

2. 本例对腹腔镜左半结肠根治术的传统 Trocar 布局及手术步骤进行系统的改进，提出"3-1-1 Trocar 布局 + 直肠手术视角下的 IMA 根部优先解剖 + 全内侧入路结肠脾曲游离"的改良左半结肠癌根治术（IMA 优先的全内侧入路左半结肠癌根治）。

3. 胃网膜血管弓外左半胃结肠韧带离断，切除左半大网膜，手术切除范围及模式图见图 5-2-3。

4. 本节分享的重点是完全内侧入路左半结肠的游离及 No.223、No.253 淋巴结的清扫。

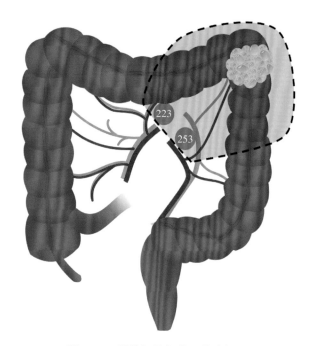

图 5-2-3　肠管切除与淋巴结清扫图

手术步骤

体位

采用"人"字位或改良 Lloyd-Davis 体位，先按腹腔镜直肠手术体位及站位：头低足高 15°，右侧倾斜 10°，术者在患者右侧，助手在左侧，扶镜手在头侧（图 5-2-4）；然后当游离结肠脾曲时变换体位及助手站位，改为足高头低 15°，仍右侧倾斜位，术者位置不变，扶镜手在术者的右侧，助手在两腿之间（图 5-2-5）。

Trocar 布局及探查

Trocar 布局采用改良的 3-1-1 Trocar 布局，进镜 Trocar 位于脐环上（A 孔），右侧 Trocar 按照锁骨中线肋缘下 2 cm（E 孔，5 mm）、脐水平右侧旁开约 7 cm（B 孔，10 mm），右髂前上棘内侧水平 2 cm（C 孔，12 mm）及脐水平左侧约 7 cm（D 孔，5 mm），见图 5-2-6。

用 A、B、C、D 孔按照乙状结肠肿瘤的顺序完成 No.253 淋巴结的清扫及乙状结肠肠管的游离，然后术者用 B、E 孔，助手用 C、D 孔完成 IMV 的根部离断、脾曲游离等操作。术中探查腹腔无种植转移，肝未见转移，肿瘤位于脾曲（图 5-2-7）。

⇨ 技 巧

　　腔镜下肠管切缘的标记常用体外事先量好的丝线在肠管非牵拉状态下测量，并以钛夹标记。确定肿瘤手术范围后，了解肿瘤滋养动脉及近端降结肠、远端肠管剩余的长度，决定直肠上动脉是否保留，通常 IMA 根部或直肠上动脉离断后，能保留远端肠管的距离以骶骨岬为标记，约距肛缘 15 cm 或腹膜反折近端 8 ~ 10 cm，如果剩余远端肠管太长，需要选择性保留直肠上动脉，以保证吻合口的血供。

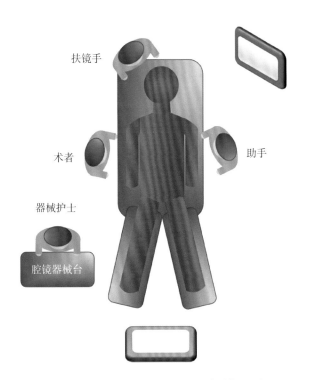

图 5-2-4　乙状结肠游离时 Trocar 的选择及站位

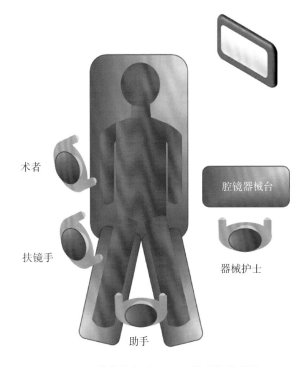

图 5-2-5　脾曲游离时 Trocar 的选择及站位

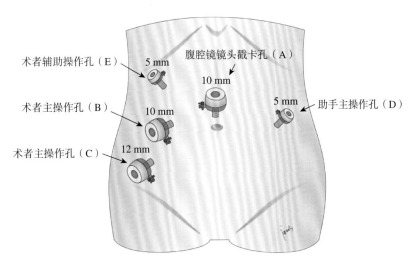

图 5-2-6　Trocar 的 3-1-1 布局

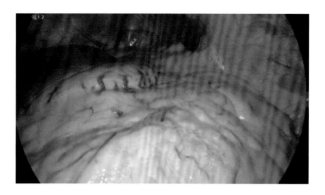

图 5-2-7　腔镜探查

视频 5-2-1
No.253 淋巴结清扫及
左结肠动脉根部结扎

No.253 淋巴结清扫及左结肠动脉根部结扎

助手提起直肠乙状结肠系膜，呈扇形展平，向腹侧及左侧保持张力，电钩仅切开膜桥，助手上提，高张力的状态下可见直肠深筋膜背侧与腹下神经前筋膜间的疏松间隙，切断两者间的纤维条索及肠系膜下丛、上腹下丛的乙状结肠支，向头侧直至肠系膜下动脉主干，可见肠系膜下丛的左侧束支。沿着 IMA 头侧切开主动脉前方腹膜，进入左结肠后间隙，沿着 IMA 下行鞘外清扫，显露左结肠动脉，根部予以结扎切断，保留乙状结肠动脉与直肠上动脉的共干，并清扫 No.253 淋巴结（图 5-2-8 ～图 5-2-15，视频 5-2-1）。

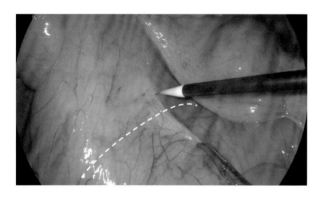

图 5-2-8　助手牵拉乙状结肠系膜，显露右侧直肠旁沟切开线

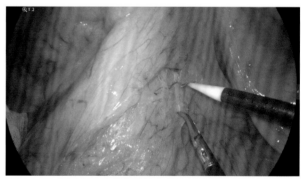

图 5-2-9　切开"膜桥"，显露直肠深筋膜与腹下神经前筋膜间隙

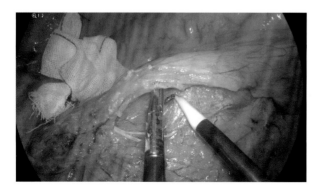

图 5-2-10　向头侧、左侧拓展 Toldt 间隙

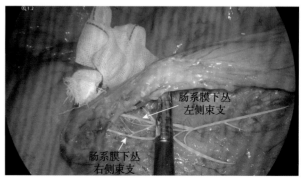

图 5-2-11　IMA 根部附近显露肠系膜下丛

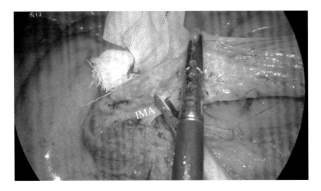

图 5-2-12　显露 IMA 根部

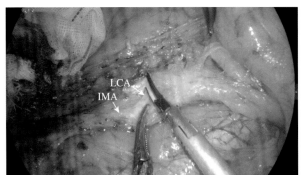

图 5-2-13　显露左结肠动脉根部发出点

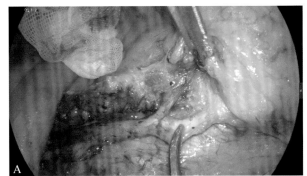
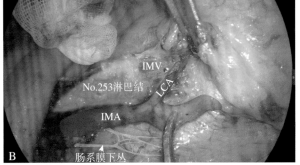

图 5-2-14　裸化 IMA 及左结肠动脉根部

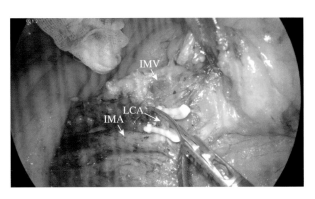

图 5-2-15　根部离断 LCA，保留直肠上动脉及乙状结肠动脉，清扫 No.253 淋巴结

Toldt 间隙的拓展及 IMV 起始部的离断

助手提起 No.253 淋巴结，沿着 IMA 头侧拓展左结肠后间隙，隐约可见 Toldt 间隙背侧的左输尿管及生殖血管，拓展范围的解剖标志为：降结肠肠管背侧，并见左侧侧腹壁。左结肠动脉水平显露 IMV 起始端，并予以离断（图 5-2-16 ~ 图 5-2-23，视频 5-2-2）。

视频 5-2-2
Toldt 间隙的拓展及
IMV 起始部的离断

⇨ 技 巧

　　IMA 根部水平（降结肠背侧）的肾周筋膜常较乙状结肠背侧的厚，层次更容易识别，先离断左结肠动脉后，血管的牵拉所致的空间不易显露问题得以解决，此时应向头侧寻找 Toldt 间隙层面，待层面最大化显露后再处理 IMV 远端，然后根据肠管远端切除 10 cm 范围进一步处理一级血管弓，并裁剪系膜。

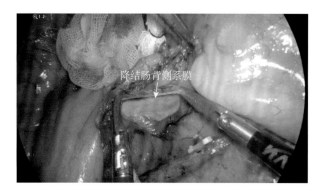

图 5-2-16　显露结肠背侧系膜

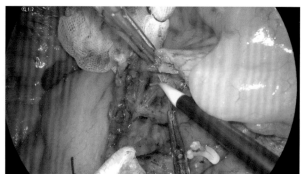

图 5-2-17　降结肠后拓展 Toldt 间隙

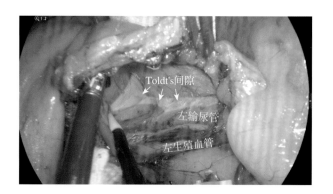

图 5-2-18　可见左输尿管及生殖血管走形

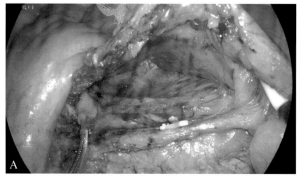
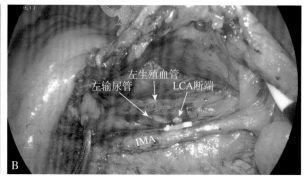

图 5-2-19　拓展 Toldt 间隙后的视野

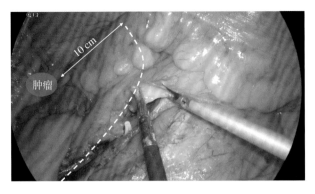

图 5-2-20 裁剪降结肠系膜

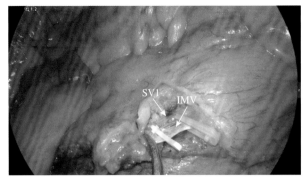

图 5-2-21 离断 IMV 远断端

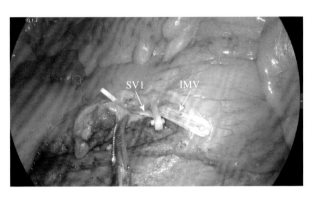

图 5-2-22 离断乙状结肠动脉第一支（该例乙状结肠第一支与左结肠动脉共干）

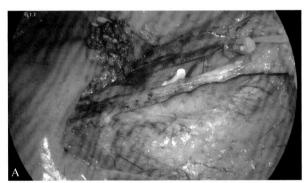

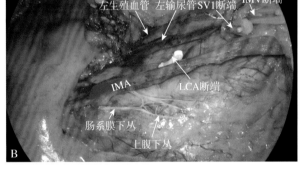

图 5-2-23 显露 IMA 清扫的区域

乙状结肠的松解游离

电钩分离乙状结肠与左髂窝的先天粘连，显露左侧结肠旁沟，隐约可见后方的纱布，切开腹膜，两侧会师，此时，乙状结肠达到最大限度的松解，直肠视角的手术完成（图 5-2-24 ～图 5-2-27，视频 5-2-3）。

视频 5-2-3
乙状结肠的松解游离

⇨ 技 巧

传统 5 孔法，主刀操作孔偏高，不利于 No.253 淋巴结清扫及乙状结肠先天粘连的松解，采用直肠手术的视角和 Trocar 孔更容易在保留直肠血管的情况下清扫 No.253 淋巴结，并将乙状结肠达到最大化的松解游离，减少左半结肠吻合口的张力。

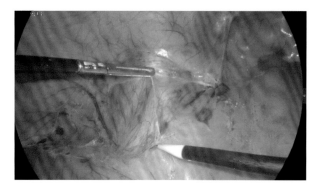

图 5-2-24　松解先天粘连

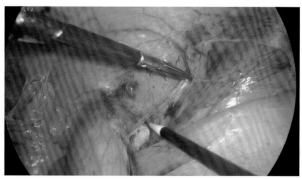

图 5-2-25　切开降结肠侧腹膜

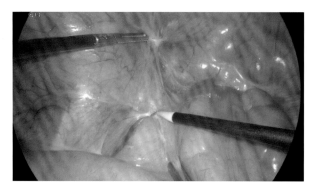

图 5-2-26　左右侧腹膜会师

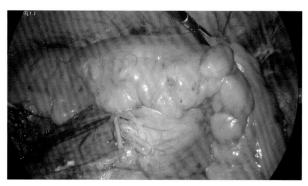

图 5-2-27　游离后的乙状结肠

视频 5-2-4
胰腺下缘 IMV 根部的
离断

胰腺下缘 IMV 根部的离断

变换显示器位置于左上腹部，改为足高头低 15°，仍右侧倾斜位，主刀位置不变，扶镜手在主刀的右侧，第一助手在两腿之间（图 5-2-5）。松解悬吊十二指肠升部 Treitz 韧带及粘连，拓展 IMV 背侧 Toldt 间隙至胰腺下缘，在胰腺下缘分离出 IMV 并离断（图 5-2-28 ～图 5-2-33，视频 5-2-4）。

⇨ **技 巧**

近端空肠常与结肠系膜粘连，并遮挡 IMV 根部，将其松解将有利于胰腺下缘的识别及 IMV 根部的显露。有时 IMV 有伴行的沿着胰腺下缘往左侧走行的参与 Riolan 血管弓组成的副中结肠动脉，在处理 IMV 时应小心，别误伤。

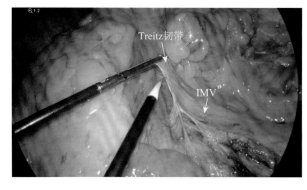

图 5-2-28　松解 Treitz 韧带

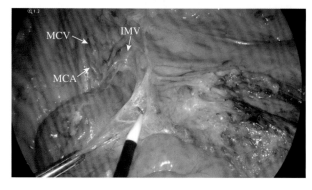

图 5-2-29　松解与结肠系膜粘连

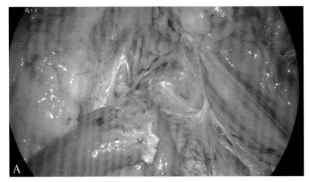
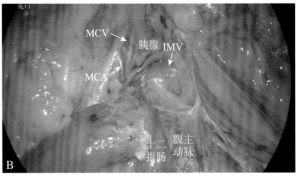

图 5-2-30　显露胰腺下缘、IMV 及中结肠动脉

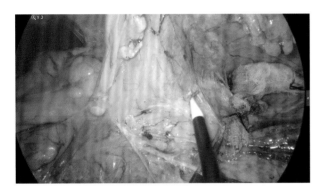

图 5-2-31　拓展 Toldt 筋膜间隙

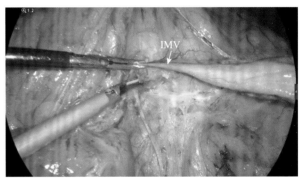

图 5-2-32　显露 IMV 根部

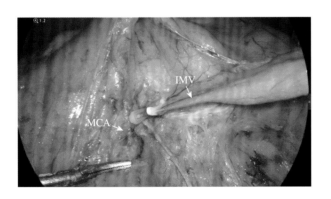

图 5-2-33　结扎 IMV

No.223 淋巴结清扫及中结肠动脉左支的离断

将大网膜上翻，助手左手钳经右下腹 Trocar 钳夹 IMV 断端，右手钳夹持结肠中血管走形处的横结肠系膜，沿着中结肠动脉根部清扫 No.223 淋巴结，并分离出结肠中血管左支，予以结扎，并顺利切开横结肠系膜进入网膜囊，并可见胃后壁及胰腺（图 5-2-34 ～图 5-2-37，视频 5-2-5）。

视频 5-2-5
No.223 淋巴结清扫及中结肠动脉左支的离断

⇨ **技 巧**

结肠中血管的左侧存在无血管区，沿其左侧切开横结肠系膜可以快速进入网膜囊，这将为结肠中血管的左侧支离断、胰腺下缘的显露及胰结肠韧带的识别提供重要的解剖参考。

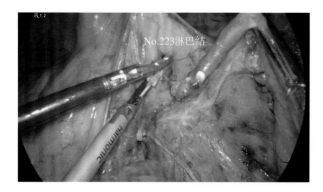

图 5-2-34　清扫 No.223 淋巴结

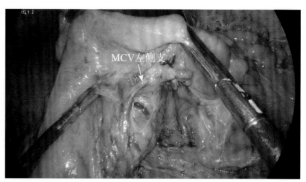

图 5-2-35　显露中结肠血管左支

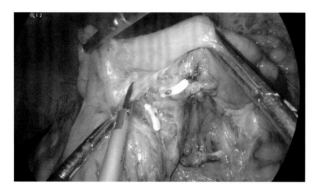

图 5-2-36　离断中结肠血管左支

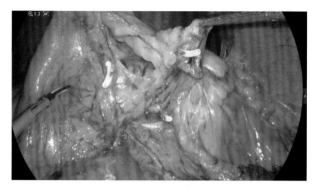

图 5-2-37　切开横结肠系膜进入网膜囊

全内侧入路游离脾曲及降结肠

视频 5-2-6
全内侧入路游离
脾曲及降结肠

　　IMV 高位离断后，左侧 Toldt 间隙层面的游离更易显露，助手左右手分别用肠钳顶起降结肠系膜背侧叶，呈"帐篷样"，主刀左手夹持 Gerota 筋膜往右侧牵拉，电钩分离间隙，直至左侧腹壁，在脾曲拐角偏降结肠侧从内侧切开脾结肠韧带，可见脾下极，自上而下从内侧游离降结肠侧腹膜，完全游离降结肠（图 5-2-38 ～图 5-2-43，视频 5-2-6）。

⇨ **技 巧**

　　Toldt 间隙层面拓展的标志：外侧至降结肠背侧及侧腹壁；头侧至胰腺下缘背侧，并将胰体尾下缘背侧游离，有助于胰结肠系膜根的显露。

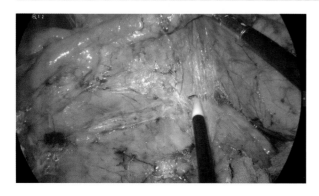

图 5-2-38　拓展 Toldt 间隙

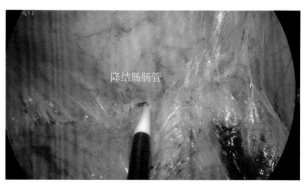

图 5-2-39　可见结肠系膜背侧叶与 Gerota 筋膜间的疏松组织

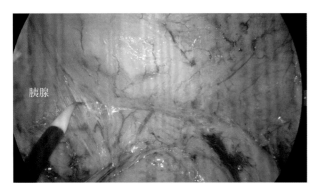

图 5-2-40　拓展 Toldt 间隙，外侧至侧腹壁

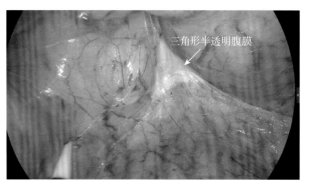

图 5-2-41　拓展 Toldt 间隙，头侧至胰体尾背侧

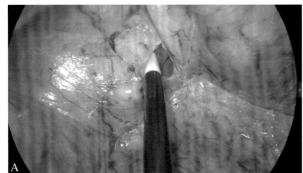

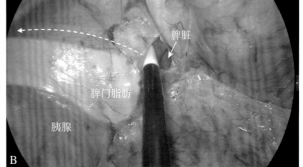

图 5-2-42　切开脾结肠韧带，并显露脾下极

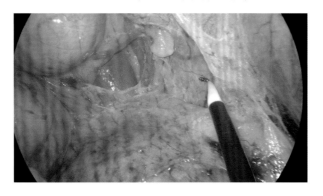

图 5-2-43　内侧入路切开降结肠侧腹膜

胰结肠韧带的离断

　　助手右手肠钳插进网膜囊，撑起胃后壁，左手钳夹持降结肠系膜上提，可见横结肠系膜与胰腺下缘的附着，通常该系膜分为两叶，前叶与胰腺被膜相移行，后叶附着胰腺下缘即形成胰结肠韧带（pancreatocolic ligament），其内有多支小血管分支与胰腺交通。沿着胰腺下缘，自中线向左分离，直至脾结肠韧带，并会师（图 5-2-44 ～图 5-2-50，视频 5-2-7）。

视频 5-2-7
胰结肠韧带的离断

⇨ **技 巧**

　　将横结肠系膜分成前、后叶进行离断，有利于横结肠系膜根部的识别，并利于进入胃系膜与脾曲结肠系膜的融合间隙，从而减少胃网膜左血管损伤而引起的出血。

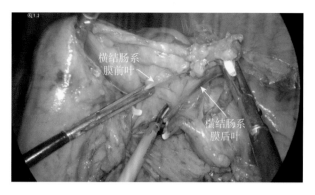

图 5-2-44   显露横结肠系膜的结构

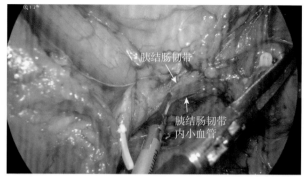

图 5-2-45   离断胰结肠韧带

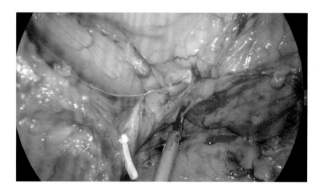

图 5-2-46   见胰结肠韧带内的小血管分支

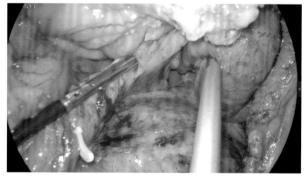

图 5-2-47   继续分离胃系膜与结肠脾曲间的融合筋膜

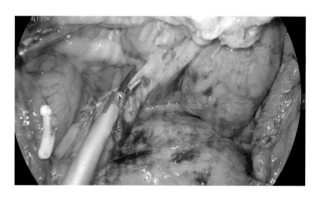

图 5-2-48   继续离断胰结肠韧带

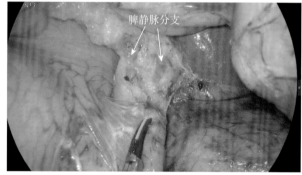

图 5-2-49   全内侧入路游离后的场景

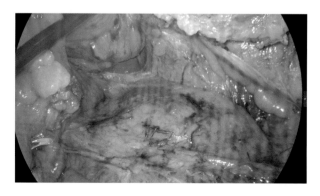

图 5-2-50   全内侧入路游离后的场景

左半胃结肠韧带的离断

　　左半结肠背侧系膜游离后，仅大网膜与左半结肠相连，助手右手肠钳夹住胃体，左手肠钳夹住大网膜，并向上提起，显露胃结肠韧带，沿着胃网膜血管弓弓外离断胃结肠韧带，并向脾下极方向游离，此时应注意勿损伤胃网膜左血管主干，只需离断其往结肠脾曲走形的结肠支即可（图 5-2-51 ～图 5-2-56，视频 5-2-8）。

视频 5-2-8
左半胃结肠韧带的离断

⇨ 技 巧

　　胃网膜血管弓外胃结肠韧带离断时，在脾门附近容易发生出血，主要在于该部位胃系膜与结肠系膜融合，且胃网膜左动脉发出后，分出两支：胃支和结肠支，导致该部位解剖困难。助手右手钳应往腹侧牵拉胃系膜，而主刀左手肠钳夹住脾曲肠管做对抗牵引，并与右手超声刀呈交叉位进行分离解剖。

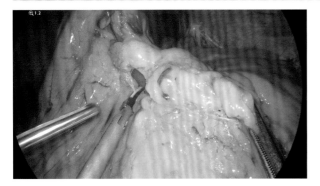

图 5-2-51　胃网膜血管弓下切开胃结肠韧带

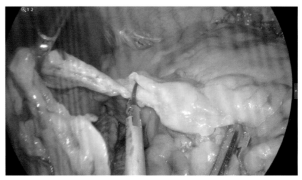

图 5-2-52　沿脾下极方向离断胃结肠韧带

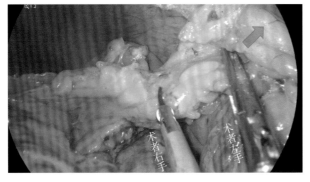

图 5-2-53　脾门附近的胃结肠系膜融合筋膜

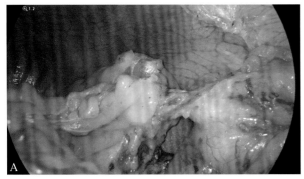

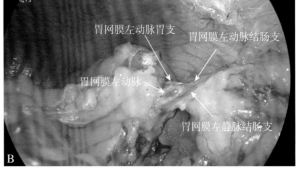

图 5-2-54　分离胃网膜左血管

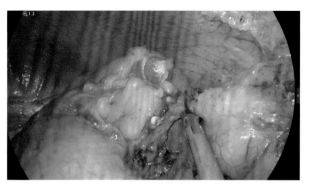

图 5-2-55 离断胃网膜左血管的结肠支

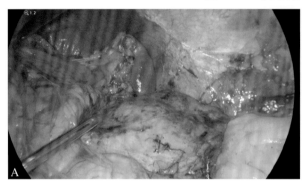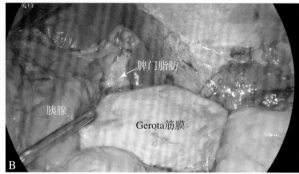

图 5-2-56 左半结肠完全游离后的场景

辅助切口完成消化道重建

延长脐部 Trocar 切口，切口保护套保护后将肿瘤自切口拉出，离断左半大网膜，肿瘤远近端 10 cm 离断结肠系膜及肠管，完成乙状结肠横结肠吻合。

病理诊断

脾曲结肠溃疡型中分化腺癌，大小约 4 cm×3 cm×1 cm，浸润深肌层，无脉管癌栓及神经侵犯，肠周淋巴结 0/14，No.253 淋巴结 0/3 转移，No.223 0/2 转移（图 5-2-57）。

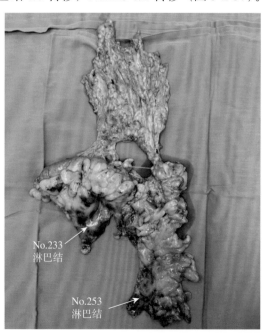

图 5-2-57 手术标本

术后恢复

手术时间 150 min，术中出血 10 ml，术后恢复顺利，术后 1 周出院。

总结

　　腹腔镜结肠脾曲癌手术的难度较高，既要完成左半结肠的游离，又要完成直肠乙状结肠的游离，跨越范围大；进展期肿瘤需同时完成中结肠动脉根部 No.223 淋巴结和肠系膜下动脉根部淋巴结（No.253 淋巴结）的清扫，因而操作复杂，再加上左半结肠发病率低的特点，结直肠外科医师对其手术入路、解剖结构认识不足，相关的临床研究也较为少见。

　　目前腹腔镜左半结肠癌根治术常用的手术入路方法有：中间入路法、外侧入路法、前方入路法以及多数学者主张的"三路包抄"等复合入路方法，但其容易受患者体形、助手反向操作不利、逆向的腔镜视角等因素的影响，故学习曲线较长。

　　该病例对腹腔镜左半结肠根治术的 Trocar 布局及手术步骤进行系列改进，提出"3-1-1 Trocar 布局 + 直肠手术视角下的 IMA 根部优先解剖 + 全内侧入路结肠脾曲游离"的改良左半结肠癌根治术（简称 IMA 优先的全内侧入路），从而为临床中较少见的左半结肠肿瘤的腹腔镜治疗提供新的、易于复制的手术操作流程。该法操作的优缺点总结如下：

　　1. 直肠手术视角下可以较好的完成 No.253 淋巴结清扫，并可以熟练解剖 IMA 血管分支，并进行针对性的保留。

　　2. 直肠手术视角下有利于乙状结肠直肠的松解，可以使吻合肠管游离度最大化，减少吻合口张力。

　　3. 经右上腹 2 个操作孔，处理 IMV 及游离 Toldt 间隙更易操作，避免主操作孔过低，长度不足而致的脾曲游离的困难，可以更快、更高效地完成脾曲的松解，避免来回搬动肠管、助手牵拉肠管引起的肠管损伤及脾被膜撕裂。

　　4. 助手视角与术者保持一致，没有反向操作，利于助手的配合。

　　5. 术者主操作孔与助手左手操作有可能会互相干扰，解决的办法是助手左手持加长版的肠钳可以减少干扰，对于肥胖患者 No.223 淋巴结或较困难的淋巴结清扫，可以改变主刀站位为左侧站位，类似右半结肠时处理结肠中血管的步骤可以降低手术难度。

（汤坚强）

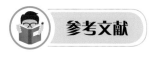 参考文献

[1] 万远廉，严仲瑜，刘玉村 . 腹部外科手术学 [M] . 北京：北京大学医学出版社，2010.

[2] 板井义治 . 腹腔镜结直肠癌手术 [M] . 张宏，康亮，申占龙译 . 沈阳：辽宁科学技术出版社，2019.

[3] BENSELER V，HORNUNG M，IESALNIEKS I，et al. Different approaches for complete mobilization of the splenic flexure during laparoscopic rectal cancer resection [J] . Int J Colorectal Dis，2012，27（11）：1521-1529.

[4] GARCIA-GRANERO A，PRIMO ROMAGUERA V，MILLAN M，et al. A video guide of five access methods to the splenic flexure：the concept of the splenic flexure box [J] . Surg Endosc，2020，34（6）：2763-2772.

[5] 胡刚，刘军广，邱文龙，等. 肠系膜下动脉优先解剖联合完全内侧入路结肠脾曲游离技术在腹腔镜左半结肠癌根治术中的应用研究 [J]. 结直肠肛门外科，2023，29（3）：260-267.

第三节　保留直肠上动脉的腹腔镜左半结肠癌根治术

适应证

降结肠癌（中下段）、降乙交界处癌及乙状结肠上段癌。

现病史及术前检查

患者男性，56 岁，BMI 24.2 kg/m^2。主因"间断大便带血伴腹痛 1 个月"入院，既往无手术史。全腹增强 CT 提示：乙状结肠冗长，降乙交界处占位，局部狭窄（图 5-3-1）。结肠镜：进境 40 cm 见溃疡性肿瘤，病理提示高分化腺癌。术前诊断：降乙交界处结肠癌，cT3N1M0。

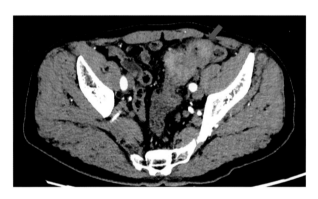

图 5-3-1　术前 CT

手术要点及策略

1. 术前 CT 考虑肿瘤位于降乙交界处，距肛缘 40 cm，结合左半结肠癌远近端肠管各 10 cm 要求，需保留近 30 cm 远端肠管，直肠上动脉最好能保留，以保留更多的肠管。

2. 按照日本第 9 版《大肠癌处理规约》，肿瘤滋养血管为乙状结肠及左结肠动脉的，行 D3 根治清扫，应根部离断乙状结肠动脉及左结肠动脉，清扫肠系膜下动脉根部 No.253 淋巴结，而中结肠动脉旁 No.222 淋巴结及根部 No.223 淋巴结非手术清扫区域。

3. 降乙交界处肿瘤不需要行大网膜切除，但需要行脾曲的完全游离，手术切除范围及模式图见图 5-3-2。

4. 本节分享的重点是乙状结肠的游离、直肠上动脉选择性保留及脾曲游离的技巧。

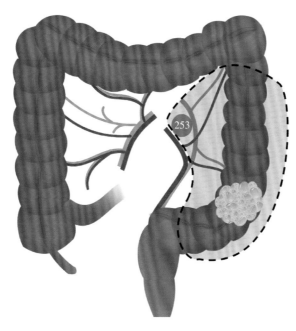

图 5-3-2　肠管切除与淋巴结清扫图

手术步骤

体位

采用改良 Lloyd-Davis 体位，直肠乙状结肠游离及肠管吻合时头低足高 15°，右侧倾斜 10°；左半结肠游离时改为头高足低 15°，右侧仍倾斜 10°。

Trocar 布局及探查

Trocar 布局同脾曲结肠癌根治术。术中探查腹腔无种植转移，肝未见转移，乙状结肠冗长，肿瘤位于降乙交界处，距腹膜反折近端约 35 cm，肿瘤大小约 5 cm，局部缩窄，用 10 cm 丝线腔镜下标记肿瘤远近端切缘的最短距离（图 5-3-3 ～图 5-3-5）。

⇨ 技 巧

腔镜下肠管切缘的标记常用体外事先量好的丝线在肠管非牵拉状态下去测量，并以钛夹标记。确定肿瘤手术范围后，了解肿瘤滋养动脉及近端降结肠、远端肠管剩余的长度，决定直肠上动脉是否保留，通常 IMA 根部或直肠上动脉离断后，能保留远端肠管的距离以骶骨岬为标记，约距肛缘 15 cm 或腹膜反折近端 8 ～ 10 cm，如果剩余远端肠管太长，需要选择性保留直肠上动脉，以保证吻合口的血供。但笔者也碰到过左半结肠手术时 IMA 误离断后腹膜反折以上 30 cm 肠管血供均良好的病例。

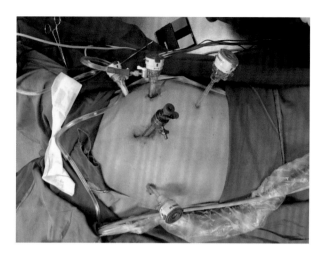

图 5-3-3　Trocar 的 3-1-1 布局

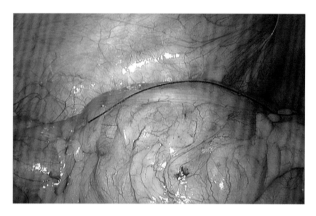

图 5-3-4　肿瘤近端 10 cm 标记

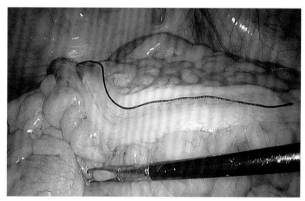

图 5-3-5　肿瘤远端 10 cm 标记

视频 5-3-1
中间入路切开右侧直肠旁
沟(包括10 cm丝线的测量)

中间入路切开右侧直肠旁沟

助手提起直肠乙状结肠系膜，呈扇形展平，向腹侧及左侧保持张力，电钩仅切开膜桥，助手上提，高张力的状态下可见直肠深筋膜背侧与腹下神经前筋膜间的疏松间隙，切断两者间的纤维条索及肠系膜下丛、上腹下丛的乙状结肠支，向头侧直至肠系膜下动脉主干，分离肠系膜粘连，显露十二指肠水平段，确认 No.253 淋巴结清扫区域（图 5-3-6 ~ 图 5-3-11，视频 5-3-1）。

⇨ 技 巧

十二指肠水平段在腔镜左半及直肠中是一个重要的解剖标志，十二指肠水平段下缘 2 cm（1 ~ 3 cm）为肠系膜下动脉的根部。术前腹部增强 CT 可以帮助判断血管与十二指肠水平段下缘的距离，尤其在系膜肥胖、IMA 被淋巴结包绕或复发手术时。

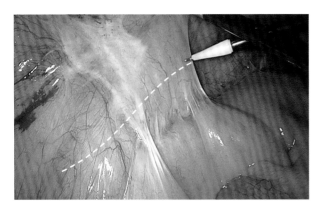

图 5-3-6 助手牵拉乙状结肠系膜，显露右侧直肠旁沟切开线

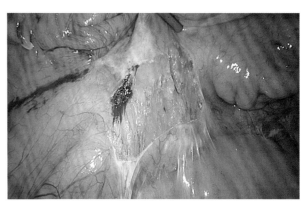

图 5-3-7 切开"膜桥"

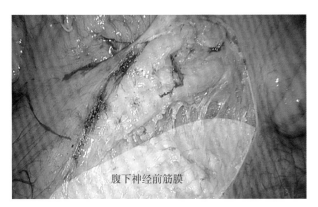

图 5-3-8 显露直肠深筋膜与腹下神经前筋膜间隙

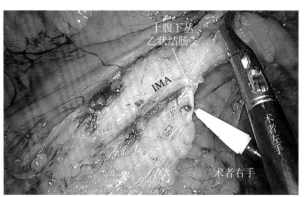

图 5-3-9 断上腹下丛乙状结肠支

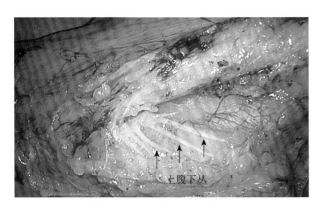

图 5-3-10 游离至 IMA 根部

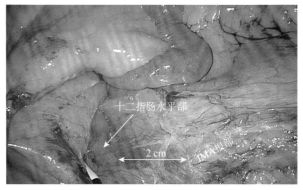

图 5-3-11 显露十二指肠水平部及 No.253 淋巴结清扫区域

No.253 淋巴结清扫及直肠上动脉的选择性保留

沿着 IMA 头侧切开主动脉前方腹膜，进入左结肠后间隙，与直肠后间隙相通，清扫 No.253 淋巴结，沿着 IMA 下行鞘外清扫，显露左结肠动脉，继续下行，游离出乙状结肠动脉，分别结扎离断，并保留直肠上动脉的完整（图 5-3-12 ～图 5-3-17，视频 5-3-2）。

视频 5-3-2
No.253 淋巴结清扫及直肠上动脉的保留

⇨ **技 巧**

乙状结肠动脉第一支（SA1）存在解剖变异，按照出现频率依次为：SA1 与 LCA（左结肠动脉）单独自 IMA 发出；SA1 与 LCA 在 IMA 同一点发出；SA1 与 LCA 自 IMA 发出共干后分别发出。术前 IMA 的 CTA 成像可以帮助判断分支类型。

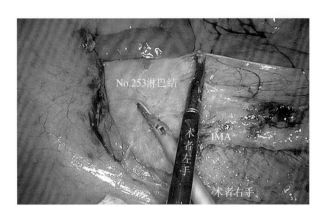

图 5-3-12　IMA 头侧切开腹膜

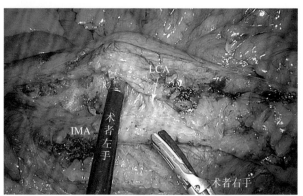

图 5-3-13　进入降结肠后 Toldt 筋膜间隙

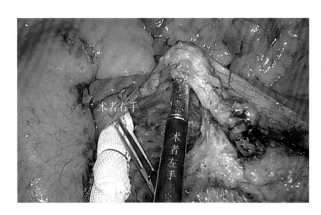

图 5-3-14　以"花生米"钝性分离拓展层面

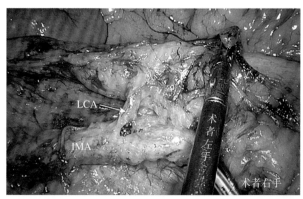

图 5-3-15　游离左结肠动脉

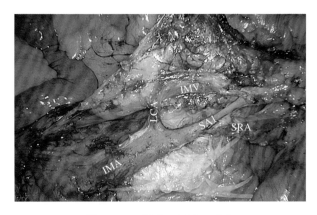

图 5-3-16　游离乙状结肠动脉

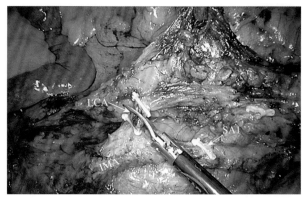

图 5-3-17　根部断乙状结肠动脉及左结肠动脉，保留直肠上动脉

游离乙状结肠

　　助手提起血管断端，主刀左手夹持腹膜后筋膜往右侧牵拉，或者向腹侧方向抬起结肠或直肠系膜，拓展 Toldt 间隙，电钩分离乙状结肠与左髂窝的先天粘连，显露左侧直肠旁沟，隐约可见后方的纱布，切开腹膜，两侧会师，先沿着头侧切开侧腹膜至降结肠，转向尾侧，顺左侧直肠旁沟（膜桥）切开腹膜，可见外侧走形的左侧生殖血管和左侧输尿管，内侧走形的保留的直肠上动脉（图 5-3-18 ～图 5-3-25，视频 5-3-3）。

视频 5-3-3
游离乙状结肠

⇨ 技 巧

　　左右侧腹膜如何快速会师？有几个小窍门：①中间入路 Toldt 间隙层面尽可能往左侧分离，至少要跨过左输尿管，近降结肠水平要见左侧侧腹壁或降结肠背侧肠管；②完成间隙分离后放置干净纱布条，覆盖创面，尤其是左输尿管，有助于对侧会师点的判断，并防止对侧游离时伤及左输尿管；③直肠手术中间入路分离时，常可以从内侧见到一层白色不透明的膜，应该有意识的从内侧切开这层膜，进行内外侧开窗，甚至可以完成全内侧入路左侧侧腹膜的切开（图 5-3-26，图 5-3-27）。

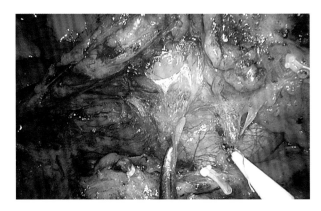

图 5-3-18　左手夹住腹膜后筋膜往右侧牵拉，可见层面间隙更加明显

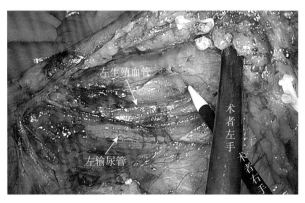

图 5-3-19　主刀左手抬起结肠或直肠系膜，显露 Toldt 线隙

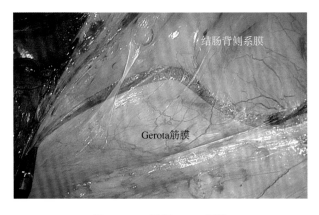

图 5-3-20　显露 Toldt 间隙

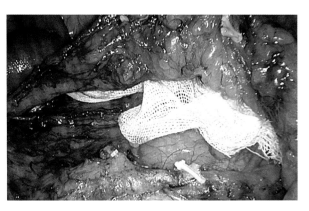

图 5-3-21　纱布条覆盖左输尿管

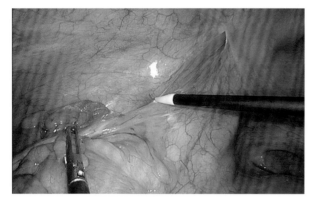

图 5-3-22   切开左髂窝处先天粘连

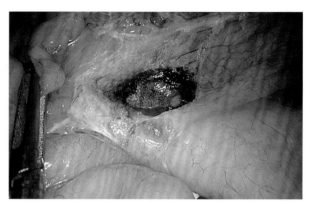

图 5-3-23   纱布前左侧侧腹膜开窗会师

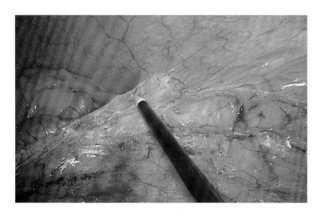

图 5-3-24   切开侧腹膜至降结肠

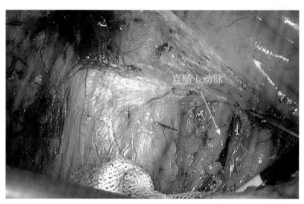

直肠上动脉

图 5-3-25   沿直肠旁沟向尾侧分离

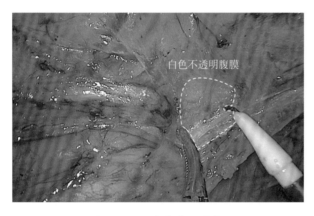

白色不透明腹膜

图 5-3-26   白色非透明膜

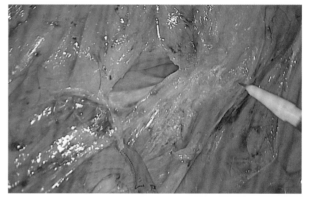

图 5-3-27   从中间入路切开左侧侧腹膜

视频 5-3-4
IMV 起始部的离断及
乙状结肠肠管的裸化

IMV 起始部的离断及乙状结肠肠管的裸化

游离完乙状结肠及上段直肠后，再次以丝线测量拟离断点到腹膜反折的距离，如果拟用吻合器经肛端端吻合，剩余的乙状结肠至肛缘的距离不宜超过 30 cm。在拟离断处垂直于肠管标记系膜切割线，超声刀离断系膜，依次结扎切断肠系膜下静脉起始段、乙状结肠动脉分支以及肠旁一级血管弓，并游离 2 cm 无血管区肠壁备离断用（图 5-3-28 ～图 5-3-33，视频 5-3-4）。

⇨ **技 巧**

　　有名的血管，如肠系膜下静脉起始端及伴行血管的结扎，笔者还是建议上血管夹后再离断，而不是仅用超声刀闭合离断，笔者曾有数次裸化肠管时超声刀闭合不满意的意外出血发生，系膜血管断端缩至脂肪组织内，难以显露和有效止血，而最终不得已再扩大系膜切除的范围，导致更多的正常肠管切除。

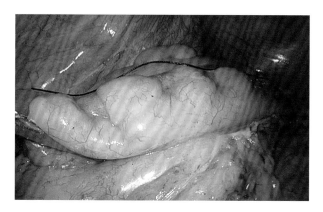

图 5-3-28　游离乙状结肠后再次测量远侧剩余肠管的长度

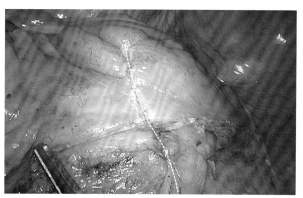

图 5-3-29　标记切割线

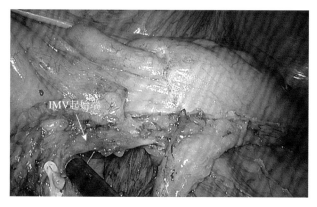

图 5-3-30　显露 IMV 起始部

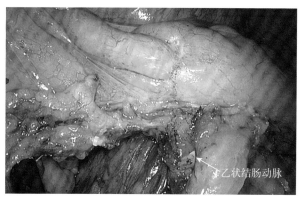

图 5-3-31　断乙状结肠动脉分支

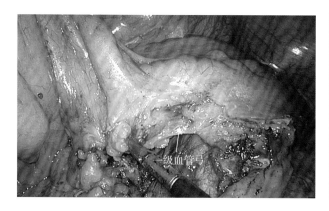

图 5-3-32　断肠旁一级血管弓

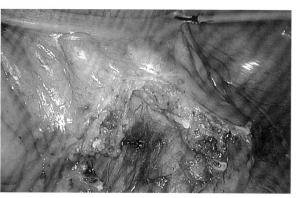

图 5-3-33　裸化 2 cm 无系膜肠管

视频 5-3-5
Toldt 间隙的拓展

Toldt 间隙的拓展

左半结肠的游离需要调整头高足低 15°，仍左侧高位，将显示器置于左上角，术者位置不变，第一助手站于患者两腿之间，第二助手站于术者右手。先将左半大网膜上翻至肝下，小肠翻向右下腹。有时会遇到近端空肠系膜与降结肠系膜的粘连，会影响小肠的翻转。助手右手加持中结肠动脉的左支向腹侧垂直提起横结肠系膜，左手夹住乙状结肠系膜的断端，向足侧、左侧牵拉，显露 Toldt 间隙，向头侧拓展至胰腺下缘背侧，并向外侧扩展（图 5-3-34 ~ 图 5-3-39，视频 5-3-5）。

⇨ 技 巧

Toldt 间隙常为疏松结缔组织，偶有很细小的血管。在助手牵拉张力较好的情况下，术者左手夹住 Gerota 筋膜向 Trocar 方向牵拉，层面可以更加清晰，在不易显露的时候，也可以左手夹持小纱布卷上抬系膜，电钩在层面的游离方面比超声刀解剖层次更清楚。

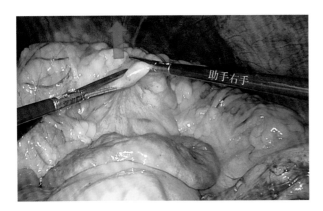

图 5-3-34 垂直上提横结肠系膜

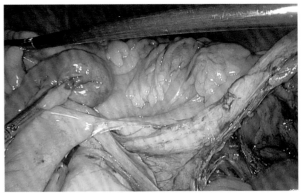

图 5-3-35 左手提起乙状结肠系膜

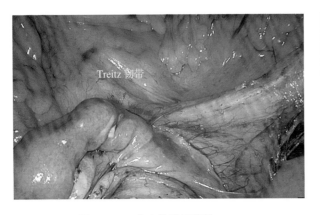

图 5-3-36 分离粘连后可见 IMV

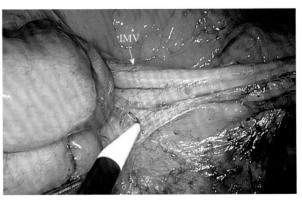

图 5-3-37 向头侧拓展间隙

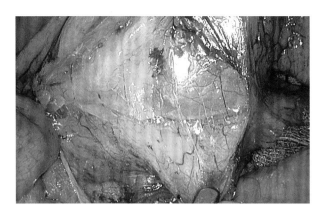

图 5-3-38　向外侧拓展间隙

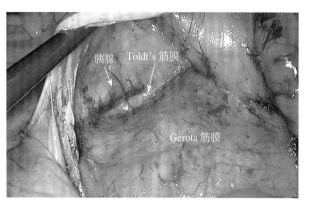

图 5-3-39　头侧游离层面至胰腺下缘背侧

IMV 高位离断及胰结肠韧带的显露

　　左侧 Toldt 间隙初步游离后，筋膜间隙放置纱布条。在胰腺下缘分离出 IMV 并离断，并向横结肠系膜方向切开其腹侧叶及背侧叶，进入网膜囊，可见胃体后壁和胰腺深筋膜；前叶与胰腺被膜相延续，后叶固定于胰腺下缘的结缔组织组成胰结肠韧带，内有小血管分支（图 5-3-40 ～图 5-3-44，视频 5-3-6）。

视频 5-3-6
IMV 高位离断及胰结肠韧带的显露

⇨ **技 巧**

　　IMV 末段与 IMA 分离后，经十二指肠空肠襞左缘进入胰体后面，经脾静脉汇入门静脉，或注入肠系膜上静脉，或注入肠系膜上静脉与脾静脉汇合处，IMV 高位离断点应为胰腺下缘。在左侧 Toldt 间隙往头侧拓展时容易走至胰腺背侧，分离时注意观察胰腺组织，适度将胰腺下缘掀起则更利于胰结肠韧带的识别及离断，在助手牵拉横结肠及降结肠系膜时，呈 "海鸥征"（seagull sign）。

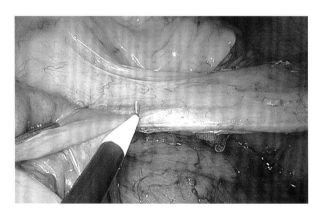

图 5-3-40　切开 Treitz 韧带

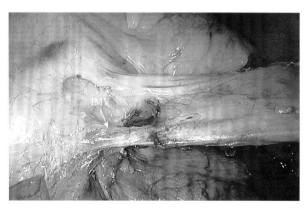

图 5-3-41　显露 IMV

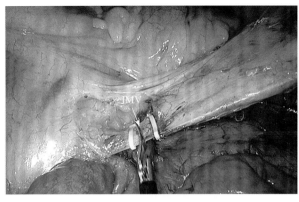

图 5-3-42　胰腺下缘离断 IMV

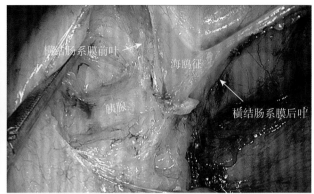

图 5-3-43　切开横结肠系膜腹侧叶及背侧叶

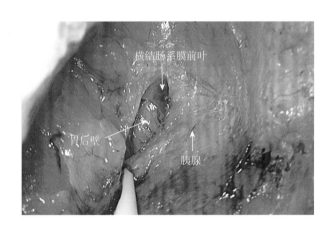

图 5-3-44　进入网膜囊，并见胃后壁

视频 5-3-7
全内侧入路游离脾曲
及降结肠

全内侧入路游离脾曲及降结肠

IMV 高位离断后，左侧 Toldt 间隙层面的游离更易显露，助手左右手分别用肠钳顶起降结肠系膜背侧叶，呈"帐篷样"，主刀左手夹持 Gerota 筋膜往右侧牵拉，电钩分离间隙，直至左侧腹壁，在脾曲拐角偏降结肠侧从内侧切开脾结肠韧带，可见脾下极，自上而下从内侧游离降结肠侧腹膜，完全游离降结肠。以胰腺水平面为解剖标志确认脾曲往中线方向的切割线（图 5-3-45 ~图 5-3-48，视频 5-3-7）。

⇨ **技 巧**

在胰尾和脾曲结肠壁之间，存在与胰尾相连但颜色不同的腹膜后脂肪组织，该结构位于胰腺上缘平面的背侧，为非结肠系膜来源。分离时应在该组织与脾曲肠管间分离，而不能在其背侧与 Gerota 筋膜间分离，稍有差错就容易进入腹膜后组织中。

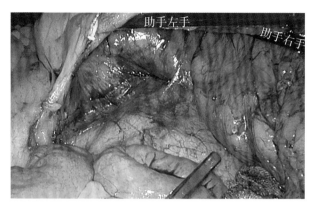

图 5-3-45 助手"帐篷样"顶起结肠系膜

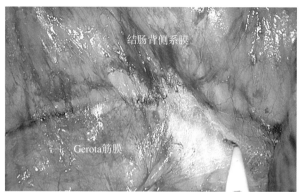

图 5-3-46 拓展 Toldt 间隙

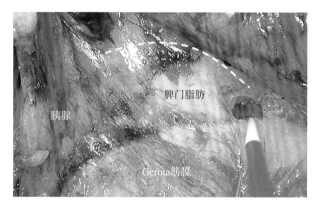

图 5-3-47 内侧入路切开脾结肠韧带

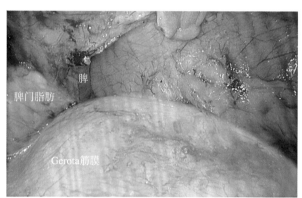

图 5-3-48 内侧入路游离降结肠后的视野

左半胰结肠韧带的离断

助手右手肠钳插进网膜囊，左手钳夹持降结肠系膜上提，显露胰结肠韧带（pancreatocolic ligament），于胰腺下缘水平自中线向左侧分离，并与离断的脾结肠韧带会师（图 5-3-49 ～图 5-3-52，视频 5-3-8）。

视频 5-3-8
左半胰结肠韧带的离断

⇨ **技 巧**

全内侧左半结肠的游离不同于"三路包抄"法脾曲的游离，在助手显露好的同一腔镜视角下完成左半结肠后间隙的完全游离，避免来回的肠管翻动及角度变换，尤其对于肥胖患者，该入路更能体现优势。

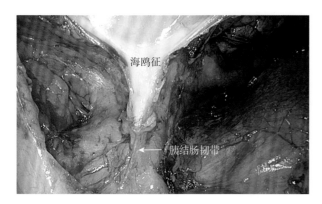

图 5-3-49　显露横结肠系膜根部（海鸥征）

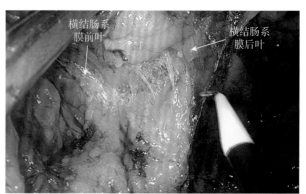

图 5-3-50　沿胰腺下缘离断胰结肠韧带

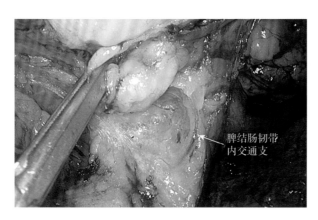

图 5-3-51　胰结肠韧带内的交通支

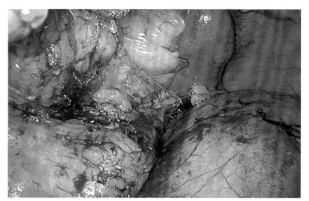

图 5-3-52　脾曲游离后的视野

视频 5-3-9
左半大网膜游离与乙
状结肠的离断

左半大网膜游离与乙状结肠的离断

　　左半结肠背侧系膜游离后，仅大网膜与左半结肠相连，助手左右手肠钳分别夹住横结肠中段及近脾曲处肠管，向下牵拉横结肠肠管，主刀左手夹住大网膜，从中线到左侧，切断大网膜与横结肠肠管的附着，此时大网膜及胃网膜左血管完整保留在胃侧，脾曲结肠肠管则达到最大限度的拉直。观察远端直肠及乙状结肠血供良好，腔镜下离断乙状结肠（图 5-3-53 ～图 5-3-56，视频 5-3-9）。

⇨ **技 巧**

　　左半胃结肠韧带的离断方式有 3 种：①胃网膜血管弓内离断＋胃网膜左血管根部离断＋4sb 组淋巴结清扫（图 5-3-57A）；②胃网膜血管弓外胃结肠韧带离断（图 5-3-57B）；③大网膜与横结肠附着处离断（图 5-3-57C）。本例为第三种离断方式，相对而言，保留了大网膜，是操作最简单的一种方式，也是左侧结肠游离度最大的一种。

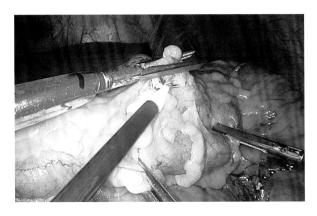

图 5-3-53　显露大网膜与横结肠附着

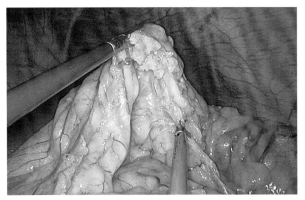

图 5-3-54　自中线向左侧分离大网膜

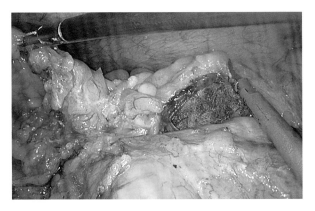

图 5-3-55　松解脾曲处大网膜,并见 Gerota 筋膜前预先放置的纱布

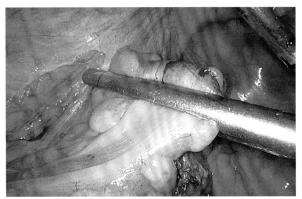

图 5-3-56　离断乙状结肠

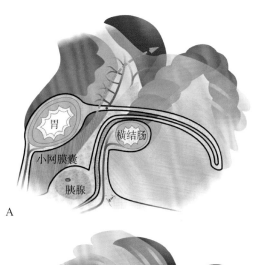

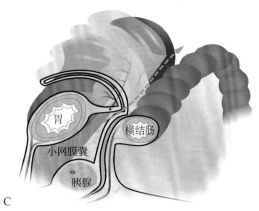

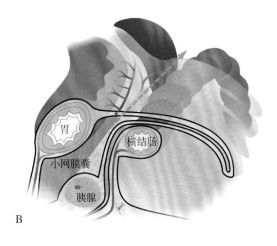

图 5-3-57　左半胃结肠韧带的离断方式

A 为离断方式 1:胃网膜血管弓内离断 + 胃网膜左血管根部离断 +No.4sb 淋巴结清扫;B 为离断方式 2:胃网膜血管弓外胃结肠韧带离断;C 为离断方式 3:大网膜与横结肠附着处离断

视频 5-3-10
标本离断与吻合

吻合与加固缝合

延长脐部 Trocar 切口，切口保护套保护后将肿瘤自切口拉出，近端 10 cm 离断结肠，行荷包缝合，经肛置入吻合器，完成乙状结肠降结肠吻合。吻合顺利，腔镜直视下加固吻合口 1 周，并放置盆腔引流管 1 根（图 5-3-58～图 5-3-61，视频 5-3-10）。

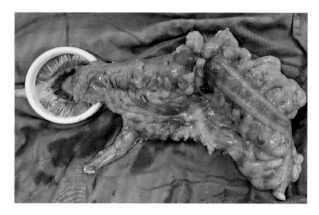

图 5-3-58 脐旁辅助纵切口，取出肿瘤

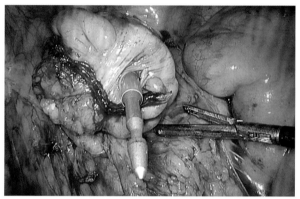

图 5-3-59 吻合器主体干出针

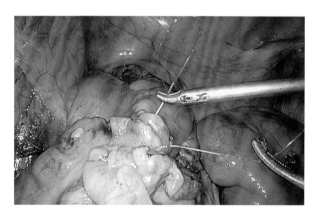

图 5-3-60 加固缝合吻合口

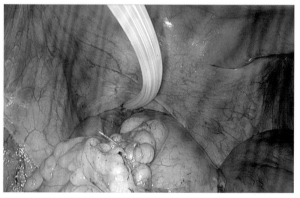

图 5-3-61 盆腔放置引流管

病理诊断

降乙交界处溃疡型中分化腺癌，大小约 5 cm×3 cm×1 cm，浸润肠壁外的纤维脂肪组织，未突破浆膜，无脉管癌栓及神经侵犯，肠周淋巴结 0/16，No.253 淋巴结 0/3 转移（图 5-3-62）。

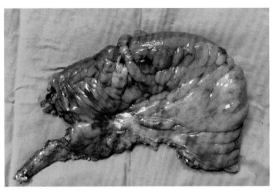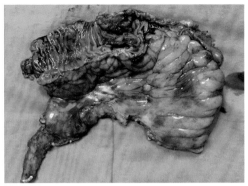

图 5-3-62　手术标本

术后恢复

手术时间 230 min，术中出血 10 ml，术后恢复顺利，术后 1 周出院。

总结

1. 乙状结肠近端肿瘤或降乙交界处肿瘤既要完成直肠游离，又要完成左半结肠操作，相对而言，难度较大，不确定性更多，包括：IMA 根部离断还是分支离断？脾曲的游离方式是完全脾曲松解还是部分松解？肿瘤远端肠管切除长度的标准是 5 cm 还是 10 cm？吻合器经肛端端吻合还是辅助切口端侧或侧侧吻合？这些都会因结肠肿瘤位置、大小、肠管的游离度、肠管切除范围不同而异，术者应该根据腔镜探查结果，做出合理而又安全易行的选择。

2. 术前了解 IMA 的解剖分型、掌握术中精确的肠管长度测量方法可以帮助更精准地保留直肠上动脉及选择合适的远近端肠管的切除范围。

3. 在熟练掌握脾曲解剖、传统"三路包抄"法脾曲游离技术的前提下，我们可以应用全内侧入路更快更高效的完成脾曲的松解，避免来回搬动肠管、助手牵拉肠管引起的肠管损伤及脾被膜撕裂。

（汤坚强）

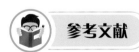 参考文献

[1] 万远廉，严仲瑜，刘玉村 . 腹部外科手术学 [M] . 北京：北京大学医学出版社，2010.

[2] 板井义治 . 腹腔镜结直肠癌手术 [M] . 张宏，康亮，申占龙，译 . 沈阳：辽宁科学技术出版社，2019.

[3] BENSELER V，HORNUNG M，IESALNIEKS I，et al. Different approaches for complete mobilization of the splenic flexure during laparoscopic rectal cancer resection [J] . Int J Colorectal Dis，2012，27（11）：1521-1529.

[4] GARCIA-GRANERO A，PRIMO ROMAGUERA V，MILLAN M，et al. A video guide of five access methods to the splenic flexure：the concept of the splenic flexure box [J] . Surg Endosc，2020，34（6）：2763-2772.

第四节 内镜辅助经肛门取标本的腹腔镜左半结肠癌根治 NOSES

适应证

肿瘤位于降结肠脾曲、降结肠、乙状结肠近端；肿瘤环周径小于 3 cm；肿瘤未侵及浆膜。

现病史及术前检查

患者女性，43 岁，BMI 22.1 kg/m²。主因"间断大便带血伴腹痛 1 个月"入院，既往无手术史。全腹增强 CT 提示：结肠脾曲黏膜隆起型病变（图 5-4-1）。结肠镜：进境 40 cm 见亚蒂息肉样病变，大小 2.5 cm×2.2 cm。病理提示中分化腺癌（图 5-4-2）。术前诊断：脾曲结肠癌，cT1N0M0。

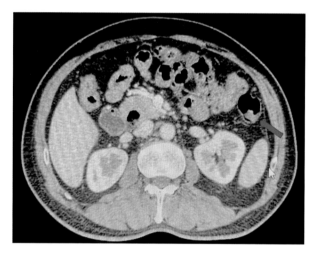

图 5-4-1 术前 CT

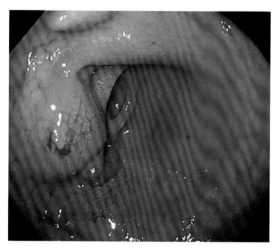

图 5-4-2 吲哚菁绿肠镜下定位

手术要点及策略

1. 肿瘤位于结肠脾曲，术前诊断 cT$_1$N0M0，按照第 9 版日本《大肠癌处理规约》，肿瘤滋养血管为中结肠动脉的左支及左结肠动脉，行 D2 根治清扫，保留肠系膜下静脉主干。

2. 术前 24 小时行吲哚菁绿（ICG）肠镜下定位，肿瘤周围共注射 4 个点，每个点 0.1 ml。

3. 本节分享的重点是左半结肠全腔镜吻合，标本经肠镜拖出体外的经自然腔道手术。

手术步骤

体位及 Trocar 布局

采用"人"字位或改良 Lloyd-Davis 体位，采用传统五孔法，脐下置入 10 mm Trocar，脐旁右侧置入 12 mm Trocar 为术者主操作孔，右侧锁骨中线肋缘下 2 cm 置入 5 mm Trocar 为术者副操作孔，左侧脐旁与左上腹分别置入 5 mm Trocar 为助手操作孔（图 5-4-3）。术者站位于患者右侧，第一助手站位在患者左侧，扶镜手根据手术区域的改变移动位置，在处理肠系膜下血管时，站位于患者头侧或者主刀左侧，游离脾曲时站位于患者两腿之间。

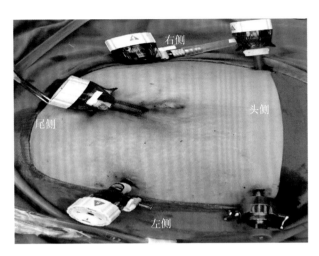

图 5-4-3　Trocar 布局

探查

探查肿瘤位置，腹盆腔有无种植结节、腹腔积液及肝转移结节。荧光标记肿瘤位于脾曲（图 5-4-4），同时测量距肿瘤远近端肠管 10 cm 距离（图 5-4-5，图 5-4-6），保证切除范围。

⇨ 技 巧

腔镜下肠管切缘的标记常用体外事先量好的丝线在肠管非牵拉状态下去测量，并以血管夹标记。

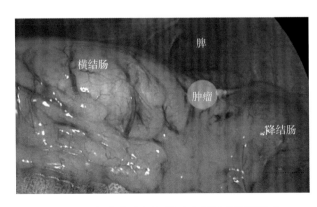

图 5-4-4　探查荧光标记肿瘤位于降结肠近脾曲

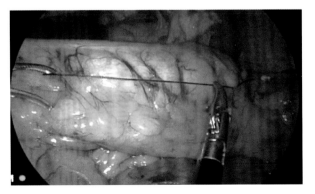

图 5-4-5　10 cm 丝线测量距肿瘤近端肠管距离，确定近端切除肠管范围

图 5-4-6 10 cm 丝线测量距肿瘤远端肠管距离，确定近端切除肠管范围

视频 5-4-1
探查及游离左结肠血管

左结肠血管的处理

因肿瘤分期较早，血管根部淋巴结术前评估无转移迹象，故保留肠系膜下静脉主干及肠系膜下动脉主干，仅处理左结肠血管。助手上提左结肠血管，向腹侧及左侧保持张力，高张力的状态下电钩清扫左结肠血管周围淋巴脂肪组织，充分游离显露左结肠血管后结扎切断（图 5-4-7，图 5-4-8），保留乙状结肠动脉与直肠上动脉及肠系膜下静脉。手术操作见视频 5-4-1。

⇨ **技 巧**

依据肿瘤学根治原则，术前评价肿瘤体积小（< 3 cm），并且临床分期早，考虑缩小清扫范围，同时计划行 NOSES 手术，要提前合理规划切除肠管范围及淋巴结清扫范围，有利于标本经自然腔道顺利取出。

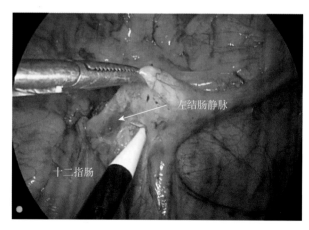

图 5-4-7 助手牵拉左结肠血管系膜，游离左结肠静脉，保留肠系膜下静脉

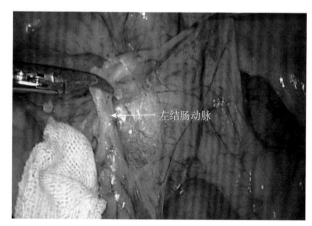

图 5-4-8 助手牵拉左结肠血管系膜，游离左结肠动脉，保留肠系膜下动脉

Toldt 间隙的拓展及脾曲游离

离断左结肠血管后，助手提起左结肠血管断端，展平降结肠系膜，继续向头侧及左侧拓展 Toldt 间隙（图 5-4-9），可见肾前筋膜完整（图 5-4-10），外至结肠壁，头侧至脾下极（图 5-4-11）。上翻大网膜，切开横结肠系膜进入网膜囊，并可见胃后壁及胰腺，向脾侧游离，离断胃网膜左血管结肠支（图 5-4-12）、左侧胰结肠韧带（图 5-4-13），松解结肠脾曲（图 5-4-14）。手术操作见视频 5-4-2。

视频 5-4-2
Toldt 筋膜间隙的拓展及脾曲游离

⇨ 技 巧

脾曲游离过程中需注意胃网膜左血管和其结肠支的出血，建议上 Hem-o-lok 夹夹闭后离断，以避免术后迟发性出血的可能。

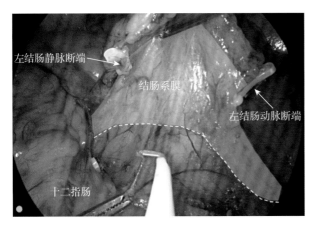

图 5-4-9 牵拉结肠系膜，进入 Toldt 间隙

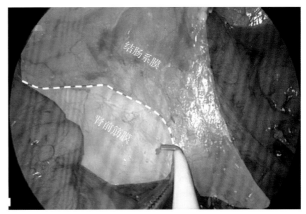

图 5-4-10 拓展 Toldt 间隙

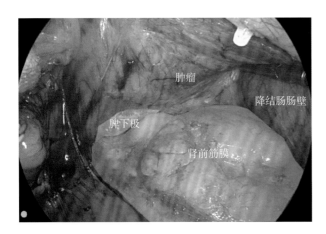

图 5-4-11 头侧及外侧至脾下极

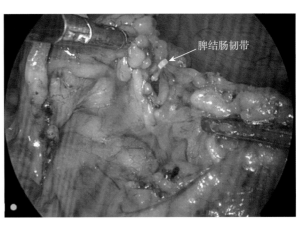

图 5-4-12 离断胃网膜左血管结肠支

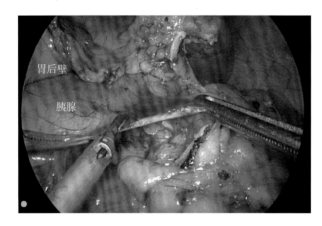

图 5-4-13   离断胰结肠韧带

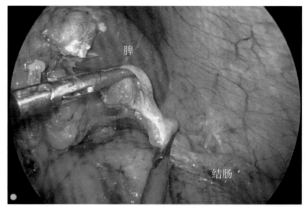

图 5-4-14   松解脾曲

标本取出及消化道重建

视频 5-4-3
消化道重建

裁剪系膜，在血管夹标记近端预切除处裸化近端横结肠肠管，同法裸化远端血管夹标记处肠管，并用腔镜直线切割吻合器离断。腹腔内置入无菌保护套，将肠镜经肛门进入远端结肠，直到远端断端。切开远端肠管闭合断端，将肠镜伸入腹腔，经肠镜进入活检钳，夹持无菌保护套带线端（图 5-4-15），将无菌保护套经肠镜拖出肛门（图 5-4-16），无菌保护套充满远端肠管。标本近端缝合带线（图 5-4-17），近端缝合线经助手右手 Trocar 穿出固定在体外。再次置入肠镜，将圈套器套入标本远端（图 5-4-18），缓慢拖入肠管（图 5-4-19），最终经肛门拖出标本（图 5-4-20）。再次闭合远端肠管，腔镜下行横结肠降结肠 Overlap 吻合（图 5-4-21，图 5-4-22），倒刺线加固共同开口。手术操作见视频 5-4-3。

⇨ 技 巧

保护套置入腹腔前充分涂抹聚维酮碘，有利于润滑肠管和消毒作用。肠镜圈套器圈套标本时，可在标本表面衬敷小纱条，防止拖拽标本时标本破损。标本近端增加缝线，可以保证标本在肠管内运行时始终保持与肠腔一致，防止标本扭曲套叠等情况的发生。

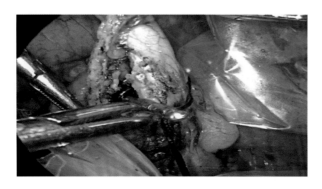

图 5-4-15   肠镜第一次进入腹腔，置入活检钳

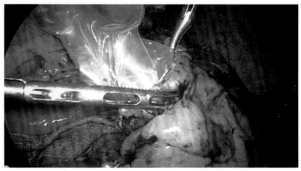

图 5-4-16   肠镜拖出保护套

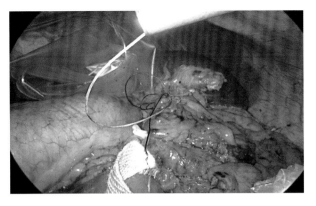

图 5-4-17　标本近端缝合缝线

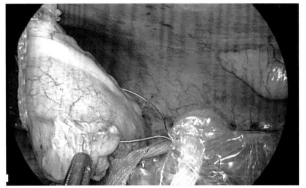

图 5-4-18　肠镜再次进入腹腔圈套标本

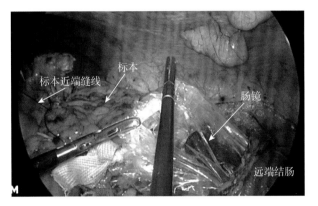

图 5-4-19　肠镜缓慢拖出标本

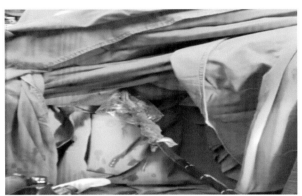

图 5-4-20　肠镜拖出标本体外情况

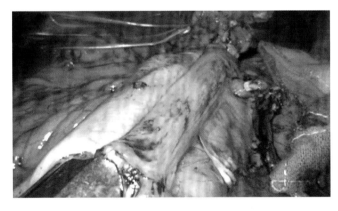

图 5-4-21　腔镜下肠管 Overlap 吻合重建

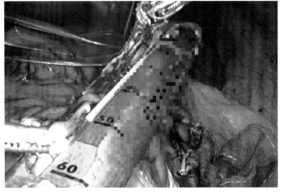

图 5-4-22　腔内关闭共同开口

病理诊断

（左半）结肠绒毛管状腺瘤，癌变（大小约 2 cm×1 cm×0.8 cm），癌组织侵及黏膜下层，未见脉管内癌栓及神经侵犯，（上、下切缘）未见癌组织，周围淋巴结未见转移癌（0/12）（图 5-4-23）。

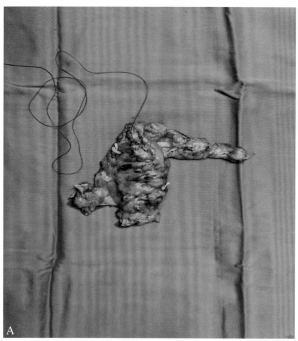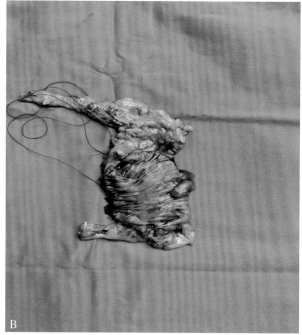

图 5-4-23 术后标本。A. 肠管外观；B. 肠管刮开后内面观

术后恢复

手术时间 170 min，术中出血 10 ml，术后恢复顺利，术后 1 周出院（图 5-4-24）。

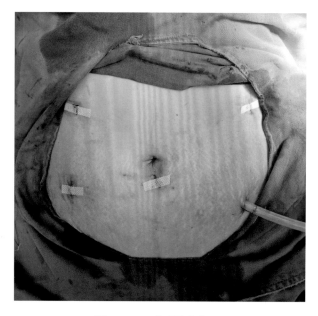

图 5-4-24 术后腹部切口

【总结】

腹部无辅助切口经直肠拖出标本的腹腔镜下左半结肠癌根治术（NOSES Ⅵ式），是左半结肠癌经

自然腔道手术的标准式式，优点是完全腹腔镜操作，利用直肠自然腔道取出标本，腹部无辅助切口。适合于早期肿瘤，或进展期肿瘤但瘤体偏小的左半结肠癌手术治疗。本病例采用肠镜将切除标本拖出体外，减少了直肠的切口，进一步减少腹腔内创伤，保证肿瘤根治性的同时，也提高和改善了患者术后生活质量。

　　肠镜辅助下经结肠取标本在腹腔镜结肠切除术中已有相关报道，国内部分学者将其用于结肠癌根治术。但肠镜取标本极为困难，对肿瘤的大小和 BMI 要求较高。本例将取标本方式进行改良，采用较长的捆绑带与结肠断端缝合固定，用肠镜异物钳将捆绑带拉出肛门外，经肛门牵拉捆绑带，从而将左半结肠标本取出。该方法比常规用肠镜异物钳直接取标本的可操作性更强，取标本时间也明显缩短。

（梅世文）

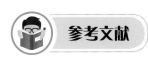

[1] 关旭. 结直肠肿瘤经自然腔道取标本手术专家共识（2019 版）[J]. 中华结直肠疾病电子杂志，2019（8）：336-342.

[2] 李贺，钱国武. 腹部无辅助切口经肛门拖出标本腹腔镜下左半结肠切除术治疗乙状结肠癌患者的临床研究 [J]. 临床研究，2020，28：24-26.

[3] 宁英泽，刘军广，蔡云龙，等. 改良内镜辅助经横结肠腔道取标本的腹腔镜右半结肠癌根治 NOSES 术（改良 CRC-NOSES-Ⅷ式 C 法）[J]. 中华结直肠疾病电子杂志，2021，10：547-549.

[4] 中华医学会外科学分会结直肠外科学组. 吲哚菁绿近红外光成像在腹腔镜结直肠癌手术中应用中国专家共识（2021 版）[J]. 中国实用外科杂志，2021，41：1098-1103，1110.

第五节　腹腔镜下左半结肠癌根治联合胰体尾脾切除术

适应证

　　局部进展期期脾区结肠癌，侵及胰体尾，预计能 R0 根治且无远处转移。

现病史及术前检查

　　患者男性，57 岁，BMI 25.0 kg/m²，主因"左下腹胀痛 1 个月余"入院。查体：腹部平软，未见胃肠型及蠕动波，无明显压痛，未触及异常包块，叩诊鼓音，肠鸣音正常，肛门外观正常，肛诊未触及异常，退指指套无染血。化验：肿瘤标记物：CEA 3.5 ng/ml，CA199 28.29 U/ml。腹部增强 CT（图 5-5-1）：结肠脾曲占位性病变，结肠癌可能性大，与胰尾关系密切，周围多发增大淋巴结。结肠镜提示脾曲结肠癌，结肠多发息肉。病理：（结肠活检）腺癌（呈中分化）。诊断：左半结肠恶性肿瘤侵犯胰体尾，术前分期 cT4bNxM0。

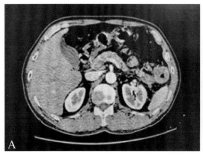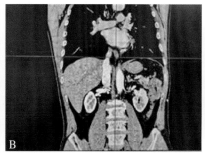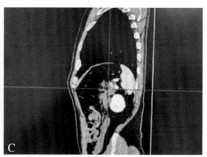

图 5-5-1　术前 CT 显示结肠肿瘤侵犯胰腺。A. 轴位；B. 冠状位；C. 矢状位

手术要点及策略

1. 肿瘤为进展期结肠脾曲癌，按照第 9 版日本《大肠癌处理规约》，肿瘤滋养血管为中结肠动脉的左支及左结肠动脉，行 D3 根治清扫，应根部离断左结肠动脉及中结肠动脉的左支，清扫肠系膜下动脉根部 No.253 淋巴结及中结肠动脉根部 No.223 淋巴结。

2. 内侧入路优先，沿着 Gerota 筋膜前间隙游离左侧结肠并顺势进入胰腺后间隙直至胰腺上缘，坚持肿瘤的 En bloc 切除原则，将脾曲肿瘤、胰体尾脾作为整块切除；脾动脉的优先处理及脾门血管的精细解剖处理可以减少术中出血，利于保持术野的干净。

手术步骤

体位及 Trocar 布局

体位及 Trocar 布局参考第 5 章第四节"内镜辅助经肛门取标本的腹腔镜左半结肠癌根治 NOSES"，采用"人"字位和传统五孔法。

探查腹腔

常规观察肝、胆囊、胃、脾、大网膜、结肠、小肠和腹盆腔，判断肿瘤具体位置、大小、侵及范围、活动度等，腹腔未见明显积液及腹膜种植结节，肝未见占位，见肿瘤位于结肠脾区，浆膜层受累并侵犯左侧腹壁，与胰体尾部关系密切（图 5-5-2）。

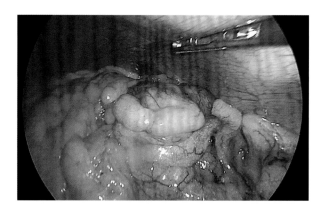

图 5-5-2　肿瘤位于脾曲，与胰体尾关系密切

No.253 淋巴结清扫及左结肠动脉根部结扎

显露肠系膜下动脉根部，清扫 No.253 淋巴结。沿肠系膜下动脉游离显露左结肠动脉，于左结肠动脉根部结扎离断。具体的操作步骤详见第 5 章第二节"腹腔镜脾曲癌根治术"。

内侧入路拓展 Toldt 间隙

更换体位，改头高左高位，助手站至两腿之间，扶镜手站在术者右侧，继续向头侧分离拓展 Toldt 间隙（图 5-5-3，图 5-5-4），于胰腺下缘离断肠系膜下静脉根部（图 5-5-5）。肿瘤向后累及 Gerota 筋膜，予以切除（图 5-5-6）。继续向头侧分离显露胰腺下缘，可见肿瘤侵犯胰尾部（图 5-5-7）。手术操作见视频 5-5-1。

视频 5-5-1
内侧入路拓展 Toldt 间隙

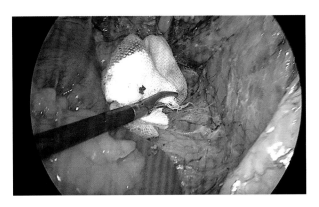

图 5-5-3　拓展左侧 Toldt 间隙

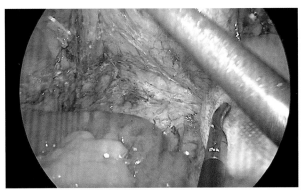

图 5-5-4　拓展左侧 Toldt 间隙

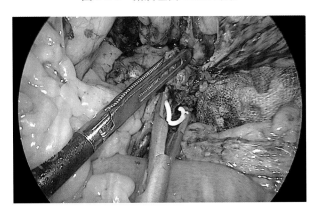

图 5-5-5　胰腺下缘处理肠系膜下静脉

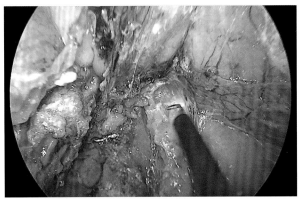

图 5-5-6　切除部分可能受侵的肾脂肪囊

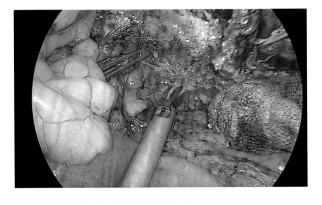

图 5-5-7　脾曲肿瘤累及胰体尾

清扫中结肠血管根部淋巴结

结合结肠肿瘤的位置及侵犯胰腺的部位，决定行中结肠血管根部淋巴结清扫及中结肠动脉左支离断。显露胰体部，在胰腺下缘向左分离胰结肠系膜（图 5-5-8），注意在受侵部位近端游离和裸化，避免进入肿瘤，导致肿瘤播散。沿 Toldt 间隙拓展胰后间隙（图 5-5-9）。手术操作见视频 5-5-2。

视频 5-5-2
清扫中结肠血管根部淋巴结

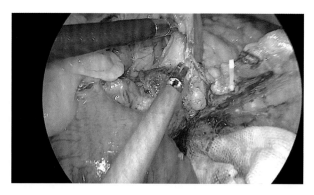

图 5-5-8 胰腺表面分离横结肠系膜

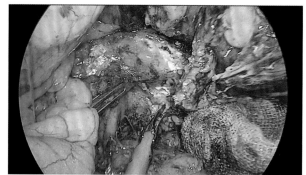

图 5-5-9 拓展胰后间隙

视频 5-5-3
分离胃结肠韧带及
离断横结肠

离断肿瘤近端横结肠

打开胃结肠韧带无血管区进入网膜囊，离断胃结肠韧带、脾胃韧带及胃短血管（图 5-5-10），肿瘤近端 10 cm 离断横结肠系膜，以腔镜直线切割吻合器离断横结肠（图 5-5-11），并将远端肠管向外侧掀起以利于后方胰腺的暴露（图 5-5-10，图 5-5-11，视频 5-5-3）。

➡ **技 巧**

横结肠优先离断有利于显露胰体尾，减少横结肠、大网膜的干扰，更利于胰体尾脾的游离和胰腺离断。

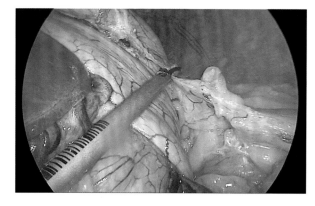

图 5-5-10 在胃网膜弓内分离胃结肠韧带

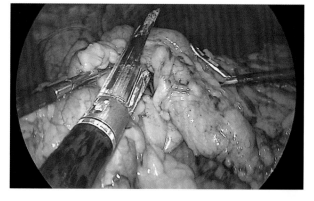

图 5-5-11 离断近端横结肠

视频 5-5-4
结扎脾动脉及
离断胰腺

横断胰体尾

在胰腺上缘分离出脾动脉（图 5-5-12），并给予结扎离断（图 5-5-13，图 5-5-14），以减少脾的血供。继续拓展胰后间隙（图 5-5-15），打通胰后隧道（图 5-5-16），悬吊胰腺，腔镜直线切割吻合器在受侵胰腺近端 1 ~ 2 cm 予以离断（图 5-5-17 ~ 图 5-5-19）。手术操作见视频 5-5-4。

➡ **技 巧**

　　在胰腺上缘一般能分离出脾动脉的主干，动脉的优先离断有利于减少脾的血供，能减少出血。根据胰腺的厚度选择合适钉高的切割闭合器能减少残端胰漏的风险，必要时胰腺断端可以进行加固缝合。通常脾静脉游离较为困难，可以与胰腺组织一同离断。

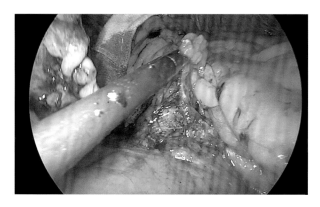

图 5-5-12　在胰腺上缘解剖出脾动脉

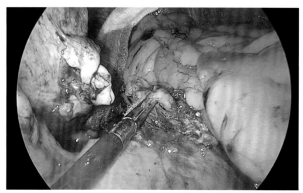

图 5-5-13　脾动脉完全游离

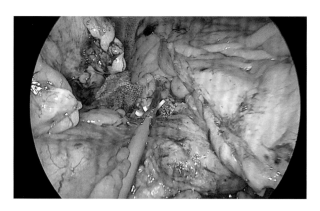

图 5-5-14　结扎离断脾动脉

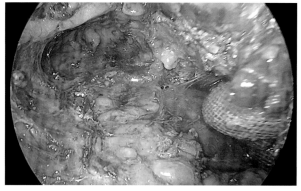

图 5-5-15　顺势拓展胰腺后方间隙

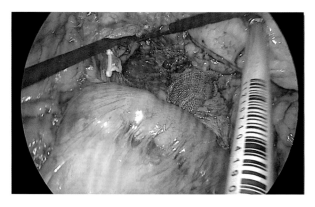

图 5-5-16　贯通胰腺后方间隙

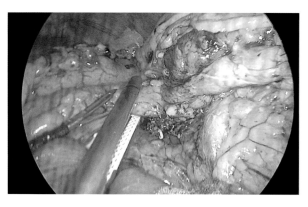

图 5-5-17　腔镜直线切割吻合器在受侵胰腺近端 2 cm 离断

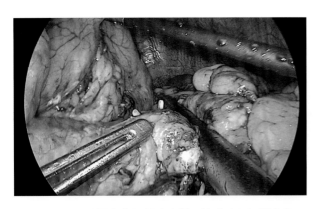

图 5-5-18　腔镜直线切割吻合器压榨胰腺组织再击发

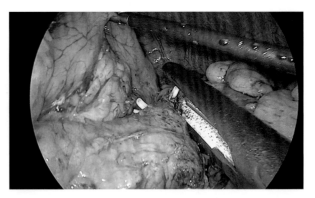

图 5-5-19　胰体尾离断后

视频 5-5-5
整体切除左半结肠
+ 胰体尾 + 脾标本

脾的游离

提起胰腺断端，沿胰后间隙直至脾门。沿降结肠侧腹膜向上分离，离断脾肾韧带和脾膈韧带（图 5-5-20，图 5-5-21），完成左半结肠胰体尾脾的整块切除（视频 5-5-5）。

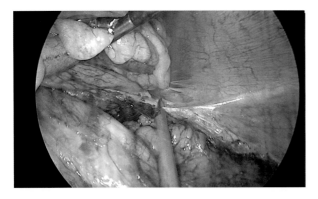

图 5-5-20　处理脾肾韧带

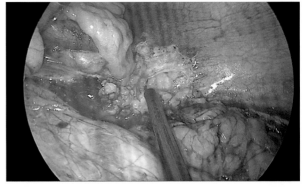

图 5-5-21　在受侵部位旁约 2 cm 完整切除腹膜及部分腹膜外脂肪

结肠重建

取上腹正中辅助切口，将标本经切口取出，肿瘤远端 10 cm 肠管用切割吻合器完成离断。移除标本，横结肠乙状结肠顺蠕动 Overlap 法完成消化道的重建，放置胰腺断端和吻合口断端旁 2 个引流管。

病理诊断

（左半结肠）中分化黏液腺癌，浸润肠壁达脂肪组织及部分胰腺，局部见化脓性炎伴脓肿形成，未见神经侵犯及脉管内癌栓，肠管两侧断端、环周切缘、胰腺断缘及脾周均未见癌累及，肠周淋巴结（0/20）及胰腺周淋巴结（0/1）均未见转移（图 5-5-22）。免疫组化：CKPan（+）、MLH1（+）、MSH2（+）、MSH6（+）、PMS2（+）、HER-2（−）、PD-L1（−）、Syn（−）。术后诊断：脾曲结肠癌，pT4bN0M0。

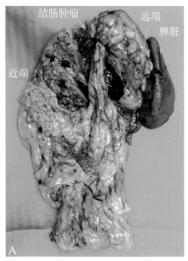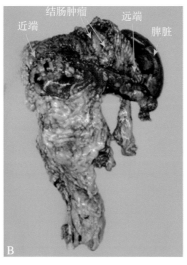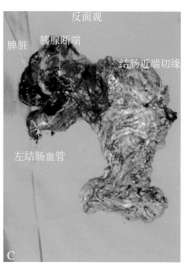

图 5-5-22　左半结肠 + 胰体尾 + 脾整块切除标本
A. 正面观；B. 正面观（剖开图）；C. 背侧观

术后恢复

手术时长 175 min，术中出血 100 ml，术后第 1 天下床活动，第 3 天排气，第 5 天饮水进要素饮食，逐渐过渡至半流食，切口和吻合口愈合良好，术后 12 天出院。

总结

腹腔镜左半结肠联合胰体尾脾切除术手术要点为：①左结肠动脉的显露及离断，No.253 淋巴结的清扫；②沿肠系膜下静脉背侧拓展 Toldt 间隙，向胰腺背侧间隙游离，用立体的解剖思维将左半结肠、胰体尾脾作为一个整体去游离，而不用去分离脾结肠韧带或游离脾曲；③胰后间隙分离后可初步判断肿瘤可切除性，若可根治切除，应首先离断横结肠系膜血管及肿瘤近端横结肠，此时脾动脉及胰体尾的分离显露将更容易；④离断胰体尾后，采用中间向外侧，沿着胰腺背侧 Toldt 间隙的顺序游离脾肾及脾膈韧带；⑤术中要做到解剖层次清楚，当肿瘤侵犯该层面时，要进入更深层次的分离，才能保证环周切缘阴性。

（胡　刚　汤坚强）

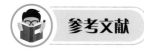 参考文献

[1] 王锡山. 局部晚期结直肠癌联合脏器切除的适应证和治疗策略的选择 [J]. 中国癌症杂志，2015，25（11）：861-864.

[2] 池畔，王枭杰. 左半结肠切除术的争议和基于膜解剖的脾曲游离技巧 [J]. 中华结直肠疾病电子杂志，2017，6（4）：284-289.

[3] NAGASAKI T，MISE Y，HONMA S，et al. Simultaneous laparoscopic left hemicolectomy and spleen-preserving distal pancreatectomy for descending colon cancer with pancreatic invasion [J]. Asian J Endosc Surg，2019，12（3）：334-336.

第6章

左半结肠手术技巧

第一节　结肠脾曲的游离技巧

▌简介

　　腹腔镜左半结肠癌根治术常用的传统手术入路方法包括中间入路法、外侧入路法、前方入路法，以及多数学者主张的"三路包抄"复合入路法，但以上传统入路方法容易受患者体型、助手反向操作不利、逆向的腹腔镜视角等因素的影响，学习曲线较长。尤其在左结肠动脉根部的显露及肠系膜下动脉根部 D3 清扫的关键环节中，常规头侧视角很难显露该区域，术者常常受困于反向的视野，导致局部清扫效果不足。笔者团队对腹腔镜左半结肠癌根治术的 Trocar 布局及手术步骤进行系列改良，包括 3 个关键技术：①"3-1-1"Trocar 布局；②腹腔镜直肠手术视角下肠系膜下动脉（inferior mesenteric artery，IMA）优先解剖；③完全内侧入路（complete medial approach，CMA）结肠脾曲游离。IMA-CMA 入路与传统入路的腹腔镜左半结肠癌根治术进行比较研究，结果提示 IMA 优先解剖联合 CMA 脾曲游离技术安全可行，缩短手术时间，减少术中出血量，有利于 No.253 淋巴结充分清扫，且不增加围术期并发症的发生。本章节将重点介绍"完全内侧入路脾曲游离"的方法。

▌完全内侧入路脾曲游离

▌站位与布孔

　　"3-1-1"Trocar 布局及站位方式详见第 5 章第二节，脾曲游离时的 Trocar 选择及站位可参考图 6-1-1，图 6-1-2。

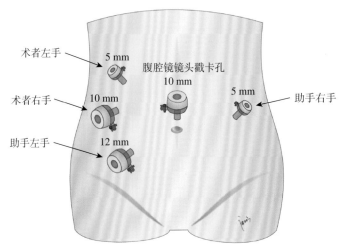

图 6-1-1　脾曲游离时 Trocar 的选择（"3-1-1"Trocar 布局）

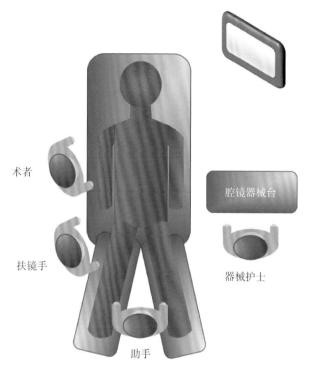

图 6-1-2　脾曲游离时的站位

具体步骤

1．助手右手向头侧提起左侧横结肠系膜，左手提起肠系膜下血管分支断端，保持足够的张力后可以显露 Treitz 韧带及降结肠系膜左侧界（图 6-1-3），予以切开并顺势于 Treitz 韧带上缘切开横结肠系膜进入网膜囊，在胰腺下缘根部离断 IMV（图 6-1-4）。

2．自内侧向外侧、自尾侧向头侧游离 Toldt 间隙，第一助手左手钳根据主刀操作部位适当调整，保持分离平面张力（图 6-1-5）。头侧边界拓展至胰腺下缘背侧（图 6-1-6）。外侧边界至左侧腹壁。

3．在脾曲拐角偏降结肠侧从内侧切开脾结肠韧带，隐约可见脾下极（图 6-1-7），自上而下从内侧切开降结肠侧腹膜，并与直肠手术操作平面会师。再沿着胰腺下缘水平面为解剖标志自左向右切开胰结肠韧带至脾曲，完整显露胰体尾下缘和左半结肠的系膜床（图 6-1-8），此时仅大网膜与左半结肠相连。

4．切开左半胃结肠韧带，沿着脾下极方向松解结肠脾曲（图 6-1-9），视肿瘤位置决定是否行胃网膜左血管的离断及 4sb 淋巴结的清扫。至此完成全内侧入路结肠脾曲游离。

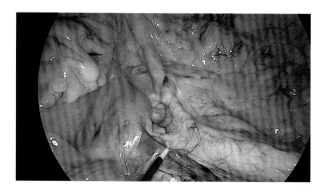

图 6-1-3　显露 Treitz 韧带及降结肠系膜左侧界

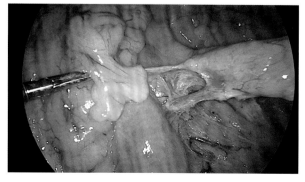

图 6-1-4　胰腺下缘游离出 IMV 根部

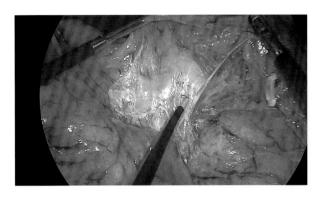

图 6-1-5　拓展 Toldt 间隙

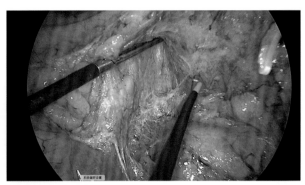

图 6-1-6　头侧拓展至胰腺下缘背侧

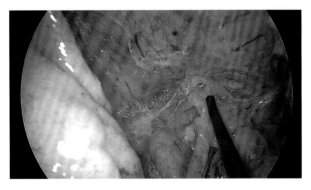

图 6-1-7　从内侧切开脾结肠韧带

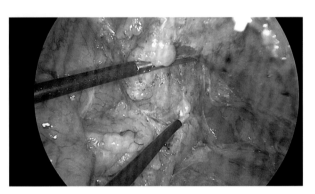

图 6-1-8　自左向右切开胰结肠韧带至脾曲

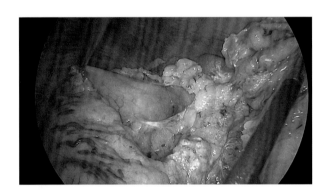

图 6-1-9　切开左半胃结肠韧带，松解结肠脾曲

技巧及注意点

1．Trocar 孔设置按照"3-1-1"5 孔法的 Trocar 布局　传统入路的 Trocar 布局为"2-1-2"，在游离脾曲时，术者经常会因患者体型肥大等出现器械长度不够、右手主操作孔距离右侧髂前上棘太近操纵不便的问题，同时助手需要反手操作，影响操作稳定性以及难以维持足够的张力的问题。而"3-1-1"5 孔法的 Trocar 布局能较好地解决这些难题。

2．解剖层面的维持　助手将横结肠系膜及左结肠血管断端提起后，能清晰地显露 Treitz 韧带，在结肠中血管左侧打开横结肠系膜，并在分离时与尾侧已经显露的 Toldt 间隙层面保持一致，在该间隙游离时能较快地向左侧到达降结肠旁沟，向上能迅速游离至胰腺下缘。

3．胰腺周围系膜的分离　在游离至胰腺下缘后，向上打开横结肠系膜，可以显露中结肠静脉的左支，结合肿瘤的部位决定是否行该支血管的离断。继续在胰腺下缘向左侧游离横结肠系膜的后叶，部分患者会有副中结肠血管和 Riolan 弓，予以结扎离断。最后离断横结肠系膜的前叶，在游离至胰尾及脾门区域时，应仔细游离脾结肠韧带及小心胃网膜左血管结肠支的出血，避免暴力牵拉损伤脾。

"三路包抄"法脾曲游离

Trocar 孔的设置按照 "2-1-2" 的 5 孔法布局（图 6-1-10），术者在患者右侧，助手在患者左侧，扶镜手在患者两腿之间（图 6-1-11），先在胰腺下缘根部离断肠系膜下静脉，自内侧向外侧、自头侧向尾侧拓展左侧 Toldt 间隙，离断 IMA 分支或主干和 IMV 的起始部，清扫 No.253 淋巴结，游离乙状结肠，切开降结肠侧腹膜至结肠脾曲，离断左半胃结肠韧带及左侧横结肠系膜至结肠脾曲，从"中间 - 外侧 - 头侧"三个方向"包抄"（入路模式图参考图 6-1-12），完全结肠脾曲的游离。该方法结合脾曲局部膜解剖原理，共 3 次进入网膜囊：①第 1 次进入网膜囊：进入左侧 Toldt 间隙，清扫 No.253 淋巴结，离断横结肠系膜根；②第 2 次进入网膜囊：离断胃结肠韧带；③第 3 次进入网膜囊：切开降结肠 Toldt 线，自下而上，切开左侧侧腹膜，离断膈结肠韧带，脾结肠韧带。自内、上、外侧三路会师最终完成脾曲游离。

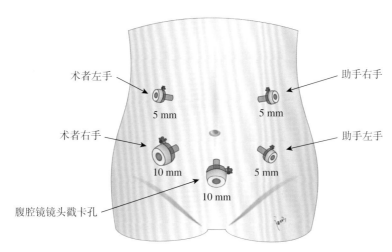

图 6-1-10　"三路包抄"脾曲游离的 Trocar 布局

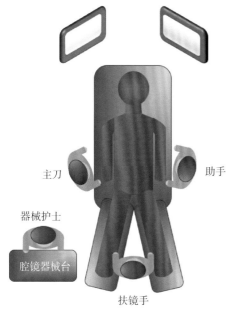

图 6-1-11　"三路包抄"法脾曲游离的站位

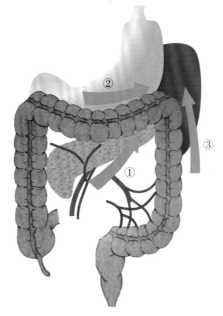

图 6-1-12　"三路包抄"法脾曲游离模式图

总结

脾曲游离是左半结肠癌根治术中的难点之一，如何保持正确的操作平面，以及合理的操作程序，是顺利完成脾曲游离的关键，这都是建立在对左半结肠，尤其是胰腺下缘以及结肠脾曲解剖认识的基础上。

结肠脾曲游离时有 1%～8% 的脾损伤发生率，是导致腹腔镜手术中转开腹的重要因素。相对于传统入路，"完全内侧入路脾曲游离"的 Trocar 孔布局可以使游离结肠脾曲时主刀操作孔与结肠脾曲之间的距离更近，方便结肠脾曲的游离，同时，不需要反复调整患者的体位，也不需要反复翻动大网膜及横结肠，尽量在清晰的解剖层面游离，从而减少游离大网膜和脾曲时脾被膜撕裂的风险。

（胡　刚　汤坚强）

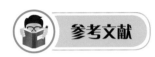

[1] 池畔，王枭杰. 左半结肠切除术的争议和基于膜解剖的脾曲游离技巧 [J/CD]. 中华结直肠疾病电子杂志，2017，6（4）：284-289.

[2] 胡刚，刘军广，邱文龙，等. 肠系膜下动脉优先解剖联合完全内侧入路结肠脾曲游离技术在腹腔镜左半结肠癌根治术中的应用研究 [J]. 结直肠肛门外科杂志，2023，29（6）：260-267.

第二节　乙状结肠 / 直肠癌合并降结肠系膜旋转不良的手术技巧

概述

降结肠系膜旋转不良（persistent descending mesocolon，PDM）是一种先天性的肠系膜发育异常疾病。正常情况下，降结肠系膜在妊娠 5 个月时会与左侧后腹膜及左侧腹壁融合固定，当这种发育过程出现异常，降结肠靠近腹腔中线位置，出现 PDM 现象。文献报道其发生率为 1.3%～4.0% 不等。PDM 的术前诊断主要依靠腹部 CT，其诊断标准为降结肠右侧缘位于左肾门内侧。术中可表现为乙状结肠左侧先天粘连消失、降结肠系膜和乙状结肠系膜与小肠系膜不同程度的粘连，肠系膜下动脉（inferior mesenteric artery，IMA）与结肠边缘血管弓距离变短。PDM 变异增加边缘血管弓损伤的风险，从而造成乙状结肠肠管缺血，继而被迫游离脾曲或永久性造口。

PDM 影像学评估

1. 影像诊断标准　胸腹盆增强 CT 扫描确定左侧结肠的走行及系膜变异情况，将轴位 CT 显示的降结肠右侧缘位于左侧肾门内侧作为 PDM 的影像诊断标准（图 6-2-1）。

2. 血管分型　应用增强 CT 后处理的多平面重组（multi-planar reconstruction，MPR）技术和最大密度投影（maximum intensity projection，MIP）技术，通过冠状位来确定 IMA 分型和结肠边缘动脉弓的走行（图 6-2-2）。

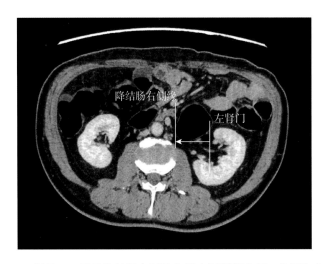

图 6-2-1　轴位 CT 显示降结肠右侧缘位于左侧肾门内侧，靠近腹主动脉

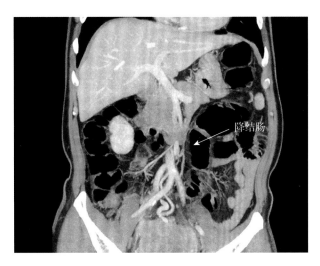

图 6-2-2　冠状位 CT 显示降结肠靠近腹腔中部

3．血管解剖关系　利用轴位动脉相 CT 测量各血管间距离及血管与肠管右侧缘的距离，进一步明确手术中涉及的血管间距离，避免不必要损伤（图 6-2-3）。

4．空间走行　利用三维重建技术进一步判定肠管走行及肿瘤位置（图 6-2-4）。

手术要点及策略

1．IMA 的显露　松解回肠系膜与乙状结肠粘连，显露十二指肠下缘，大致确认 IMA 根部位置。

2．IMA 及分支的显露　采用头侧中间入路，先在 IMV 层面显露 Toldt 间隙，向下显露 IMA，并自下而上沿着直肠后间隙平面游离，与上方间隙会师，背侧放置纱布，衬托 IMA。

3．IMA 逆向分离　当上述方法仍难显露 IMA，先游离直肠后间隙，并与对侧贯通，利用悬吊带将直肠及系膜向腹牵拉，扩大其背侧间隙，自下而上向 IMA 根部水平游离，可行辅助切口完成 IMA 分支的离断。

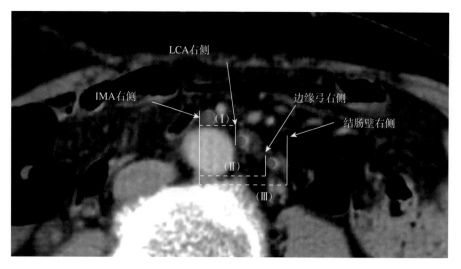

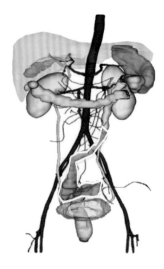

图 6-2-3　轴位 CT 以 IMA 起始部为起点，分别测量 IMA 与左结肠动脉（left colic artery，LCA）距离（Ⅰ），IMA 与边缘弓距离（Ⅱ）以及 IMA 与肠壁距离（Ⅲ）

图 6-2-4　三维重建确定降结肠走行

4. 辅助切口选择　PDM 不建议腔镜下系膜裁剪，也不建议选择脐下或位置更低的辅助切口，可考虑选择脐旁切口或者脐上正中辅助切口将标本提出切口外裁剪系膜。

手术步骤

体位及 Trocar 布局

截石位，采用传统五孔法，脐上置入 10 mm Trocar，右下腹置入 12 mm Trocar 为术者主操作孔，右侧脐旁锁骨中线置入 5 mm Trocar 为术者辅助操作孔，左侧脐旁与左下腹分别置入 5 mm Trocar 为助手主操作孔（图 6-2-5）。按腹腔镜直肠手术体位及站位：头低足高 15°，右侧倾斜 10°，术者在患者右侧，助手在左侧，扶镜手在头侧（图 6-2-6）。

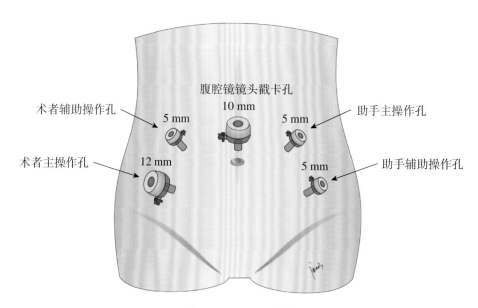

图 6-2-5　Trocar 布局

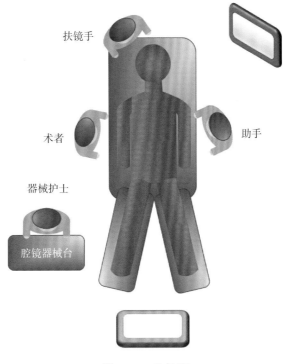

图 6-2-6　站位图

探查

探查肿瘤位置，腹盆腔有无种植结节、腹腔积液及肝转移结节。降结肠位于左侧肾门内侧靠近中线，结肠脾曲下移，降结肠系膜宽度变窄（图 6-2-7）；乙状结肠向右移位，同时左侧先天粘连消失，可直视左侧输尿管和生殖血管（图 6-2-8），乙状结肠与右下腹阑尾、回肠系膜或肠管先天致密粘连，并覆盖肠系膜血管根部（图 6-2-9，图 6-2-10）。

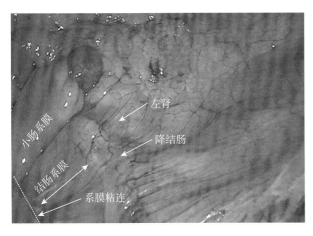

图 6-2-7　探查降结肠位于左肾内侧，降结肠系膜缩短，与小肠系膜粘连

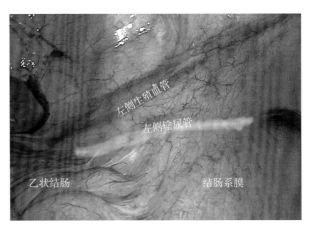

图 6-2-8　乙状结肠与左侧腹壁失去先天粘连，左侧生殖血管及左侧输尿管走行可见

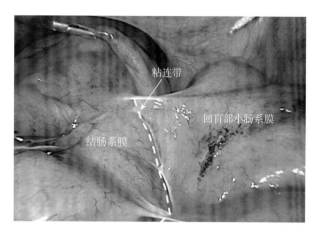

图 6-2-9　乙状结肠偏向右侧，与回盲部小肠系膜粘连

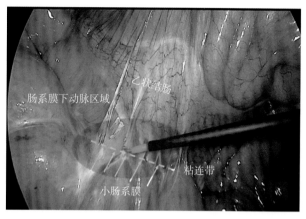

图 6-2-10　乙状结肠与小肠系膜粘连并覆盖 IMA 区域，无法充分显露 IMA 处系膜

视频 6-2-1
腹腔探查及结肠游离悬吊

游离直肠及拓展直肠后间隙

术者与助手保持抵抗牵拉，逐层松解结肠与右侧回盲部小肠系膜粘连，助手提起乙状结肠，向腹侧及左侧保持张力，电钩逐层切开小肠系膜与乙状结肠粘连带，主刀左手张力逐渐增加，进一步拓展间隙，同时助手上提保持一定张力，高张力的状态下电钩逐层切开，可见乙状结肠系膜背侧与腹下神经前筋膜间的疏松间隙（图 6-2-11），切断两者间的纤维条索及肠系膜下丛、上腹下丛的乙状结肠支，先向远端切开系膜进入直肠后间隙（图 6-2-12）。充分向对侧拓展直肠后间隙，铺垫纱条于间隙内（图 6-2-13），转向对侧切开左侧腹膜，两侧贯通（图 6-2-14），穿入悬吊带将结肠向腹侧悬吊（图 6-2-15），向肿瘤远端拓展直肠后间隙（图 6-2-16）。手术操作见视频 6-2-1。

⇨ 技 巧

PDM 变异系膜融合，遮盖 IMA 区域系膜，助手及术者配合时的张力是松解粘连的关键，适当的张力动态保持，游离粘连建议使用电钩，使层次自然分开，超声刀可能会导致层次融合叠加，不容易识别。先层面优先拓展远端乙状结肠及直肠背侧间隙，利用悬吊带充分牵拉显露直肠后间隙，为下一步处理 IMA 创造条件。

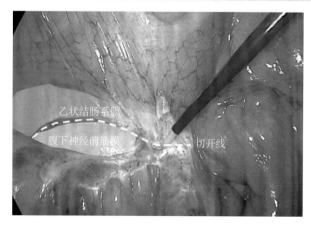

图 6-2-11　助手牵拉乙状结肠，松解粘连，显露腹下神经前筋膜层面

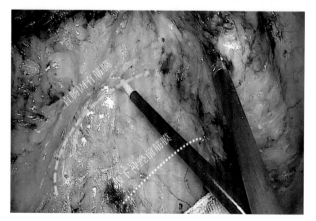

图 6-2-12　向对侧及尾侧拓展直肠后间隙

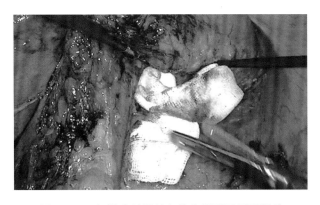

图 6-2-13　间隙内放置纱条作为指引及层面保护

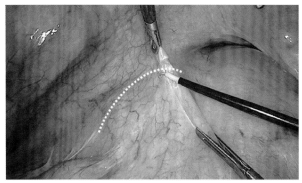

图 6-2-14　切开对侧腹膜，直肠后间隙贯通

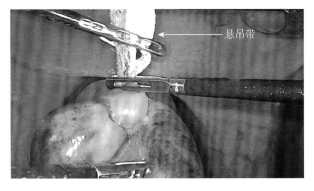

图 6-2-15　悬吊带向腹侧悬吊结肠

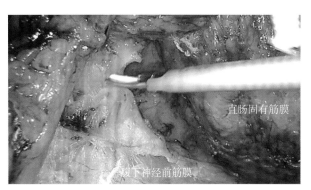

图 6-2-16　悬吊结肠后充分拓展直肠后间隙

IMA 及分支处理

助手左手钳可反向提起 IMV，采用头侧中间入路法，向左侧拓展 IMA 头侧 Toldt 间隙（图 6-2-17），完全显露 IMA 根部（图 6-2-18，图 6-2-19），仔细分离显露 IMA 各分支（图 6-2-20），清扫根部 No.253 淋巴结，并离断直肠上动脉及乙状结肠动脉，LCA 水平离断 IMV。手术操作见视频 6-2-2。

视频 6-2-2
IMA 及分支处理

⇨ **技 巧**

PDM 变异降结肠系膜较窄，一级血管弓可与 IMV 伴行，损伤后大段肠管缺血，将被迫切除多余肠管，术中保留 LCA 有利于结肠血供，采用头侧中间入路，将 IMA 完全显露，并仔细分离各分支，可以降低血管损伤事件发生。

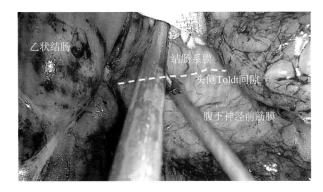

图 6-2-17　显露 IMA 头侧间隙

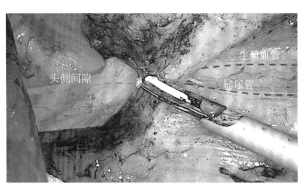

图 6-2-18　Toldt 间隙上下贯通后的视野

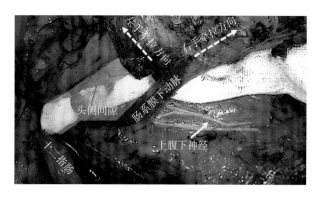

图 6-2-19   充分打开显露 IMA

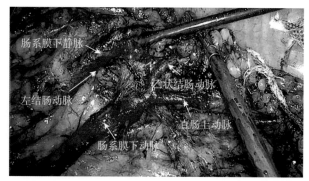

图 6-2-20   游离解剖 IMA 各分支

系膜裁剪与消化道重建

PDM 患者的乙状结肠系膜在腔镜下裁剪困难，可选择脐旁切口或者脐上正中辅助切口将标本提出切口外（图 6-2-21），距肿瘤近端 10 cm 切除近端肠管，放置抵钉座，重建气腹并完成吻合。

⇨ 技 巧

PDM 系膜较正常缩短，一级血管弓距离系膜边缘较近，腔镜下裁剪变异系膜可能损伤血供，可选择脐旁切口或者脐上正中辅助切口，体外裁剪系膜较为安全。若需要腔镜下裁剪系膜，可利用 ICG 荧光血管造影观察 IMA 分支及一级血管弓走行，可以提高手术安全性（图 6-2-22，图 6-2-23）。

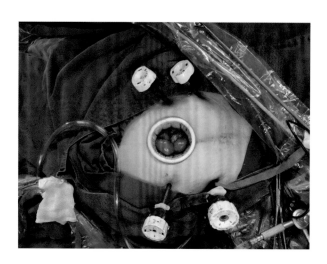

图 6-2-21   脐旁辅助切口

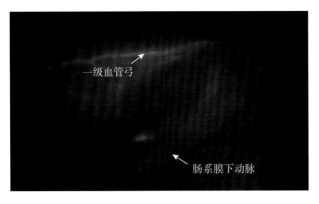
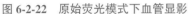

图 6-2-22 原始荧光模式下血管显影

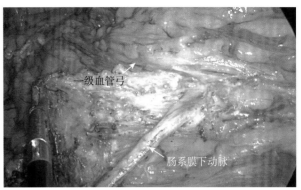

图 6-2-23 彩光模式下血管

总结

PDM 诊断主要依靠术前影像学检查，典型的 PDM 影像诊断标准为降结肠靠近腹腔中线，降结肠肠管右侧缘位于左肾门右侧。因临床中存在这种变异率较低，一般容易被忽略，大多都是术中探查发现。

PDM 患者可能存在 IMA 变异。王利明等报告，PDM 患者中 11% 为 IMA Ⅲ 型；Hanaoka 等亦研究提示 26.5% PDM 患者为 Ⅲ 型分支模式，比非 PDM 组（15%）的比例明显增加。笔者团队利用 CT 增强后处理中的 MPR 和 MIP 技术，对 16 例患者的 IMA 血管分型进行了术前判断，其中 Ⅲ 型"熊爪样"占比 50%，进一步血管距离测量结果显示：IMA 根部层面至 LCA 的中位距离 1.7 cm；IMA 根部层面至边缘血管弓中位距离仅 3.2 cm；IMA 根部层面至乙状结肠右侧壁中位距离亦仅为 4.0 cm。结肠边缘血管弓与 IMA 和 LCA 距离明显缩短，术中发生边缘血管弓损伤的风险增加。

乙状结肠癌 / 直肠癌合并 PDM 的难点及风险表现为：

1. IMA 显露困难 左半结肠系膜与小肠系膜的不规则融合粘连，粘连覆盖在 IMA 表面，阻挡正常手术入路，给 IMA 解剖带来困难；PDM 病人乙状结肠系膜短粗，且折叠，优先拓展直肠后间隙，完成左右侧会师，并采用悬吊带将直肠及系膜捆绑后向腹侧提起，扩大直肠后间隙，自下而上分离至 IMA 水平，结合头侧中间入路的操作方法，完成上下会师，进而完全显露 IMA。

2. IMA 变异多样 IMA "熊爪样"分型占比高，甚至达 50%；IMA 根部层面至边缘血管弓距离、IMA 根部层面至乙状结肠右侧壁距离均明显缩短，腔镜下系膜裁剪困难；存在 LCA 即为一级血管弓的可能，容易发生血管弓损伤，大段乙状结肠坏死可能。

3. 游离脾曲机会增加 系膜旋转不良或血管弓损伤、吻合张力增加等均需要被动游离脾曲。

4. 吻合失败的风险高 表现为术中被迫乙状结肠造口（Hartmann 手术）及术后吻合口漏的风险发生率高。

（梅世文）

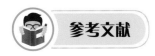
参考文献

[1] 梅世文，刘军广，胡刚，等．降结肠系膜旋转不良影像学特征及其对腹腔镜结直肠手术影响对策

研究（附 16 例报告及文献复习）[J]．中国实用外科杂志，2022，42（9）：1021-1025，1035.

[2] MEI S，ZHANG M，YE F，et al. Persistent descending mesocolon as a vital risk factor for anastomotic failure and prolonged operative time for sigmoid colon and rectal cancers [J]．World J Surg Onc，2023，21：199.

[3] WANG L，KONDO H，HIRANO Y，et al. Persistent descending mesocolon as a key risk factor in laparoscopic colorectal cancer surgery [J]．In vivo（Athens，Greece），2020，34（2）：807-813.

[4] HAMADA K，SUMIDA Y，OZEKI K，et al. Persistent descending mesocolon as an intraoperative risk factor in laparoscopic surgery for left-sided colon and rectal cancer [J]．Asian J Endosc Surg，2022，15（2）：306-312.

[5] HANAOKA M，HINO H，SHIOMI A，et al. Minimally invasive surgery for colorectal cancer with persistent descending mesocolon：radiological findings and short-term outcomes [J]．Surg Endosc，2021，35（6）：2797-2804.

[6] 中华医学会外科学分会结直肠外科学组．吲哚菁绿近红外光成像在腹腔镜结直肠癌手术中应用中国专家共识（2021 版）[J]．中国实用外科杂志，2021，41（10）：1098-1103，1110.

第三篇

直肠乙状结肠手术篇

直肠乙状结肠切除的应用解剖

第 7 章

直肠乙状结肠的血管解剖

直肠乙状结肠的动脉血供主要来自肠系膜下动脉（IMA），静脉也主要回流至肠系膜下静脉（IMV）。有关肠系膜下动、静脉的解剖详见第 4 章。此外，直肠中下段还有来自髂内动脉系统的直肠中动脉、直肠下动脉供血（图 7-1-1），本节对此做进一步介绍。

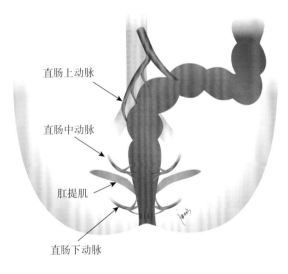

图 7-1-1　直肠的动脉供血

1. 直肠中动脉（middle rectal artery，MRA）

直肠中动脉的定义、发生率、起源、走行、位置、数量等仍存在一定争议，在以往国内解剖教材中将其称为直肠下动脉，目前多数外科专业书籍均按国际通用称呼将其命名为直肠中动脉。既往对于 MRA 是否恒定出现存在较多争议，不同的文献报道其出现率差距较大（12% ~ 97%），可能与其定义的模糊性、手术方式及技术差异、腔镜显示系统的发展等多方面因素有关。此外，多数情况下 MRA 也并非左右对称出现。

多数 MRA 起源于阴部内动脉，也可起源于臀下动脉、膀胱下动脉、髂内动脉、输精管动脉、阴道动脉等。MRA 发出后从直肠侧方穿过骨盆神经丛及周围结构（即直肠侧韧带），进入肛提肌平面以上的直肠。MRA 的走行模式分为三种。①侧方型：MRA 穿透盆丛神经平面，直接从侧面进入直肠，也有日本学者将从侧方相对较高位置进入直肠的血管称为"副直肠中动脉"（图 7-1-2，图 7-1-3）；②盆底型：MRA 在盆腔较低的位置沿肛提肌表面走行较长距离，再进入直肠（图 7-1-4，图 7-1-5）；

③前外侧型：MRA 从神经血管束（neurovascular bundle，NVB）的末梢发出，从直肠前外侧以相对较短的距离进入直肠（图 7-1-6，图 7-1-7）。

2. 直肠下动脉（inferior rectal artery，IRA）

直肠下动脉与直肠上动脉类似，几乎总是恒定存在的，很少有变异。在以往国内解剖教材中称其为肛动脉，目前多数外科专业书籍均按国际通用称呼将其命名为直肠下动脉。IRA 起源于阴部内动脉

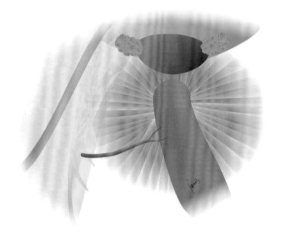

图 7-1-2　侧方型 MRA（示意图）

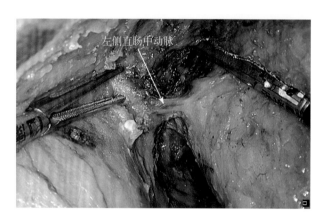

图 7-1-3　侧方型 MRA（术中照片）

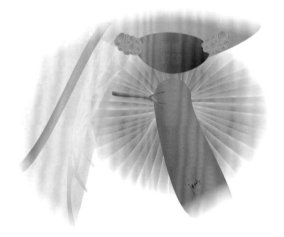

图 7-1-4　盆底型 MRA（示意图）

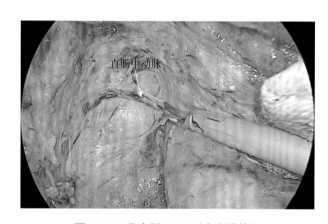

图 7-1-5　盆底型 MRA（术中照片）

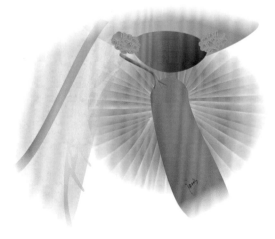

图 7-1-6　前外侧型 MRA（示意图）

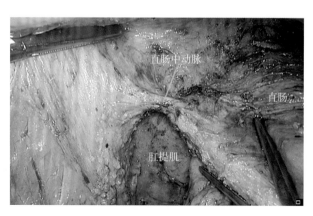

图 7-1-7　前外侧型 MRA（术中照片）

的终末部分，后者在梨状肌下孔穿出骨盆，然后通过坐骨小孔再次进入骨盆并发出 IRA，分布于肛提肌平面以下的肛管及肛门外括约肌（图 7-1-1）。

直肠乙状结肠相关神经解剖

直肠乙状结肠接受交感神经及副交感神经的双重支配，前者来自 L1～L3 节段的交感神经纤维，后者来自 S2～S4 节段副交感神经纤维形成的盆腔内脏神经。自主神经的详细解剖见图 7-1-8。

1．腹主动脉丛（abdominal aortic plexus，AAP）

腹主动脉丛又称为肠系膜间丛，位于肠系膜上、下动脉起始部之间的腹主动脉前壁及两侧，由腹腔神经丛和腹腔神经节向下延续而来，并接受来自 L1、L2 的交感神经纤维，向下包绕肠系膜下动脉根部延续为肠系膜下丛。

2．肠系膜下丛（inferior mesenteric plexus，IMP）

主要发自腹主动脉丛，也接受来自 L1、L2 的节前纤维（即左、右腰内脏神经）的汇入，在肠系膜下动脉根部两侧形成 IMP 的左、右束支（图 7-1-9）。

3．腰内脏神经（lumbar splanchnic nerve，LSN）

起自双侧腰交感干神经节，向前下内方走行，止于肠系膜下丛及上腹下丛，支配盆腔及下腹部脏器。

4．上腹下丛（superior hypogastric plexus，SHP）

上腹下丛又称骶前神经（presacral nerve），位于腹主动脉末端及左右髂总动脉分叉处，是肠系膜下丛向尾侧的延续，并接受 L3、L4 交感神经发出的腰内脏神经（图 7-1-9）。

5．腹下神经（hypogastric nerve，HP）

上腹下丛在骶岬附近分为左右腹下神经，沿着输尿管内侧约 2 cm 与其伴行，分别向左右盆壁走行，与盆腔内脏神经交汇形成下腹下丛（图 7-1-10）。

6．下腹下丛（inferior hypogastric plexus，IHP）

也称为盆丛（pelvic plexus），位于直肠下段的两侧盆壁，发出神经纤维伴随髂内动脉各分支分布于盆腔各脏器，形成直肠下丛、膀胱丛、输尿管丛、前列腺丛、子宫阴道丛等次级神经丛（图 7-1-11）。

7．神经血管束（neurovascular bundle，NVB）

是指精囊腺和前列腺外侧集束样外观的血管及神经纤维的统称，位于膀胱前列腺交界水平及以下，外观类似扇状，由下腹下丛发出，向头侧支配精囊腺及远端输尿管，向尾侧支配前列腺及会阴体，末梢支向下支配阴茎（图 7-1-11）。

8．盆腔内脏神经（pelvic splanchnic nerve，PSN）

又称盆神经或者勃起神经，共 3 对，由第 2～4 骶神经前支中的副交感神经节前纤维组成。加入下腹下丛后，PSN 的纤维上行至上腹下丛，并与交感神经纤维一起走行并支配盆腔内脏器及外阴等区域（图 7-1-12）。

盆腔自主神经损伤后的表现主要为排尿功能障碍、性功能障碍两类，具体表现与损伤部位、损伤神经纤维类型有关。如在下腹下丛以上水平损伤（如上腹下丛、腹下神经），以交感神经成分损伤为主，排尿功能障碍主要表现为膀胱功能紊乱、女性压力性尿失禁等，性功能障碍则主要表现为射精障碍、逆行射精。如在下腹下丛及以下水平损伤（如盆内脏神经、神经血管束），以交感及副交感神经成分混合损伤为主，排尿功能障碍主要表现为尿潴留，性功能障碍可表现为勃起障碍、射精障碍。单纯盆腔内脏神经损伤则完全为副交感神经纤维损伤，主要表现为勃起障碍、阳痿。

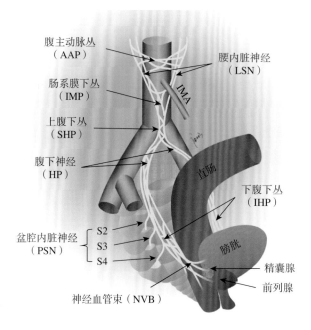

图 7-1-8 盆腔自主神经的解剖

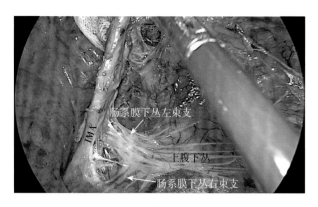

图 7-1-9 肠系膜下丛与上腹下丛

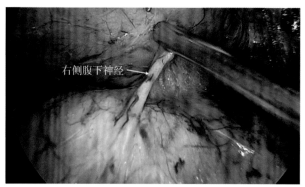

图 7-1-10 腹下神经

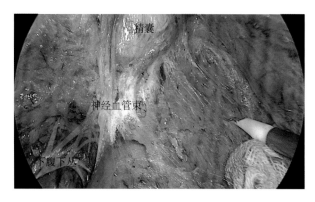

图 7-1-11 下腹下丛与神经血管束

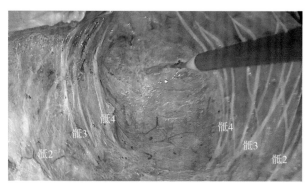

图 7-1-12 盆腔内脏神经

直肠乙状结肠相关筋膜及层面解剖

1. 直肠系膜及直肠固有筋膜

直肠系膜是指直肠侧后方的脂肪、血管、淋巴组织，外包裹以直肠固有筋膜，形成信封样结构。直肠固有筋膜为单层上皮样膜状结构，向头侧与结肠系膜背侧叶相延续，向尾侧随着直肠系膜的消失而终止于肛提肌裂孔处，前方紧贴 Denonvilliers 筋膜，后方与腹下神经前筋膜相邻。直肠固有筋膜为全直肠系膜切除术（TME）需要予以重点保护的脏层筋膜，完好无损的直肠固有筋膜是阻挡直肠系膜内肿瘤细胞对外播散的屏障，如果手术中破损可能导致癌泄露（图 7-1-13，图 7-1-14）。

2. 腹下神经前筋膜

腹下神经前筋膜位于直肠固有筋膜与骶前筋膜之间，覆盖于双侧腹下神经、输尿管表面，向头侧与 Gerota 筋膜相延续，直肠后方在 S4 水平与直肠固有筋膜相融合形成直肠骶骨筋膜，直肠前方延续为 Denonvilliers 筋膜。腹下神经前筋膜是 TME 手术中需要予以保护的壁层筋膜，术中分离过深打破该膜可能损伤深面的腹下神经、输尿管及生殖血管（图 7-1-13，图 7-1-14）。

3. 骶前筋膜

位于腹下神经深面、骶骨表面，向尾侧延续为肛提肌表面筋膜。既往曾用骶前筋膜前叶的名称指代腹下神经前筋膜，骶前筋膜后叶的名称指代骶前筋膜，目前多用骶前筋膜的狭义说法。在 S4 水平以下，手术分离操作在直肠固有筋膜与骶前筋膜之间进行，需注意保持骶前筋膜的完整性，分离过深破损该膜可能损伤骶前静脉导致致命性大出血（图 7-1-14，图 7-1-15）。

4. 直肠骶骨筋膜

在 S4 水平及以下，腹下神经前筋膜与直肠固有筋膜产生融合形成直肠骶骨筋膜，为直肠后方分离时遇到的刚性屏障，需锐性切开才能进入肛提肌上间隙。既往众多文献亦将其称为 Waldeyer 筋膜，也有学者提出两者并非同一概念，认为后者是 Waldeyer 教授描述的众多盆腔筋膜的统称（图 7-1-15）。

5. Denonvilliers 筋膜

国内多翻译为邓氏筋膜、迪氏筋膜或顿氏筋膜，为直肠前壁与男性的膀胱、精囊腺、前列腺或女性的阴道后壁之间的薄层致密组织。既往对于 Denonvilliers 筋膜为单层还是双侧甚至多层结构的争议较多，目前认为既往所称 Denonvilliers 筋膜后叶即为直肠固有筋膜，既往所称 Denonvilliers 筋膜前叶才是狭义的 Denonvilliers 筋膜。Denonvilliers 筋膜向头侧与腹膜反折处相延续，并移行为腹下神经前筋膜，向尾侧连接于会阴中心腱（图 7-1-16）。

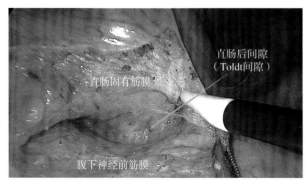

图 7-1-13　直肠后间隙

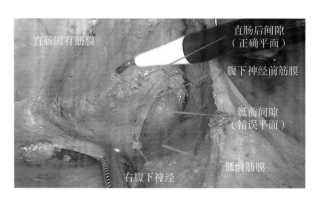

图 7-1-14　直肠后间隙与骶前间隙

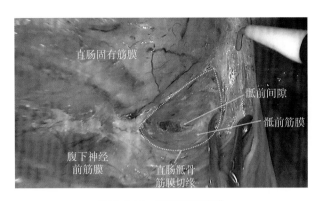
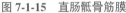

图 7-1-15　直肠骶骨筋膜

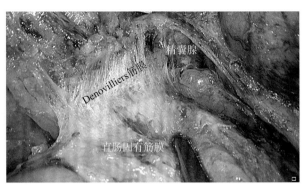

图 7-1-16　直肠前间隙及 Denonvilliers 筋膜

6．直肠后方间隙

直肠后方由直肠骶骨筋膜分为直肠后间隙与骶前间隙两部分。S4 以上主要的手术操作平面是腹下神经前筋膜与直肠固有筋膜之间的直肠后间隙，是前述降结肠后方 Toldt 间隙的延续（图 7-1-13）。需注意的是，腹下神经筋膜深面与骶前筋膜之间还存在同样以疏松结缔组织为主的骶前间隙，在直肠后方分离时可能过深误入该间隙，需仔细辨认神经纤维结构，并以其为导向修正回正确手术平面，回到正确间隙的标志之一是见到光滑的直肠固有筋膜（图 7-1-14）。

S4 水平以下，由于腹下神经前筋膜与直肠固有筋膜融合形成直肠骶骨筋膜，间隙变致密，继续沿腹下神经前筋膜表面分离可能迷失正确手术层面，乃至破损直肠固有筋膜进入直肠系膜内，此时需向深面锐性切开直肠骶骨筋膜，进入肛提肌上间隙，后者为直肠固有筋膜与骶前筋膜之间的间隙，尾侧边界为肛提肌筋膜（图 7-1-15，图 7-1-18）。

7．直肠前方间隙

直肠前方被 Denonvilliers 筋膜分割为上下两个间隙，即 Denonvilliers 筋膜前间隙与 Denonvilliers 筋膜后间隙。神经血管束（NVB）位于 Denonvilliers 筋膜前间隙，分布于精囊腺两侧，是直肠前方分离时尤其需注意避免损伤的结构。对于直肠前方分离时应该以哪个间隙为手术平面一直存在争议。卫洪波教授主张从腹膜反折最低点切开直接走 Denonvilliers 筋膜后间隙，以保留 Denonvilliers 筋膜，但该方法较易破损直肠固有筋膜；池畔教授则主张在腹膜反折以上 1 cm 切开膜桥，先进入 Denonvilliers 筋膜前间隙进行分离，然后在精囊腺底部下缘 0.5 cm 处倒 U 形切开 Denonvilliers 筋膜进入 Denonvilliers 筋膜后间隙进行分离，以避免 NVB 副损伤（图 7-1-16，图 7-1-18）。

8．直肠侧方间隙

直肠侧方间隙即传统意义上的直肠侧韧带所在区域，但目前不少学者对直肠侧韧带的概念提出异议，认为直肠侧方区域并不存在解剖学意义上的韧带结构，所谓直肠侧韧带只是手术过程中直肠前后间隙分离后人为形成的结构。与相对疏松的直肠前、后间隙不同，由于有较多细小血管、神经穿行其中，直肠侧方间隙相对致密，层次欠清晰，手术中容易走错平面。需要注意的是，从膜解剖的角度来看，直肠前方的 Denonvilliers 筋膜前间隙与直肠后方的肛提肌上间隙并非自然延续的同一平面，直接从直肠前方或后方向双侧分离易出现错层，或破损直肠固有筋膜进入直肠系膜内，或误伤外侧的下腹下丛、神经血管束。因此目前多数术者主张后 - 前 - 侧 - 侧的分离顺序，先分离直肠后方、直肠前方相对疏松的间隙，再进行双侧的分离，相对较易找到正确手术平面（图 7-1-17，图 7-1-18）。

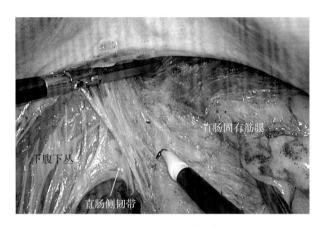

图 7-1-17　直肠侧韧带

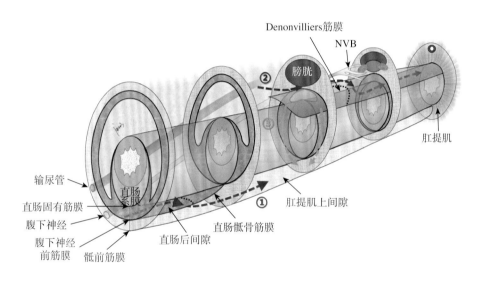

图 7-1-18　直肠周边筋膜层面模式图及手术路径

（唐　彬）

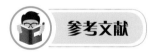

[1] 池畔. 基于膜解剖的腹腔镜与机器人结直肠肿瘤手术学 [M]. 北京：人民卫生出版社，2019.

[2] 绢笠祐介. 日本静冈癌中心大肠癌手术绢笠式 [M]. 王利明，张宏，译. 沈阳：辽宁科学技术出版社，2019.

[3] 板井义治. 腹腔镜结直肠癌手术 [M]. 张宏，康亮，申占龙，译. 沈阳：辽宁科学技术出版社，2015.

[4] 三毛牧夫. 腹腔镜下大肠癌手术 [M]. 张宏，刘金刚，译. 沈阳：辽宁科学技术出版社，2019.

[5] 林谋斌，张忠涛. 基于现代精细解剖的腹盆腔外科指导：膜解剖的求源与思辨 [M]. 北京：人民卫生出版社，2019.

[6] 筱原尚. 图解外科手术：从膜的解剖解读术式要点（第 3 版）[M]. 刘金刚，译. 沈阳：辽宁科学技术出版社，2013.

[7] 小西毅. 【イラストで学ぶ解剖学的変異 - 外科手術アトラス】下部消化管領域 - 中直腸動脈の変異 [J]. 2018, 80 (5): 493-498.

[8] 韩加刚, 王振军. 低位直肠癌相关神经解剖 [J]. 中华外科杂志, 2020, 58 (2): 157-160.

[9] 翟志超, 张卫光, 顾晋. 直肠癌保留盆腔自主神经的解剖学概念及临床意义 [J]. 中华胃肠外科杂志, 2023, 26 (1): 68-74.

[10] 郗欢, 厉琳杰, 孙凌宇. 胃肠肿瘤膜解剖手术的整体观 [J]. 中华胃肠外科杂志, 2021, 24 (7): 560-566.

[11] 谢礼锋, 李新宇. TME 的膜解剖学基础及自主神经损伤机制的认识与保护 [J]. 结直肠肛门外科, 2023, 29 (1): 6-13.

[12] 中国医师协会外科医师分会结直肠外科医师专业委员会, 中华医学会外科学分会结直肠外科学组, 国家卫生健康委员会能力建设和继续教育外科学专家委员会结直肠外科专业委员会, 等. 结直肠系膜、筋膜和间隙的定义及名称中国专家共识 (2023 版) [J]. 中华胃肠外科杂志, 2023, 26 (6): 529-535.

[13] KIYOMATSU T, ISHIHARA S, MURONO K, et al. Anatomy of the middle rectal artery: a review of the historical literature [J]. Surg Today, 2017, 47 (1): 14-19.

[14] COFFEY J C, LAVERY I, SEHGAL R. Mesenteric principles of gastrointestinal surgery: basic and applied science [M]. UK: CRC Press, 2017.

第8章

直肠手术实录

第一节　腹腔镜直肠癌经括约肌间切除术

适应证

行腹腔镜低位直肠癌经括约肌间切除术需同时满足以下几个条件：①直肠癌距肛缘 3 ~ 4 cm，或 Bordeaux 分型为Ⅱ型近肛管型；②未侵犯外括约肌；③术前肛门功能良好；④无远处转移；⑤非高龄（≤ 75 岁）。

现病史及术前检查

患者女性，37 岁，BMI 22.0 kg/m²。间断大便带血 1 个月，既往无手术史。肛门检查：肿瘤位于直肠前壁，近环周，距肛缘 3 cm（距齿状线 1.5 cm），隆起型肿瘤，活动差。结肠镜病理提示中分化腺癌。全腹增强 CT 及盆腔增强 MRI 提示直肠癌 cT3N1M0（图 8-1-1）。经 MDT 会诊，行新辅助同步放化疗：6 MV-X 线 IMRT 外照射治疗 PTV 50 Gy/2 Gy/25 F，卡培他滨 1000 mg bid。新辅助放疗结束后 8 周，复查盆腔 MRI，疗效评估 SD。

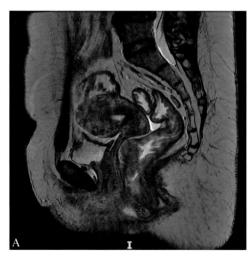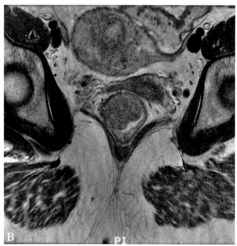

图 8-1-1　术前 MRI

手术要点及策略

1. 女性青年患者，距肛缘 3 cm，术前诊断"直肠癌，Bordeaux 分型Ⅱ型，cT3N1M0"，新辅助放化疗评估为 SD，患者保肛意愿强烈，可以行部分括约肌间切除术（intersphincteric resection，ISR）

保留肛门功能。

2. 女性患者直肠前间隙的分离，尤其是近肛提肌平面的分离技巧，是本节介绍的重点。

手术步骤

体位

采用改良 Lloyd-Davis 体位，头低足高 15°，右侧倾斜 15°，参考第 9 章第 1 节腔镜直肠术中站位及器械设备摆放的准备。

Trocar 布局及探查

Trocar 布局按照传统直肠 5 孔法（图 8-1-2）。术中探查腹腔无种植转移，肝未见转移，肿瘤位于腹膜反折以下。

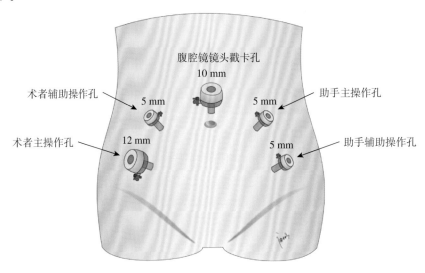

图 8-1-2　Trocar 布局

视频 8-1-1
直肠上段乙状结肠的游离

直肠上段乙状结肠的游离

荷包针悬吊子宫，助手提起乙状结肠系膜呈扇状展开并保持张力，术者以电钩沿膜桥切开，借助空泡效应找到正确平面，初步显露直肠固有筋膜与腹下神经前筋膜之间的疏松间隙。此时不急于向外侧及尾侧拓展，向头侧沿此间隙分离至肠系膜下动脉根部附近，注意显露及保护肠系膜下丛及其左右束支，离断跨越分离平面的上腹下丛乙状结肠支（图 8-1-3 ~ 图 8-1-9，视频 8-1-1）。

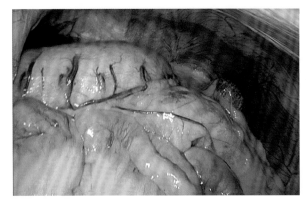

图 8-1-3　腹腔镜探查

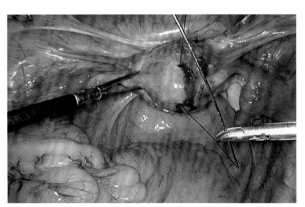

图 8-1-4　荷包针悬吊子宫

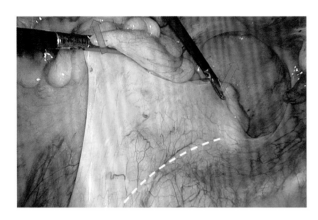

图 8-1-5　助手牵拉乙状结肠系膜，显露右侧直肠旁沟切开线

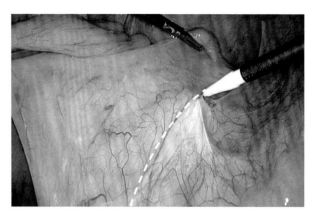

图 8-1-6　电钩沿膜桥切开，可见空泡效应及分离间隙

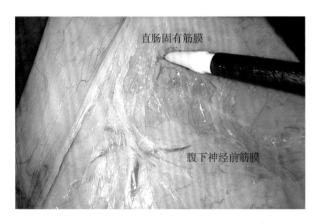

图 8-1-7　显露直肠固有筋膜和腹下神经前筋膜间隙

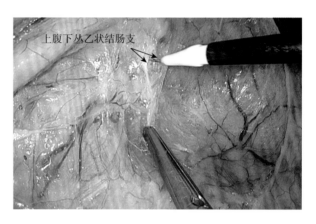

图 8-1-8　断上腹下丛乙状结肠支

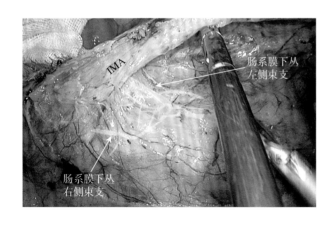

图 8-1-9　显露肠系膜下丛左右侧束支

No.253 淋巴结清扫

该患者行保留左结肠动脉的 No.253 淋巴结清扫。血管鞘外进行肠系膜下动脉（IMA）游离，将根部 No.253 淋巴脂肪组织从动脉鞘上剥离并掀向远端，依次离断直肠上动脉（SRA）、乙状结肠动脉第二支（SA2）、乙状结肠动脉第一支（SA1），保留左结肠动脉（LCA），并在肠系膜下静脉（IMV）与 LCA 交叉处水平离断 IMV（图 8-1-10 ～图 8-1-18，视频 8-1-2）。

V8-1-2u

视频 8-1-2
No.253 淋巴结清扫

⇨ **技 巧**

　　IMA 及各分支的游离分为鞘内及鞘外两种方式，推荐采用鞘外游离的方式，可减少血管损伤的概率，但对血管分支走行的辨认能力要求较高，必要时可在拟离断血管分支处（如 SRA、SA）打开血管鞘进行部分鞘内分离，以进一步确认血管分支走行情况。

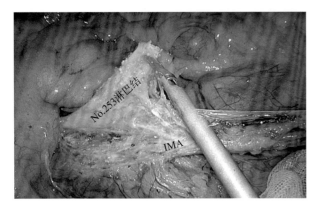

图 8-1-10　清扫 No.253 淋巴结

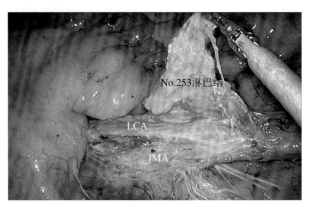

图 8-1-11　显露左结肠动脉

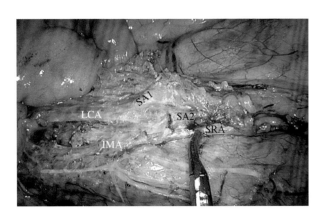

图 8-1-12　显露 IMA 各分支

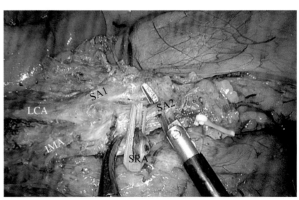

图 8-1-13　离断 SRA，分离 SA2

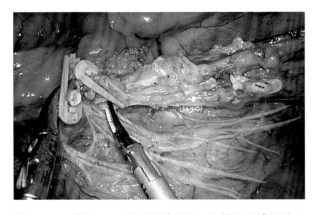

图 8-1-14　清扫 IMA 背侧脂肪组织，保护肠系膜下丛左侧束

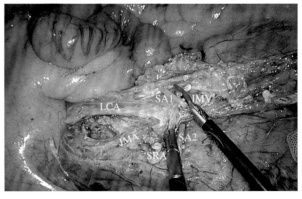

图 8-1-15　离断乙状结肠第一支

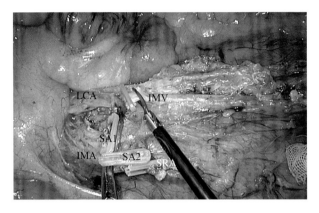

图 8-1-16　离断 IMV

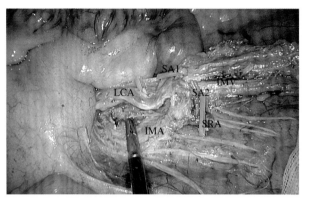

图 8-1-17　淋巴结清扫后的肠系膜下丛

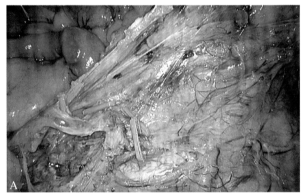

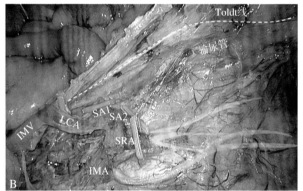

图 8-1-18　No.253 淋巴结清扫后的视野

Toldt 间隙的拓展及内侧入路乙状结肠的游离

　　助手向腹侧提起动脉断端，可见 Toldt 线，主刀左手夹持 Gerota 筋膜，向右侧牵拉，显露 Toldt 间隙，可用"花生米"沿着无血管间隙向左侧、头侧拓展，游离降结肠及乙状结肠系膜（图 8-1-19 ～图 8-1-24，视频 8-1-3）。

视频 8-1-3
Toldt 间隙的拓展及内侧入路乙状结肠的游离

⇨ **技 巧**

　　Gerota 筋膜（肾前筋膜）在肾前及近端输尿管水平常较尾侧明显，优先显露降结肠系膜背侧的间隙更易识别分离层面。不同层面的微血管纹理具有不同特征：前者 Gerota 筋膜内微血管较粗、分支较多，后者降结肠系膜背侧叶血管纹理偏细、分支较少。

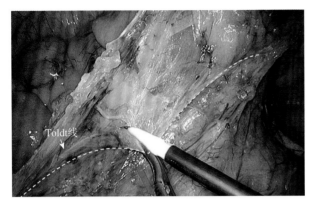

图 8-1-19　主刀左手夹持 Gerota 筋膜，向右侧牵拉

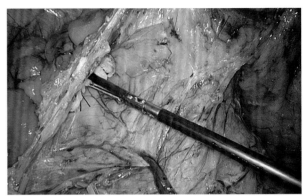

图 8-1-20　"花生米"钝性拓展 Toldt 间隙

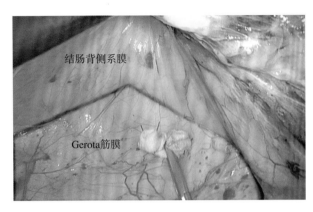

图 8-1-21　完整的 Gerota 筋膜及结肠背侧系膜

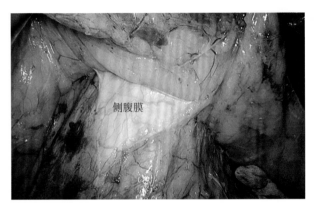

图 8-1-22　从内侧可见三角形、半透明的乙状结肠间隐窝

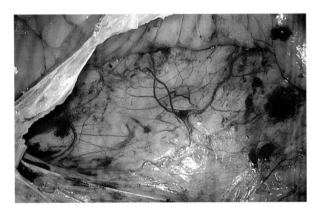

图 8-1-23　肾前筋膜、肾后筋膜向下移行，逐渐融合，并见不同层次内的微血管纹理网

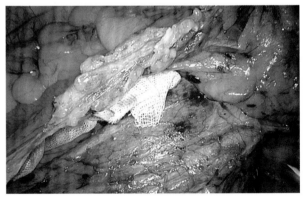

图 8-1-24　白色纱布覆盖 Toldt 间隙

视频 8-1-4
直肠后间隙及骶前间隙的游离

直肠后间隙及骶前间隙的游离

　　助手用右手肠钳夹持直肠系膜左侧缘，左手钳夹直肠系膜右侧缘，将直肠系膜向腹侧牵拉展平；主刀左手夹持"花生米"向腹侧轻推直肠固有筋膜，将直肠固有筋膜和腹下神经前筋膜间隙分开，可见位于背侧的腹下神经前筋膜内网状的血管纹理。至 S3 水平，切开直肠骶骨筋膜，可见其后水肿的骶前间隙（放疗所致），继续向肛侧游离至肛提肌上间隙（图 8-1-25 ～图 8-1-31，视频 8-1-4）。

⇨ **技 巧**

　　"花生米"可以防止肠钳钳夹或牵拉直肠系膜，引起固有筋膜的破裂，"信封"结构破坏，对于放化疗后骶前间隙水肿的患者，"花生米"还能及时吸附渗出液，保持视野干净。

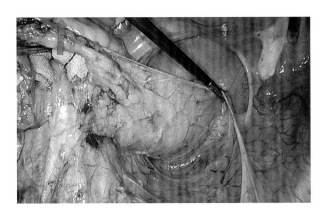

图 8-1-25　助手夹持的部位及用力方向

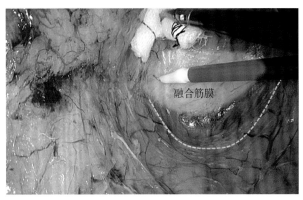

图 8-1-26　切开直肠骶骨筋膜

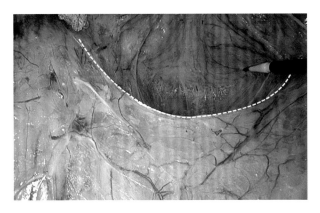

图 8-1-27　腹下神经前筋膜的小血管纹理

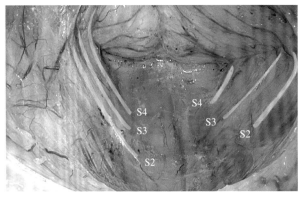

图 8-1-28　梨状肌筋膜内走形的 S2 ～ S4 神经和微血管及伴行的进入直肠系膜背侧融合筋膜的分支

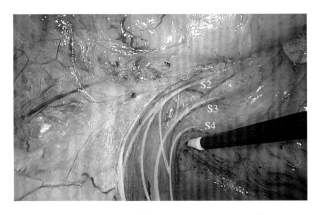

图 8-1-29　向左侧壁拓展，可见 S2 ～ S4 神经

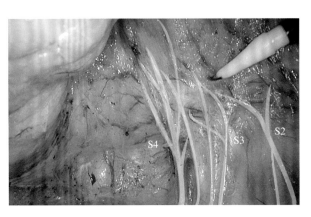

图 8-1-30　向右侧壁拓展，可见 S2 ～ S4 神经

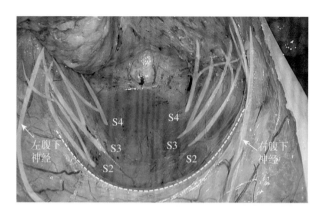

图 8-1-31　显露腹下神经及 S2 ～ S4 副交感神经

视频 8-1-5
乙状结肠及上段直肠
的游离

乙状结肠及上段直肠的游离

电钩分离乙状结肠先天粘连，顺利完成左右会师，近端游离至降乙交界处，助手右手钳将乙状结肠向右侧牵拉，可见左侧直肠旁沟及腹膜反折，沿此线切开膜桥，切断左侧盆丛的直肠支，并向前、右侧膜桥分离，切断右侧盆丛的直肠支（图 8-1-32 ～图 8-1-39，视频 8-1-5）。

⇨ **技 巧**

不同于男性患者在前腹膜反折最高点或腹膜反折低点近端 1 ～ 2 cm 切开，女性患者通常在前腹膜反折最低点切开，可顺利进入正确平面。如果高位切开，则容易引起宫颈组织出血。

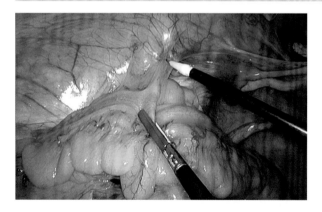

图 8-1-32　分离乙状结肠先天粘连

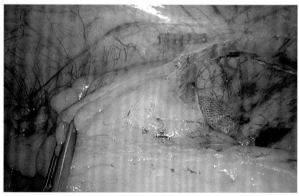

图 8-1-33　近端分离至降乙交界水平

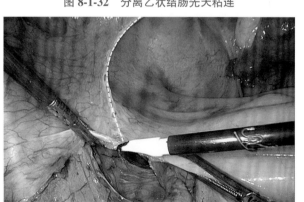

图 8-1-34　沿膜桥从左侧转向前侧分离

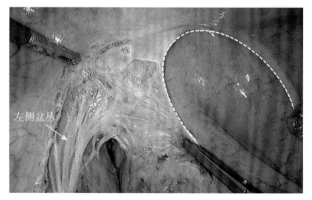

图 8-1-35　显露左侧盆丛及其直肠分支

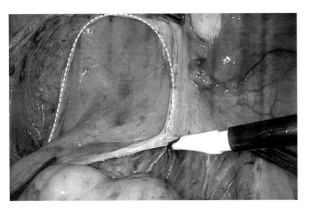

图 8-1-36　沿膜桥从前侧转向右侧分离

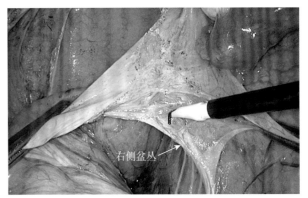

图 8-1-37　显露右侧盆丛及其直肠分支

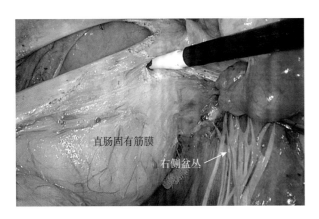

图 8-1-38　显露直肠固有筋膜及右侧盆丛

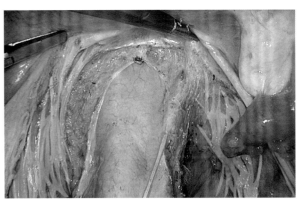

图 8-1-39　在前腹膜反折最低点切开

直肠侧韧带的离断

初步分离直肠前壁与阴道间隙，捆绑直肠上段，助手左手钳钳夹线结向右上腹方向牵引，右手钳轻推阴道后壁，先显露直肠左侧间隙，由左前方向左后方切开左侧直肠侧韧带直至肛提肌上间隙，同法处理右侧直肠侧韧带，可见光滑完整的直肠固有筋膜及直肠系膜的右侧终点线（图 8-1-40 ～图8-1-49，视频 8-1-6）。

视频 8-1-6
直肠侧韧带的离断

⇨ 技 巧

直肠侧韧带在后壁、前壁分离的基础上更容易显露，侧韧带为融合筋膜，有神经血管分支穿行至直肠系膜内，并与直肠后方融合筋膜相移行，女性患者较男性患者直肠侧韧带走行较短，容易分离至肛提肌上间隙，其内直肠中血管也常偏细。

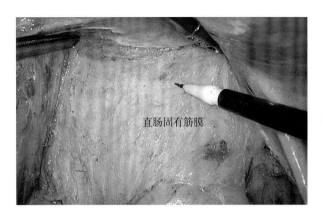

图 8-1-40　初步分离直肠前壁与阴道间隙

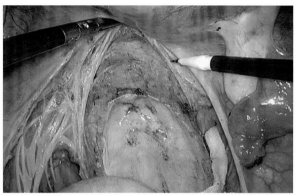

图 8-1-41　直肠系带捆绑后，助手左手钳夹持后反向牵拉，助手右手钳顶起阴道后壁

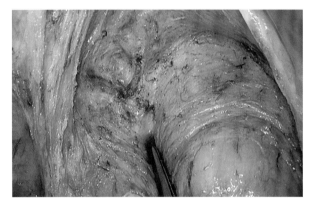

图 8-1-42　10 点方向见阴道动脉（分离层次偏前）

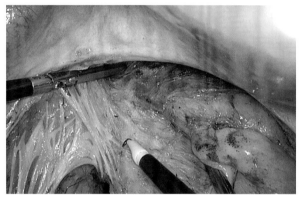

图 8-1-43　由左前侧向左后侧分离直肠侧韧带

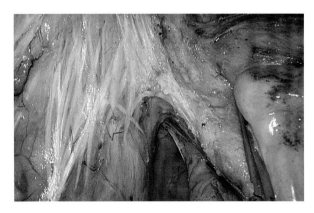

图 8-1-44　沿三角形侧韧带的顶点离断

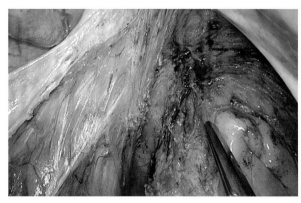

图 8-1-45　离断左侧直肠侧韧带后的视野，可见肛提肌

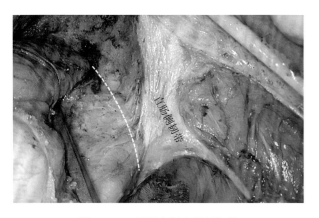

图 8-1-46　显露右侧直肠侧韧带

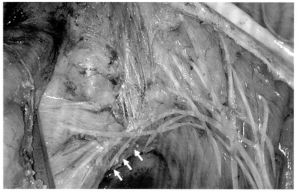

图 8-1-47　右侧直肠侧韧带向直肠分出的神经血管分支

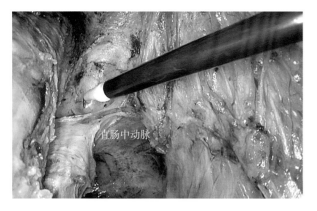

图 8-1-48　右侧直肠侧韧带内走形的直肠中动脉

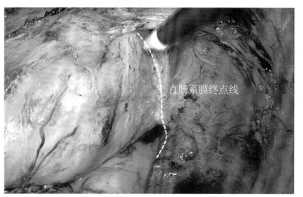

图 8-1-49　直肠系膜的右侧终点线

内外括约肌间隙的游离

反镜 180° 观察直肠背侧，先离断直肠尾骨韧带，显露盆底肌，并在助手肛门指诊引导下分离内外括约肌间隙，然后转向直肠前间隙游离。离断左侧粗大的直肠中动脉，在助手阴道指诊引导下分离直肠前间隙，并分离左右内外括约肌间隙，钛夹标记直肠肿瘤下缘（图 8-1-50 ～图 8-1-57，视频 8-1-7）。

视频 8-1-7
内外括约肌间隙
的游离

⇨ 技 巧

末端直肠前壁的游离是手术难点，也是能否保肛的关键，如何改善操作空间，需要做到以下几点：①非特殊情况坚持后 - 前 - 侧 - 侧游离顺序，后者直肠尾骨韧带常常限制直肠的整体游离；②助手反向牵引力量要减弱，有利于主刀左手钳整体下压直肠，扩大直肠前间隙；③女性患者结合阴道指诊，向腹侧顶起阴道后壁，可以帮助识别直肠阴道间隙。

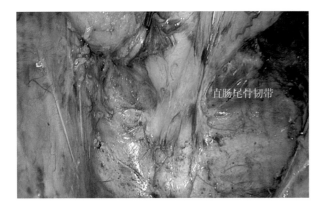

图 8-1-50   反镜观察直肠尾骨韧带

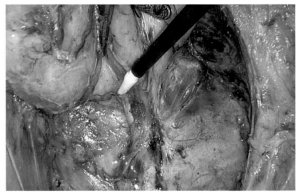

图 8-1-51   离断肛尾韧带

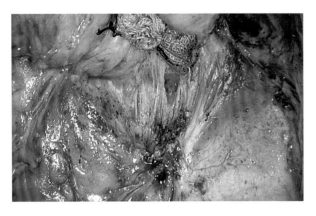

图 8-1-52   显露内外括约肌间隙

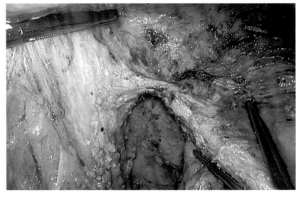

图 8-1-53   可见粗大的左侧直肠中动脉

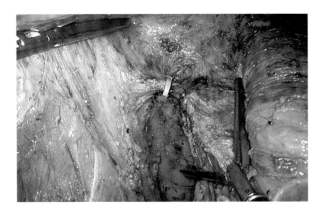

图 8-1-54   离断左侧直肠中动脉

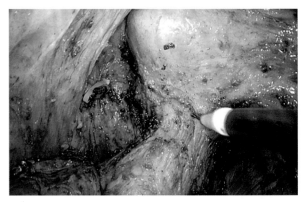

图 8-1-55   阴道指诊下分离直肠前间隙

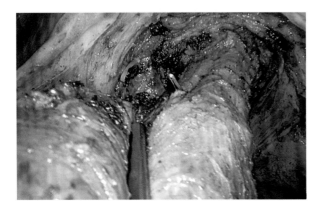

图 8-1-56   内外括约肌间隙分离后，钛夹标记肿瘤下缘

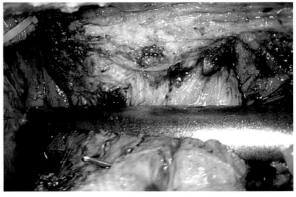

图 8-1-57   离断远端直肠

标本切除及吻合重建

助手展平乙状结肠系膜，裁剪乙状结肠系膜至肿瘤近端 10 cm 肠管。做耻骨上行 3 cm 小切口，以保护套保护切口，提出近端肠管，近端拟离断处裸化肠管，上荷包钳后切断乙状结肠并移除标本。消毒肠腔后近断端内置入管状吻合器钉砧，回纳肠管并重建气腹。经肛插入管状吻合器，与近端乙状结肠行端端吻合。镜下定位末段回肠位置，经右下腹小切口行预防性回肠造口（视频8-1-8）。

视频 8-1-8
标本切除及吻合重建

⇨ 技 巧

管状吻合器尺寸的选择应根据拟吻合肠管粗细、吻合口位置综合决定，对于吻合口位置极低的 ISR 手术，推荐使用 25 ～ 26 mm 直径较小的管状吻合器，可减少切除的肠壁组织，尽量保留内括约肌，以改善肛门功能。

▌病理诊断

直肠溃疡型中分化腺癌，浸透肌层达肠周脂肪，可见神经侵犯，未见脉管癌栓。肿瘤细胞退变，符合中度治疗后改变，远近切缘及环周切缘均阴性。淋巴结可见转移（3/15），其中 No.253 淋巴结 0/2，肠系膜淋巴结 0/2，肠周淋巴结 3/11。

▌术后恢复

手术时间 160 min，术中出血 50 ml，术后第 5 天出现吻合口漏，保守治疗后好转，术后 1 个月出现直肠阴道瘘。

▌总结

1. 与男性相比，女性的骨盆解剖有所不同，其特点是骨盆较宽大、骨盆入口至肛提肌距离相对较短，因此骨盆内结构显露较容易，腹膜反折以下低位直肠的游离难度也相对较低。

2. 低位直肠手术中前腹膜反折的切开线应该如何选择仍存在争议，不同医疗中心的做法存在差异，尤其是对于不同性别的患者。对于男性患者，笔者团队常规在前腹膜反折最高点或腹膜反折低点近端 1 ～ 2 cm 切开。然而对于女性患者，通常在前腹膜反折最低点切开，可顺利进入正确平面，如果高位切开，则容易引起宫颈组织出血。

3. 直肠前壁分离过程中最重要的膜解剖结构是 Denonvilliers 筋膜，然而其命名最早是基于男性而非女性骨盆的解剖，在手术中也往往发现女性直肠与阴道之间膜结构较薄、模糊，与男性直肠前壁相对清晰、紧密的 Denonvilliers 筋膜形成鲜明对比，因此女性是否存在 Denonvilliers 筋膜目前仍有争议。近年来，有学者通过回顾手术录像和进行尸体研究，提出女性不存在 Denonvilliers 筋膜这一结论，在直肠固有筋膜和阴道外膜之间很难找到一个明显的筋膜结构，两者之间只存在松散的结缔组织，因此能够很容易分离直肠和阴道，而如果将阴道外膜认作是 Denonvilliers 筋膜，并强行将其从阴道肌层分离，往往会引起出血。

（汤坚强）

参考文献

[1] 板井义治. 腹腔镜结直肠癌手术 [M]. 张宏，康亮，申占龙，译. 沈阳：辽宁科学技术出版社，2019.

[2] GARCÍA-GAUSÍ M，GARCÍA-ARMENGOL J，PELLINO G，et al. Navigating surgical anatomy of the Denonvilliers' fascia and dissection planes of the anterior mesorectum with a cadaveric simulation model [J]. Updates Surg，2022，74（2）：629-636.

[3] JIN W，YANG J，LI XY，et al. Where is the optimal plane to mobilize the anterior rectal wall in female patients undergoing total mesorectal excision [J]？World J Gastroenterol，2023，29（19）：2992-3002.

第二节　腹腔镜直肠癌经肛提肌外腹会阴联合切除术

适应证

腹腔镜直肠癌经肛提肌外腹会阴联合切除术（ELAPE 手术，经腹入路）适用于侵及齿状线的进展期极低位直肠癌。

现病史及术前检查

患者女性，74 岁，BMI 18.1 kg/m²。间断便血 2 个月入院，既往无手术史。肠镜：距肛缘 2 cm 可见半环周结节样隆起，表面溃烂，上覆污秽苔，触之易出血，活检质脆弹性差，病变致肠管狭窄（图 8-2-1）。病理提示中分化腺癌。盆腔增强核磁及全腹增强 CT 提示：直肠下段占位，侵及齿状线，术前分期为 cT3N0M0（图 8-2-2）。

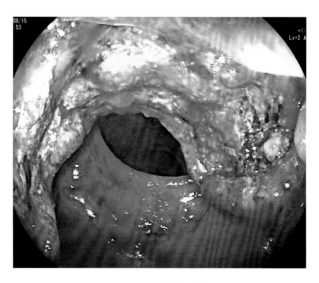

图 8-2-1　术前肠镜

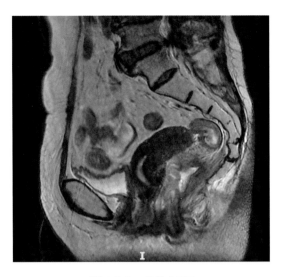

图 8-2-2　术前 MRI

手术要点及策略

1. 患者肿瘤位置极低，位于近肛缘处，侵及齿状线，不宜行保肛手术，本例选择经腹入路经肛提肌外腹会阴联合切除术（extralevator abdominoperineal excision，ELAPE），可消除传统腹会阴联合切除术（abdominoperineal resection，APR）中存在的外科腰，尽可能避免此区域肿瘤的环周切缘阳性率，降低局部复发风险。

2. 本例将介绍三隧道法盆段直肠的游离技巧，包括后方隧道、左前隧道、右前隧道。

3. 经腹入路经肛提肌外切除：传统经会阴入路的 ELAPE 手术存在诸多问题，如术中需翻转至俯卧折刀位进行会阴手术，颇为费时费力，而且会阴创面大，术后盆底修复重建难度高，成本大，相关并发症发生率也较高。我们采取腹腔镜下经腹入路 ELAPE 手术，从腹部视角切开肛提肌进入坐骨直肠窝，简化了会阴侧操作，无需翻转体位，并根据受侵范围进行个体化肛提肌切除，保留非肿瘤侧肛提肌（图 8-2-3）。

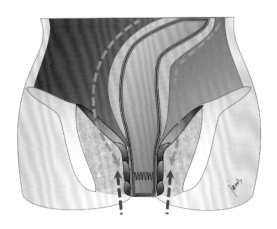

图 8-2-3　经腹入路个体化 ELAPE 手术范围及路线示意图

手术步骤

体位

腹腔镜 ELAPE 手术的站位与器械摆放与常规腹腔镜直肠癌手术相同，可参考第 9 章第 1 节。采用改良 Lloyd-Davis 体位，头低足高 15°，右侧倾斜 15°，并确保会阴部悬空 5 ~ 10 cm。

Trocar 布局及探查

Trocar 布局按照传统直肠 5 孔法（图 8-2-4）。术中探查腹腔无种植转移，肝未见转移，肿瘤位于腹膜反折以下。

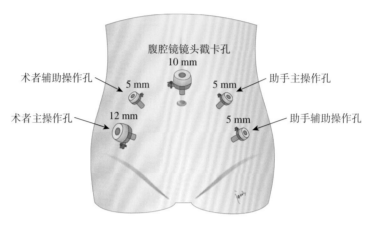

图 8-2-4　Trocar 布局

视频 8-2-1
中间入路切开右侧直
肠旁沟

中间入路切开右侧直肠旁沟

以荷包针经腹壁穿刺缝合悬吊子宫，以改善盆腔显露（图 8-2-5）。助手提起乙状结肠系膜，呈扇形展平，向腹侧保持张力。主刀左手夹持后腹膜并向右侧牵拉，以电钩切开膜桥（图 8-2-6）。高张力的状态下可见直肠固有筋膜背侧与腹下神经前筋膜间的疏松间隙（图 8-2-7），循此平面进行 Toldt 间隙的初步分离（图 8-2-8），在分离过程中应仔细辨认并显露背侧的腹下神经及其分支纤维，避免误入腹下神经深面同样由疏松结缔组织构成的间隙，以神经为导向朝头侧拓展至肠系膜下动脉根部（图 8-2-9）（视频 8-2-1）。

⇨ **技 巧**

对于拟行 APR 或 ELAPE 手术的患者，如果准备术毕关闭盆底腹膜，建议切开乙状结肠系膜根部的第一刀位置可稍偏腹侧，以保留更多腹膜、减小缝合关闭盆底时的张力。但注意切开腹膜后不急于往深面进行分离拓展，而应循疏松结缔组织寻找正确的手术平面，避免切开直肠固有筋膜误入直肠系膜内，或过深进入骶前间隙，损伤右侧腹下神经。

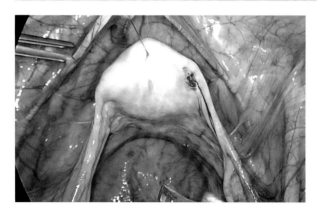

图 8-2-5　悬吊子宫

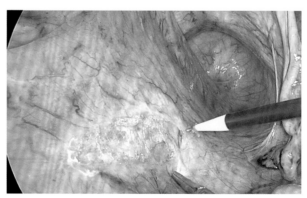

图 8-2-6　切开乙状结肠系膜根部膜桥

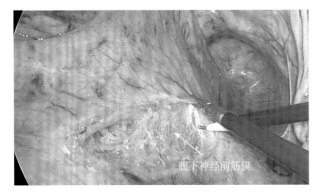

图 8-2-7　显露直肠固有筋膜背侧与腹下神经前筋膜间的
疏松间隙

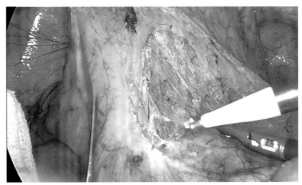

图 8-2-8　初步分离 Toldt 间隙

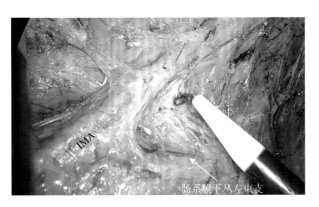

图 8-2-9　以神经为导向朝头侧拓展至肠系膜下动脉附近

No.253 淋巴结清扫及 IMA、IMV 的离断

初步拓展 IMA 后方间隙，切开 IMA 表面覆盖腹膜，充分显露 IMA 根部，但注意应以神经为导向，保护 IMA 根部肠系膜下丛左右束支不受损伤（图 8-2-10）。继续切开 IMA 头侧的腹膜，从头侧进入左结肠后间隙并进行初步拓展，此时注意勿损伤肠系膜下丛的左侧束支的头侧部分（图 8-2-11）。分离 IMA 背侧，将头侧与尾侧间隙完全沟通，血管鞘外游离 IMA，并于距 IMA 根部 1 cm 处上夹离断，彻底清扫 No.253 淋巴结（图 8-2-12）。将离断的 IMA 向腹侧抬起，继续向头侧和外侧分离，拓展 Toldt 间隙（图 8-2-13），显露 IMV 后上夹离断（图 8-2-15）（视频 8-2-2）。

视频 8-2-2
No.253 淋巴结清扫及
IMA、IMV 的离断

⇨ 技 巧

对于拟行 APR 或 ELAPE 手术者，由于脾曲 Drummond 边缘血管弓先天发育不良的概率小于 1%，常可直接离断 IMA 根部，保留左结肠动脉的意义不大。推荐在血管鞘外游离 IMA，可减少超声刀或电钩对血管壁的热损伤，但应注意肠系膜下丛左侧束支常有分支汇入 IMA 血管鞘，鞘外游离时应仔细离断其分支，保护神经主干。

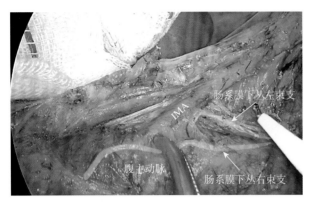

图 8-2-10   充分显露 IMA 根部及部分腹主动脉壁

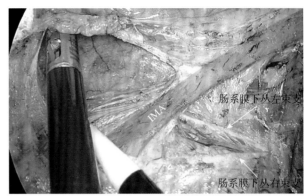

图 8-2-11   从 IMA 头侧进入左结肠后间隙

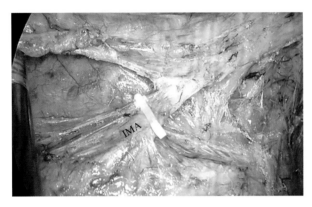

图 8-2-12   根部上夹离断 IMA

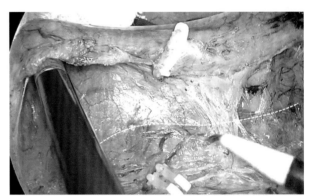

图 8-2-13   向头侧分离拓展 Toldt 间隙

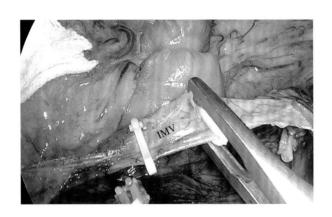

图 8-2-14   离断 IMV

视频 8-2-3
乙状结肠及上段直肠
的游离

乙状结肠及上段直肠的游离

向外侧分离拓展 Toldt 间隙，注意保持腹下神经前筋膜的完整性，透过该筋膜可见到其背侧的左侧髂总动脉、输尿管及生殖血管，注意避免损伤这些结构，继续向外侧分离直至显露出白色半透明的侧腹膜（图 8-2-15）。切开侧腹膜可进入乙状结肠旁隐窝，与外侧相沟通（图 8-2-16）。对于较瘦的患者，可直接从内侧切开左侧腹膜，向头侧分离至降结肠，向尾侧分离至骨盆入口处，并顺势开始直肠后间隙的分离（图 8-2-17）（视频 8-2-3）。

⇨ 技 巧

由于 APR 手术不需进行吻合，近端乙状结肠往往有足够的长度进行造瘘，多不需向头侧进行过多的 Toldt 间隙分离。对于 BMI 低的偏瘦患者，常可从内侧分离显露侧腹膜并直接切开；而对于肥胖患者，如果侧腹膜显露困难，可在充分拓展间隙并显露左侧输尿管及生殖血管后填以纱条，转外侧进行乙状结肠先天性粘连的分离及侧腹膜的切开，在纱条指引下可顺利与内侧会师并避免误伤输尿管及生殖血管。

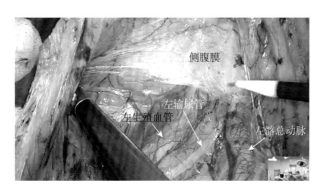

图 8-2-15　向外侧分离直至显露出白色半透明的侧腹膜

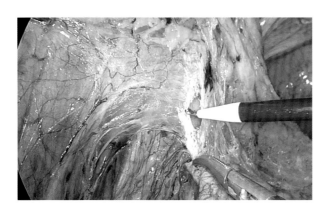

图 8-2-16　切开侧腹膜

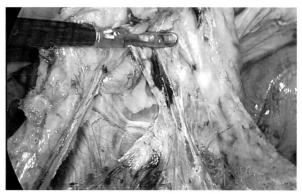

图 8-2-17　从内侧进行侧腹膜的切开分离

直肠后间隙的游离

助手提起直肠系膜并向腹侧牵拉展开，术者左手钳向头侧牵拉腹下神经筋膜，可清晰显示其与直肠固有筋膜之间的间隙，如果张力不够，术者左手也可抓持纱条向腹侧顶推直肠系膜，避免直接抓持系膜可能造成的组织撕裂出血（图 8-2-18）。仔细辨认腹下神经，并以其为导向往尾侧分离（图 8-2-19）。在S4 水平切开直肠骶骨筋膜，进入更疏松的骶前间隙和肛提肌上间隙（图 8-2-20）。继续向肛侧分离，需沿尾骨表面的角度向腹侧爬坡，直至显露肛提肌及肛尾韧带（图 8-2-21），切断肛尾韧带可充分显露直肠后方的肛提肌平面（图 8-2-22）。肛提肌上间隙分离过程中需注意保持骶前筋膜的完整性，透过该

视频 8-2-4
直肠后间隙的游离

筋膜可隐约见到骶前静脉，注意避免损伤骶前静脉（图 8-2-23）。继续向左右两侧拓展直肠后间隙，注意保护双侧盆丛神经（图 8-2-24），至此建立直肠后方隧道，并放置纱条以指引后续直肠双侧分离（图8-2-25）（视频 8-2-4）。

⇨ **技 巧**

　　我们推荐按后 - 前 - 左 - 右的顺序游离盆段直肠。对于女性患者，尤其是偏瘦患者，直肠后间隙可一次直接分离到达肛提肌平面；但对于肥胖男性患者，往往难以一次完全分离到盆底，可能需 2 ~ 3 轮"后 - 前 - 左 - 右"的循环才能充分游离至肛提肌平面。在显露肛提肌时建议先进行左后、右后方向的游离，充分显露正后方 6 点方向的肛尾韧带，再留至最后进行离断。

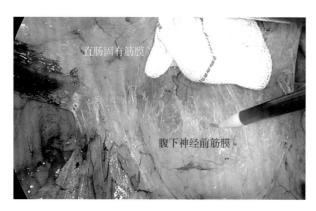

图 8-2-18　术者左手抓持纱条顶推直肠系膜

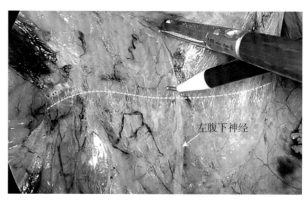

图 8-2-19　仔细辨认腹下神经并以其为导向往尾侧分离

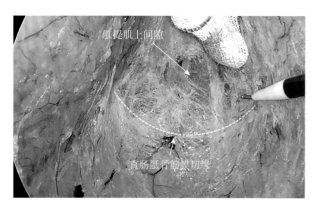

图 8-2-20　切开直肠骶骨筋膜

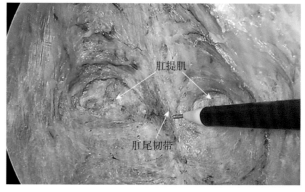

图 8-2-21　显露肛提肌及肛尾韧带

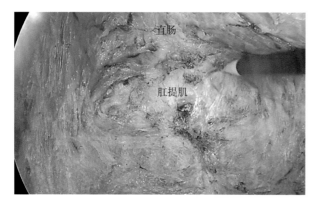

图 8-2-22　切断肛尾韧带，充分显露直肠后方的肛提肌平面

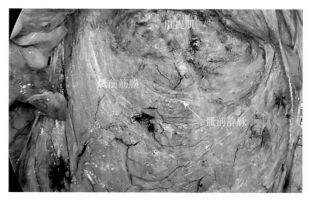

图 8-2-23　保持骶前筋膜的完整，避免损伤骶前静脉

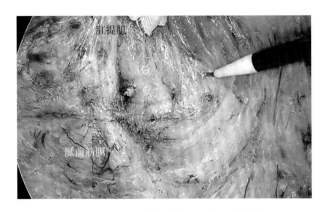

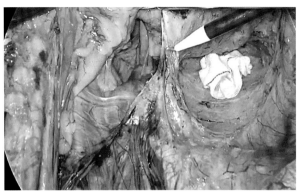

图 8-2-24　向左右两侧拓展直肠后间隙　　　　　　　图 8-2-25　建立直肠后方隧道

直肠前间隙的游离

助手右手器械向腹侧及外侧挑起直肠子宫陷窝，左手器械向头侧牵拉直肠，主刀自左侧开始切开腹膜反折最低点（图 8-2-26），并向右延伸直至完全切开直肠前壁腹膜反折（图 8-2-27）。以牵引带捆绑上段直肠用于助手牵拉以改善盆腔显露（图 8-2-28）。继续分离直肠前壁与阴道后壁之间的间隙，注意保持直肠固有筋膜的完整性（图 8-2-29）（视频 8-2-5）。

视频 8-2-5
直肠前间隙的游离

⇨ **技 巧**

直肠前壁的分离层面可走 Denonvilliers 筋膜前间隙或 Denonvilliers 筋膜后间隙，而相应的腹膜反折切开位置也各有不同。对于男性患者，我们推荐在膜桥处（腹膜反折最低点以上 3 ～ 4 cm）切开，此时进入的是 Denonvilliers 筋膜与直肠固有筋膜的间隙。对于女性患者，由于其 Denonvilliers 筋膜多不明显或较菲薄，且 Denonvilliers 筋膜前间隙较致密，可在腹膜反折最低点进行切开进入 Denonvilliers 筋膜后间隙进行分离，但应注意保持直肠固有筋膜的完整性，不要误入直肠系膜内甚至显露肠壁肌层。

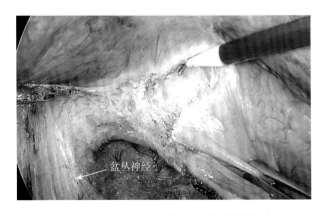

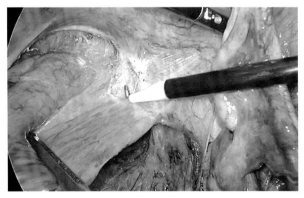

图 8-2-26　自左侧开始切开腹膜反折最低点　　　　　图 8-2-27　完全切开直肠前壁腹膜反折

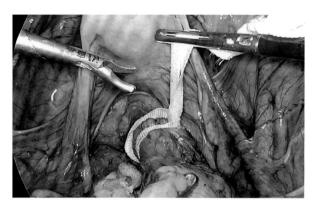

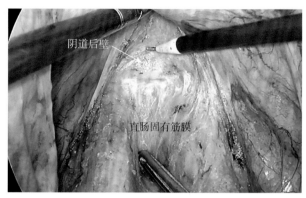

图 8-2-28   牵引带捆绑上段直肠　　　　　　图 8-2-29   分离直肠前壁与阴道后壁之间的间隙

视频 8-2-6

直肠侧韧带的离断及
肛提肌的切开

直肠侧韧带的离断及肛提肌的切开

　　从直肠前壁分离层面沿直肠固有筋膜表面过渡至直肠左侧前方，可向尾侧一直分离至肛提肌平面，建立直肠左前方隧道（图 8-2-30），此时再进行左侧直肠侧韧带的分离（图 8-2-31），显露左侧直肠中动脉（图 8-2-32），细小者可直接超声刀或电凝离断，粗大者可上夹后再离断。完全分离左侧直肠侧韧带后可充分显露左侧肛提肌平面及直肠系膜终点线（图 8-2-33）。切开左侧肛提肌，显露坐骨直肠窝脂肪组织（图 8-2-34）。同法进行右侧直肠侧韧带的分离（图 8-2-35），显露右侧直肠中动脉并离断（图 8-2-36），显露右侧肛提肌平面及直肠系膜终点线（图 8-2-37），切开右侧肛提肌进入坐骨直肠窝（图 8-2-38）。再进行直肠后方的肛提肌切开（图 8-2-39），至此完成直肠后方及侧方的肛提肌切开（图 8-2-40），继续分离坐骨直肠窝脂肪组织，直至与会阴组会师（视频 8-2-6）。

⇨ 技 巧

　　直肠侧韧带的分离是低位直肠的手术难点之一。从膜解剖来看，直肠前方的 Denonvilliers 筋膜后间隙与直肠后间隙并非自然延续的，而由于直肠侧韧带内有血管、神经纤维穿过进入直肠，导致直肠的侧方间隙较致密，难以寻找正确的手术平面，分离过程容易错层。因此不主张过早分离直肠侧韧带，而应充分建立直肠前方及后方的间隙后再进行侧方手术平面的寻找与分离。腹膜反折以下直肠的双侧前方（10 点及 2 点方向）往往存在较疏松的间隙，可优先进行此处的分离并建立侧前方隧道，与直肠后间隙的隧道相呼应，此时再进行侧韧带的分离处理便容易找到正确的手术平面。

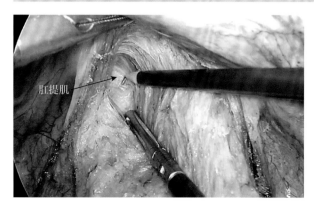

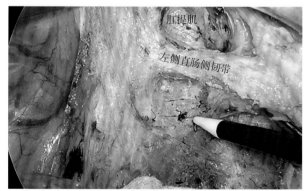

图 8-2-30   建立直肠侧前方隧道　　　　　　图 8-2-31   分离左侧直肠侧韧带

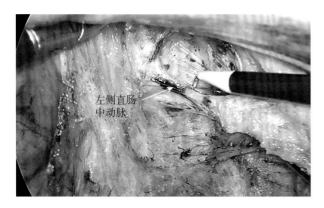

图 8-2-32 显露左侧直肠中动脉

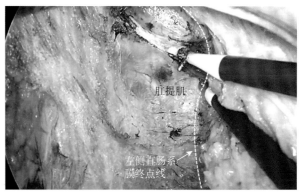

图 8-2-33 完全显露左侧肛提肌平面及直肠系膜终点线

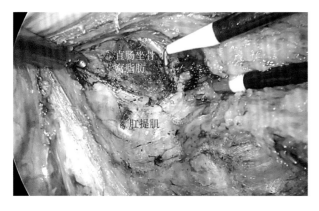

图 8-2-34 切开左侧肛提肌

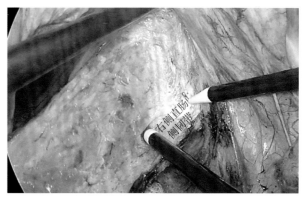

图 8-2-35 分离右侧直肠侧韧带

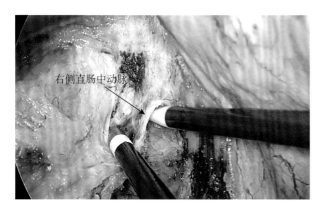

图 8-2-36 显露右侧直肠中动脉

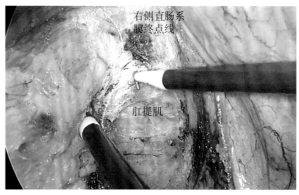

图 8-2-37 完全显露右侧肛提肌平面及直肠系膜终点线

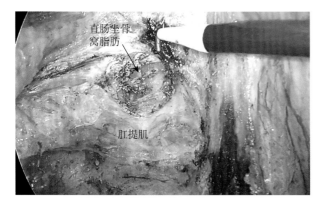

图 8-2-38 切开右侧肛提肌

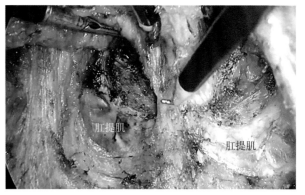

图 8-2-39 切开直肠后方肛提肌

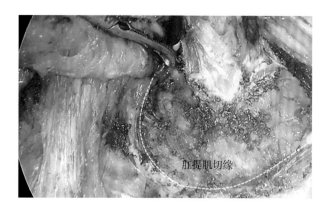

图 8-2-40　完成直肠后方及侧方的肛提肌切开

视频 8-2-7
裁剪系膜血管蒂及
直肠近端离断

离断乙状结肠

　　从 IMA 及 IMV 远断端开始进行系膜血管蒂的裁剪，注意避免损伤乙状结肠系膜边缘血管弓，将清扫的系膜淋巴结分离至待切除肿瘤侧（图 8-2-41），进行近端肠管充分裸化后（图 8-2-42），以腔镜直线切割吻合器离断乙状结肠（图 8-2-43）（视频 8-2-7）。

⇨ **技 巧**

　　系膜血管蒂的裁剪可从远至近，也可从近端至远端，前者往往在操作上更便利。在裁剪过程中应随时注意分离线与肠管的距离，避免损伤系膜内的边缘血管弓以致肠管缺血。

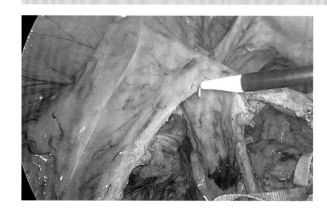

图 8-2-41　裁剪系膜血管蒂

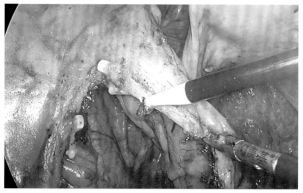

图 8-2-42　裸化近端肠管

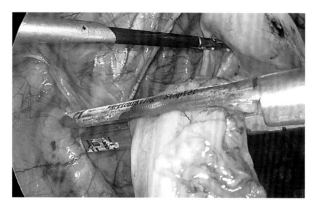

图 8-2-43　腔镜直线切割吻合器离断乙状结肠

缝合关闭盆底腹膜

将远端直肠及标本塞入盆底，从 12 点方向开始以倒刺线连续缝合关闭盆底腹膜（图 8-2-44），张力高的区域可以 Hem-o-lok 夹间断夹闭，加固减张（图 8-2-45），再继续进行缝合。缝合过程中也可将 IMA、IMV 残端覆盖至腹膜后方（图 8-2-46），使术区创面腹膜化，降低术后粘连风险（图 8-2-47）（视频 8-2-8）。术后切口照片见图 8-2-48。

视频 8-2-8
缝合关闭盆底腹膜

⇨ 技 巧

ELAPE 手术切除范围大，关闭盆底腹膜难度较大，从手术第一刀开始便应有意识地多留腹膜组织，如果缝合时仍有张力难以拉拢，可进行两侧腹膜瓣的游离。关闭过程推荐使用倒刺线，尤其适用于张力较高时的缝合，在缝合中途还可以用 Hem-o-lok 夹夹闭腹膜减轻缝合张力。既往多数术者常在会阴部手术结束、标本移除后才开始关闭盆底腹膜，需多次重复建立气腹进入腹腔，操作繁琐。对于部分 BMI 较低的患者，可在标本尚未切除前便进行盆底腹膜的缝合关闭，腹部组可直接开始造瘘，无需再次建立气腹进入腹腔操作，简化手术流程。

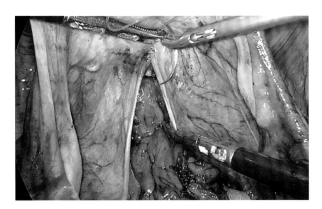

图 8-2-44　以倒刺线进行盆底腹膜的关闭

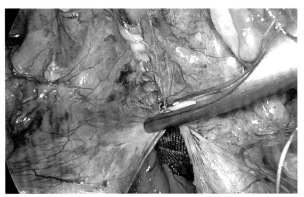

图 8-2-45　张力过大处可上夹进行加固

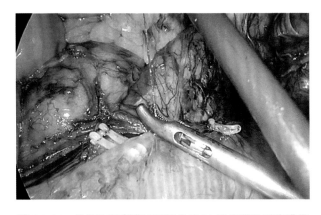

图 8-2-46　关闭盆底腹膜过程可将 IMA 残端覆盖至腹膜后

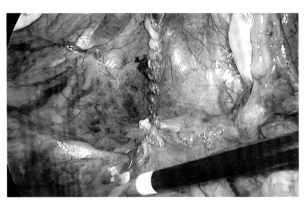

图 8-2-47　盆底腹膜关闭后外观

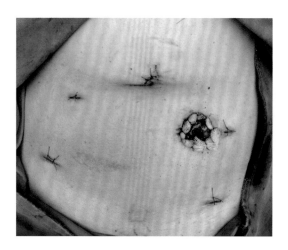

图 8-2-48 腹部切口照片

会阴组切除标本及乙状结肠造口

腹腔组关闭气腹，取左下腹切口，提出乙状结肠断端进行造口，注意辨认乙状结肠系膜方向，避免造口肠袢扭转，造口完成后需在腹腔镜下再次确认。同时会阴组环绕肛门取梭形切口，切开皮肤及皮下，进入坐骨直肠窝，后方以尾骨尖为指引进行分离，首先会师，再分别沿两侧游离，最后前方与阴道后壁分离，由于经腹 ELAPE 手术已经进行了肛提肌切开及坐骨直肠窝脂肪组织的部分游离，会阴组手术难度降低，标本经会阴取出。留置骶前引流管，关闭会阴切口。

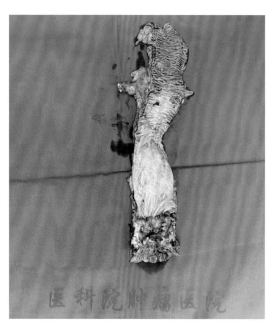

图 8-2-49 手术标本照片

病理诊断

直肠中分化腺癌，大小约 3 cm×3 cm×2 cm，浸润全层，无脉管癌栓及神经侵犯，肠周淋巴结 0/21，术后病理：pT3N0M0。

术后恢复

手术时间 56 min，术中出血 10 ml，术后恢复顺利，术后 5 天出院。

总结

ELAPE 手术可视为传统 APR 手术的一种改良术式，它可消除 APR 手术中存在的外科腰，有助于降低环周切缘阳性率、肿瘤穿孔率。而腹腔镜下经腹途径的个性化 ELAPE 手术避免了传统经会阴途径 ELAPE 手术需频繁更换体位、创伤较大、局部并发症率较高等缺点，可作为不宜保肛的极低位直肠癌手术的首选方式。

ELAPE 手术后的盆底关闭及重建不可忽视，否则可能导致局部肠粘连、盆底疝、空盆腔综合征等术后并发症。传统经会阴 ELAPE 手术的盆底缺损较大，往往需采用肌皮瓣移植、大网膜填塞、子宫翻转覆盖等方法进行修复，但操作复杂，增加创伤和并发症发生率。近年来，许多学者主张行个性化的肛提肌切除，以 R0 根治为原则，根据肿瘤位置及分期决定肛提肌的切除范围，如果肿瘤未侵犯坐骨直肠窝脂肪或肛提肌，可保留坐骨直肠窝脂肪和外周部分肛提肌，如果肿瘤局限于一侧肠壁，肿瘤侧肛提肌切除范围按经典 ELAPE 手术进行，而健侧则可保留较多肛提肌。

视频 8-2-9
生物补片修复盆底腹膜

我们推荐常规关闭盆底腹膜，故在左右侧腹膜的游离时，便应注意保留更多的腹膜组织，尤其是骶骨岬水平。部分新辅助放化疗或肿瘤较大的患者盆底腹膜缺损较重，可以用生物材料取代盆底腹膜进行修复（视频 8-2-9）。

（唐　彬　汤坚强）

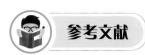

[1] 池畔. 基于膜解剖的腹腔镜与机器人结直肠肿瘤手术学 [M]. 北京：人民卫生出版社，2019.
[2] 韩加刚，王振军. 低位进展期直肠癌行 ELAPE 手术意义与争议 [J]. 中国实用外科杂志，2020，40（3）：287-293.
[3] 王杉，申占龙，姜可伟，等. 直肠癌 TME 和 ELAPE 手术质量控制 [J]. 中华结直肠疾病电子杂志，2016，5（6）：463-467.
[4] 黄颖，池畔. 腹腔镜经盆腔途径个体化的经肛提肌外腹会阴联合直肠切除术 [J/CD]. 中华腔镜外科杂志（电子版），2019，12（6）：337-341.
[5] 周思成，周海涛，刘骞，等. 肛提肌外腹会阴联合切除术的研究进展 [J]. 实用肿瘤杂志，2019，34（3）：277-279.

第三节　腹部无辅助切口经直肠拖出标本的腹腔镜下高位直肠癌根治术

适应证和禁忌证

应用腹部无辅助切口经直肠拖出标本的腹腔镜下高位直肠癌根治术（CRC-NOSES Ⅳ式）需满足以下条件：①中高位直肠、直肠乙状结肠交界处肿瘤或乙状结肠远端肿瘤；②肿瘤环周直径小于 5 cm；

③ T4a 以下。

相对禁忌证如下：①低位直肠肿瘤预计再次关闭远端困难者，或乙状结肠近端以上肿瘤预计残余远端肠管过长者；②肿瘤过大，无法经直肠拖出者；③乙状结肠系膜过于肥厚，判定经肛拖出困难者；④过于肥胖者（BMI > 35 kg/m²）。

现病史及术前检查

患者女性，57 岁，BMI 26.0 kg/m²。主诉间断大便带血 2 个月，既往体健，无手术史。结肠镜检查提示距肛缘 16 ～ 18 cm 乙状结肠可见一隆起型肿物，结肠镜活检病理提示中分化腺癌。胸腹盆增强 CT 检查提示：乙状结肠肠壁不规则增厚，增强扫描不均匀强化，病变周围肠系膜可见多发淋巴结，部分警惕恶性。

手术要点及策略

1. 本例患者经术中探查肿瘤位置、大小以及系膜的肥厚程度，可以行经直肠拖出标本的 NOSES Ⅳ式手术，有助于减轻因腹壁切口带来的创伤。

2. 全腹腔镜下消化道重建进行乙状结肠与直肠的端端吻合，是本节介绍的重点。

3. 讨论经直肠拖出标本术"无菌无瘤"操作的技术要点。

手术步骤

体位及 Trocar 布局

常规 5 孔法（图 8-3-1），具体可参考第 9 章第 1 节。

探查

术中探查腹腔无种植转移，肝未见转移（图 8-3-2），肿瘤位于直肠上段，术前染料定位（图 8-3-3）。

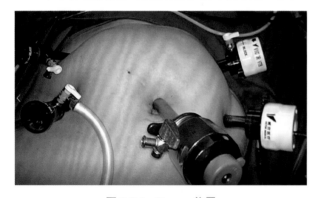

图 8-3-1 Trocar 位置

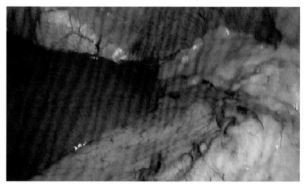

图 8-3-2 探查肝脏

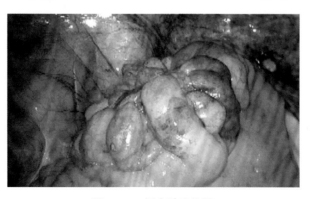

图 8-3-3 探查肿瘤位置

第一刀切入点

患者头低足高体位，助手左手钳及右手钳提起直肠及乙状结肠系膜，扇形展开，充分显露术野（图 8-3-4）。在骶骨岬水平，用电钩切开右侧膜桥（图 8-3-5），沿着直肠背侧腹下神经前筋膜间隙拓展（图 8-3-6）（视频 8-3-1）。

视频 8-3-1
腹腔探查及乙状结肠系膜切开

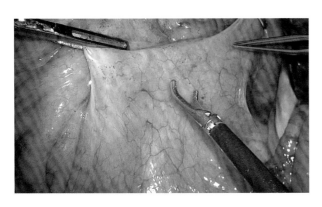

图 8-3-4 助手提起直肠系膜，显露术野

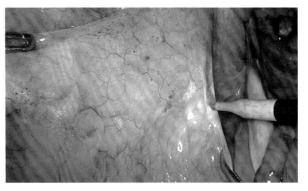

图 8-3-5 第一刀切入点

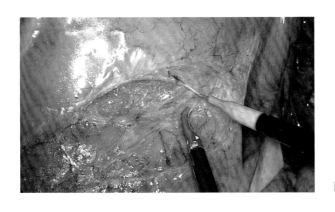

图 8-3-6 进入 Toldt 间隙

离断肠系膜下动静脉根部

沿着 Toldt 间隙向上方继续分离，达到 IMA 根部位置，清扫 IMA 根部淋巴脂肪组织（图 8-3-7），继续向左侧拓展 Toldt 间隙，游离过程中注意输尿管及神经的走行（图 8-3-8），避免损伤。游离充分后于距根部 1 cm 处结扎切断 IMA（图 8-3-9），继续向左外侧游离至 IMV 走行处，游离显露后结扎及切断 IMV（图 8-3-10）（视频 8-3-2）。

视频 8-3-2
肠系膜下动静脉根部的游离与离断

⇨ 技 巧

游离肠系膜下动静脉前可以将纱布条置于小肠系膜及十二指肠处，起到保护作用，避免游离肠系膜下动静脉根部时损伤十二指肠及小肠。拓展此处 Toldt 间隙时，主刀及助手配合撑入该间隙使其呈帐篷样提起，分离过程中可见此间隙的肠系膜下神经丛，左侧有输尿管和生殖血管，避免分离层面过深进入左侧输尿管及生殖血管后方间隙，导致生殖血管及输尿管损伤。

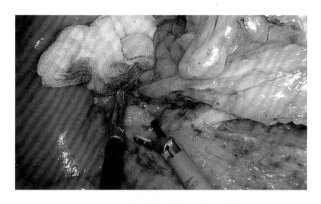

图 8-3-7　游离肠系膜下动脉根部

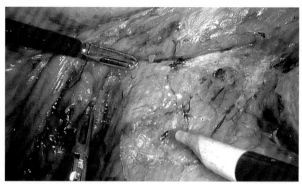

图 8-3-8　显露左侧输尿管

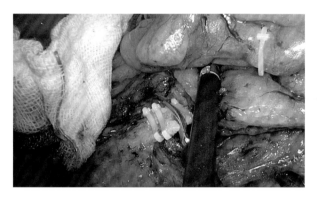

图 8-3-9　结扎切断肠系膜下动脉

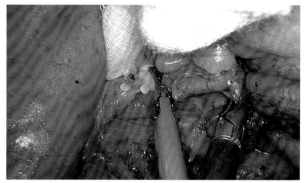

图 8-3-10　结扎切断肠系膜下静脉

直肠上段系膜游离

沿直肠后间隙向下方游离，可见到"天使之发"层面（图 8-3-11），游离范围需至肿瘤下方 5 cm 处直肠系膜，游离过程中注意保护腹下神经，避免游离层面过深损伤骶前血管。

⇨ **技 巧**

沿直肠后间隙分离时，可见腹下神经，在其分叉处向左右分离，在神经表面匀速推行分离，可以避免损伤神经及游离层面过深损伤骶前血管。

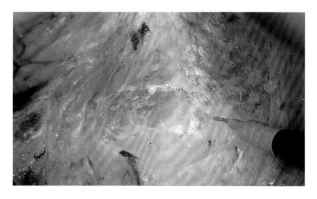

图 8-3-11　沿直肠后间隙向下方游离

乙状结肠外侧的游离

助手提起左侧卵巢血管蒂，电钩将乙状结肠外侧生理性粘连打开（图 8-3-12），沿 Toldt 间隙向上分离（图 8-3-13），注意保护输尿管及生殖血管（视频 8-3-3）。

视频 8-3-3
直肠及乙状结肠的
游离

⇨ 技 巧

将纱布条垫于游离的系膜后方，游离乙状结肠外侧时可见纱布条，既可起到标志作用，又可对输尿管起到保护作用。

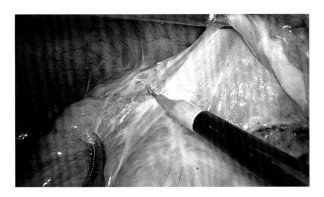

图 8-3-12　游离乙状结肠生理性粘连处

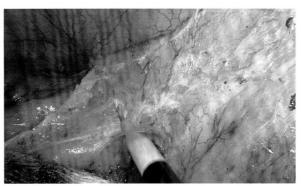

图 8-3-13　沿 Toldt 间隙向上分离

肿瘤远端肠管的裸化及离断

先用血管夹标记出肠管的远端离断位置（图 8-3-14），以此为标记对肿瘤下方 5 cm 肠管系膜进行裸化（图 8-3-15），范围约 3 cm，肠管裸化完毕后用腔镜直线切割吻合器进行离断（图 8-3-16）。

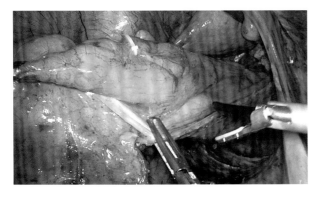

图 8-3-14　血管夹标记远端肠管离断位置

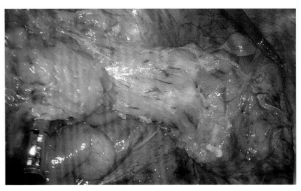

图 8-3-15　裸化直肠壁范围约 3 cm

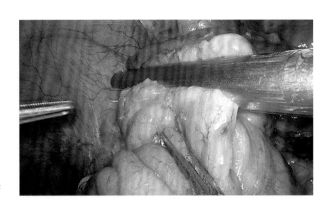

图 8-3-16　离断直肠远端肠管

视频 8-3-4
远近端肠管的离断

裁剪乙状结肠系膜

裁剪乙状结肠系膜前用血管夹标记出肿瘤近端肠管的离断位置，裁剪分离乙状结肠系膜（图 8-3-17），结扎切断乙状结肠系膜血管（图 8-3-18），裁剪至血管夹标记处，然后对预定的乙状结肠壁进行裸化（图 8-3-19），肠管裸化后用腔镜直线切割吻合器进行离断（图 8-3-20）（视频 8-3-4）。

⇨ 技 巧

裁剪乙状结肠系膜前可将纱布条垫于乙状结肠系膜后方，可避免裁剪过程中损伤其下方的输尿管及血管，建议用逆向平行系膜裁剪法。结扎切断乙状结肠系膜血管时，保留侧血管用血管夹夹闭，另外一侧直接用超声刀离断，此举可避免标本拖出时血管夹损伤血管及直肠黏膜。

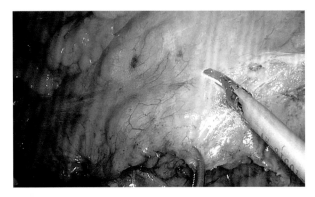

图 8-3-17　游离乙状结肠系膜

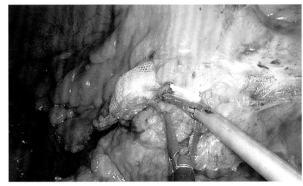

图 8-3-18　结扎切断乙状结肠系膜血管

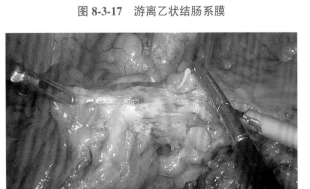

图 8-3-19　裸化乙状结肠肠壁

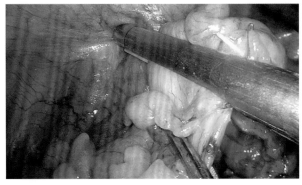

图 8-3-20　离断近端乙状结肠肠管

标本拖出

将保护套经主操作孔置入腹腔（图 8-3-21），消毒远端直肠及肛门后，助手用卵圆钳夹纱布块经肛伸入，顶起直肠断端作为指引，主刀用电钩将直肠闭合端切开足够的宽度，助手再经肛门置入卵圆钳，将保护套拉出至肛门外（图 8-3-22），用卵圆钳将抵钉座经保护套送入腹腔（图 8-3-23）。拖出标本时先用带齿卵圆钳夹持裁剪的系膜缓慢拉入直肠腔内（图 8-3-24），然后再用另一带齿卵圆钳夹持住近断端肠管（图 8-3-25），缓慢将标本置保护套内经直肠肛门缓慢拖出体外（图 8-3-26）（视频 8-3-5）。

视频 8-3-5
标本经直肠拖出

⇨ 技 巧

　　标本取出过程中，助手可用吸引器保持吸引状态，避免取出挤压时溢液流入腹腔，遵循"无菌无瘤"原则。

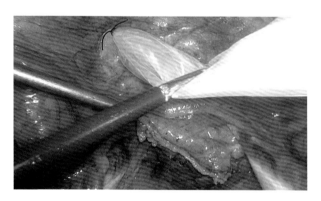

图 8-3-21　经主操作孔放入保护套

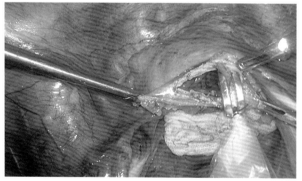

图 8-3-22　用卵圆钳经肛门拉出保护套

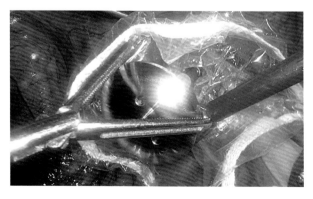

图 8-3-23　经保护套置入抵钉座

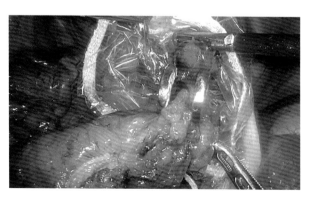

图 8-3-24　用带齿卵圆钳夹持裁剪的系膜缓慢拉入直肠腔内

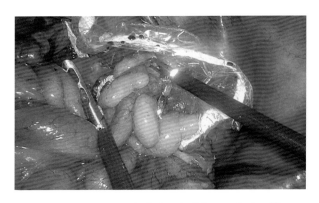

图 8-3-25 用另一带齿卵圆钳夹持住近断端肠管

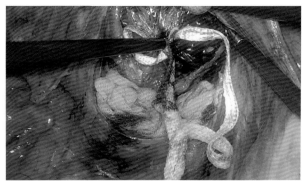

图 8-3-26 经肛门将标本拉出体外

视频 8-3-6
NOSES Ⅳ式吻合重
建过程

消化道重建

可用 Hem-o-lok 夹或者间断缝合 1 ~ 2 针，将直肠断端前后壁贴合，再用腔镜直线切割吻合器进行切割闭合（图 8-3-27），将切除的残端放入小标本袋内取出（图 8-3-28）。用电钩将乙状结肠近断端肠壁切开（图 8-3-29），用碘伏纱条对乙状结肠肠腔进行消毒（图 8-3-30）。将抵钉座经切口置入乙状结肠腔内（图 8-3-31），用腔镜直线切割吻合器将乙状结肠断端肠管进行闭合（图 8-3-32），将切除的残端及体内纱布条放入自制手套内（图 8-3-33），经主操作孔移出体外。助手夹持纱布将肠管固定于左髂窝，对系膜缘处乙状结肠断端角以电钩切孔，挤压将抵钉座连接杆经此孔取出（图 8-3-34），吻合器经肛门置入并调整好位置后旋出中心穿刺杆（图 8-3-35），完成抵钉座与中心穿刺杆的对接，调整乙状结肠系膜方向，完成乙状结肠直肠的端端吻合（图 8-3-36）。3-0 倒刺线缝合加固吻合口（图 8-3-37），冲洗腹腔，检查无误后，放置引流管（视频 8-3-6）。

⇨ **技 巧**

腔镜下放置抵钉座有多种方法：圈套器结扎、手工吻合、反穿刺法以及上述的固定挤压法。术者可以根据术中实际情况及个人习惯选择合理的置入方法。

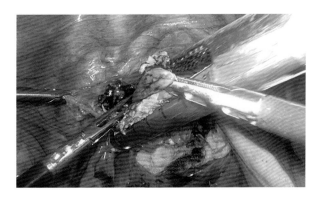

图 8-3-27 闭合直肠断端

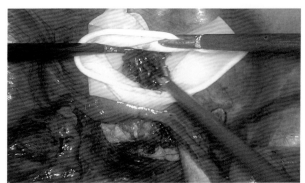

图 8-3-28 将直肠断端放入自制标本袋内

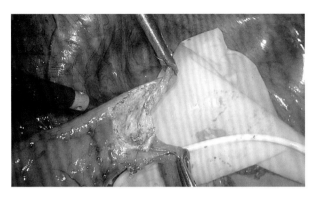

图 8-3-29　将肿瘤上方肠壁切开

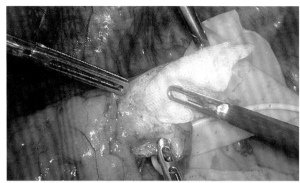

图 8-3-30　碘伏纱条对肠腔内消毒

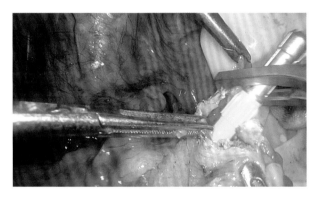

图 8-3-31　将抵钉座置入乙状结肠近端

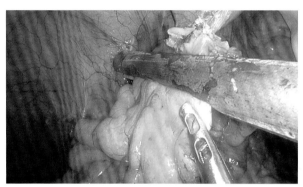

图 8-3-32　切断闭合乙状结肠肠管

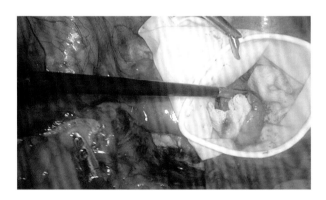

图 8-3-33　将乙状结肠断端放入自制标本袋内

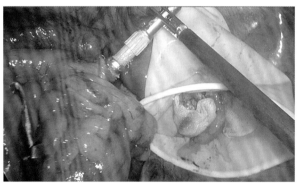

图 8-3-34　取出抵钉座

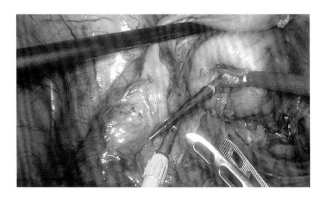

图 8-3-35　旋出吻合器穿刺杆

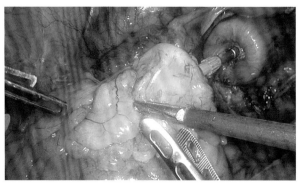

图 8-3-36　乙状结肠直肠端端吻合

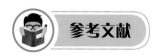

图 8-3-37　3-0 倒刺线缝合加固吻合口

总结

NOSES 手术具有减少术后疼痛及切口感染等相关并发症腹壁美容效果等优点，同时促使患者早期下床活动，减少胃肠蠕动恢复时间，有助于早期进行肠内营养，从而促进患者早期恢复。NOSES 手术在外科领域的快速兴起为结直肠癌患者的微创治疗带来了福音。NOSES Ⅳ式作为 NOSES 系列手术的最常用术式之一，主要是经肛门将直肠或乙状结肠标本取出体外，再进行全腹腔镜下乙状结肠直肠端端吻合。适用于肿瘤较小（小于 5 cm）的高位直肠癌和乙状结肠癌，标准规范的直肠乙状结肠手术是根本，在此基础上要掌握标本的正确取出方法以及全腔镜吻合的技术，同时术前要严格把握 NOSES Ⅳ式的适应证，选择合适的患者，整个操作均严格强调"无菌无瘤"技术。

该例手术总结如下。

1．肠管裸化的长度：NOSES 手术常需多次离断闭合，肠壁裸化长度一般推荐 3 cm，在拟吻合处靠肿瘤侧需要在常规手术基础上多游离 1 ～ 2 cm，以利于再次离断闭合。

2．标本取出注意事项：润滑标本袋时，可以用碘伏润滑里外两面；牵拉直肠断端壁，防止牵拉标本过程中肠壁内卷减小拖出口管径；建议标本小头先出，逆向（近端肠管）拉出；系膜的鼠尾先用卵圆钳牵至肛门口，然后再用另一卵圆钳夹住近端肠管壁至肛门口，两把卵圆钳同时逐渐发力，取出标本。

3．"无菌无瘤"措施：包括碘伏条消毒肠管断端、近端肠管腔内，直肠远端冲洗，碘伏纱布条显露远断端，污染的纱布条及时放进标本袋内，术毕用碘伏水和蒸馏水冲洗术野等。

（权继传　汤坚强）

参考文献

[1] 王锡山．经自然腔道取标本手术学［M］．4 版．北京：人民卫生出版社，2021．

[2] 中国 NOSES 联盟，中国医师协会结直肠肿瘤专业委员会 NOSES 专委会．结直肠肿瘤经自然腔道取标本手术专家共识（2019 版）［J/CD］．中华结直肠疾病电子杂志，2019，8（4）：336-342．

[3] 樊代明．中国肿瘤整合诊治指南［M］．天津：天津科学技术出版社，2022．

第四节　腹腔镜下保留 Denonvilliers 筋膜的超低位直肠癌经括约肌间切除 +NOSES I 式 G 法

适应证

应用腹腔镜下保留 Denonvilliers 筋膜的超低位直肠癌经括约肌间切除（intersphincteric resection，ISR）+ NOSES I 式 G 法需同时满足以下几个条件：①直肠癌距肛缘 3 ～ 4 cm，或 Bordeaux 分型 II 型近肛管型；②肿瘤小于 1/3 环周；③未侵犯外括约肌；④ BMI ≤ 25 kg/m^2；⑤高中分化；⑥术前肛门功能良好；⑦无远处转移；⑧非高龄（≤ 75 岁）。

现病史及术前检查

患者男性，60 岁，BMI 为 20.8 kg/m^2。间断大便带血伴腹痛 1 个月，既往无手术史。肛门检查：肿瘤位于直肠前壁，方向为 4 ～ 8 点，距肛 4 cm，隆起型肿瘤，活动可。结肠镜：进镜 4 cm 可见直肠前壁隆起型肿瘤，环周 1/3，距齿状线 2 cm，病理提示中分化腺癌。全腹增强 CT 及盆腔增强 MRI 提示：直肠癌 cT2N0M0（图 8-4-1）。

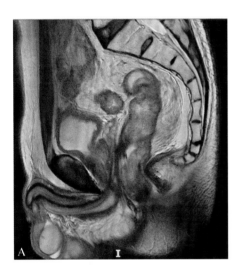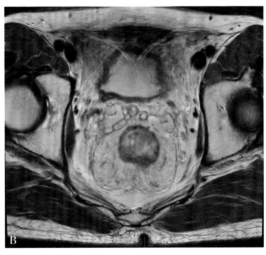

图 8-4-1　术前 MRI

手术要点及策略

1. 结合术前肛门检查、CT 及 MRI 结果，术前诊断为直肠癌，Bordeaux 分型 II 型，cT2N0M0，可以行部分内括约肌切除，保留肛门功能。

2. 如何在 Denonvilliers 筋膜后间隙游离，保留前方 Denonvilliers 筋膜及后方直肠固有筋膜的完整性是本节的重点。

3. 可以根据术中情况，行肿瘤远端适形离断，保留肿瘤对侧更多的外科肛管，并提高吻合口高度，如图 8-4-2 所示：A ～ D 为常规经腹 ISR，E ～ H 为外翻适形切除 ISR。

4. 本节分享的要点还包括 No.253 淋巴结的清扫、左结肠动脉的保留、植物神经的全程保护，内外括约肌间隙的游离技巧。

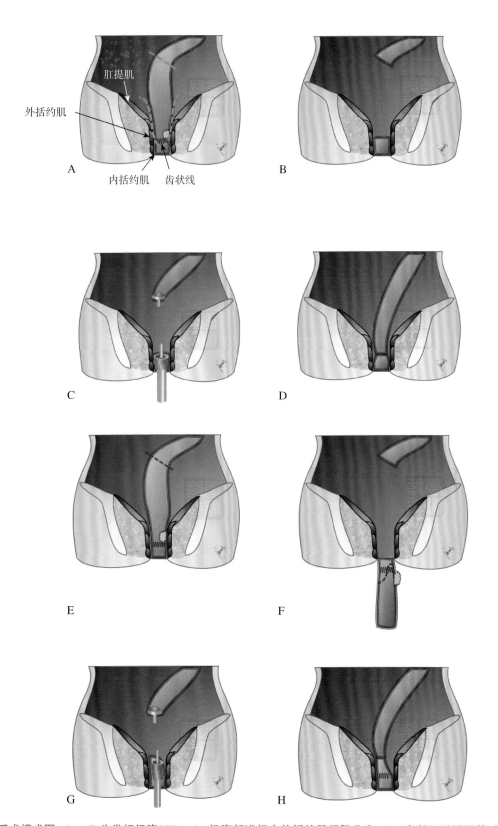

图 8-4-2　手术模式图。A ～ D 为常规经腹 ISR：A. 经腹部进行内外括约肌间隙分离；B. 离断远近端肠管，切除肿瘤；
C. 经肛与近端肠管吻合；D. 吻合完毕；E ～ H 为外翻适形切除 ISR；E. 离断近端肠管；F. 外翻拖出远端直肠
并适形切除肿瘤；G. 经肛与近端肠管吻合；H. 吻合完毕

手术步骤

体位

采用改良 Lloyd-Davis 体位，头低足高 15°，右侧倾斜 15°，并确保会阴部悬空 5 ~ 10 cm。腹腔镜操作时可将右侧腿架放低，避免术者右手操作器械与右腿部位间的干扰。会阴部取标本时改为标准截石位。

Trocar 布局及探查

Trocar 布局按照传统直肠 5 孔法。术中探查腹腔无种植转移，肝未见转移，肿瘤位于腹膜反折以下。

中间入路切开右侧直肠旁沟

助手提起直肠乙状结肠系膜，呈扇形展平，向腹侧及左侧保持张力，主刀左手钳住腹膜向右侧牵拉，电钩仅切开膜桥，利用电钩或超声刀空泡效应，可清晰见到膜间隙被气体充盈展开。助手上提，高张力的状态下可见直肠固有筋膜背侧与腹下神经前筋膜间的疏松间隙，切断两者间的纤维条索及肠系膜下丛、上腹下丛的乙状结肠支。主刀左手钳轻轻夹起腹下神经，对抗牵引，沿神经导向于腹下神经前筋膜前间隙向尾侧游离直肠，向外侧拓展间隙显露左输尿管（图 8-4-3 ~图 8-4-10，视频 8-4-1）。

视频 8-4-1
中间入路切开右侧直肠旁沟

⇨ 技 巧

主刀与助手"三角牵拉"，形成张力，切开腹膜，CO_2 气体进入直肠后间隙，可清晰见到膜间隙被气体充盈展开。腹下神经与直肠固有筋膜有时粘连紧密，此时可以轻轻夹起神经做对抗牵引，更容易找到分离层面。

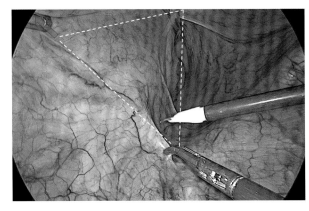

图 8-4-3　助手牵拉乙状结肠系膜，显露右侧直肠旁沟切开线

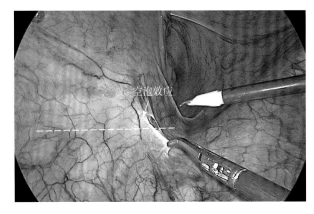

图 8-4-4　切开膜桥

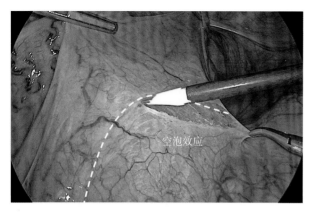

图 8-4-5　电钩或超声空泡效应，显露分离间隙

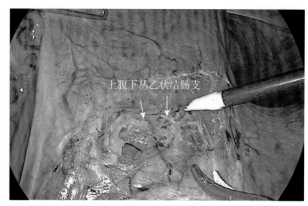

图 8-4-6　断上腹下丛乙状结肠支

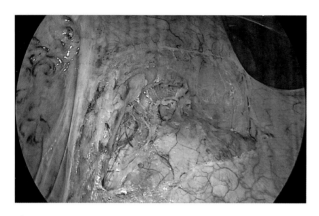

图 8-4-7　显露直肠固有筋膜与腹下神经前筋膜间隙

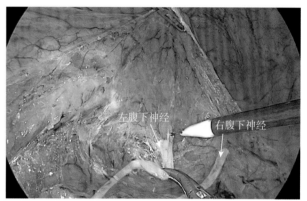

图 8-4-8　左手轻夹腹下神经，沿其表面分离间隙

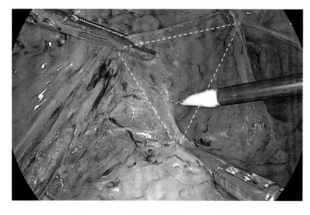

图 8-4-9　向左侧拓展 Toldt 间隙

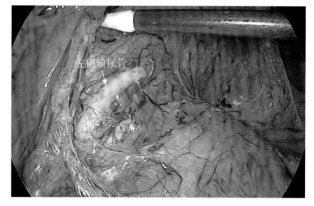

图 8-4-10　显露 Toldt 间隙后方走行的左输尿管

视频 8-4-2
No.253 淋巴结清扫

No.253 淋巴结清扫

沿着 IMA 头侧切开主动脉前方腹膜，进入左结肠后间隙，清扫 No.253 淋巴结，显露左结肠动脉，此时助手要将乙状结肠系膜放低平，注意不要过度向腹侧牵拉，以免抬高 IMA 影响 No.253 淋巴结腹侧区的清扫；相反，当清扫 IMA 动脉背侧的 No.253 淋巴结时，助手应上提直肠上动脉，尽可能向腹侧牵拉，清扫时注意保护 IMA 左后侧走形的肠系膜下丛左侧束支（图 8-4-11 ～图 8-4-20，视频 8-4-2）。

⇨ **技 巧**

No.253 淋巴结清扫时极易损伤肠系膜下丛的左侧束支。左侧束支常有分支加入 IMA 动脉鞘，应仔细分离切断其汇入 IMA 的分支，并保留主干的完整性。

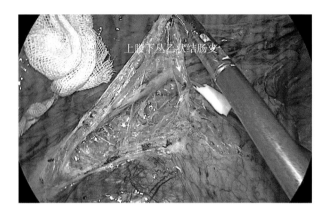

图 8-4-11　离断上腹下丛乙状结肠支

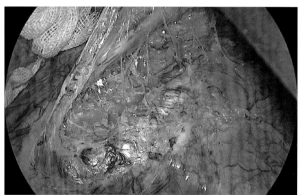

图 8-4-12　显露 IMA 后 Toldt 间隙层面

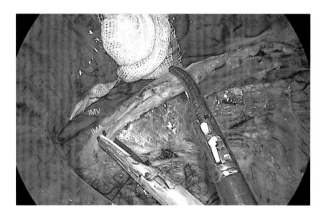

图 8-4-13　主刀左手夹持 IMA，超声刀清扫其右侧淋巴脂肪组织，显露 IMA 主干

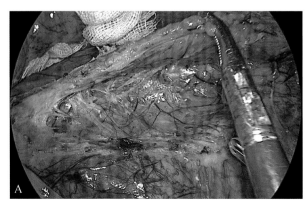

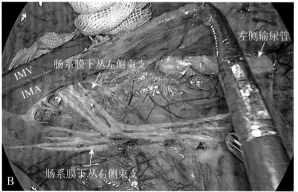

图 8-4-14　显露肠系膜下丛左侧束

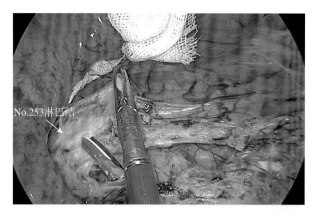

图 8-4-15　清扫 No.253 淋巴结

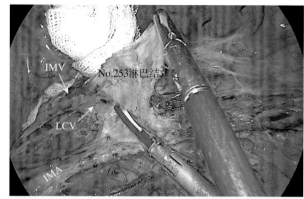

图 8-4-16　游离左结肠动脉

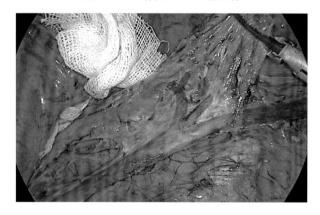

图 8-4-17　显露 IMA 各分支

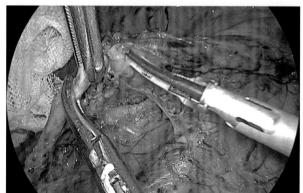

图 8-4-18　助手提起直肠上动脉向腹侧牵拉

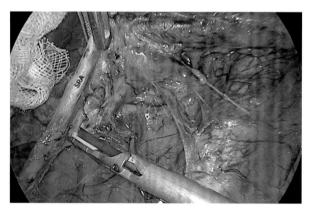

图 8-4-19　清扫 IMA 背侧的淋巴脂肪组织

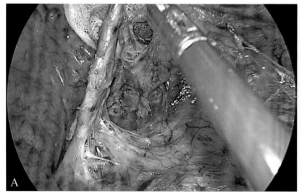

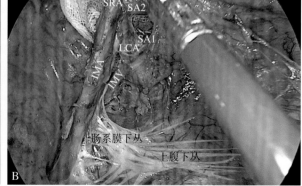

图 8-4-20　清扫淋巴结后的肠系膜下丛

保留左结肠动脉的 IMA 离断及完全内侧入路乙状结肠的游离

　　沿着 IMA 鞘外显露其各分支，依次离断直肠上动脉、乙状结肠动脉，提起动脉断端，可见 Toldt 线，离断肠系膜下静脉，保留左结肠动脉上行支及下行支。助手提起血管断端，从内侧可见白色稍厚半透明的直肠左侧旁沟腹膜，主刀左手夹持腹膜保持张力，记住要从内侧切开这层腹膜，即可与左侧会师，并沿会师平面继续往头侧游离结肠后间隙，从而完成完全经内侧入路乙状结肠的游离（图 8-4-21～图 8-4-27，视频 8-4-3）。

视频 8-4-3
保留左结肠动脉的 IMA 离断及完全内侧入路乙状结肠的游离

⇨ 技 巧

　　左结肠动脉是否保留遵循个体化原则，术前 CT 检查 IMA 重建有助于判断分支情况。保留血管侧的鞘外分离可以防止术后假性动脉瘤的发生。

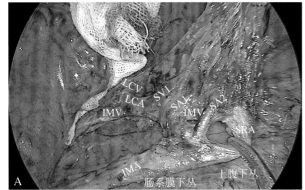
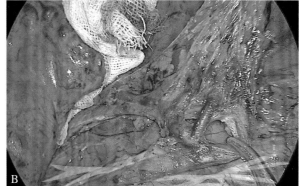

图 8-4-21　显露 IMA 各分支

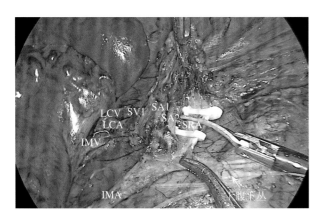
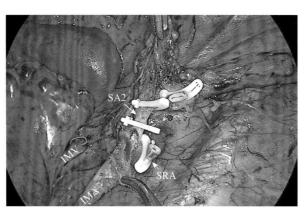

图 8-4-22　离断直肠上动脉

图 8-4-23　离断乙状结肠动脉

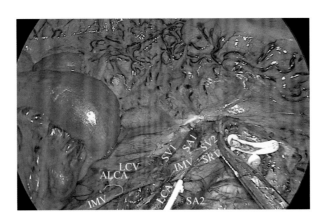

图 8-4-24　离断 IMV

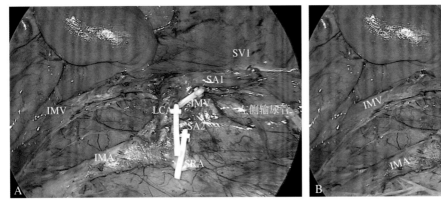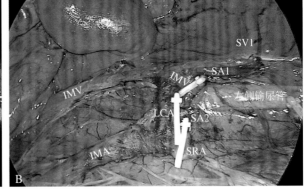

图 8-4-25　显露保留的乙状结肠第一支

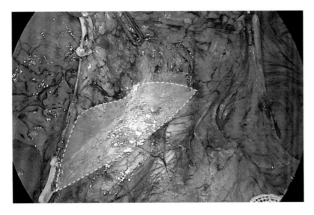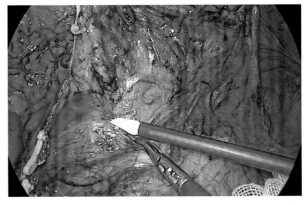

图 8-4-26　向左侧拓展 Toldt 间隙，从内侧可见三角形、半透明的乙状结肠间隐窝

图 8-4-27　切开腹膜与左侧结肠旁沟会师

直肠后间隙的游离

　　助手用右手肠钳夹持直肠系膜的左侧缘，左手钳夹直肠系膜右侧缘，将直肠系膜向腹侧牵拉展平；主刀左手用肠钳轻轻牵拉腹下神经前筋膜，或轻推直肠固有筋膜，将直肠固有筋膜和腹下神经前筋膜间隙分开，可见位于背侧的腹下神经前筋膜内网状的血管纹理。通常先在中线 6 点方向游离，向两侧扩大到 4 ～ 8 点位置。至 S3 水平，可见直肠后间隙变窄，不易分离，此时应考虑直肠骶骨筋膜（Waldeyer 筋膜）融合位置，切开直肠骶骨筋膜，可见其后更加疏松的"天使之发"，隐约可见骶前筋膜后叶深方的骶前静脉分支走行，继续向肛侧游离，可见肛提肌及肛尾韧带（图 8-4-28 ～图 8-4-34，视频 8-4-4）。

视频 8-4-4
直肠后间隙的游离

⇨ 技 巧

　　骨盆入口处直肠后间隙的游离遵循中线 6 点 - 右后 - 左后的游离顺序；至肛提肌上间隙的游离先行左后侧、右后侧分离，最后离断直肠尾骨韧带，这主要从局部解剖特点及操作难易角度考虑：骨盆入口处若右侧层面未松解会影响左侧分离时操作器械杆的活动范围，而肛提肌上间隙位置较深，左后侧间隙分离较顺手，相对容易找到层次，直肠尾骨韧带内含肛尾动脉及静脉，与直肠间层次不易把握，也容易发生出血。

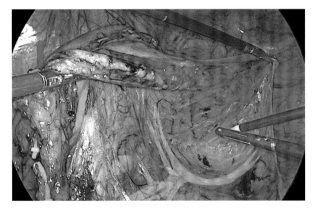

图 8-4-28　助手夹持的部位及用力方向

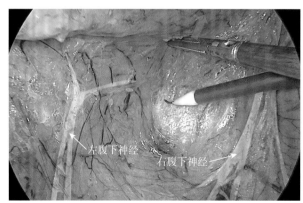

图 8-4-29　腹下神经前筋膜的小血管纹理

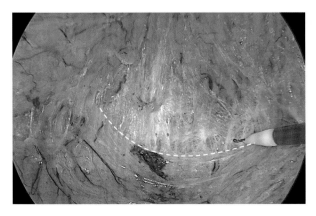

图 8-4-30　切开直肠骶骨筋膜

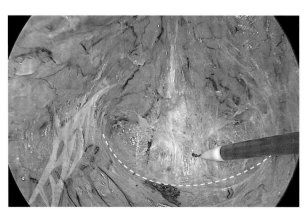

图 8-4-31　骶前间隙的"天使之发"结构

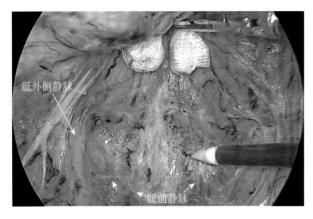

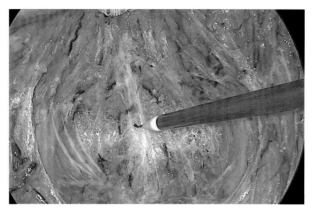

图 8-4-32　"花生米"帮助显露间隙，避免系膜破损　　　　　图 8-4-33　进入肛提肌上间隙

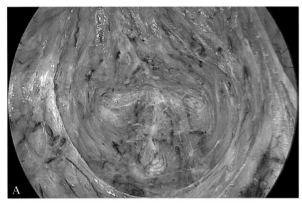

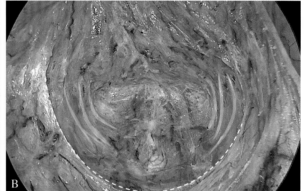

图 8-4-34　隐约可见 3 条纵向走行的骶前静脉及骶外侧静脉

视频 8-4-5
乙状结肠及上段结肠
的游离

乙状结肠及上段直肠的游离

直肠后间隙完成游离后，在肠管背侧放置白色纱布游离。电钩分离乙状结肠先天粘连，顺利完成左右会师，近端游离至降乙交界处，助手右手钳将乙状结肠向右侧牵拉，可见左侧直肠旁沟及腹膜反折，沿此线切开膜桥，助手左手钳将膀胱侧腹膜向前对抗牵拉，显露精囊腺，精囊腺表面被覆 Denonvilliers 筋膜完整，未见精囊腺膨出，可见直肠系膜侧直肠前方深筋膜完整，无直肠壁及脂肪颗粒裸露，这样才能准确走行至两侧筋膜间隙。将乙状结肠向左牵拉，显露右侧直肠旁沟，同法完成右侧膜桥的切开（图 8-4-35 ～图 8-4-44，视频 8-4-5）。

⇨ 技 巧

左右侧直肠旁沟的显露需要助手将乙状结肠向头侧对抗牵拉，在背侧充分游离后，可以很容易识别此切割线，偏外侧可能损伤输尿管，偏内侧则容易进入直肠系膜内。

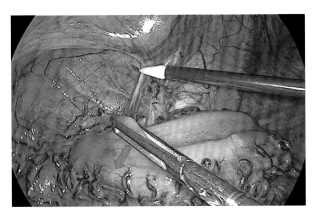

图 8-4-35　分离先天粘连

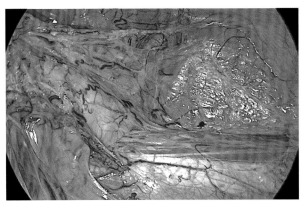

图 8-4-36　近端分离至降乙交界水平

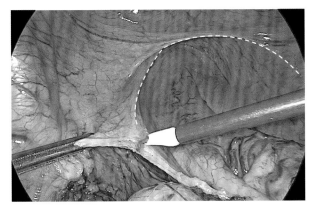

图 8-4-37　显露左侧直肠旁沟

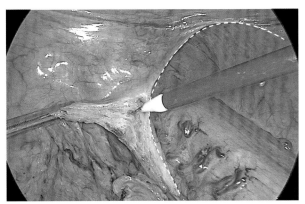

图 8-4-38　转向前壁

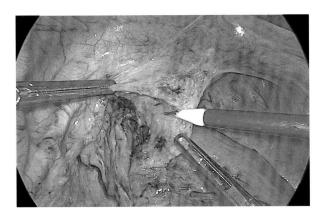

图 8-4-39　显露膀胱及直肠间隙

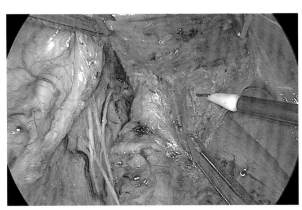

图 8-4-40　游离 Denonvilliers 筋膜与直肠固有筋膜间隙

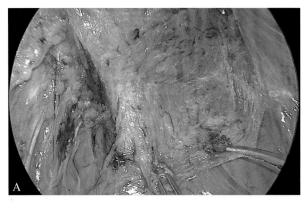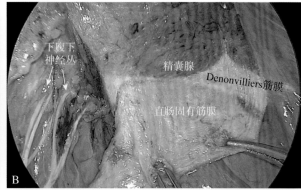

图 8-4-41　保留的 Denonvilliers 筋膜及隐约可见的精囊腺

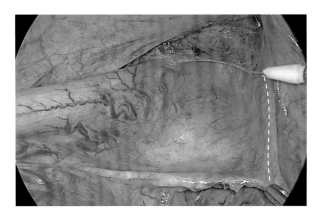

图 8-4-42　显露右侧直肠旁沟

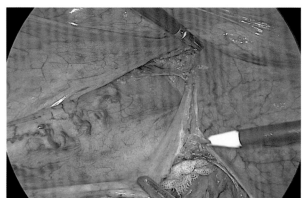

图 8-4-43　切开右侧膜桥

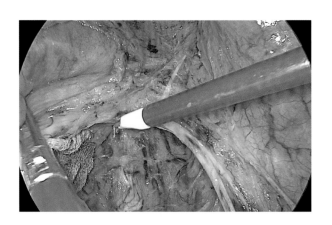

图 8-4-44　右侧分离，注意保护腹下神经

视频 8-4-6
直肠前间隙的游离
（精囊腺部）

直肠前间隙的游离（精囊腺部）

　　悬吊膀胱腹膜，以利于显露直肠前间隙。助手左手钳夹持活扣捆绑后的上段直肠向中上腹方向牵拉，右手钳从左手钳腹侧进入（左右交叉）向腹侧抬起精囊腺，主刀左手夹持切除的盆底腹膜向头侧牵引，显露直肠固有筋膜前间隙，可见筋膜间的细小穿支血管，在偏直肠固有筋膜侧离断，前方分离至前列腺上缘水平根据肿瘤位置决定离断直肠固有筋膜的位置，直肠固有筋膜与前列腺背侧 Denonvilliers 筋膜逐渐融合，并止于尿道括约肌（图 8-4-45 ～图 8-4-52，视频 8-4-6）。

⇨ 技 巧

　　直肠前间隙的分离有三种不同入路方式：① Denonvilliers 筋膜前间隙；② Denonvilliers 筋膜后间隙（直肠固有筋膜与 Denonvilliers 筋膜间）；③直肠固有筋膜内。通常根据肿瘤与 Denonvilliers 筋膜的关系决定分离的层次。组织学及解剖学研究发现 Denonvilliers 筋膜前间隙通常会有多支穿支血管，神经也更丰富。从泌尿生殖功能保留的角度考虑，建议保留 Denonvilliers 筋膜，当然前提是必须保证根治及环周切缘阴性。

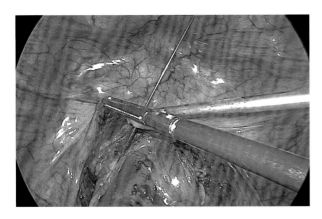

图 8-4-45　荷包针悬吊膀胱侧腹膜

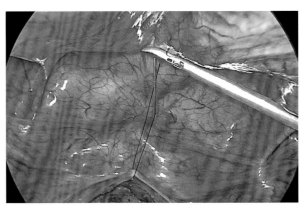

图 8-4-46　反针穿出腹壁

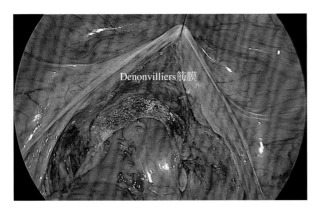

图 8-4-47　悬吊的效果

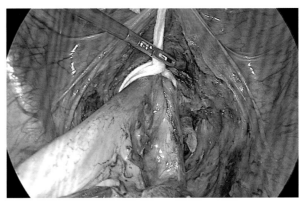

图 8-4-48　系带牵引

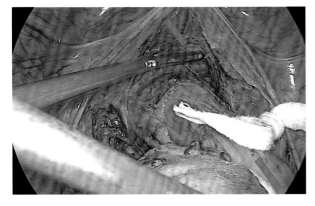

图 8-4-49　助手交叉反向牵引

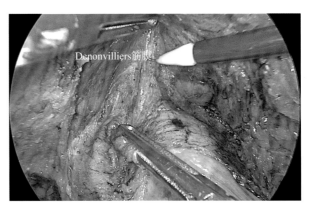

图 8-4-50　分离直肠固有筋膜前间隙

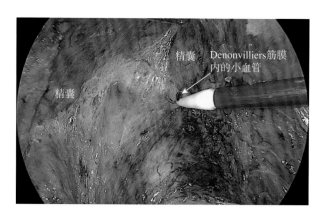

图 8-4-51　显露 Denonvilliers 筋膜后间隙

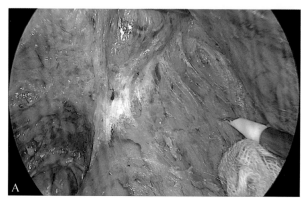
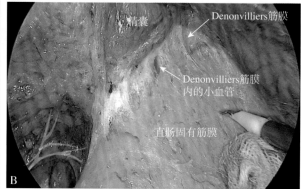

图 8-4-52　小纱布卷利于层面显露

视频 8-4-7
左侧直肠侧韧带的离断

左侧直肠侧韧带的离断

助手左手钳的方向与左大腿外展方向平行，将乙状结肠向右上腹方向牵拉，右手钳将精囊腺向左前方向托起。主刀左手夹持小纱布卷后压直肠，在直肠 10 点方向，Denonvilliers 筋膜外侧即走行左侧神经血管束（NVB），过度牵拉和热损伤都有可能导致神经的不可逆损伤。建议用超声刀快档或将电刀功率下调，逐层沿着黄白交界分离（白色为 Denonvilliers 筋膜侧后方延续，与腹下神经前筋膜融合），侧韧带逐渐变薄，在牵拉状态下，可见侧韧带呈三角形与直肠固有筋膜相连，分离层面应靠近直肠系膜侧的三角形顶点，这样才能最大限度保留神经功能。离断侧韧带，并可见肛提肌平面的侧向间隙，部分患者可见较粗大的直肠中动脉走行，确切离断，防止直肠中动脉断端缩进盆壁内（图 8-4-53 ～图 8-4-59，视频 8-4-7）。

⇨ 技 巧

不同于部分学者提出的下段直肠后 - 侧 - 侧 - 前的分离顺序，我们更倾向于后 - 前 - 左 - 右的分离顺序。我们认为前者不易把握侧方转向前方的转角和时机，容易进入精囊腺外侧角，误伤 NVB，甚至误将精囊腺切除；后者在直肠前后间隙游离的基础上，逐渐将侧韧带结构变薄，做到精细解剖，三角形顶点的分离线也更利于神经的保护。先左侧后右侧体现先易后难的分离原则，相对而言，左侧更利于平面的展开和手术器械的分离角度。

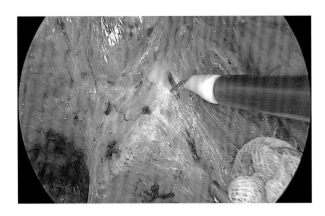

图 8-4-53 前方游离后转向左侧，凝闭筋膜间小血管穿支

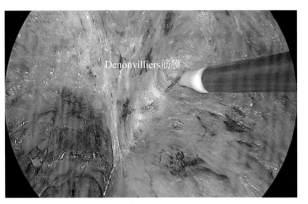

图 8-4-54 黄白交界层面

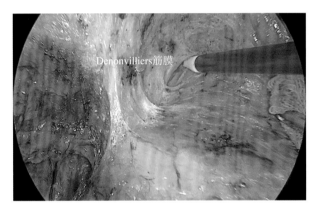

图 8-4-55 侧韧带部分区域组织疏松，无血管

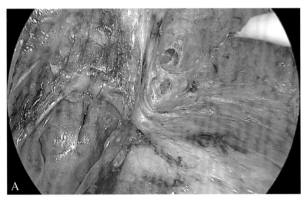

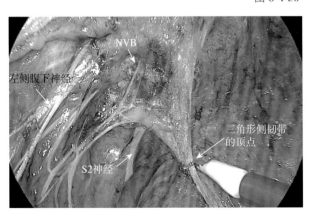

图 8-4-56 侧韧带结构

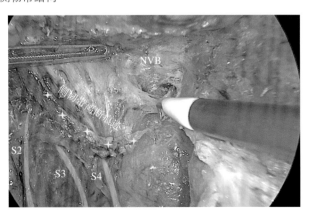

图 8-4-57 沿三角形的顶点分离

图 8-4-58 侧韧带离断后的痕迹

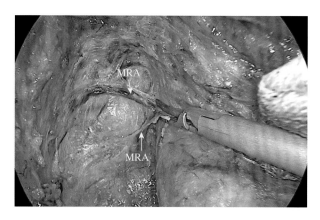

图 8-4-59　侧韧带内的血管分支（沿肛提肌表面走形的直肠中血管）

视频 8-4-8

右侧直肠侧韧带的离断

右侧直肠侧韧带的离断

　　助手左手钳的方向与右大腿外展方向平行，将乙状结肠向左上腹方向牵拉，右手钳夹持小纱布卷将精囊腺向右前方向顶起，注意牵拉的力量，力量过大易将直肠固有筋膜撕裂。主刀左手肠钳向后轻压直肠，在直肠 2 点方向，Denonvilliers 筋膜外侧即走行右侧 NVB，逐层沿着黄白交界分离，尽量保持直肠固有筋膜与白色的 Denonvilliers 筋膜完整，侧韧带逐渐变薄，分离层面同样要靠近直肠系膜侧的三角形顶点。右侧方可见细小的直肠中动脉，为典型的从 3 点方向进入直肠系膜（图 8-4-60 ～图 8-4-64，视频 8-4-8）。

➪ **技 巧**

　　右侧方受器械分离角度的影响，游离相对较难，容易进入直肠系膜内，盆壁残留系膜组织。对于右侧方，常需腹侧背侧结合，将侧韧带最薄化，才能到达最佳的分离效果。另外助手夹持小纱布卷可以更充分上抬精囊腺，也不至于操作时误将分离钳插入深方组织，引起出血和神经损伤。

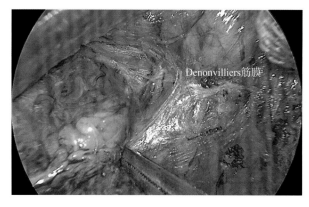

图 8-4-60　助手右手钳夹持小纱布卷顶起右侧精囊腺

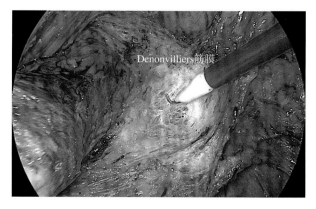

图 8-4-61　黄白交界处分离

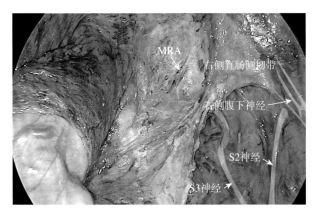

图 8-4-62　显露右侧直肠侧韧带

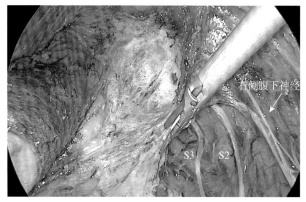

图 8-4-63　超声刀于三角形顶点分离

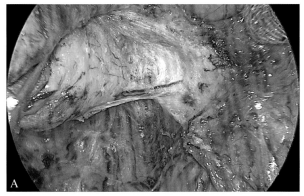

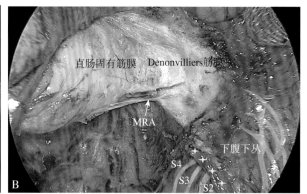

图 8-4-64　可见细小的直肠中动脉及侧韧带离断后的痕迹

末端直肠的游离（前列腺部）

　　左右侧韧带离断（部分）后，直肠相对游离，末端直肠的显露变得容易。前列腺部直肠的游离也应遵循后 - 前 - 侧 - 侧的顺序，先离断肛尾韧带，显露盆底肌，然后转向直肠前间隙游离。助手按直肠前方游离的操作手法，但要注意左手向头侧牵拉肠管的力量不能太大，否则会影响主刀左手将远端直肠往背侧下压。此时才能将直肠前列腺分离夹角达到最大化（图 8-4-66）。该部位直肠固有筋膜与 Denonvilliers 筋膜融合，继续往两筋膜间隙分离有可能损伤前列腺，故需切开直肠前方的固有筋膜，走行至其深方，此部位脂肪组织极少，常可见直肠纵肌，顺着肠管壁的轮廓向两侧分离末端直肠系膜附着，并可进入内外括约肌间隙。分离开的直肠末端系膜内常有直肠下动脉的上行分支及与前列腺侧方 NVB 的交通支，极易出血，建议用超声刀将末端直肠系膜自肛提肌裂孔边缘离断（图 8-4-65 ～图 8-4-76，视频 8-4-9）。

视频 8-4-9
末端直肠的游离（前列腺部）

⇨ **技 巧**

　　末端直肠的游离是 TME 的难点，这与局部操作空间小、显露困难以及前侧方与前列腺间没有明确的筋膜间隙有关，也是解剖上最接近前列腺两侧 NVB 的区域，分离及出血后的钳夹、电凝止血常导致 NVB 的功能损伤，造成勃起功能障碍。先将末端直肠系膜与直肠壁分离，不仅利于与前列腺分离层面的识别，也利于快速找到内外括约肌间隙，实施内括约肌部分切除术（图 8-4-76）。

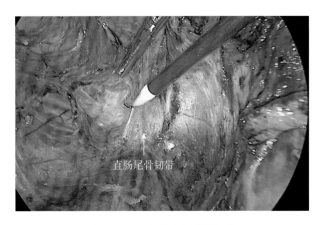

图 8-4-65　离断直肠尾骨韧带

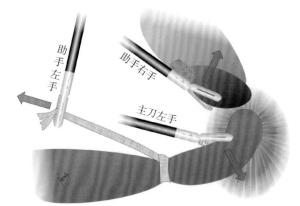

图 8-4-66　末端直肠前壁游离时的牵引暴露

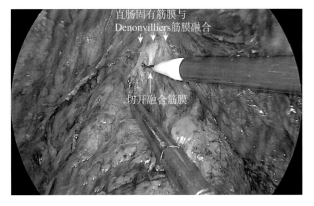

图 8-4-67　主刀左手下压直肠沿融合筋膜后方游离直肠前间隙

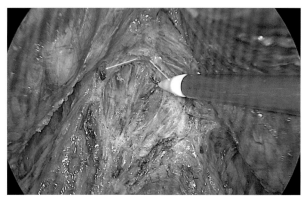

图 8-4-68　向两侧扩大

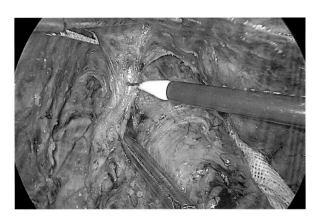

图 8-4-69　左前侧方间隙的识别

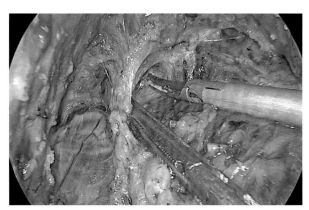

图 8-4-70　沿直肠纵肌分离末端系膜与肠管间隙

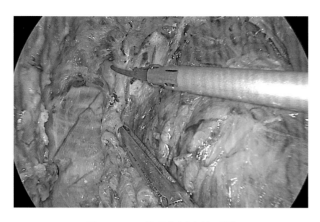

图 8-4-71 处理左侧末端系膜

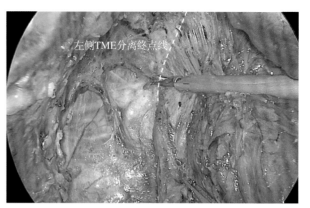

图 8-4-72 左侧 TME 分离终点线

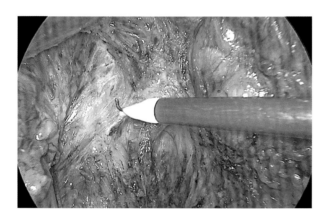

图 8-4-73 右前侧方间隙的识别

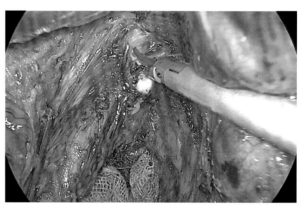

图 8-4-74 处理右侧末端直肠系膜

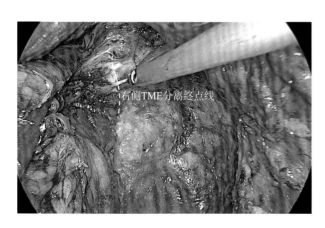

图 8-4-75 右侧 TME 分离终点线

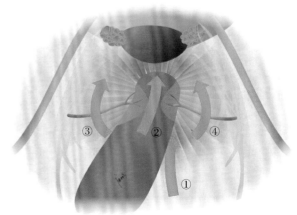

图 8-4-76 末段直肠分离顺序示意图

视频 8-4-10
内外括约肌间隙的
分离

内外括约肌间隙的分离

内外括约肌间隙的显露应遵循边裸化系膜边寻找间隙的原则。内括约肌为粉色，肌丝较细，对电刺激不收缩；外括约肌呈红色，肌丝粗大，在电刺激下收缩强烈。主刀左手夹持耻骨直肠肌牵向外侧，于直肠右后壁容易进入间隙，在助手肛门指诊引导下分离更安全，同法分离左后侧，最后转向后正中离断 Hital 韧带的扇形附着。Hital 韧带的离断可以使直肠后壁获得 1 ~ 3 cm 的延长，此时若再转向前壁，还将能获得更低位的游离，并可见直肠尿道肌（图 8-4-77 ~ 图 8-4-81，视频 8-4-10）。

⇨ 技 巧

内外括约肌间隙的分离需要注意环周切缘的阴性，以避免分离时发生肠管的医源性穿孔和创面的污染。根据笔者经验，直肠后壁与 Hital 韧带分界线不清，先后壁分离发生肠管穿孔的概率较高。笔者建议在肛门指诊引导下，遵循右 - 左 - 后的分离原则，另外并不建议在该部位用电刀进行分离，容易引起直肠纵肌损伤。

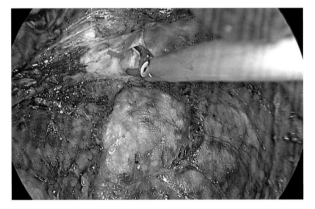

图 8-4-77　显露右侧内外括约肌间隙

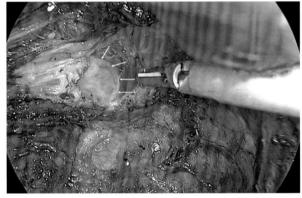

图 8-4-78　由右向后行超声刀分离

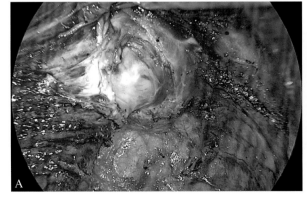

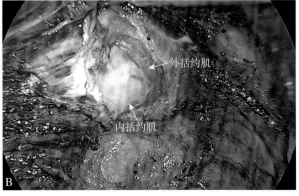

图 8-4-79　肛门指诊确认肠壁完整性

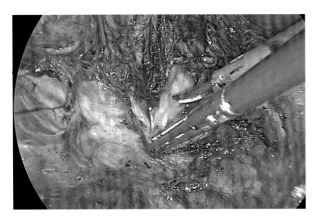

图 8-4-80　主刀左手夹住耻骨直肠肌，进入直肠后壁内外括约肌间隙

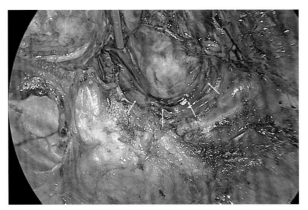

图 8-4-81　肛诊指引确认后壁完整性

乙状结肠系膜的裁剪和近端直肠的离断

　　助手展平乙状结肠系膜，裁剪乙状结肠系膜至肿瘤近端 10 cm 肠管，裸化肠管壁，腔镜直线切割吻合器完成肠管的离断。肛门冲洗后，经肛放置有齿卵圆钳，充分扩肛后将直肠翻出（图 8-4-82 ～图 8-4-85，视频 8-4-11）。

视频 8-4-11
乙状结肠系膜的裁剪
和近端直肠的离断

⇨ 技 巧

　　肥胖、肿瘤大于 1/2 周，直径＞ 5 cm 时经肛门翻出会遇到困难。通常外翻离断适用于低位直肠癌≤ 5 cm 或远切缘腔镜下经腹离断不好评估的患者 [如内镜黏膜下剥离（endoscopic submucosal dissection，ESD）术后、巨大扁平息肉癌变等]。

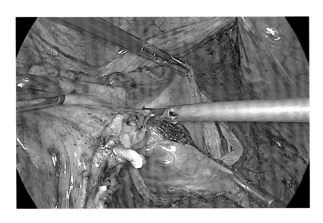

图 8-4-82　裁剪系膜

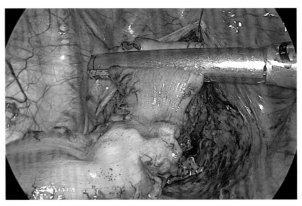

图 8-4-83　离断肠管

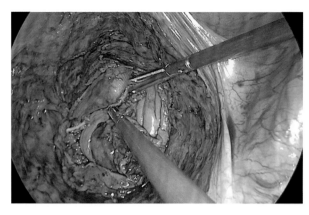

图 8-4-84 扩肛冲洗后卵圆钳夹住远断端

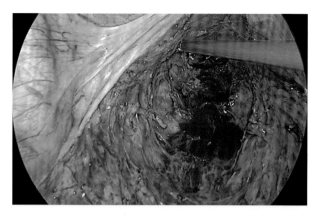

图 8-4-85 直肠外翻成功

视频 8-4-12
肿瘤切除与吻合

肿瘤切除与吻合

用 1500 ml 碘伏水冲洗肠管，测量肿瘤距肛缘距离，肿瘤远 2 cm 标记切除线，考虑肿瘤病期偏早，肿瘤侧切缘 2 cm，肿瘤对侧适形保留部分正常肠管，斜行离断直肠。经肛门放置吻合器，可见直肠断面内翻，从肠管富余侧出针，可见肿瘤侧闭合线距肛仅 2 cm，肿瘤对侧可达 4 cm。吻合后充气试验阴性，关闭盆底腹膜，放置吻合口旁引流管 1 根，行回肠保护性造口（图 8-4-86 ~ 图 8-4-96，视频 8-4-12）。

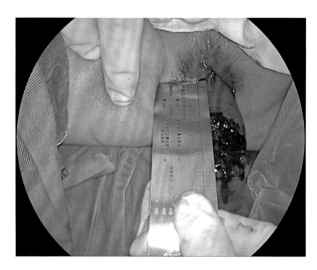

图 8-4-86 肿瘤距肛 4 cm

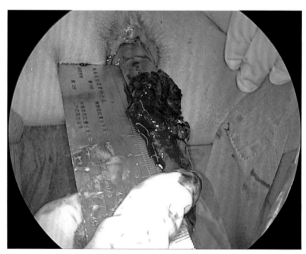

图 8-4-87 肿瘤下缘 2 cm 标记切缘

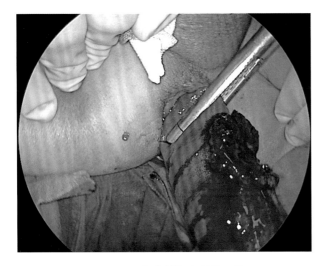

图 8-4-88　分次斜行离断第一枪

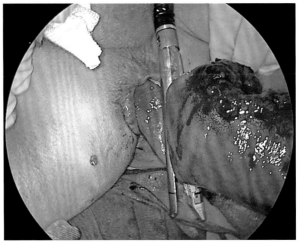

图 8-4-89　分次斜行离断第二枪

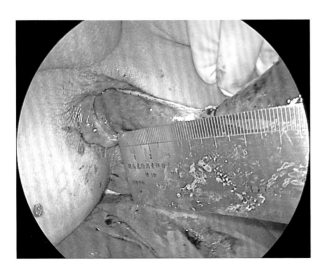

图 8-4-90　肿瘤对侧肠管距离仍有 4 cm

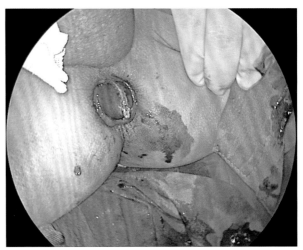

图 8-4-91　外翻的直肠断端

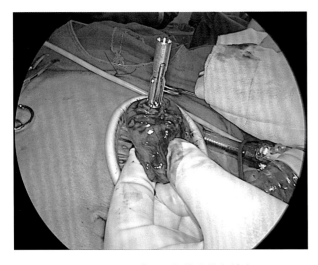

图 8-4-92　拟造口处行体外荷包缝合

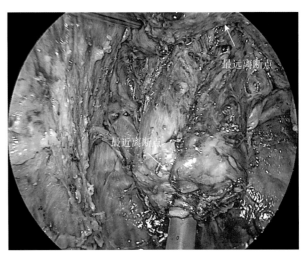

图 8-4-93　从富余角出针，肿瘤侧闭合线位于肛提肌平面

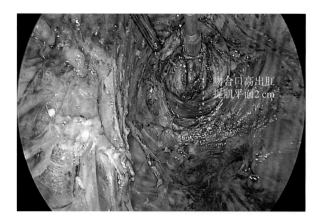

图 8-4-94   肿瘤对侧闭合线超过肛提肌平面 2 cm

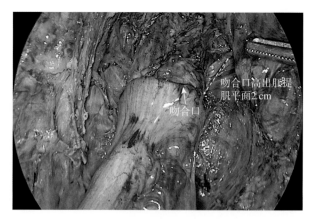

图 8-4-95   吻合口位于肛提肌平面近端 2 cm

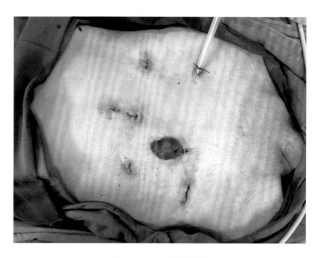

图 8-4-96   腹部切口

病理诊断

直肠隆起型中分化腺癌，大小 4 cm×3.5 cm×1.5 cm，浸润肠壁达肌层，有浆膜被覆处未突破间皮层，肿瘤内部及周边轻度淋巴细胞反应，可见神经侵犯及脉管癌栓。手术上断端及另送（吻合口远端）大肠断端及最近环周切缘均净。淋巴结：肠周 0/17 未见癌转移，另送（肿瘤旁）为大片钙化结节，（肠系膜下动脉根部）纤维脂肪组织内未见癌浸润。

术后恢复

手术时间 230 min，术中出血 50 ml，术后第 5 天造口肠管梗阻，造口近端给予置管保守好转，术后 16 天出院。

总结

1. 直肠前间隙游离的前腹膜切割线目前仍有争议，有前腹膜反折最低点、腹膜反折近端 1 cm、腹膜反折高点（膜桥）三种不同入路。如何准确找到 Denonvilliers 筋膜及直肠前方深筋膜的间隙，并保证两侧筋膜的完整性是手术难点。我们主张在腹膜反折的高点，即乙状结肠牵拉时显示的下端膜桥作为分离线，该分离线离前腹膜反折最低点大约 3 cm，沿膜桥弧形切开后，可以有过渡的空间去识别精囊腺及 Denonvilliers 筋膜，同时利于骨盆入口纵向空间的暴露及主刀左手夹持腹膜进行对抗牵引。

2. 盆段直肠的游离采用后 - 前 - 左 - 右的解剖顺序，通过无血管的后前间隙的充分显露来勾勒侧间隙的走形，并逐渐将侧韧带最薄化，避免盆神经丛及 NVB 的损伤，并可解剖和观察直肠中动脉的不同分型。

3. 内外括约肌间隙的游离遵循右后侧 - 左后侧 - 后侧 - 前侧的分离顺序，在助手肛门指诊下可以较好地识别其间隙，并防止术中发生直肠意外穿孔。

4. 直肠外翻后的适形切除可以最大限度保留健侧直肠肛管，提高极低位直肠癌术后吻合口的高度，初步研究显示其对于术后肛门功能的恢复和吻合口漏的预防起到积极的作用。当然，该术式指征在肿瘤的位置、大小、分化等方面有一定的限制条件，另外长期的肛门功能及肿瘤学结果还有待进一步研究。

（汤坚强）

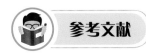

[1] 楼征，何建，朱晓明，等. 经肛门拖出式适形切除术治疗极低位直肠癌的临床研究 [J]. 中华胃肠外科杂志，2015，18（1）：69-71.

[2] 板井义治. 腹腔镜结直肠癌手术 [M]. 张宏，康亮，申占龙，译. 沈阳：辽宁科学技术出版社，2019.

[3] SUN G，LOU Z，ZHANG H，et al. Retrospective study of the functional and oncological outcomes of conformal sphincter preservation operation in the treatment of very low rectal cancer [J]. Tech Coloproctol，2020，24（10）：1025-1034.

第五节　中段直肠癌腹腔镜低位前切除术 + 吻合口加固 + 盆底腹膜重建

适应证

肿瘤下缘距肛缘 8 ～ 10 cm 的中段直肠癌，约在腹膜反折近端 3 cm 内，通常肛门指诊未能触及。

现病史及术前检查

患者男性，60 岁，BMI 为 23.8 kg/m²。间断大便带血 6 个月，腹痛 1 个月，既往无手术史。肛门检查未触及肿物。结肠镜：进镜 8 cm 可见直肠溃疡型肿瘤，环周 3/4，病理提示黏液腺癌。全腹增强 CT 提示：直肠癌 cT3N1M0（图 8-5-1A）。利用多平面重组和最大密度投影对 IMA、IMV 的解剖关系进行术前评估，可见左结肠动脉分出点距 IMA 根部 4 cm，左结肠动脉与乙状结肠动脉（SA）共干，且左结肠动脉（LCA）与 IMV 距离较远（约 4 cm），并非伴行，存在血管变异（图 8-5-1B）。

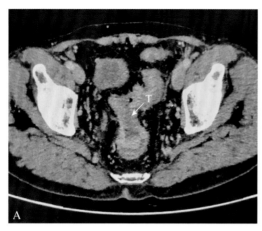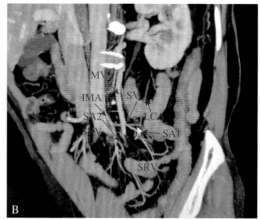

图 8-5-1　术前腹盆腔增强 CT。A. 腹膜反折近端直肠肿瘤；B. LCA 分出点距 IMA 根部 4 cm，LCA 与 SA1 共干，SRA 与 SA2 共干，LCA 与 IMV 距离较远（IMA：肠系膜下动脉；IMV：肠系膜下静脉；SRA：直肠上动脉；SA1：乙状结肠动脉第一支；SA2：乙状结肠动脉第二支；LCA：左结肠动脉；SRV 直肠上静脉；SV：乙状结肠静脉）

手术要点及策略

1．IMA 根部结扎及血管变异的处理技巧。

2．腹膜反折以下直肠系膜的离断技巧，如何保证直肠系膜的"瘦身"在同一水平面。

3．吻合口加固缝合及盆底腹膜重建是本节的重点，本节将讨论如何从手术技术角度降低吻合口漏，尤其是 C 级漏发生的风险。

手术步骤

体位

采用改良 Lloyd-Davis 体位，头低足高 15°，右侧倾斜 15°，参考第 9 章第 1 节腔镜直肠术中站位及器械设备摆放的准备。

Trocar 布局及探查

Trocar 布局按照传统直肠 5 孔法。术中探查腹腔无种植转移，肝未见转移，肿瘤位于腹膜反折近端 3 cm，前壁为主（图 8-5-2，图 8-5-3）。

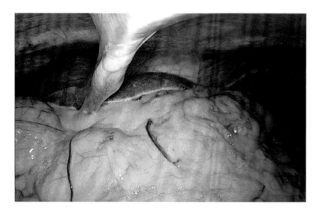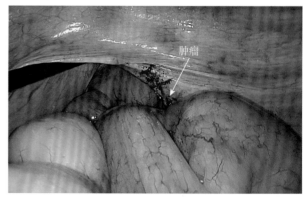

图 8-5-2　探查网膜及腹膜未见种植　　　　　图 8-5-3　肿瘤位于腹膜反折近端约 3 cm

中间入路切开右侧直肠旁沟

助手提起直肠乙状结肠系膜，呈扇形展平，向腹侧及左侧保持张力，主刀左手钳住腹膜往右侧牵拉，电钩仅切开膜桥，利用电钩或超声刀空泡效应，可清晰见到膜间隙被气体充盈展开。助手上提，高张力的状态下可见直肠固有筋膜背侧与腹下神经前筋膜间的疏松间隙，切断两者间的纤维条索及肠系膜下丛、上腹下丛的乙状结肠支。主刀左手钳轻轻夹起腹下神经，对抗牵引，沿神经导向于腹下神经前筋膜前间隙向尾侧游离直肠，向外侧拓展间隙显露左输尿管（图 8-5-4 ～图 8-5-8，视频 8-5-1）。

视频 8-5-1
中间入路切开右侧直肠旁沟

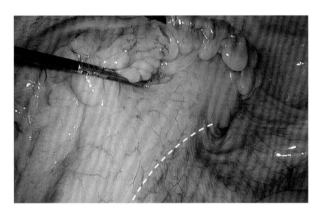

图 8-5-4　助手牵拉乙状结肠系膜，显露右侧直肠旁沟切开线

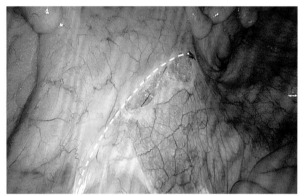

图 8-5-5　电钩或超声刀切割后的空泡效应

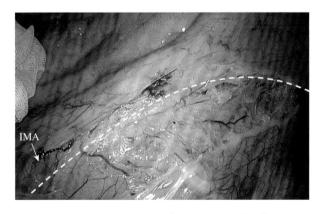

图 8-5-6　显露直肠固有筋膜与腹下神经前筋膜间隙

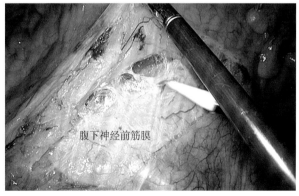

图 8-5-7　断上腹下丛乙状结肠支

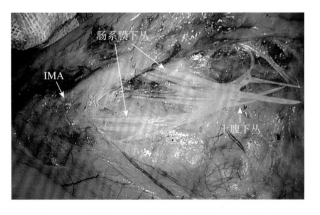

图 8-5-8　显露 IMA 根部及肠系膜下丛左右束支

视频 8-5-2
No.253 淋巴结清扫及
IMA 根部的离断

No.253 淋巴结清扫及 IMA 根部的离断

沿着 IMA 头侧切开主动脉前方腹膜，进入左结肠后间隙，清扫 No.253 淋巴结，显露其左侧边界 IMV，可见其背侧走行的肠系膜下丛左侧束支，该例患者左结肠动脉分出点较低，IMA 根部水平的 IMV 并无左结肠动脉伴行。距根部 1 cm 水平近端双重结扎并切断 IMA（图 8-5-9 ～图 8-5-11，视频 8-5-2）。

⇨ **技 巧**

IMA 根部的结扎需要注意几点：①清扫周围淋巴脂肪时，距离根部 1 cm 左右合适，不易过近，否则有夹子脱落的风险；而一旦出血，往往很被动，只能 Prolene 线缝合断端（见第 9 章第 5 节肠系膜下血管出血的处理）。②IMA 根部裸化的距离不宜过长，裸化 2 cm 合适，且不建议打开血管鞘；③IMA 根部结扎时注意勿损伤其左侧走形的肠系膜下丛左侧束支；④建议 IMA 近端双重结扎。

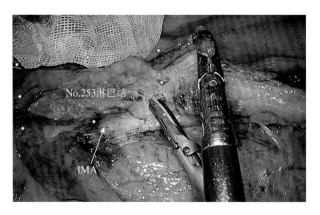

图 8-5-9　沿 IMA 根部范围 2 cm 清扫 No.253 淋巴结

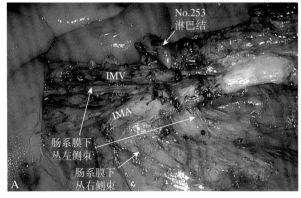
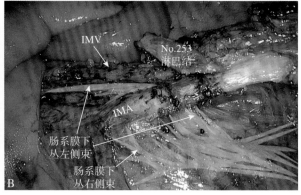

图 8-5-10　清扫完 No.253 淋巴结的视野，可见其背侧保留的肠系膜下丛左侧束支

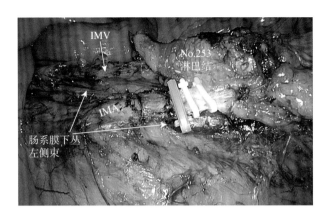

图 8-5-11　距根部约 1 cm 双重结扎处理 IMA

视频 8-5-3
Toldt 间隙的拓
展与 IMV 离断

Toldt 间隙的拓展与 IMV 离断

助手向腹侧提起 IMA 断端，沿着 Toldt 间隙向左侧拓展，可见半透明的腹膜即为对侧乙状结肠隐窝腹膜，从内侧入路切开腹膜，并与左侧相通，拓展降结肠后方 Toldt 间隙至左侧腹壁。可见左结肠动脉与左结肠静脉伴行，并与 IMV 距离较远，IMA 水平离断 IMV（图 8-5-12 ～图 8-5-18，视频 8-5-3）。

⇨ 技 巧

左结肠动脉常于 IMV 紧密伴行，本例两者距离 4 cm，存在血管变异，由 LCA 组成的二级血管弓较肠旁一级血管弓粗大，本例予以保留二级血管弓。

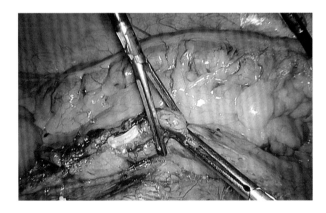

图 8-5-12　助手提起 IMA 远断端，并向腹侧牵拉

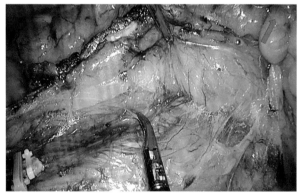

图 8-5-13　三角牵拉，显露 Toldt 间隙

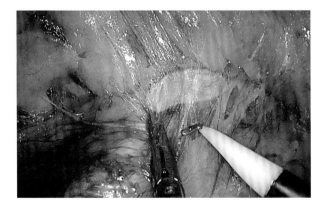

图 8-5-14　显露半透明的左侧腹膜

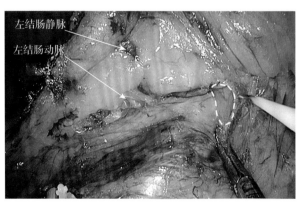

图 8-5-15　内侧入路切开半透明腹膜并与乙状结肠隐窝相通

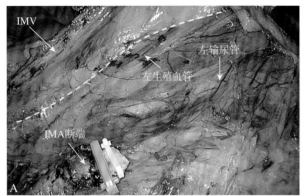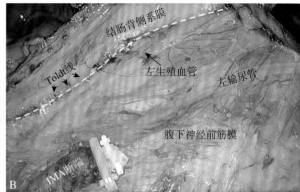

图 8-5-16　向左侧拓展 Toldt 间隙

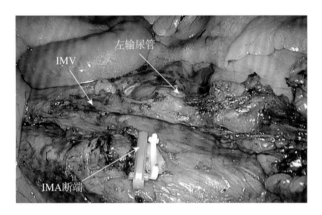

图 8-5-17　裸化 IMV

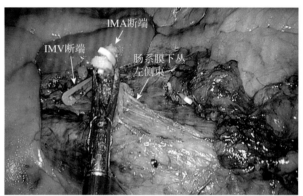

图 8-5-18　离断 IMV

视频 8-5-4
直肠后间隙的游离

直肠后间隙的游离

助手用右手肠钳夹持直肠系膜的左侧缘，左手钳夹直肠系膜右侧缘，将直肠系膜向腹侧牵拉展平；在直肠固有筋膜和腹下神经前筋膜间隙 6 点位置切开，向两侧扩大到 4 ~ 8 点位置，注意保护两侧腹下神经和输尿管。至 S3 水平，可见直肠后间隙变窄，不易分离，此时应考虑直肠骶骨筋膜（Waldeyer 筋膜）融合位置，切开直肠骶骨筋膜，可见其后更加疏松的"天使之发"，隐约可见骶前筋膜后叶深方的骶前静脉分支走行（图 8-5-19 ~ 图 8-5-22，视频 8-5-4）。

⇨ 技 巧

中位直肠肿瘤，尤其是肥胖患者，后壁的充分游离也很关键，按照肿瘤远 5 cm 裸化直肠系膜的原则，如果后壁游离度仅限游离至肿瘤远 5 cm，那直肠系膜的"瘦身"将变得艰难。我们强调后壁的彻底松解，原因一方面是相对其余各壁后壁游离最简单，另一方面是后壁的游离将影响直肠整体出盆腔以及系膜"瘦身"。

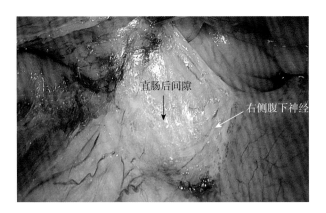

图 8-5-19　显露直肠后间隙

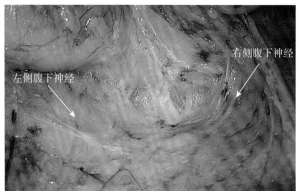

图 8-5-20　显露双侧腹下神经

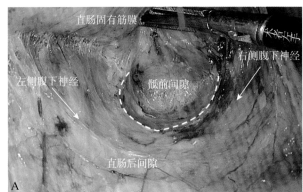

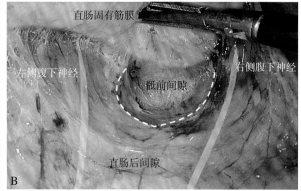

图 8-5-21　切开直肠骶骨筋膜，进入骶前间隙

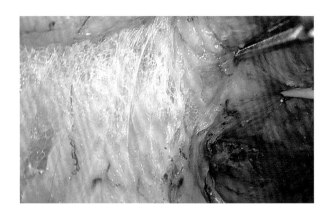

图 8-5-22　向两侧拓展直肠后间隙

视频 8-5-5
前腹膜反折线的高位
切开

前腹膜反折线的高位切开

　　分离乙状结肠先天粘连及降结肠侧腹膜，可见对侧放置的纱布，完成左右侧会师。助手右手钳将乙状结肠向右侧牵拉，可见左侧直肠旁沟及腹膜反折，沿此线切开膜桥，助手左手钳将膀胱侧腹膜向前对抗牵拉，显露精囊腺。将乙状结肠向左牵拉，显露右侧直肠旁沟，同法完成右侧膜桥的切开，并用荷包线完成腹膜的悬吊（图 8-5-23～图 8-5-30，视频 8-5-5）。

⇨ **技 巧**

　　直肠前壁切开线的位置分为：腹膜反折最低点、腹膜反折最低点近端 1 ～ 2 cm 及本例中采取的最高点切开三种不同类型。对于需要盆段直肠游离的中低位直肠肿瘤，最高点即膜桥位置切开加膀胱腹膜悬吊的办法可以扩大盆腔空间，尤其是扩大骨盆入口处前后径距离，有利于直肠前壁的游离。

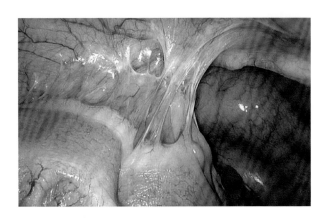

图 8-5-23　乙状结肠先天粘连

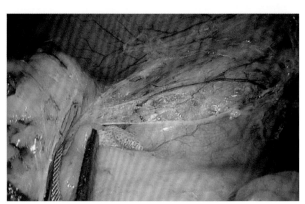

图 8-5-24　游离乙状结肠侧腹膜

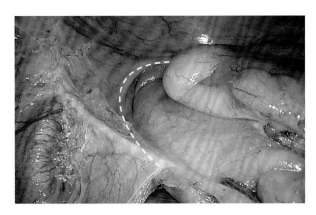

图 8-5-25　沿膜桥切开左侧直肠旁沟

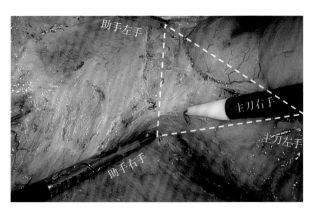

图 8-5-26　三角牵拉显露直肠侧间隙

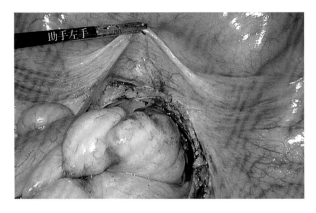

图 8-5-27　沿前腹膜反折最高点分离直肠前壁

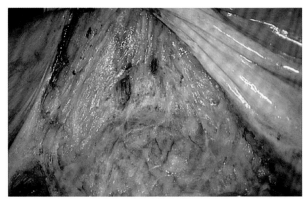

图 8-5-28　显露 Denonvilliers 筋膜与直肠固有筋膜间隙

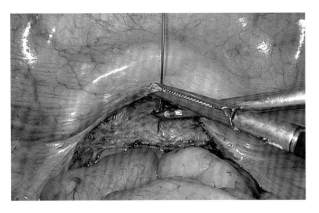

图 8-5-29　荷包针悬吊膀胱腹膜

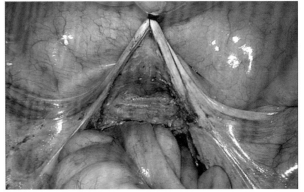

图 8-5-30　荷包针悬吊膀胱腹膜后扩大的视野

盆段直肠的游离（精囊腺部）

助手左手钳夹持活扣捆绑后的上段直肠向正上方牵拉，右手钳从左手钳腹侧进入（左右交叉）向腹侧抬起精囊腺，主刀左手夹持切除的膀胱腹膜向头侧牵引，显露直肠固有筋膜与 Denonvilliers 筋膜间隙，游离至精囊腺下缘，约肿瘤远端 5 cm 处。助手将乙状结肠向右上腹方向牵拉，右手钳将精囊腺向左前方托起，在牵拉状态下，可见侧韧带呈三角形与直肠固有筋膜相连，分离层面应靠近直肠系膜侧的三角形顶点，离断左侧侧韧带及直肠中血管；同法，助手将乙状结肠向左上腹方向牵拉，右手钳将精囊腺向右前方向顶起，分离右侧侧韧带及走行的直肠中动脉（图 8-5-31 ～图 8-5-37，视频 8-5-6）。

视频 8-5-6
盆段直肠（精囊腺部）
的游离

⇨ 技 巧

在腹膜反折近端 10 cm 捆绑直肠反向牵拉有利于盆段直肠的显露，应注意助手左右手交叉的位置不同之处：显露左侧侧韧带时，助手右手钳在左手钳的左侧经过；显露右侧侧韧带时，助手右手钳在左手钳的右侧经过。

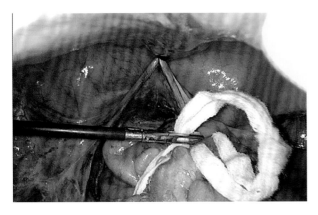

图 8-5-31　捆绑直肠后反向牵引

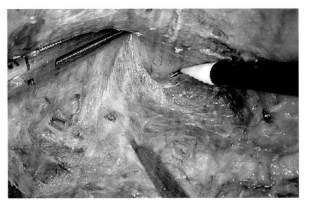

图 8-5-32　显露直肠固有筋膜与 Denonvilliers 筋膜间隙

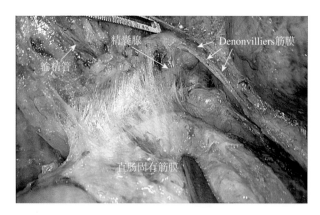

图 8-5-33　显露左侧侧韧带

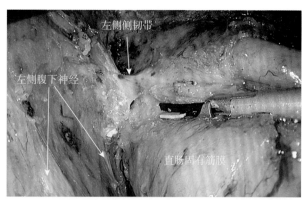

图 8-5-34　在左侧侧韧带的三角形顶点分离侧韧带

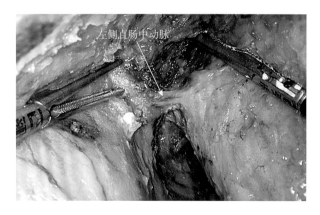

图 8-5-35　显露左侧直肠中血管

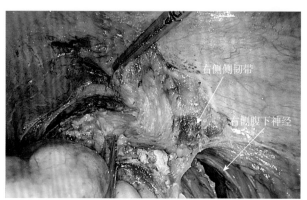

图 8-5-36　显露右侧侧韧带

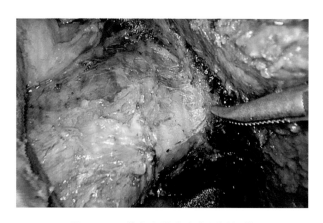

图 8-5-37　黄白交界分离右侧侧韧带

视频 8-5-7
直肠系膜的裸化

直肠系膜的裸化

　　确认肿瘤下缘及肿瘤远至少 5 cm 的游离范围，钛夹标记预切除位置。助手将直肠向头侧牵拉，先处理直肠前方较薄的直肠系膜，显露直肠壁，助手将直肠向左上腹方向反向牵拉，主刀左手用肠钳整块夹住右侧系膜，然后从 12 点向 3 点方向，边显露直肠壁边离断直肠系膜，注意 3 点方向直肠上血管分支的出血；离断完右前系膜后，助手夹持近端离断的系膜，逆时针旋转直肠，继续处理后方系膜，注意 6 点方向走行的直肠上动静脉，并尽可能从后方裸化直肠系膜。助手向右上腹方向牵拉直肠，优先显露左前直肠壁，分离系膜与直肠的间隙，待与后方会师后，再离断剩余的左侧直肠系膜（图 8-5-38 ~ 图 8-5-46，视频 8-5-7）。

⇨ **技 巧**

中高位直肠癌直肠系膜的处理要做到精准（肿瘤远 5 cm）、精细（直肠固有筋膜要保持完整）、完整（离断处无系膜组织残留且肠壁无破损）及垂直（系膜切割线与直肠肠管垂直）。如何保证完整的垂直离断，而非螺旋状分离，需要按照右前、右后、左后、左前的顺序离断，优先显露直肠壁再处理系膜的原则，同时需要助手牵拉和腔镜视角的稳定。

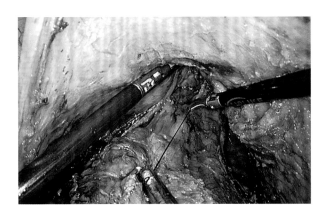

图 8-5-38 标记肿瘤远 5 cm 的直肠系膜切割线

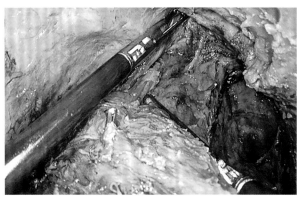

图 8-5-39 钛夹标记直肠系膜裸化位置

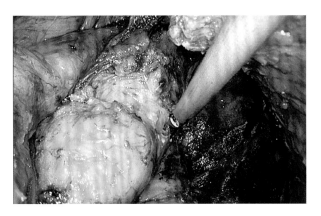

图 8-5-40 裸化右前方直肠系膜

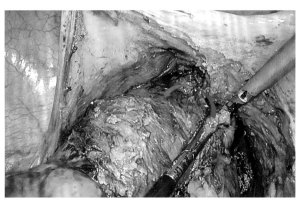

图 8-5-41 助手夹持离断后的右前方直肠系膜

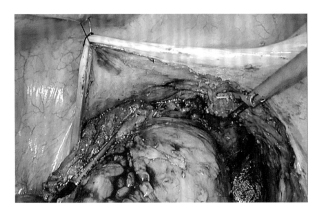

图 8-5-42 逆时针方向旋转直肠

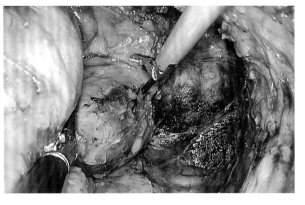

图 8-5-43 裸化右后方直肠系膜

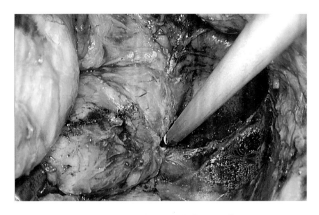

图 8-5-44　裸化后方直肠系膜

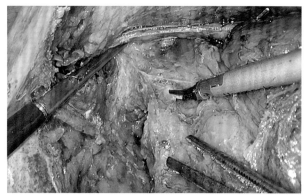

图 8-5-45　裸化左前侧直肠系膜

视频 8-5-8
肿瘤切除与吻合

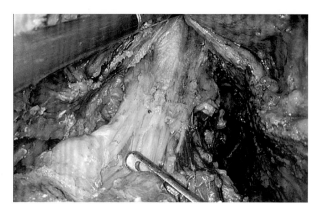

图 8-5-46　完成系膜裸化

肿瘤切除与吻合

直肠残端肛门冲洗后，距肿瘤远 2 cm 以上离断直肠，行下腹辅助切口，将标本提出切口外，肿瘤近端 10 cm 离断直肠，移除标本，行荷包缝合，经肛门放置吻合器，完成吻合，充气试验阴性（图 8-5-47 ～图 8-5-56，视频 8-5-8）。

⇨ **技 巧**

通常一枚 60 mm 腔镜直线切割吻合器难以完成直肠壶腹部的离断，建议选择合适的钉仓长度及成钉高度，使 2 个钉仓的夹角最好能在直肠中点，以利于圆形吻合器将夹角切除，降低吻合口漏的风险。

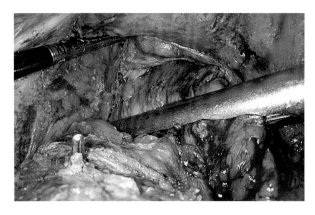

图 8-5-47　60 mm 腔镜直线切割吻合器离断直肠

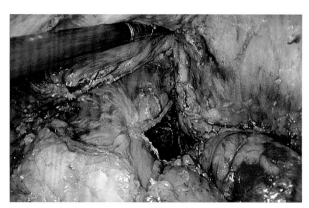

图 8-5-48　直肠部分离断后

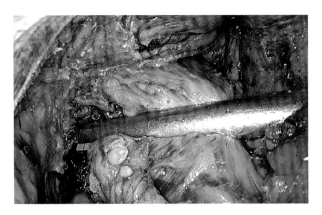

图 8-5-49　第 2 枚 60 钉仓完成直肠离断

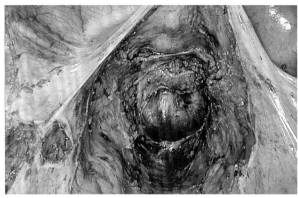

图 8-5-50　完成直肠离断

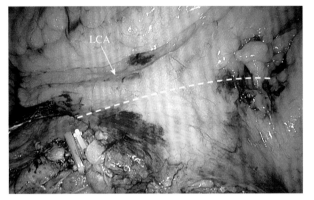

图 8-5-51　反向裁剪结肠系膜

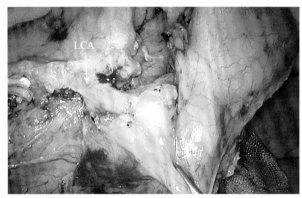

图 8-5-52　显露并离断 LCA

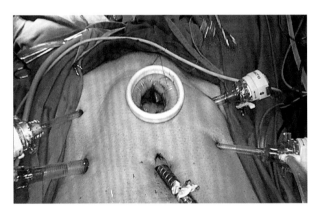

图 8-5-53　下腹正中切口

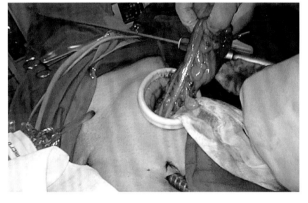

图 8-5-54　标本离断后完成抵钉座的置入

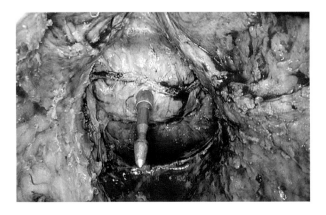

图 8-5-55　直肠后壁出针

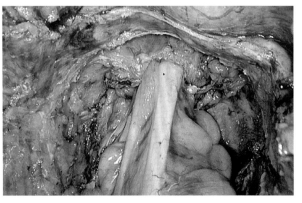

图 8-5-56　完成结肠直肠吻合

视频 8-5-9
吻合口加固缝合

吻合口的加固缝合

3-0 倒刺线自右侧危险三角开始，逆时针完成吻合口的连续或间断浆肌层加强缝合（图 8-5-57 ～图 8-5-60，视频 8-5-9）。

➡ **技 巧**

据报道，吻合口加固缝合可降低吻合口漏和出血的风险，困难缝合时建议重点处理两侧危险三角。

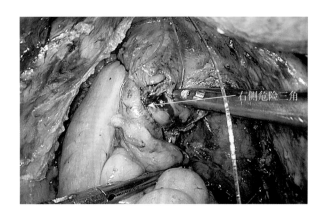

图 8-5-57 自右侧危险三角开始缝合

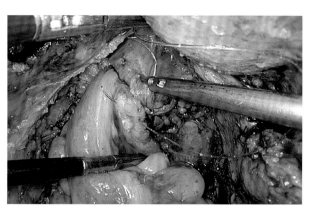

图 8-5-58 浆肌层逆时针缝合

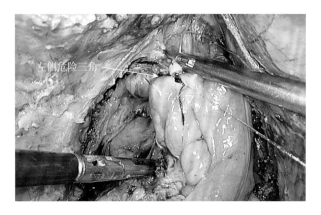

图 8-5-59 左侧危险三角缝合

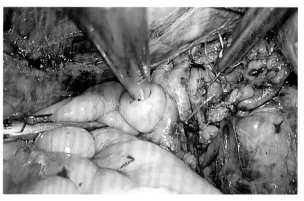

图 8-5-60 缝合一周

视频 8-5-10
盆底腹膜的重建

盆底腹膜的重建

3-0 倒刺线自 11 点方向开始，将前腹膜反折与直肠壁浆肌层缝合，顺时针逐渐缝合右侧腹膜与直肠乙状结肠系膜至原切开处，放置盆腔引流管后，以另一 3-0 倒刺线自 11 点方向开始逆时针缝合至原切开处（图 8-5-61 ～图 8-5-67，视频 8-5-10）。

⇨ 技 巧

　　缝合盆底腹膜时，可通过腹膜反折与直肠缝合位置的调整，将腹膜反折以下直肠吻合口的张力保持最小化，有助于降低吻合口漏和 C 级漏的发生风险。

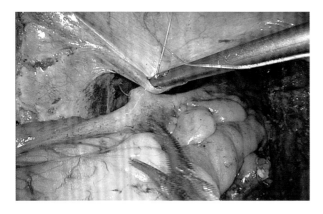

图 8-5-61　11 点方向，第一针盆底腹膜缝合

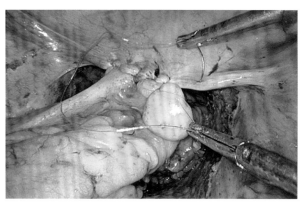

图 8-5-62　顺时针方向缝合前壁

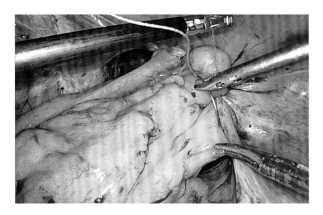

图 8-5-63　顺时针方向缝合右侧盆底腹膜

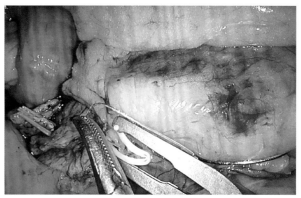

图 8-5-64　缝合至原切开处

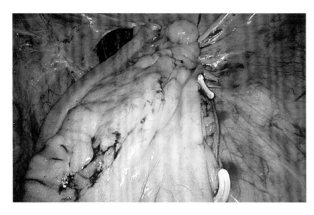

图 8-5-65　重建完右侧盆底腹膜

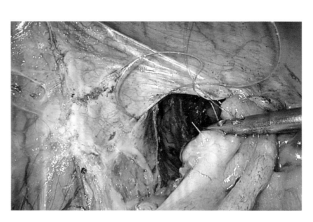

图 8-5-66　自 11 点逆时针重建左侧盆底腹膜

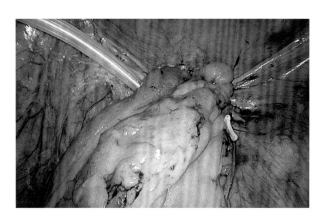

图 8-5-67　盆底腹膜完成重建

病理诊断

　　（直肠）大肠溃疡型黏液腺癌（mucinous adenocarcinoma）（图 8-5-68），大小 5 cm×4 cm×2 cm，浸润肠壁达外膜层，局灶有浆膜被覆处肿瘤突破间皮层。肿瘤内部及周边轻淋巴细胞反应，未见神经侵犯。手术大肠近断端、环周切缘及另送（吻合口远端）肠壁均净。淋巴结：肠周 2/20 可见癌转移。另送（肠系膜下动脉根部）0/5 未见癌转移。

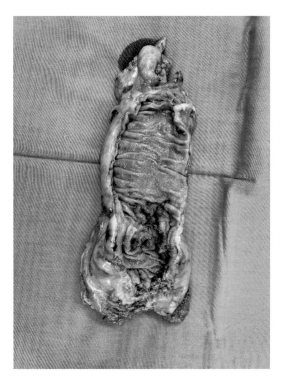

图 8-5-68　手术标本照片

术后恢复

　　手术时间 170 min，术中出血 10 ml，术后恢复良好，第 8 天出院。

总结

1. IMA 临床分为 4 型，各亚型内也有变异，该例为 2 型，左结肠动脉与乙状结肠动脉共干型，但该例共干较长，左结肠动脉与 IMV 相距较远，因此术前利用多平面重组和最大密度投影对 IMA/IMV 及分支的解剖关系进行重建评估，有助于 IMA 的合理处理，降低手术难度。

2. 腹膜反折水平的直肠系膜肥厚，如何保证完整的垂直离断，而非螺旋状，此为手术难点。本例在精准测量远切缘位置的基础上，遵循膜解剖的层次，通过助手良好的牵拉，旋转系膜及变换腔镜视角下，按照右前、右后、左后、左前的顺序，优先显露直肠壁再处理系膜的原则进行操作，做到精准（肿瘤远 5 cm）、精细（直肠固有筋膜要保持完整）、完整（离断处无系膜组织残留且肠壁无破损）及垂直（系膜切割线与直肠肠管垂直）。

3. 多项研究结果表明，直肠吻合口加固缝合对于降低吻合口漏的风险而不增加吻合口狭窄的发生有积极作用。而吻合口两侧的危险三角处是缝合关键点，本例采用 3-0 倒刺线从右侧三角，逆时针方向，浆肌层加固至左侧危险三角，缝合一周。

4. 盆底腹膜缝合时，可通过腹膜反折与直肠缝合位置的调整，将腹膜反折以下直肠吻合口的张力保持最小化，有助于降低吻合口漏和 C 级漏的发生风险。

（汤坚强）

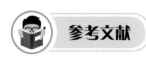

参考文献

[1] 板井义治. 腹腔镜结直肠癌手术 [M]. 张宏，康亮，申占龙，译. 沈阳：辽宁科学技术出版社，2019.

[2] JI L，LI S，XIN C，et al. Pelvic floor peritoneum reconstruction is a protective factor for defecation dysfunction after laparoscopic anterior resection in patients with middle and low rectal cancer [J]. Surg Today，2022，52（9）：1320-1328.

[3] Enomoto H，Ito M，Sasaki T，et al. Anastomosis-related complications after stapled anastomosis with reinforced sutures in transanal total mesorectal excision for low rectal cancer：a retrospective single-center study [J]. Dis Colon Rectum，2022，65（2）：246-253.

第六节　腹部无辅助切口腹腔镜下胃癌根治联合直肠癌根治术（NOSES ⅠB 式）

适应证

1. 原发性胃癌，分期 T1 ～ T3，N0 ～ N1；肿瘤直径＜ 5 cm；
2. 原发性直肠癌，未侵及浆膜。

现病史及术前检查

患者男性，80岁，BMI 24.6 kg/m²，间断便血2个月入院，既往50余年前有肛瘘手术史。胃镜检查：胃窦部前壁隆起性病变，直径3 cm（图8-6-1）。胃镜活检病理：高级别上皮内瘤变伴局部癌变。肠镜检查：距肛门直肠距肛门4 cm及8 cm两处盘状隆起，大小分别为3 cm×2.5 cm×1 cm与3.5 cm×3 cm×0.5 cm（图8-6-2）。肠镜活检病理：中分化腺癌。上腹部CT：胃壁局部增厚，伴部分凹陷（图8-6-3）。直肠MRI：直肠中上段病变，考虑直肠癌cT2N0M0（图8-6-4）。

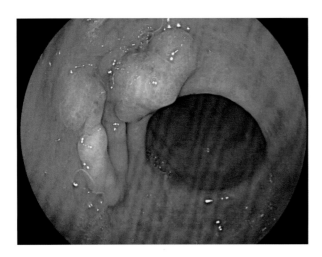

图 8-6-1 胃镜照片

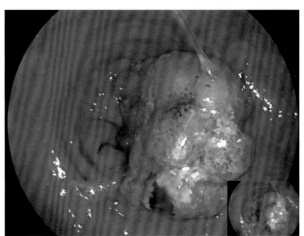

图 8-6-2 结肠镜照片

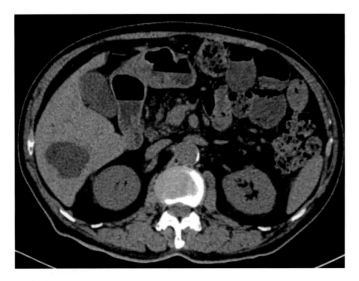

图 8-6-3 上腹部 CT

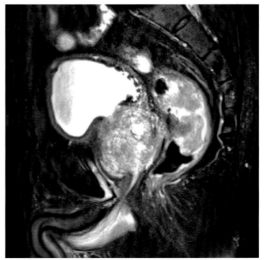

图 8-6-4 直肠 MRI

【手术要点及策略】

1. 患者为胃窦、直肠多原发癌，但肿瘤分期均偏早，可考虑两处病灶联合切除后经直肠自然腔道取出标本。

2. 手术顺序策略：拟先行胃癌根治及胃肠吻合重建，再行直肠癌根治，在直肠NOSES手术过程中一并完成胃癌标本经直肠取出。

3. 胃肠吻合重建拟采用全腔镜下胃 - 空肠毕Ⅱ式吻合，直肠采用 NOSES Ⅰ式 B 法（外翻式）取出胃、直肠标本并完成端端吻合重建。

【手术步骤】

体位

患者取功能截石位，双侧大腿需稍平一些，有利于术者操作。

Trocar 布局

均采用腔镜胃癌、腔镜低位直肠癌根治标准的 5 孔法（图 8-6-5）。

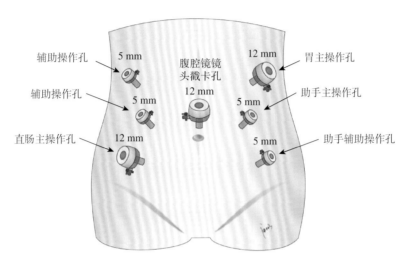

图 8-6-5　戳卡位置

术者站位

腹腔镜胃癌根治采用主刀左侧站位（图 8-6-6），腹腔镜直肠癌根治采用主刀右侧站位（图 8-6-7）。

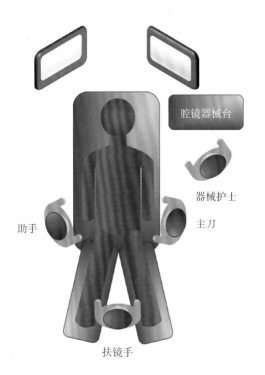

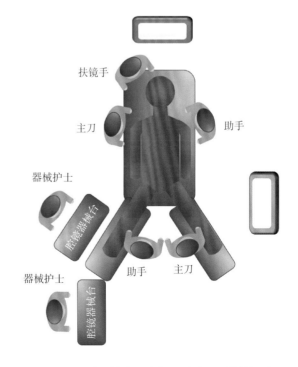

图 8-6-6　腹腔镜胃癌根治时站位及器械摆放　　　　图 8-6-7　腹腔镜直肠癌根治时站位及器械摆放

特殊手术器械

超声刀、60 mm 腔镜直线切割吻合器、29 mm 环形吻合器、3-0 倒刺线、无菌保护套、有齿卵圆钳。

腹腔探查

进镜至腹腔，观察肝、胆囊、胃、脾脏、结肠、小肠、大网膜和盆腔有无肿瘤种植，探查胃及直肠肿瘤的具体位置、大小（图 8-6-8，图 8-6-9），判定胃肿瘤未侵及浆膜，肿瘤分期较早，直肠肿瘤偏早期，胃标本可以经直肠拉出体外。

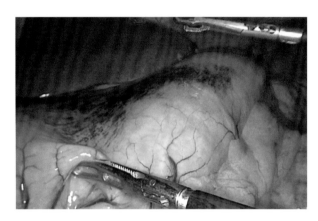

图 8-6-8 探查肝、大网膜、胃肿瘤美兰定位

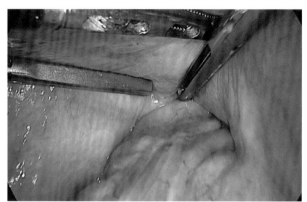

图 8-6-9 探查盆腔、直肠肿瘤位置（腹膜反折以下）

视频 8-6-1
胃血管的离断及淋巴
结清扫

胃血管的离断及淋巴结清扫（D2+ 保留大网膜）

助手提起胃，显露胃结肠韧带（图 8-6-10），术者用超声刀离断胃结肠韧带，保留大网膜（图 8-6-11），根部结扎处理胃网膜左血管，清扫 No.4sb 淋巴结，根部结扎处理胃网膜右动静脉及幽门下血管，清扫 No.6 淋巴结（图 8-6-12）；显露胰腺上缘，根部结扎处理胃左动静脉，清扫 No.7、No.8a、No.11p 淋巴结（图 8-6-13，图 8-6-14）；十二指肠球部上缘开窗，游离十二指肠并离断（图 8-6-15），根部结扎处理胃右静脉、动脉，清扫 No.5、No.12a 淋巴结（图 8-6-16），断肝胃韧带至右侧膈肌角（图 8-6-17），裸化胃小弯侧，并清扫 No.3、No.1 淋巴结（图 8-6-18）（视频 8-6-1）。

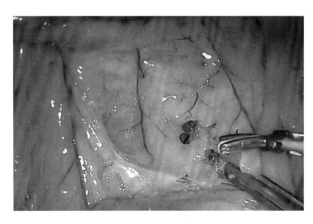

图 8-6-10 助手展平胃结肠韧带，可见天然的裂孔

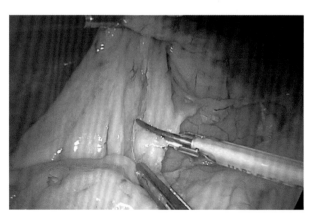

图 8-6-11 切开胃结肠韧带，保留横结肠下方大网膜

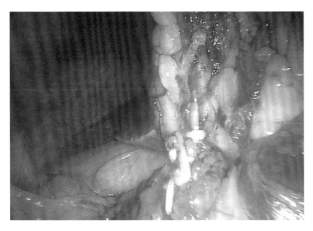

图 8-6-12　清扫 No.6 淋巴结

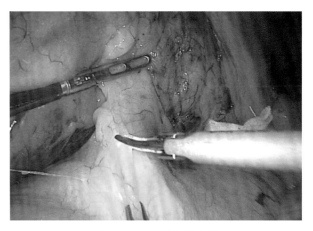

图 8-6-13　显露胰腺上缘

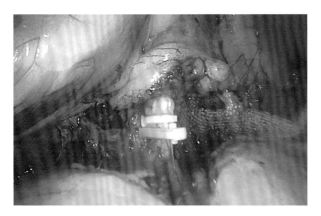

图 8-6-14　离断胃左动脉，清扫 No.7 淋巴结

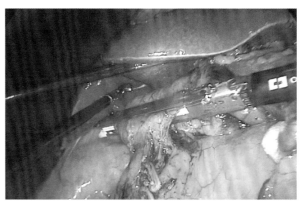

图 8-6-15　十二指肠上缘开窗后，优先离断十二指肠

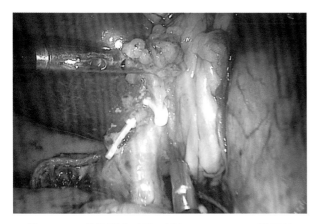

图 8-6-16　结扎胃右动脉，清扫 No.5、No.12 淋巴结

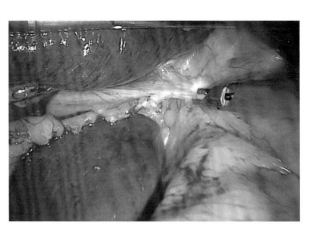

图 8-6-17　离断肝胃韧带，至右侧膈肌角

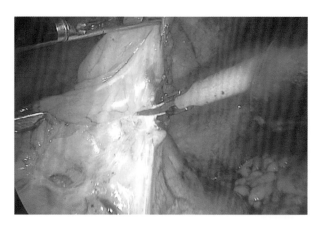

图 8-6-18　清扫 No.3、No.1 淋巴结，裸化胃小弯侧

视频 8-6-2
胃的离断与重建

胃的离断与重建（Billroth Ⅱ式）

肿瘤近端 5 cm 用 60 mm 腔镜直线切割吻合器离断远端胃 2/3（图 8-6-19），将胃标本置于标本袋内（图 8-6-20），取距 Treitz 韧带 20 cm 近端空肠，行腔镜下胃空肠侧侧吻合（图 8-6-21），3-0 倒刺线完成共同开口的关闭（图 8-6-22，图 8-6-23），留置十二指肠残端引流管 1 根（图 8-6-24）（视频 8-6-2）。

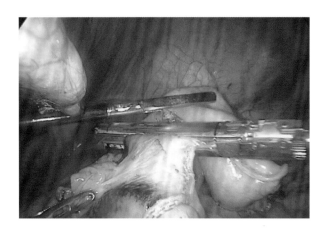

图 8-6-19　60 mm 腔镜直线切割吻合器离断远端胃

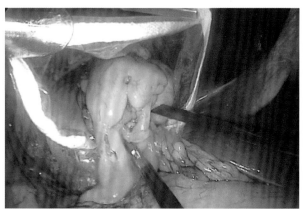

图 8-6-20　将胃标本置于标本袋内

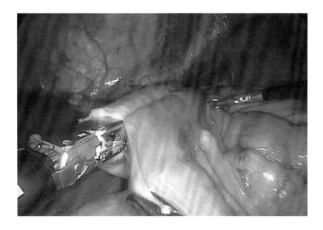

图 8-6-21　60 mm 腔镜直线切割吻合器完成胃空肠侧侧吻合

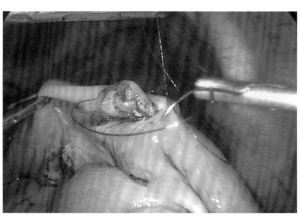

图 8-6-22　3-0 倒刺线关闭共同开口

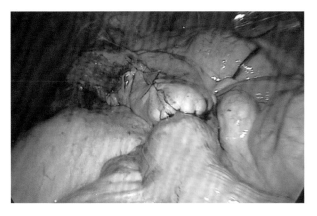

图 8-6-23　完成消化道重建

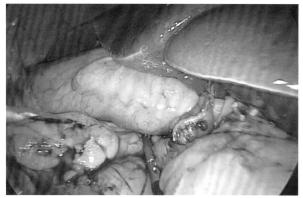

图 8-6-24　十二指肠残端旁留置引流管

肠系膜下血管的处理与全直肠系膜切除术

助手提起直肠乙状结肠系膜，呈扇形展平，向腹侧及左侧保持张力，电钩切开膜桥，利用电钩空泡效应，沿着 IMA 头侧切开至主动脉前方腹膜（图8-6-25），进入左结肠后间隙，清扫 No.253 淋巴结，显露左结肠动脉，其分支以下根部结扎处理直肠上动脉、乙状结肠动脉第一、第二分支及 IMV（图8-6-26）。助手提起血管断端，向左侧拓展 Toldt 间隙（图8-6-27），并沿腹下神经前筋膜向尾侧游离直肠后间隙，切开直肠骶骨筋膜（Waldeyer 筋膜）进入骶前间隙（图8-6-28），并分离至肛提肌上间隙。电钩分离乙状结肠先天粘连，顺利完成左右会师，近端游离至降乙交界处，沿左侧直肠旁沟及腹膜反折

视频 8-6-3
肠系膜下血管的处理与全直肠系膜切除术

最高点切开膜桥（图8-6-29），助手左手钳将膀胱侧腹膜向前对抗牵拉，保留 Denonvilliers 筋膜于精囊腺侧，同法切开右侧膜桥，并会师（图8-6-30）。按照"后-前-左-右"的分离顺序游离盆段直肠，于 Denonvilliers 筋膜后间隙游离直肠前方（图8-6-31），离断左右侧直肠侧韧带（图8-6-32，图8-6-33），并裸化末端直肠系膜（图8-6-34）（视频8-6-3）。

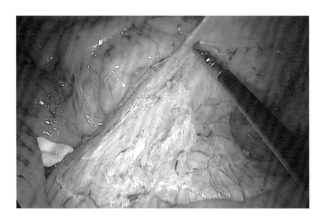

图 8-6-25　沿右侧膜桥向 IMA 根部分离

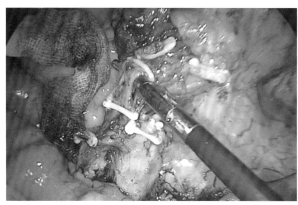

图 8-6-26　保留左结肠动脉，依次离断直肠上动脉、乙状结肠动脉及 IMV

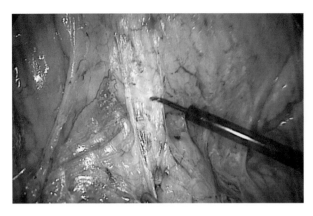

图 8-6-27 向左侧拓展 Toldt 间隙

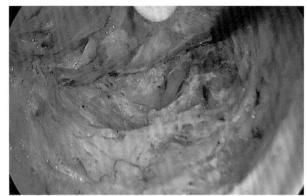

图 8-6-28 游离骶前间隙

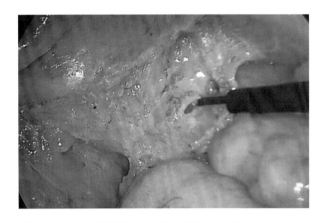

图 8-6-29 沿膜桥切开左前侧方间隙，保留 Denonvilliers 筋膜

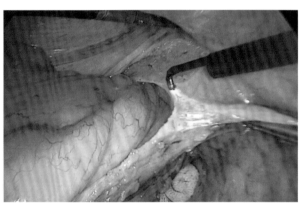

图 8-6-30 沿膜桥切开右前侧方间隙，保留 Denonvilliers 筋膜

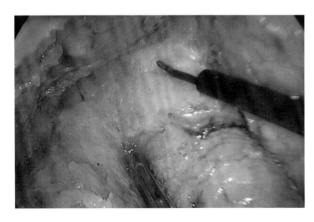

图 8-6-31 沿 Denonvilliers 筋膜后间隙游离直肠前壁

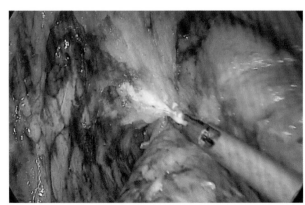

图 8-6-32 离断左侧直肠侧韧带

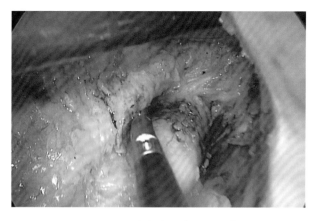

图 8-6-33　离断右侧直肠侧韧带

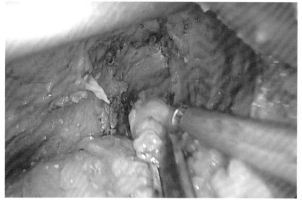

图 8-6-34　裸化末端直肠系膜

标本切除

裁剪乙状结肠系膜，距肿瘤近端 10 cm 用腔镜直线切割吻合器离断乙状结肠（图 8-6-35）。会阴操作组扩肛，用碘伏水完成直肠腔的冲洗，经肛置入有齿卵圆钳钳夹直肠残端（图 8-6-36），并经肛门外翻（图 8-6-37），可见直肠距肛缘 4 cm 右侧壁及距肛缘 6 cm 左侧壁两处隆起型肿瘤，直径均约 3 cm（图 8-6-38），再次用碘伏水冲洗直肠，切开肿瘤远端直肠前壁，将直肠乙状结肠系膜翻出，将胃标本经直肠取出（图 8-6-39，图 8-6-40），并将吻合器抵钉座经直肠放入腹腔（图 8-6-41）。切开乙状结肠断端，将抵钉座放置近端结肠（图 8-6-42），腔镜直线切割吻合器再次切除缺血的乙状结肠残端（图 8-6-43），并将抵钉座针尖经系膜对侧角穿出（图 8-6-44）。直肠肿瘤远端 2 cm 用腔镜直线切割吻合器离断，完成标本的切除（图 8-6-45）（视频 8-6-4）。

视频 8-6-4
标本切除

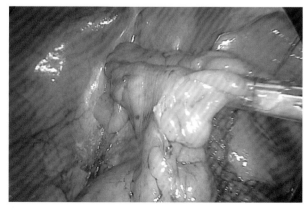

图 8-6-35　乙状结肠裁剪后，直肠肿瘤近端 10 cm 离断乙状结肠

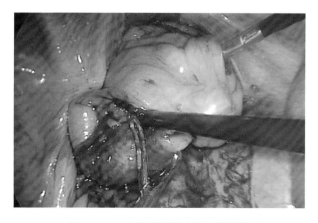

图 8-6-36　有齿卵圆钳夹住直肠断端

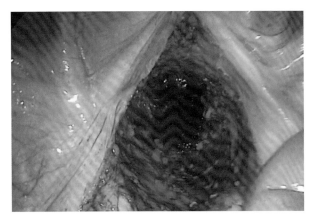

图 8-6-37   直肠翻出后的盆腔

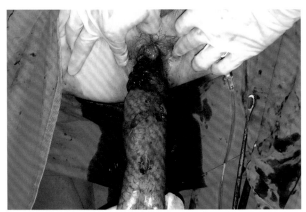

图 8-6-38   外翻的直肠乙状结肠及两处直肠肿瘤

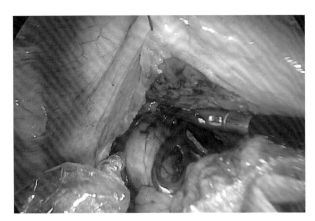

图 8-6-39   有齿卵圆钳夹住胃标本

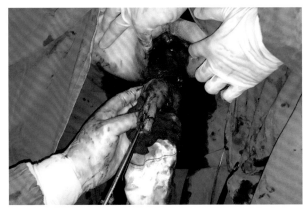

图 8-6-40   将远端胃癌标本经直肠取出

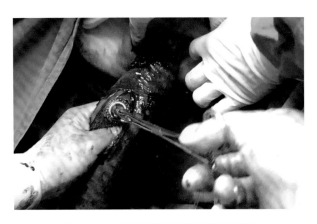

图 8-6-41   经直肠腔将抵钉座置入腹腔

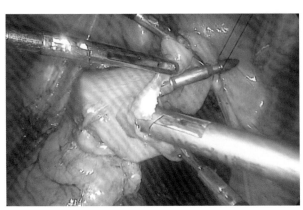

图 8-6-42   将抵钉座置入近端乙状结肠

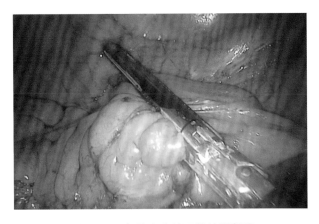

图 8-6-43　切除多余的乙状结肠断端

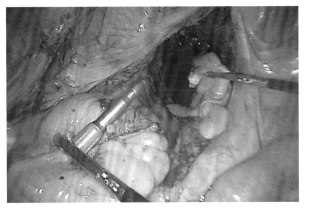

图 8-6-44　抵钉座经系膜对侧肠壁穿出，切除多余的乙状结肠经直肠取出

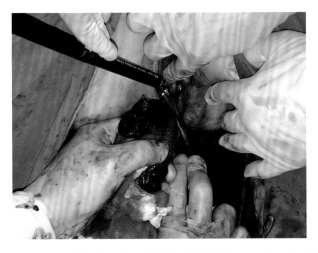

图 8-6-45　腔镜直线切割吻合器于直肠肿瘤远 2 cm 处完成离断

消化道重建

经肛门置入管状吻合器（图 8-6-46），完成抵钉座与穿刺针连接后，行乙状结肠与直肠的端端吻合（图 8-6-47），检查吻合环的完整性，注气试验检查吻合口完整。用 3-0 倒刺线缝合盆底腹膜（图 8-6-48），放置直肠吻合口旁引流管 1 根（图 8-6-49）（视频 8-6-5）。

视频 8-6-5
消化道重建

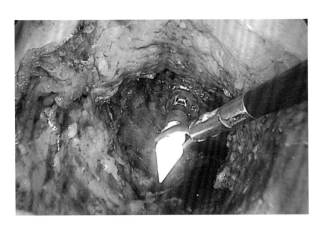

图 8-6-46　经肛置入管状吻合器

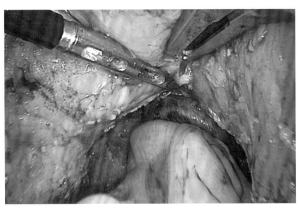

图 8-6-47　完成结肠直肠吻合

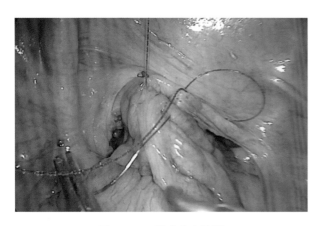

图 8-6-48   缝合盆底腹膜

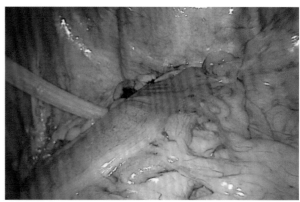

图 8-6-49   骶前留置吻合口旁引流管，关闭盆底腹膜

术后腹壁及标本照片

见图 8-6-50 和图 8-6-51。

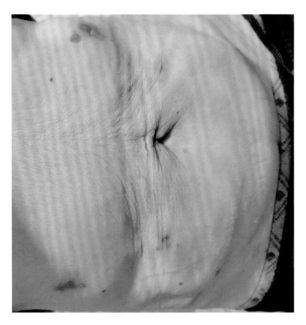

图 8-6-50   术后 1 个月腹壁照片

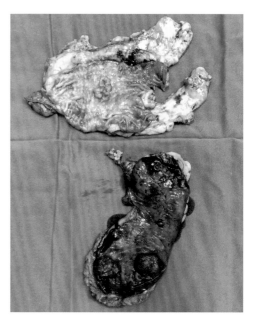

图 8-6-51   标本展示

病理诊断

直肠隆起型中分化腺癌，肿瘤大小分别为 3 cm×2.5 cm×1 cm、3.5 cm×3 cm×0.5 cm，癌组织侵及肠壁浅肌层（T2），脉管内未见癌，未见神经侵犯，上下切缘未见癌，肠周淋巴结未见癌转移（0/16）。

胃窦部黏膜高级别上皮内瘤变伴局部癌变，肿瘤大小为 3.5 cm×2 cm×0.5 cm，癌组织侵及固有层，未侵及黏膜肌层（T1），脉管内未见癌，上下切缘未见癌，胃周淋巴结未见癌转移（0/29）。

术后恢复

手术时间 210 min，术中出血 50 ml，术后恢复良好，第 7 天出院。

总结

多原发恶性肿瘤（multiple primary malignant neoplasms，MPMN）是指某一个体同时或先后发生 2 个或以上的原发性恶性肿瘤。肿瘤同时发现或在 6 个月以内相继发现者称为同时癌，反之为异时癌。胃肠道多原发恶性肿瘤多见于结直肠多原发恶性肿瘤、结直肠癌与其他胃肠外器官多原发肿瘤（如泌尿系肿瘤、妇科肿瘤），而结直肠癌合并胃恶性肿瘤文献报道多为个案。有文献报道：国内单中心 1117 例胃肠道恶性肿瘤，结直肠癌合并胃癌的发生率为 5/1117（0.4%）。

双原发癌的发病机制目前尚不完全清楚，可能与遗传因素、基因缺陷、外源性致癌因子长期作用及体内免疫水平改变等诸多因素有关。大肠双原发癌已证明与 HNPCC 关系密切，大肠多原发癌在散发癌中的检出率为 1.8%，而在 HNPCC 患者中为 5.8%。结直肠癌合并胃癌考虑可能与两者类似的致癌因素持续作用有关。

传统手术治疗同时性胃肠肿瘤时，因两处病灶相距较远，难以在一个腹部切口下完成联合手术，常需两个切口或延长切口甚至分期手术完成。腹腔镜技术改变了传统外科的治疗理念与模式。腹腔镜技术在结直肠癌与早期胃癌的应用已经有较高级别的循证医学证据支持，并为广泛接受。腹腔镜技术以及全腔镜吻合技术的改进，使两处肿瘤可以通过一个共同的辅助小切口完成重建吻合及标本取出，甚至可以腹部无辅助切口经自然腔道取出标本，即 NOSES。

国外学者 Sumer 报道 1 例同时性胃癌合并结肠癌经自然腔道取标本手术；国内哈尔滨医科大学附属二院王贵玉团队报道 1 例同时性胃癌合并直肠癌行胃癌根治联合直肠癌根治 NOSES 手术，取得较好的近期效果，体现微创的优势。本节病例的不同之处在于：①胃癌直肠三重癌；②最低处直肠肿瘤距肛缘仅 4 cm，且直肠有两处癌灶，手术难度更大，吻合位置更低，且未行预防性造口；③直肠切除采用的 NOSES Ⅰ 式 B 法，远端胃癌标本经外翻的直肠取出，而直肠肿瘤外翻切除。

（汤坚强）

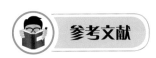

[1] 中国医师协会结直肠肿瘤专业委员会，中国 NOSES 联盟 . 结直肠肿瘤经自然腔道取标本手术指南（2023 版）[J/CD] . 中华结直肠疾病电子杂志，2023，12（2）：89-99.

[2] 中国经自然腔道取标本手术联盟 . 胃癌经自然腔道取标本手术专家共识（2019 版）[J] . 中华胃肠外科杂志，2019，22（8）：711-714.

[3] 王玉柳明，张骞，郁雷，等 . 同时性多原发结直肠癌经自然腔道取标本手术临床分析 [J/CD] . 中华结直肠疾病电子杂志，2018（4）：347-352.

[4] 申占龙，王杉，叶颖江，等 . 同时性胃大肠双原发癌患者的临床病理探讨 [J] . 中华医学杂志，2008，88（3）：162-164.

[5] SUMER F，KARAKAS S，GUNDOGAN E，et al. Totally laparoscopic resection and extraction of specimens via transanal route in synchronous colon and gastric cancer [J] . G Chir，2018，39（2）：82-86.

第 9 章

直肠手术技巧

第一节　腔镜直肠术中站位及器械设备摆放的准备

引言

　　合理的术中站位可以改善术者和助手的腔镜视角，减少术者助手间的互相干扰，并在较长的手术过程中可以缓解疲劳，避免长期不良姿势引起的腰颈不适。而术区各种线路、器械的摆放可以优化操作，避免多线路的干扰，并以方便术者与器械护士的配合、术者和助手器械的更换放置为基本原则。

患者体位

　　手术采用改良 Lloyd-Davis 体位，双手内收位（如必须外展时，建议左手单侧外展）。Miles 手术或需会阴手术操作时建议臀部超出床沿 5 ～ 10 cm；需行阴道操作时（取标本或联合脏器切除）还需用碘伏棉球行阴道擦洗消毒。确认 Miles 手术者，需提前双荷包缝闭肛门，避免腹部操作挤压粪便外溢造成会阴部污染。

　　马镫形多功能腿架较常规截石位腿架可减轻对患者小腿的压力（图 9-1-1），避免腓神经受损，并在腔镜直肠手术时可灵活改变下肢位置，利于手术操作，在 Miles 等需要大角度截石位的手术中，可有效固定膝盖，防止膝盖自然向外下垂，避免肌肉拉伤。

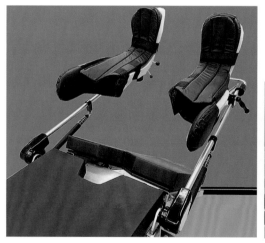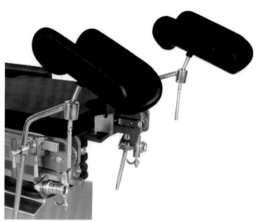

图 9-1-1　马镫形多功能腿架（左）与常规截石位腿架（右）

术区站位

　　腹部操作时，术者在患者右侧，第一助手在左侧，扶镜手在头侧或偏右肩部；护士台在术者右手位，不同视角站位见图 9-1-2 ～图 9-1-5。当需要会阴部操作时，主刀坐于两腿之间偏患者右侧，第一助手坐于主刀右侧，经阴道取标本或者 taTME 时，需在头侧放置另一显示器（图 9-1-6）。

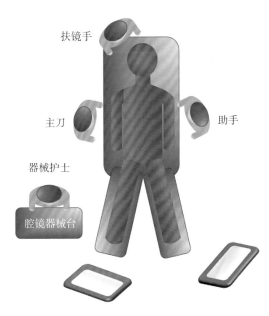

图 9-1-2　腹部操作时站位模式图

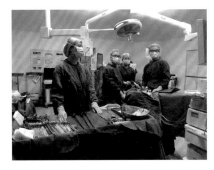

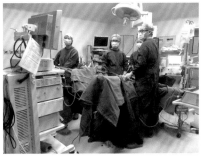

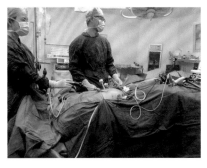

图 9-1-3　腹部操作时站位图
（护士台视角）

图 9-1-4　腹部操作时站位图
（助手视角）

图 9-1-5　腹部操作时站位图
（扶镜手视角）

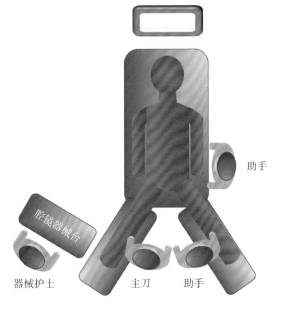

图 9-1-6　会阴部操作时站位模式图

器械及线路摆放

　　器械及线路摆放的总体原则是利于各角色的操作，避免互相干扰，并优先术者操作。腹腔镜主机放置于患者两腿之间或者左脚处，主机相关线路（如光源线、镜头线及 CO_2 气腹管）固定于左侧；与主刀操作相关的线路（如电勾线、双极线、超声刀线）固定于患者右侧；吸引器管要足够长，可固定于右侧或者头侧，既方便主刀操作，也方便第一助手操作（图 9-1-7）。器械兜可固定于患者右大腿内侧，方便主刀放置器械（图 9-1-8）。各脚踏的位置见图 9-1-9。

　　为有较为充足的气腹供应，气腹管建议连接于 10 ～ 12 mm Trocar，并不建议连接于进镜 Trocar，以免气腹的低温影响镜头的清晰度。另外建议连接排烟管，以保持术中的烟雾尽快排出，避免污染手术室环境。

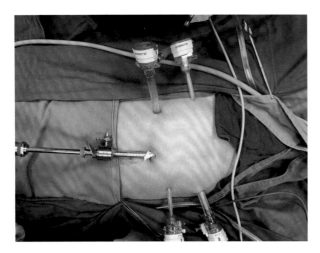

图 9-1-7　线路的摆放固定与 CO_2 气腹管的连接

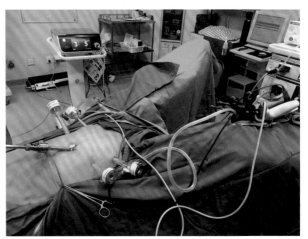

图 9-1-8　器械兜的位置

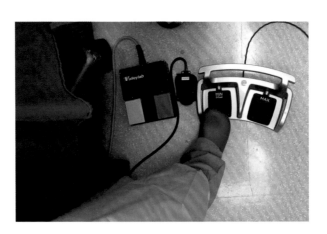

图 9-1-9　各脚踏的位置

传统 5 孔法 Trocar 布局

　　腔镜直肠手术的 Trocar 布局直接影响术者和助手的操作，良好的布局要保证术者操作的舒适度，减少各 Trocar 孔的互相干扰，同时根据患者体形、BMI、脐至耻骨联合距离、肿瘤距肛缘距离及术者习惯，Trocar 布局均可能做出调整。但需要遵循以下几个原则。

　　1. 整体"笑脸"原则：以主要术区为核心，Trocar 位置如图 9-1-10 呈现"笑脸"，避免错误的布局。

2."一拳"距离原则：各 Trocar 孔间避免互相"打架"干扰，临近 2 孔之间距离大于"一拳"，一般超过 8 ～ 10 cm（图 9-1-11）。

3."垂直"或"顺行"方向原则：Trocar 方向垂直皮肤穿刺，或者稍斜向常用的操作角度，避免逆操作方向穿刺及大角度潜行穿刺（图 9-1-12）。

4."躲避"原则：注意勿损伤腹壁腹腔血管和粘连肠管（图 9-1-13），尤其腹壁下动静脉、肠系膜血管、粘连肠管，甚至髂血管（视频 9-1-1）、下腔静脉、腹主动脉（视频 9-1-2）等重要脏器。

视频 9-1-1
髂总静脉 Trocar
穿刺损伤视频

视频 9-1-2
腹主动脉 Trocar
穿刺损伤视频

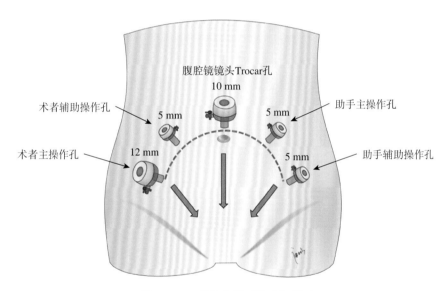

图 9-1-10　整体布局"笑脸"原则

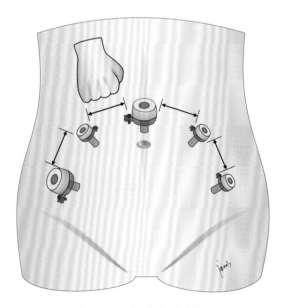

图 9-1-11　"一拳"距离原则

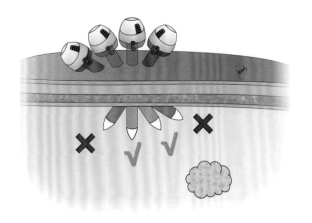

图 9-1-12　"垂直"或"顺行"方向原则

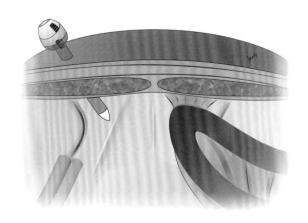

图 9-1-13　"躲避"原则

致谢

感谢北京大学第一医院手术室团队给予的指导和帮助。

（汤坚强）

第二节　肠系膜下动脉解剖与 No.253 淋巴结清扫的技巧

引言

肠系膜下动脉（inferior mesenteric artery，IMA）是腹主动脉发出的分支之一，此动脉通常在第 3 腰椎水平发出，其分支有左结肠动脉、乙状结肠动脉和直肠上动脉。IMA 根部淋巴结即 No.253 淋巴结，其外侧界为肠系膜下静脉（inferior mesenteric vein，IMV）内侧缘，尾侧界为左结肠动脉（left colonic artery，LCA）发出点至其与 IMV 交叉处，内侧界为 IMA 发出点至 LCA 发出点之间的主干部分，头侧界为十二指肠升部下缘，背侧界为腹下神经前筋膜（图 9-2-1）。因此，术中掌握 IMA 及其分支的解剖走行是彻底清扫 No.253 淋巴结的前提。目前，根据是否保留 LCA，IMA 分支离断分为高位结扎和低位结扎，下文将对两种结扎方式和 No.253 淋巴结清扫技巧进行详细阐述。

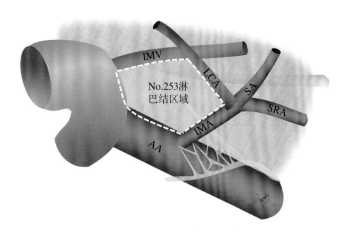

图 9-2-1　No.253 淋巴结清扫范围

IMA 高位结扎与 No.253 淋巴结清扫技巧

手术多采用中间入路，切开乙状结肠右侧系膜，进入并拓展乙状结肠后间隙；提起乙状结肠和直肠系膜，在上腹下丛神经表面向头侧稍扩大 Toldt 间隙，沿腹主动脉表面向头侧切开腹膜，距离腹主动脉 1 cm 处结扎 IMA，提起 IMA 远侧断端，清晰显露肠系膜下神经丛左侧束支，切断其进入乙状结肠系膜分支，保留下行主干，清扫 No.253 淋巴结（图 9-2-2）。

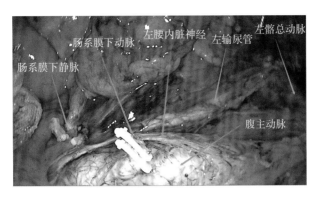

图 9-2-2　IMA 高位结扎

⇨ 技 巧

肠系膜下动脉处理时要注意对肠系膜下神经丛的保护。肠系膜下神经丛左侧束部分神经纤维参与肠系膜下动脉血管鞘的构成。部分术者为保护肠系膜下神经丛，倾向于在神经附着点远端切断 IMA。

保留 LCA 的 IMA 低位结扎与 No.253 淋巴结清扫技巧

手术可采用中间联合头侧入路，将小肠肠袢推移至右中上腹，显露十二指肠悬韧带和十二指肠水平段；取骶岬最高点乙状结肠侧腹膜，沿腹主动脉右侧表面向 IMA 头侧切开腹膜至 IMA 根部；进入 Toldt 间隙并钝性分离和拓展至降结肠 - 乙状结肠侧腹膜处；切开十二指肠下缘与 IMA 根部之间的侧腹膜，提起该处后腹膜沿 IMV 下方拓展 IMA 头侧部的 Toldt 间隙至降结肠侧腹膜；贯通左结肠后间隙和乙状结肠后间隙。充分建立 IMA 头侧与背侧间隙后，再从根部至远端行鞘内或鞘外游离 IMA，清扫根部 No.253 淋巴结，并暴露 IMA 各分支，结扎离断直肠上动脉、乙状结肠动脉，保留左结肠动脉。沿左结肠动脉向远端分离暴露其与 IMV 交叉处，在此水平离断 IMV（图 9-2-3）。

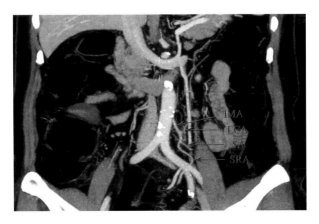

图 9-2-3　保留 LCA 的 No.253 淋巴结清扫

⇨ **技 巧**

顺行鞘外游离法，先初步建立血管后方层面，在不打开动脉鞘情况下，进行 IMA 游离，有利于保护 LCA，避免血管损伤出血及假性动脉瘤等并发症发生，此法对血管分支辨认能力要求较高，术中使用吲哚菁绿血管造影技术可较好辨识 IMA 血管及分支。

吲哚菁绿血管造影技术辅助判断 IMA 解剖分型与 No.253 淋巴结清扫

准确判断 IMA 分型是成功保留 LCA 和彻底清扫 No.253 淋巴结的基石。目前术中判断 IMA 分支分型主要依靠术前影像及术者的术中经验。实际操作过程中，对影像技术和术者经验有较高的要求，并且限制左结肠动脉保留和 No.253 淋巴结清扫。近年来吲哚菁绿（indocyanine green，ICG）在结直肠手术荧光血管造影预防吻合口漏、精准导引淋巴结清扫等方面逐渐开展，并有较多的证据显示其优势，但利用 ICG 荧光血管造影对 IMA 进行术中分型，并辅助直肠癌手术中保留 LCA 的研究尚处于探索阶段。我们团队采用吲哚菁绿血管造影技术辅助 IMA 解剖与 No.253 淋巴结清扫，效果满意。

操作方法：ICG 注射液配制浓度 2.5 mg/ml，以 0.05 mg/kg 体重的剂量经外周静脉或中心静脉给药，荧光腹腔镜在注射 ICG 前先选择原始荧光模式，实时监视 IMA 区域。IMA 分型为 Ⅰ、Ⅱ、Ⅲ 型时，沿 IMA 至 LCA 起始部清扫 No.253 淋巴结前叶，按照 ICG 荧光造影判断直肠上动脉、乙状结肠动脉位置，并予以分支离断，提起断端，清扫血管背侧的 No.253 淋巴结后叶。当 IMA 分型为 Ⅳ 型时，LCA 缺如，则只能进行 IMA 根部高位结扎离断。不同 IMA 分型的术前影像、术中照片及原始荧光图像见图 9-2-4 ～图 9-2-7。

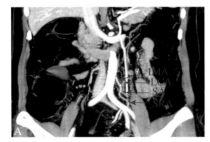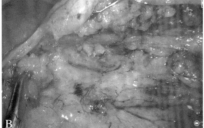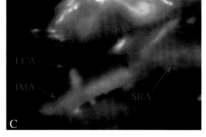

图 9-2-4　A．Ⅰ型(直乙共干型)术前 CT(LCA 首先于 IMA 发出，随后 SA 与 SRA 共干发出)；B．Ⅰ型(直乙共干型)；C．Ⅰ型（直乙共干型）术中荧光造影术中所见

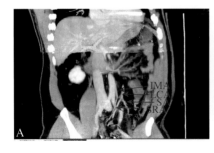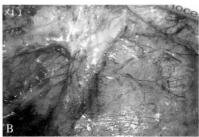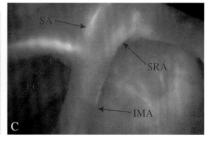

图 9-2-5　A．Ⅱ型(左乙共干型)术前 CT（LCA 与 SA 首先于 IMA 共干发出）；B．Ⅱ型(左乙共干型)术中所见；C．Ⅱ型(左乙共干型)术中荧光造影

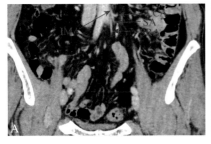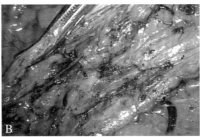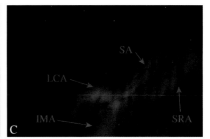

图 9-2-6　A. Ⅲ型（全共干型）：术前 CT（LCA、SA 与 SRA 共干于 IMA）；B. Ⅲ型（全共干型）术中所见；C. Ⅲ型（全共干型）术中荧光造影

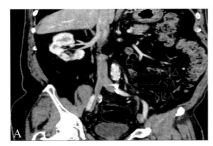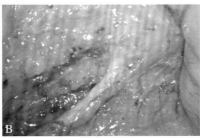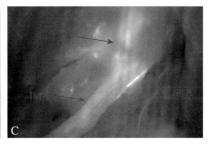

图 9-2-7　A. Ⅳ型（无左型）术前 CT（LCA 缺如）；B. Ⅳ型（无左型）术中所见；C. Ⅳ型（无左型）术中荧光造影

荧光血管造影在保留左结肠动脉中的价值

在直肠癌根治术的实际操作中，外科医生应结合患者年龄、全身情况、IMA 解剖分型等因素，个体化地进行 LCA 的保留，在不牺牲肿瘤根治性的前提下，改善肠管血供，降低手术后吻合口漏等并发症的风险；同时，对于异时性结肠癌手术的选择，保留 LCA 有降低全结肠切除的潜在风险。因此，保留 LCA 的直肠癌根治术在技术层面上具有良好的应用前景。目前即使术前有更好的手段，如 CT 三维重建，可用来评估 IMA 分型，但受技术及血管充盈程度限制，其分型准确率仍不能达到 100%。基层医院在 LCA 保留上仍存在技术瓶颈，并有保留 LCA 而致手术根治性降低的风险。如何无创、高效、快捷及准确进行术中 IMA 分支分型，目前国内外尚缺乏相关的研究。我们团队研究显示，采用原始荧光模式下术中 ICG 荧光血管造影技术较术前增强 CT 能更准确判断 IMA 分支解剖分型，除无 LCA 外，利用 ICG 荧光血管造影技术辅助术中保留 LCA 成功率达 100%。

直肠癌根治性手术中保留 LCA 的意义在于增加近端肠管血供，降低吻合口漏发生率。Komen 等采用多普勒超声测量直肠术后 IMA 高位结扎和 IMA 低位结扎患者，IMA 低位结扎组结肠血流量明显高于 IMA 高位结扎组，表明保留 LCA 可能有利于吻合口愈合。Han 等采用荧光定量分析研究 IMA 高位结扎和低位结扎对吻合口血供的影响，发现 IMA 高位结扎后达到最大荧光峰值时间延长及血流灌注速度下降。Bae 等应用 ICG 血管造影技术保留 LCA 并确定吻合口缺血线，证明 ICG 荧光血管造影技术在保留 LCA 和确定吻合口缺血线具有应用价值。保留 LCA 对存在脾曲薄弱点（griffiths' point）者具有血供保护的意义。LCA 自 IMA 发出后向头侧上行达横结肠脾曲，头侧上行的 LCA 常发出分支，分别支配横结肠远段和降结肠上段，两个分支在脾曲边缘弓处汇合，此交汇在部分患者中相对薄弱，称为脾曲薄弱点。Riolan 弓连接横结肠动脉、中结肠动脉及肠系膜上动脉，是脾曲薄弱点的二级血管结构。保留 LCA 即保护 Riolan 弓，即使患者存在脾曲薄弱点，也可确保近端肠管血供充足。

初步研究结果显示，原始荧光模式下术中 ICG 荧光血管造影技术较术前增强 CT 能更准确判断 IMA 分支分型，并可术中辅助 LCA 保留，该方法操作简单、无创、准确率高，值得临床推广。

（李　博　汤坚强）

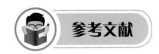

[1]　李博，胡刚，邱文龙，等. 原始荧光模式下吲哚菁绿荧光血管造影技术辅助直肠癌根治术中保留左结肠动脉可行性研究 [J]. 中国实用外科杂志，2023，43（5）：578-582.

[2]　《保留左结肠动脉的直肠癌根治术中国专家共识》编审委员会，中国医师协会肛肠医师分会大肠癌综合治疗组，中西医结合学会普通外科专业委员会直肠癌防治专家委员会. 保留左结肠动脉的直肠癌根治术中国专家共识（2021 版）[J]. 中华胃肠外科杂志，2021，24（11）：950-955.

[3]　MURONO K, KAWAI K, KAZAMA S, et al. Anatomy of the inferior mesenteric artery evaluated using 3-dimensional CT angiography [J]. Dis Colon Rectum, 2015, 58（2）：214-219.

[4]　HAN S-R, LEE C S, BAE J H, et al. Quantitative evaluation of colon perfusion after high versus low ligation in rectal surgery by indocyanine green：a pilot study [J]. Surg Endosc, 2022, 36（5）：3511-3519.

[5]　LANGE J F, KOMEN N, AKKERMAN G, et al. Riolan's arch：confusing, misnomer, and obsolete. A literature survey of the connection（s）between the superior and inferior mesenteric arteries [J]. Am J Surg, 2007, 193（6）：742-748.

[6]　TOH J W T, MATTHEWS R, KIM S-H. Arc of riolan-preserving splenic flexure takedown during anterior resection：potentially critical to prevent acute anastomotic ischemia [J]. Dis Colon Rectum, 2018, 61（3）：411-414.

[7]　PARK H, PIOZZI G N, LEE T H, et al. Arc of riolan-dominant colonic perfusion identified by indocyanine green after high ligation of inferior mesenteric artery：critical in preventing anastomotic ischemia [J]. Dis Colon Rectum, 2021, 64（4）：e64-e64.

第三节　男性肥胖患者腹腔镜直肠癌 TME 手术的游离技巧

背景

肥胖是一个全球性的问题。根据世界卫生组织（WHO）2017 年的最新数据，肥胖的发病率在过去 40 年（1975—2016）内增加了 3 倍。2016 年，超过 6.5 亿人被诊断为肥胖，占全球人口的 13%。此外，肥胖与男性直肠癌风险正相关。然而，外科医生在治疗肥胖男性患者时面临巨大的挑战，包括手术时间延长、术中出血增加、术后切口感染、腹腔感染、吻合口漏、肺炎血栓等并发症增加，中转开腹比例高。主要的挑战包括由于盆腔狭窄或瘤体较大导致的暴露和操作视野不佳，进一步导致盆腔直肠解剖和直肠离断的技术困难。

肥胖患者无论是实施开放手术还是腔镜手术都面临巨大的挑战，需要很高的手术技巧以及丰富的团队经验，如何优化肥胖直肠癌的手术程序，降低操作的难度以及减少中转开放是急需解决的问题。近年来，国内外不少单位开展了经肛全直肠系膜切除术（transanal total mesorectal excision，taTME），但其开展受各种因素制约，包括设备、人员、自下而上的解剖认知不足、学习曲线长、术后特有并发症增加（如尿道损伤、自主神经损伤、独特的复发模式）等。

　　本文将聚焦肥胖低位直肠癌经腹 TME 手术（LaTME），重点介绍盆段直肠三分法、后 - 前 - 左 - 右的游离策略以及各段的解剖特点和手术技巧。

手术要点及策略

体位

采用改良 Lloyd-Davis 体位，头低足高 15°，右侧倾斜 15°，可将右侧腿架放低，避免术者右手操作器械与右腿部间的干扰。

Trocar 布局及探查

Trocar 布局按照传统直肠 5 孔法。可在脐与耻骨联合间置第 6 枚 Trocar，帮助直肠左侧方间隙的游离及辅助牵拉直肠（图 9-3-1）。

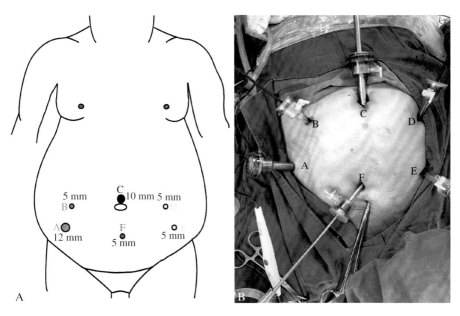

图 9-3-1　Trocar 位置（A 模式图；B 术中照片）

腹膜反折以上直肠、乙状结肠的游离

　　先分离乙状结肠先天粘连后行中间入路：电钩先分离乙状结肠先天粘连，利于助手将直肠乙状结肠系膜的牵拉与扇形展平，并向腹侧及左侧保持张力，可见直肠固有筋膜背侧与腹下神经前筋膜间的疏松间隙，切断两者间的纤维条索及肠系膜下丛、上腹下丛的乙状结肠支，向头侧至 IMA 根部近侧 1 cm，清扫 No.253 淋巴结。

　　先离断 IMA 再寻找 Toldt 间隙层面：肥胖患者由于直肠系膜肥厚，Toldt 间隙层面不易显露，传统先找层面再处理血管容易走错层次，引起出血或误伤；应当优先离断动脉，动脉弓牵拉的制约因素消除，背侧系膜更容易抬起，Toldt 间隙更易显露，自左向右、自上而下以上腹下丛和腹下神经为解剖标志游离乙状结肠及上段直肠，并完成左右侧的会师。

盆段直肠游离前的准备

完成肠系膜下动静脉的离断及乙状结肠、上段直肠的游离后，助手将乙状结肠向头侧正中方向牵拉，可见直肠与膀胱形成的"n"形膜桥和前腹膜反折（anterior peritoneal reflexion，APR），笔者推荐沿着膜桥及腹膜反折的最高点切开，而非 APR 最低点或者最低点近端 1 ~ 2 cm 切开（图 9-3-2），此时输精管精囊腺在切开点尾侧，沿此间隙游离 1 ~ 2 cm 才可见精囊腺上缘。

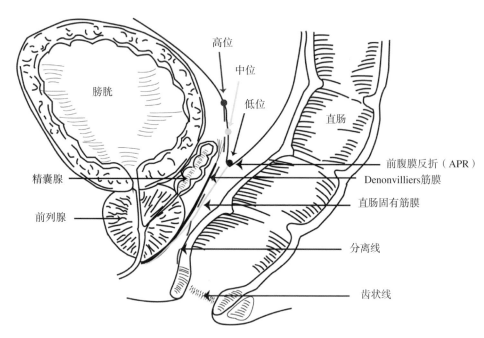

图 9-3-2   APR 不同入路示意图（矢状面）。红箭头表示"n"形膜桥的最高线；黄箭头表示 APR 上方 1 ~ 2 cm；蓝箭头表示 APR 最低线

用荷包针自耻骨联合上缘进针，悬吊膀胱处腹膜，此切开线将盆腔前后径线游离空间增加 1 ~ 2 cm，利于直肠前间隙 Denonvilliers 筋膜的显露（图 9-3-3）。

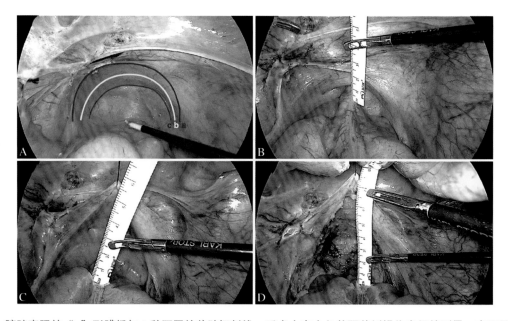

图 9-3-3   膀胱直肠的"n"形膜桥与 3 种不同的前壁切割线。手术中在中矢状面前侧操作空间的测量。在不同线上进行 APR 分离（A）（红线表示"n"形膜桥的最高线；黄线箭头表示 APR 上方 1 ~ 2 cm；蓝线表示 APR 最低线）。在切开前（B）、悬吊后（C）以及切开并悬吊后（D）测量骨盆入口的前侧操作空间

于腹膜反折近端约 10 cm 系带捆绑直肠，助手左手钳夹持线结，当分离直肠前间隙时向头侧反向牵拉，分离左侧直肠侧韧带时向右上腹反向牵拉，分离右侧侧韧带时向左上方牵拉（图 9-3-4）。

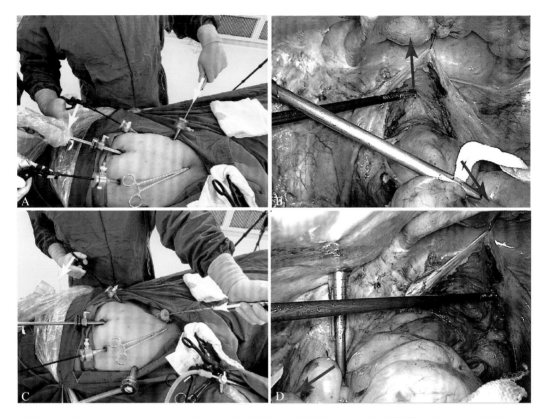

图 9-3-4　用棉布带牵拉和反牵拉。助手在分离左侧外展韧带时的牵引方向：外部视图（A）和腔内视图（B）。在分离右侧外展韧带时的相反方向：外部视图（C）和腔内视图（D）

盆段直肠的三分法游离

盆段直肠的游离按照解剖可分为三部分：精囊腺区、前列腺区及括约肌间区（图 9-3-5）。

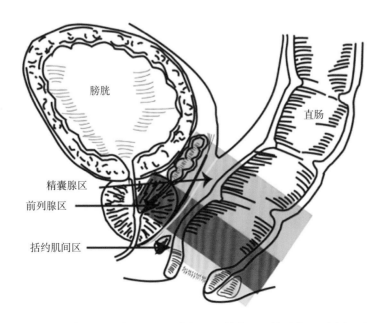

图 9-3-5　盆段直肠的分离可分为三个部分：精囊区、前列腺区和括约肌间区

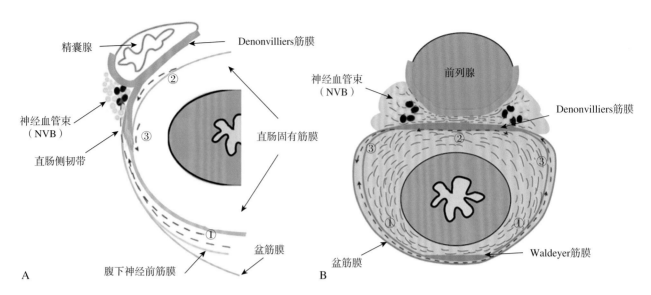

图 9-3-6　精囊腺区（A）及前列腺区（B）的盆段直肠游离顺序。牵拉状态下神经血管束（NVB）的三角形结构容易识别，并且在采用后 - 前 - 侧的顺序时，NVB 得到了很好的保护。相反，当采用后 - 侧 - 前的顺序时，容易进入错误的平面并导致 NVB 损伤（蓝色虚线箭头）

（1）精囊腺区的游离（图 9-3-6A）：精囊腺区的解剖顺序按照后 - 前 - 左 - 右的游离顺序。助手用右手肠钳夹持直肠系膜的左侧缘，左手钳夹直肠系膜右侧缘，将直肠系膜向腹侧牵拉展平；主刀左手用肠钳轻轻牵拉腹下神经前筋膜，或轻推直肠固有筋膜，将直肠固有筋膜和腹下神经前筋膜间隙分开。通常先在中线 6 点方向游离，向两侧扩大到 4 ~ 8 点位置。至 S3 ~ S4 水平，可见直肠后间隙变窄，不易分离，此时应考虑直肠骶骨筋膜（Waldeyer 筋膜）融合位置，切开直肠骶骨筋膜，可见其后更加疏松的"天使之发"结构，隐约可见骶前筋膜后叶深面的骶前静脉分支走形，继续向肛侧游离，多数情况下能分离至肛提肌平面，但肥胖患者常不能达到肛提肌平面，我们推荐此步骤以切开直肠骶骨筋膜，并尽可能向下分离骶前间隙为原则。

助手将直肠向头侧牵拉，可见直肠与膀胱形成的"n"形膜桥，沿着该标志在腹膜反折最高点切开直肠前方腹膜，将腹膜反折处膀胱侧腹膜进行悬吊，并于腹膜反折近端 10 cm 系牵引带，助手夹住牵引带向头侧牵引，右手轻轻抬起精囊腺，显露直肠前壁，主刀可以夹持切除的膀胱腹膜向近侧牵拉，可更容易显露 Denonvilliers 筋膜间隙，根据肿瘤前壁浸润深度决定是保留 Denonvilliers 筋膜还是部分切除。

沿着前壁平面向尾侧达前列腺上缘向左侧拓展，可见 NVB 走行。在牵拉状态下，可见侧韧带呈三角形与直肠固有筋膜相连，分离层面应靠近直肠系膜侧的三角形顶点，这样才能最大限度保留神经功能。显露并离断左侧直肠侧韧带，同法完成右侧侧方分离。此段侧韧带较易解剖，其内常无血管走行。

注意点：如因系膜肥胖遮挡，经右下腹操作 Trocar 不能完成直肠左侧韧带的分离，可以在脐耻骨联合中间放置另一 5 mm Trocar，通过该主操作孔完成左侧侧韧带的离断。

（2）前列腺区的游离（图 9-3-6B）：左右侧韧带离断（部分）后，直肠部分松解，此时应将视角再次转向直肠背侧游离骶前间隙，应注意若在后侧未完全游离的状态下去松解前壁及侧方容易走错层次。前列腺部的游离同样遵循第二个后 - 前 - 左 - 右的原则。游离骶前间隙至肛提肌上间隙，沿着肛提肌筋膜平面向 7 ~ 9 点及 3 ~ 5 点方向扩大间隙，将有助于 S2 ~ S4 神经的保护。

然后转向直肠前壁分离，前方直肠系膜退化，前列腺后几乎无脂肪组织，此时助手牵拉直肠力量要减缓，主刀向后轻压直肠，将直肠前列腺夹角达到最大化，于 Denonvilliers 筋膜背侧间隙来进行直肠前方的游离。若部分切除 Denonvilliers 筋膜，精囊腺下缘应该将 Denonvilliers 筋膜倒"U"形离断。

继续向左右侧方拓展，此步骤极易出血，常有直肠与前列腺交通血管及直肠中血管走行，应仔细解剖，建议使用超声刀，完全离断直肠侧韧带分离至侧方肛提肌平面。

（3）括约肌间区的显露：直肠完全游离后，若肿瘤远端游离范围不足，将镜头转向背侧，遵循第三个后 - 前 - 左 - 右的顺序解剖，离断直肠尾骨韧带，显露后方内外括约肌间隙，转向前方，将直肠向背侧下压，可见直肠尿道肌及静脉丛，顺着肠管肌壁的轮廓向两侧分离末端直肠系膜附着，并可进入内外括约肌间隙。分离开的直肠末端系膜内常有直肠下动脉的上行分支及与前列腺的交通支，极易出血，建议用超声刀将末端直肠系膜自肛提肌裂孔边缘离断（视频 9-3-1）。

视频 9-3-1
男性肥胖患者腹腔镜直肠癌

总结

TME 盆段游离三分法不仅适用于肥胖直肠癌 TME 手术，也适用于骨盆狭窄、大肿瘤等困难 TME 手术，当然对于女性或相对简单的 TME 手术，后 - 前 - 左 - 右的游离顺序同样可以取得事半功倍的效果。

（尹叶锋　汤坚强）

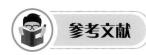

参考文献

[1] OGUOMA V M，COFFEE N T，ALSHARRAH S，et al. Prevalence of overweight and obesity，and associations with socio-demographic factors in Kuwait ［J］. BMC Public Health，2021，21（1）：667.

[2] KYRGIOU M，KALLIALA I，MARKOZANNES G，et al. Adiposity and cancer at major anatomical sites：umbrella review of the literature ［J］. BMJ，2017，356：j477.

[3] YIN Y，ZHUANG M，HU X，et al. Modified serial techniques "ASTRO" facilitated laparoscopic total mesorectal excision for ultralow-lying rectal cancer in obese male patients：how we do it（with video）［J］. Langenbecks Arch Surg，2023，408（1）：41.

第四节　困难骨盆的远端直肠离断技巧

引言

双吻合技术（double stapling technique，DST）在直肠癌手术中已成为重要的里程碑。然而，对于男性、肥胖、狭窄骨盆等超低位直肠癌患者（距肛缘 3 ~ 5 cm），需行腹腔镜结肛管吻合术或括约肌间切除术（intersphincteric resection，ISR）获得保肛的可能，由于盆腔操作空间狭小、肿瘤位置过低等因素，腔镜直线切割吻合器不能到达肿瘤远端，导致离断困难或斜行离断。针对这个问题，学者们曾尝试多种方法，但未能有效解决斜角切割及超低位离断的问题。主要原因在于其未突破全直肠系膜切除术（total mesorectal excision，TME）的操作空间，以及现有的腔内切割吻合器多数只能达到 45° 旋转角。

本节介绍了一种新型腹腔镜下远端直肠离断的方法——经闭孔神经前入路（transanterior obturator nerve gateway，TANG），通过改变操作角度增大盆腔操作空间，使直肠更容易垂直离断。该入路模式图见图 9-4-1。该方法适用于低位直肠癌患者，特别是常规离断入路不能完成切割的困难骨盆或超低位直肠癌患者，具有较好的应用前景。

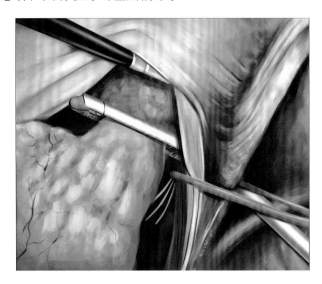

图 9-4-1　经闭孔神经前入路低位直肠离断的模式图

手术要点及步骤

体位及 Trocar 布局

采用改良 Lloyd-Davis 体位，头低足高 15°，右侧倾斜 15°，维持气腹压 12 ~ 14 mmHg（1 mmHg = 0.133 kPa）。常规 5 孔法布局。完成低位直肠的游离，在经闭孔神经前入路直肠离断时，常需要在中线位耻骨联合与脐中点置 5 mm Trocar，钳抓系带协助直肠反向牵拉，同时助手经 D、E 两孔协助显露肛提肌上间隙（图 9-4-2）。

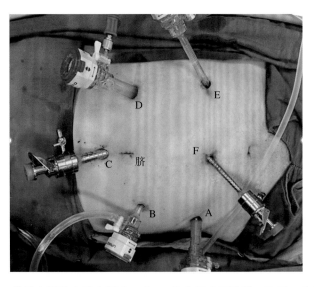

图 9-4-2　穿刺孔位置。A 孔：位于右髂前上棘内侧 2 ~ 3 cm 为主刀主操作孔；B 孔：右锁骨中线脐水平偏下方 1 cm 为主刀副操作孔；C 孔：脐环上镜头孔；D 孔：右锁骨中线脐水平为助手主操作孔；E 孔：左髂前上棘水平与左锁骨中线交点；F 孔：脐与耻骨联合上缘连线的中点

淋巴结清扫及直肠游离

助手将乙状结肠直肠系膜提起，形成张力，于右直肠旁沟处切开，沿自然皱褶向上直至肠系膜下动脉（inferior mesenteric artery，IMA）根部，清扫 No.253 淋巴结，左结肠动脉发出以下根部结扎处理 IMA（图 9-4-3），视乙状结肠肠管长度决定是否游离脾曲。提起 IMA 断端，可见 Toldt 线，离断肠系膜下静脉，从内侧可见白色稍厚半透明的直肠左侧旁沟腹膜，予以切开并与左侧会师，继续往头侧游离降结肠后间隙。按照直肠后间隙→前间隙→左侧间隙→右侧间隙的顺序游离盆段直肠，注意保护下腹下神经丛和盆腔 S2 ～ S4 神经，按照 TME 的原则解剖至肛提肌平面（图 9-4-4 ～图 9-4-8）。内外括约肌间隙的显露应遵循边裸化系膜边寻找间隙的原则。主刀左手夹持耻骨直肠肌牵向外侧，

视频 9-4-1
男性肥胖低位直肠癌的游离

于直肠右侧壁 4 ～ 5 点方向容易进入间隙，在助手肛诊指引下分离更安全，转向后侧离断 Hiatal 韧带的扇形附着，最后分离括约肌间隙的左侧壁及前壁。钛夹于肠壁上标记肿瘤下缘位置，用丝线测量肿瘤下缘远端肠壁游离的距离（图 9-4-9）。无创血管钳夹闭直肠，行直肠残端的冲洗（图 9-4-10）（视频 9-4-1）。

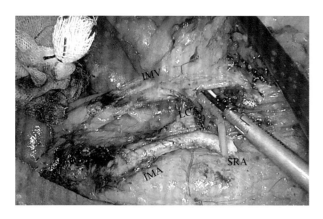

图 9-4-3　保留 LCA，离断 SRA 和 IMV。IMA 为肠系膜下动脉，IMV 为肠系膜下静脉，LCA 为左结肠动脉，SRA 为乙状结肠动脉

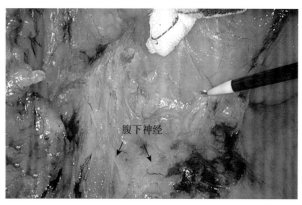

图 9-4-4　按照直肠后间隙 - 前间隙 - 左侧间隙 - 右侧间隙的顺序游离盆段直肠，注意保护腹下神经

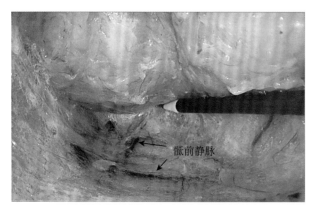

图 9-4-5　注意避免损伤骶前静脉

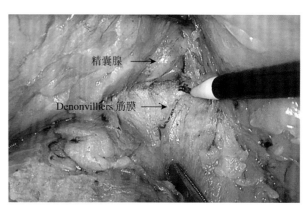

图 9-4-6　游离直肠前间隙，"U"形切除部分 Denonvilliers 筋膜

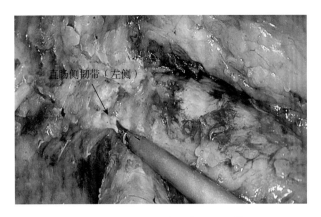

图 9-4-7　超声刀离断直肠侧韧带

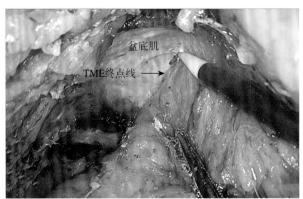

图 9-4-8　游离至盆底肌，可见 TME 终点线

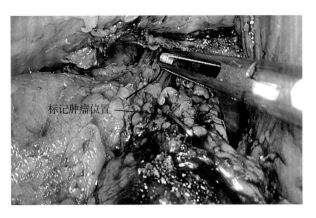

图 9-4-9　钛夹标记肿瘤位置，丝线测量肿瘤远端直肠游离的距离

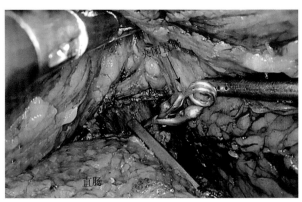

图 9-4-10　无创血管钳夹闭直肠，备直肠残端冲洗

　　沿着右脐内侧襞（脐动脉）走行的内侧切开腹膜 5 ～ 7 cm，下缘为输精管（女性为子宫圆韧带）（图 9-4-11）。

　　进入 Retzius 间隙，显露其内侧的膀胱腹下筋膜，外侧见包绕右闭孔神经及血管的脂肪组织，沿此间隙分离至闭孔内肌，显露肛提肌腱弓（图 9-4-12）。

　　切开盆筋膜，与肛提肌上间隙相通（图 9-4-13）。

　　将腔镜直线切割吻合器经闭孔神经前入路进入肛提肌上间隙（图 9-4-14）。

　　于肿瘤下缘至少 1 cm 远处完成远端直肠的垂直离断（图 9-4-15）。多数情况下，1 枚 60 mm 绿钉仓可以完成直肠的离断，若直肠肥厚，或切割线在肛提肌平面以下，需要第 2 枚钉仓。视术中具体情况选择经闭孔神经前入路离断或常规入路离断。脾曲是否游离依据是否行新辅助放化疗及乙状结肠的长度等。

　　行下腹正中小切口，完成近端肠管系膜的裁剪和离断，置入抵钉座，经肛完成吻合（图 9-4-16）。

　　通常选择 25 mm 管状吻合器完成结肠肛管吻合或部分 ISR，并常规推荐行右下腹回肠保护性造口（视频 9-4-2）。

视频 9-4-2
经闭孔神经前入路低位离断直肠

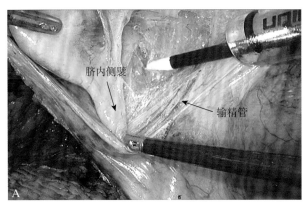
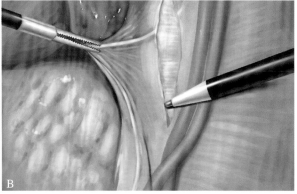

图 9-4-11　A．沿脐内侧襞内侧切开壁腹膜 5 ～ 7 cm，注意保护其下缘输精管；B．模式图

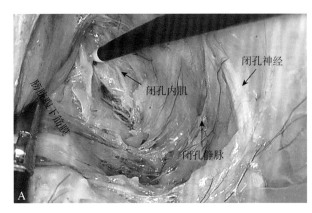
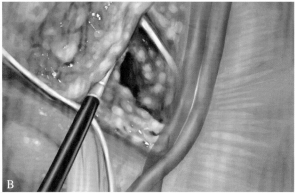

图 9-4-12　A．进入 Retzius 间隙，沿膀胱腹下筋膜向下锐性分离，注意勿损伤闭孔神经及血管，继续向下分离可见闭孔内肌及肛提肌腱弓；B．模式图

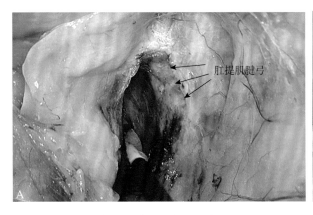
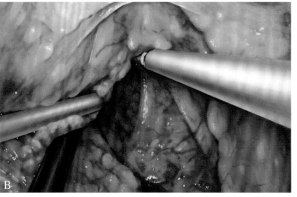

图 9-4-13　A．打开盆筋膜，侧方腔室与 TME 腔室相通，可见右侧的肛提肌，经闭孔神经前入路通道建立；B．模式图

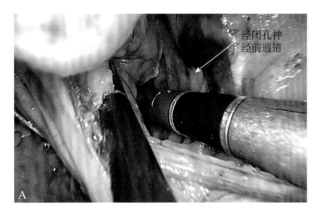
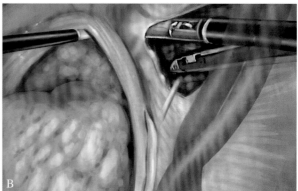

图 9-4-14　A．经闭孔神经前入路置入腔镜直线切割吻合器；B．模式图

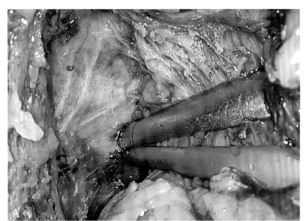
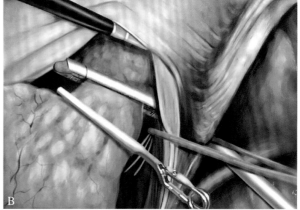

图 9-4-15　A．肿瘤下缘约 1 cm 完成远端直肠的垂直离断；B．模式图

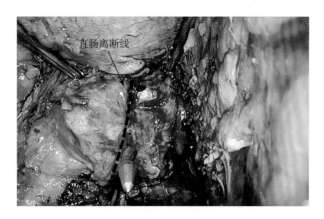

图 9-4-16　经肛置入管状吻合器行结肠 - 肛管或联合部分内括约肌切除端端吻合

总结

多数研究表明，男性、肥胖、骨盆狭窄是直肠癌手术操作难度增加、手术时间延长、术后并发症增加的重要因素。一方面是由于盆腔狭小空间的直肠游离技术需要较长的学习曲线和对盆腔精细解剖

结构的认识，另一方面在狭窄的盆腔空间内如何完成低位直肠癌的经腹远端直肠离断一直是困扰结直肠外科医师的技术瓶颈，并严重限制 DST 技术在某些困难条件下的应用。不少学者尝试提出相应的解决方案，如 Shoichi Fujii 和 Yasumitsu Hirano 等提出用开放凯途或弧形切割闭合器实施腔镜直肠的低位离断，这在一定程度上解决了多次离断的问题，但受限于较大的关节头及气腹不易维持的缺点，在狭窄空间内缺乏较好的视野及显露，另外更低位（如位于肛提肌平面或内外括约肌间平面）的离断在技术上存在困难，因此推广受限，已逐渐被腔镜直线切割吻合器所取代。Orhan Bulut 和王自强提出的肿瘤远端系带捆绑直肠牵拉法，以及 Akiyo Matsumoto 设计的直肠牵拉器械，主要将肿瘤远端捆绑结扎，在一定程度上利于更好地显露盆腔视野，但无法解决超低位直肠斜行离断的问题，而通常来说，离断直肠时我们更倾向于用腔镜下肠管阻断钳或"哈巴狗钳"将其变成扁平状而非柱状，前者更容易切割闭合器钳口的进入及夹持。最重要的是，目前所有的离断方式改进均局限于 TME 腔室。我们提出的经闭孔神经前入路是在侧方间隙的腔室内建立起的经闭孔神经前的隧道，其为天然的无血管层面，该隧道增加了外科骨盆的入口宽度（9.9 ± 1.3 cm vs. 7.2 ± 1.1 cm，$p < 0.001$），增大了直线切割吻合器与直肠纵轴的角度，扩展了手术操作空间，使得闭合器在狭小骨盆中得以完成远端直肠的更低位的垂直离断。我们的前期研究通过 40 例 TANG 入路与 170 例传统 TME 入路的倾向性匹配研究表明，经闭孔神经前入路显著提高了经腹远端直肠离断的比例，降低中转经肛操作的比例，肿瘤远切缘更远，需要的钉仓数及平均切割线的长度均较对照组减少，并在术后肛门功能、泌尿生殖功能等方面与对照组并没有明显的差异。

经闭孔神经前入路虽不需要借助额外的器械，但对于术者对 TME 手术技术及对直肠侧方间隙解剖的要求较高。右侧方如果不能达到较好的 TME 解剖层面，将会有较多的系膜脂肪组织残留在肛提肌上间隙，这不利于侧方腔室与 TME 腔室的贯通。同样，如果没有侧方淋巴结清扫的手术经验，膀胱腹下筋膜层面、闭孔内肌筋膜层面将不易显露，偏内侧分离易致膀胱、前列腺滋养血管出血或神经血管束损伤，偏外侧分离又容易引起闭孔神经及血管的损伤。

经肛 TME（taTME）手术同样在超低位、肥胖与困难骨盆中显示其腔镜下分离的优势，近年来备受部分学者的推崇。虽然有较多的多中心研究发现其在近期疗效和中期肿瘤学结局与常规 TME 手术没有明显的差异，但 taTME 需要专用的设备、更多的人力以及"自下而上"的逆行分离对盆腔解剖的重新认识及更长的学习曲线，限制了其进一步推广普及。taTME 特殊的并发症，如尿道损伤，盆腔的多灶复发以及对经肛操作"无菌无瘤"的担忧等因素，也制约了部分学者尝试开展此手术。我们提出的经闭孔神经前入路只是关注了低位直肠离断、吻合的问题，但同样面临肥胖或骨盆狭窄等困难条件下的腔镜分离问题，而盆段直肠的分离我们期望通过合理的牵拉及解剖顺序的改进等进一步提升（参考第 9 章第 3 节肥胖男性患者腹腔镜直肠癌 TME 手术的游离技巧）。

综上所述，经闭孔神经前入路在男性、肥胖及狭窄骨盆的超低位直肠离断中的应用安全有效，可作为低位直肠离断方式的另一补充。

（尹叶锋　汤坚强）

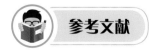

参考文献

[1] PARK S J，CHOI S I，LEE S H，et al. Endo-satinsky clamp for rectal transection during laparoscopic total mesorectal excision [J]. Dis Colon Rectum，2010，53（3）：355-359.

[2] FUJII S，OTA M，YAMAGISHI S，et al. A Y-shaped vinyl hood that creates pneumoperitoneum in laparoscopic rectal cancer surgery（Y-hood method.）：a new technique for laparoscopic low anterior resection [J]. Surg Endosc，2010，24（2）：476-484.

[3] BI L，DENG X，MENG X，et al. Ligating the rectum with cable tie facilitates rectum transection in laparoscopic anterior resection of rectal cancer [J]. Langenbecks Arch Surg，2020，405（2）：233-239.

[4] BULUT O. Ligation of the rectum with an extracorporeal sliding knot facilitating laparoscopic cross-stapling：a procedure revisited [J]. J Laparoendosc Adv Surg Tech A，2013，23（11）：938-941.

[5] FOO C C，HUNG H T，HO Y C，et al. Predicting the level of difficulty of the double-stapling technique in laparoscopic total mesorectal excision [J]. Surg Endosc，2020，34（8）：3382-3387.

[6] SYLLA P，RATTNER D W，DELGADO S，et al. NOTES transanal rectal cancer resection using transanal endoscopic microsurgery and laparoscopic assistance [J]. Surg Endosc，2010，24（5）：1205-1210.

[7] WASMUTH H H，FAERDEN A E，MYKLEBUST T Å，et al. Transanal total mesorectal excision for rectal cancer has been suspended in Norway [J]. Br J Surg，2020，107（1）：121-130.

[8] TANG J，CHEN H，LIU J，et al. Transanterior obturator nerve gateway：a novel approach to achieving intracorporeal distal rectal transection for ultralow rectal cancer [J]. Surg Endosc，2021，35（5）：2362-2372.

[9] 汤坚强，陈贺凯，刘军广，等. 经闭孔神经前入路腹腔镜下低位直肠离断技术的安全性及有效性 [J]. 中华胃肠外科杂志，2022，25（1）：63-70.

[10] YIN Y，ZHUANG M，HU X，et al. Modified serial techniques "ASTRO" facilitated laparoscopic total mesorectal excision for ultralow-lying rectal cancer in obese male patients：how we do it（with video）[J]. Langenbecks Arch Surg，2023，408（1）：41.

第五节　肠系膜下血管出血的处理

引言

　　肠系膜下血管包括肠系膜下动脉（inferior mesenteric artery，IMA）和肠系膜下静脉（inferior mesenteric vein，IMV），是左半结肠癌、乙状结肠癌和直肠癌根治性手术涉及的关键血管。IMA 直接从腹主动脉发出，动脉血液压力高，术中损伤 IMA 出血造成严重大出血，对于 IMA 意外出血的处理是需要掌握的手术技巧。

解剖特点

　　了解肠系膜下血管的解剖特点是手术和处理损伤出血的必要条件。IMA 直接发自腹主动脉（abdominal aorta，AA），发出点尾侧多在左右髂总动脉分叉处近端约 4 cm，头侧距离十二指肠水平部下缘约 2 cm，供应结肠脾曲、降结肠、乙状结肠及直肠上段。IMA 主要分支包括左结肠动脉（left colic artery，LCA）、乙状结肠动脉（sigmoid artery，SA）、直肠上动脉（superior rectal artery，SRA）。根据日本学者 Murono 提出的分型结构，将 IMA 分为 4 型（见第 4 章第 1 节左半结肠切除的应用解剖）。IMA 根部距离第一分支（通常为 LCA）平均距离为 3.5 ～ 4.3 cm（图 9-5-1）。

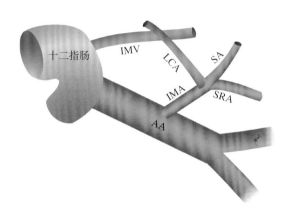

图 9-5-1　IMA 位置比邻

IMV 位于 IMA 头侧的结肠系膜内，与 IMA 根部起始位置平均距离为 2.5 ～ 3.5 cm，一般汇入脾静脉，大部分患者 IMV 走行于 LCA 后方，少部分走行于 LCA 前方（图 9-5-2，图 9-5-3）。

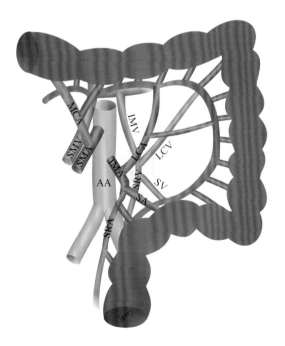

图 9-5-2　LCA 与 IMV 走 行 关 系：IMV 走 行 于 LCA 后方

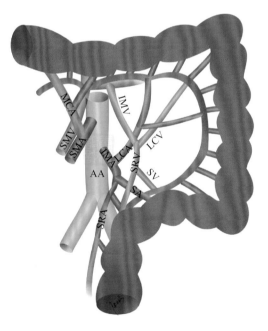

图 9-5-3　LCA 与 IMV 走行关系：IMV 走行于 LCA 前方

出血特点

IMA 直接从 AA 发出，血流速度快，压力较高，损伤后血液从破口处呈喷射状流出，容易污染腹腔镜镜头及周围系膜间隙，加上如果存在肠系膜肥厚，既往腹部手术病史导致系膜周围粘连，以及部分结肠系膜扭转不良等先天性变异，导致止血困难，不及时处理可导致整个视野被积血覆盖，增加止血困难程度（图 9-5-4）。

IMV 出血速度较慢，呈弥漫散开，局部容易形成血块阻挡视野止血，同时出血前若系膜层面未完全游离，盲目止血可能伤及左结肠动脉、生殖血管及输尿管，造成副损伤。

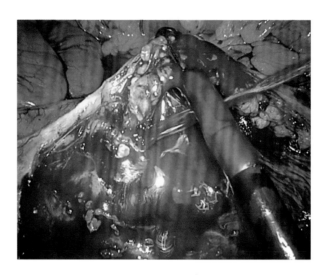

图 9-5-4　IMA 出血

处理技巧

处理时，腹腔镜下出血第一重要因素是主刀医生心态平稳，掌控大局，冷静判断出血严重性，善于应用相应的止血技巧，同时能较好协调助手、扶镜手和器械护士间的配合，大部分腔镜下出血不需要中转开腹即可良好止血。

IMA 出血处理技巧

IMA 损伤后出血速度快，但出血位置较明确，且 IMA 常未完全离断，此时抓住起始出血的"黄金时间窗"，第一时间利用主刀左手器械夹持出血破口，最大限度防止出血过多掩盖出血点。同时主刀右手快速更换为分离钳，左右手配合，精准控制出血部位。在动脉尚未完全游离出时，钛夹临时夹闭出血远近端是一个较好的应急选择。扶镜手清理镜头保证视野清晰，助手适当牵拉系膜将层面暴露良好，主刀进一步拓展层面，保证 Toldt 间隙后神经、血管及输尿管暴露良好，尽量仔细解剖 IMA 周围脂肪淋巴组织，待血管裸化后再次上 Hem-o-lok 血管夹夹闭近端血管（图 9-5-5，视频 9-5-1）。

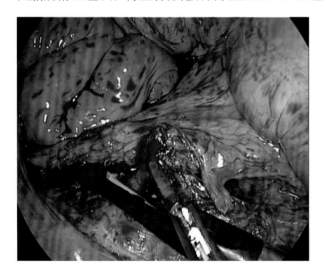

图 9-5-5　上夹处理 IMA 出血

视频 9-5-1
IMA 出血：上夹止血

如果错过"黄金时间窗"，第一时间采用纱布块压迫出血点以控制出血，同时助手通过适当的牵拉，提供良好的视野。使用吸引器吸除创面积血，清洁术野，小心撤离压迫纱布块，明确血管破损处，根据具体情况采用血管夹夹闭、Prolene 线缝扎修复血管破损处止血（图 9-5-6，视频 9-5-2）。

视频 9-5-2
IMA 出血：钛夹 + 缝合止血

因 IMA 主干压力高，出血速度快，出血量大，视野往往被大量快速涌出的血液污染，而导致无法观察清楚出血部位及损伤情况，如果短时间不能确定出血位置并进行有效控制，应在纱布块压迫控制出血的同时果断选择开放手术，在直视下对血管进行修补。

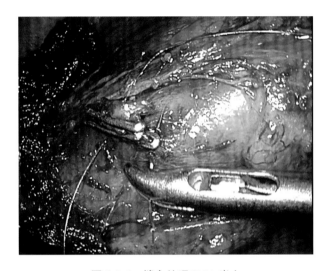

图 9-5-6　缝合处理 IMA 出血

IMV 出血处理技巧

IMV 出血常见于保留 LCA 的 No.253 淋巴结清扫的操作中。行 LCA 的 No.253 淋巴结清扫时，解剖 LCA 过程中损伤紧密伴行的 IMV 导致出血。术中一旦发生静脉出血，应予以纱布块压迫控制出血源头，吸引器吸除积血后，根据血管受损情况予以血管夹夹闭、镜下缝合止血。IMV 压力较低，在气腹压力下出血较为平缓，多数情况下可在镜下完成止血（视频 9-5-3）。少数情况出血较为汹涌，难以控制，应立即中转为开放手术，在直视下止血。

视频 9-5-3
IMV 出血的处理

▎预防措施

头侧中间入路，显露 IMV 背侧的 Toldt 间隙，间自头侧向尾侧显露 IMA 根部，沿着骶骨岬水平的腹下神经前筋膜自尾侧向头侧显露间隙，并与头侧入路会师，可将 IMA 根部轮廓整体显露，这样可降低肠系膜下血管出血的风险。同时建议鞘外分离，不打开动脉鞘，以降低 IMA 术中出血和迟发性出血的风险。在解剖血管时，主刀左手采用更精细的分离钳，而一旦出血，右手超声刀迅速更换分离钳，改为双分离钳的操作则可以更好控制出血。助手灵活掌握吸引器迅速清理积血、显露出血部位，以及扶镜手躲避出血的镜头污染也是止血操作中的重要环节。

（梅世文）

参考文献

[1] 汤坚强，庄孟. 腹腔镜盆腔脏器联合切除术中意外及对策 [J]. 中国实用外科杂志,2022,42(11)：1246-1250.

[2] 赵世栋，叶颖江，申占龙. 腹腔镜结直肠癌手术中出血原因及对策 [J]. 中国实用外科杂志，2022，42（11）：1305-1307.

[3] 刘骞，赵富强. 腹腔镜直肠癌侧方淋巴结清扫术中意外的预防及处理 [J]. 中国实用外科杂志，2022，42（11）：1230-1235.

第六节　骶前静脉出血处理原则

引言

腹腔镜下直肠癌根治性切除术中，骶前出血是最危险的术中并发症之一，出血量大，最难以止血。导致骶前出血原因较多，操作不当、层次过深是主要原因，其次为肿瘤侵犯、骨盆狭小、肥胖等原因。

解剖特点

骶前间隙位于骶尾骨的盆面与骶前筋膜之间，上达骶岬下缘向两侧延伸，下至骶骨尖，两侧至骶前孔外侧缘。间隙内有骶正中动静脉、骶外侧动静脉、骶横动脉、骶交感神经干及神经节、盆内脏神经。骶横静脉在1、2、3骶骨前方的出现率分别是100%、100% 和76%。因骶前筋膜前邻直肠固有筋膜后壁，在直肠后间隙分离时如果层面过深可能误伤骶前间隙内的各种结构，特别是骶前静脉，从而引起术中大出血（图9-6-1）。

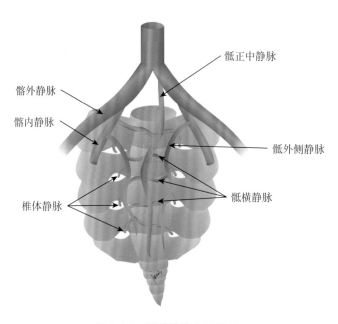

图 9-6-1　骶前静脉丛的解剖

出血特点

1. 骶前静脉外膜与骶骨骨膜相结合，位置极为固定，一旦破裂出血管腔不能回缩自闭、出血难以自止。

2. 骶前静脉压力是下腔静脉的 3 倍，出血量较大，速度较快，为涌出非喷射出血，容易导致术野不清，导致进一步止血困难。

3. 骶前出血多发生在盆腔最深处，显露困难，加重止血难度。

4. 各类夹子处理骶前静脉出血基本无效，反而可导致出血加重。

5. 血管破口容易回缩，导致缝合止血困难。

处理基本原则

1. 发生骶前出血时应第一时间用纱布压迫填塞出血处。如果出血量不大，可考虑直接止血处理，此时助手将直肠向头侧、背侧充分牵拉，良好暴露骶前间隙。主刀左手使用纱布压迫出血位置，右手使用吸引器缓慢吸除周围积血，缓慢撤出纱布，使用双极电凝局部止血或其他止血措施，止血后继续压迫。

2. 若出血量较大或局部暴露不佳，应先临时予以局部填塞压迫。尽快完成直肠癌根治手术标本的移除，扩大骶前空间的暴露，对于完成后续的骶前区域止血操作会大有裨益。在良好的盆腔显露条件下，吸净积血并缓慢移开临时压迫止血的纱布，争取用最短的时间准确找到骶前静脉的破损处并尝试各种止血措施，如双极电凝、缝合。

3. 若出血量大，腹腔镜下视野暴露不佳，应该及时中转开腹压迫止血，增加手术助手，请手术经验丰富的上级医师驰援。

4. 如果常用止血措施效果不佳，应选择经腹或经会阴骶前纱布条填塞压迫止血，手术 7 天后在手术室取填塞纱布条，且需做好再次出血和纱布填塞的准备。

常用处理方法

压迫止血

使用可吸收止血纱或普通纱布进行局部压迫是处理骶前出血的首选方法，约 60% 的患者可单纯通过压迫达到止血目的。即使不能通过压迫完全止血，也可减少出血量及流速，为其他止血措施赢得时间、空间及视野（图 9-6-2，视频 9-6-1，视频 9-6-2）。

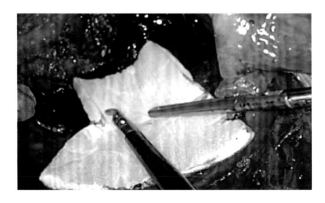

图 9-6-2　压迫止血

视频 9-6-1
压迫止血

视频 9-6-2
压迫 + 双极电凝止血

带吸引电凝棒、双极电凝

带吸引电凝棒（单极）可在吸引清理术野的同时进行电凝止血，而双极电凝止血效果更佳，而且其电凝作用范围仅限于双极之间，对周边组织灼伤副损伤作用小（图 9-6-3，图 9-6-4，视频 9-6-3）。也有学者使用自体肌肉片压迫于出血处进行电凝，达到很好的止血效果（图 9-6-5，视频 9-6-4）。

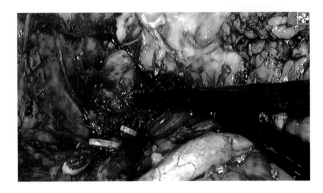

图 9-6-3 带吸引电凝棒止血

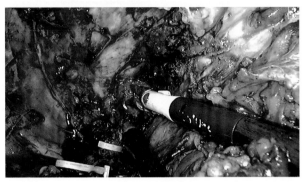

图 9-6-4 双极电凝止血

视频 9-6-3
电凝棒 + 双极止血

视频 9-6-4
腹直肌垫片 + 电凝棒
止血

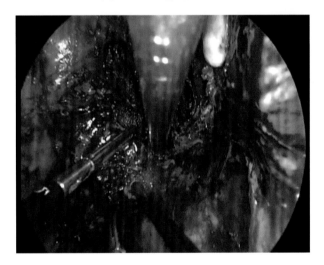

图 9-6-5 腹直肌垫片 + 电凝止血

骨蜡法

将骨蜡按压于骶前静脉孔处，以控制来自骶前静脉孔的骶椎椎体静脉出血，有时可达到良好的止血效果。

视频 9-6-5
Prolene 线进行缝合止血

缝合止血

使用血管缝合线进行局部缝合也是骶前静脉出血的处理方法之一。但由于骶前静脉与骶骨关系密切等解剖特点，与常规的血管缝合修补方法有所不同，不恰当的缝合方法可能反而加重出血，推荐使用带组织片的缝合方式。也有学者提出使用 2-0 血管缝合线行出血点周边环形缝合，要求缝合深达骶骨，围绕出血部位缝合一周，将骶前静脉固定在骶骨上，但该方法对术者操作能力要求极高，笔者并不推荐。对于侧方的骶外侧静脉破口，可以采用 0/4 Prolene 线进行缝合止血（视频 9-6-5）。

图钉 / 疝钉枪

使用图钉进行局部止血是骶前出血的传统处理方法之一。要求将图钉按压进入骶骨，常需组合多枚图钉使用，并加上明胶海绵、可吸收止血纱等加强按压止血效果（图 9-6-6，图 9-6-7）。部分术者使用腔镜疝手术中的钉枪来替代图钉（图 9-6-8，图 9-6-9）。

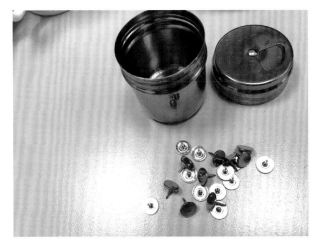

图 9-6-6　止血用图钉

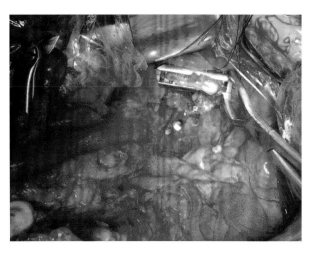

图 9-6-7　图钉止血

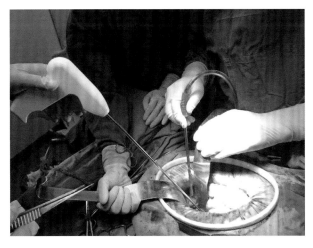

图 9-6-8　疝钉枪止血

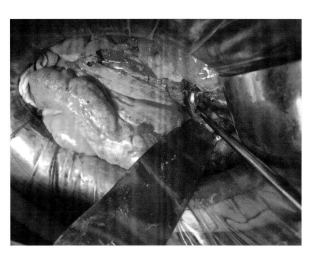

图 9-6-9　疝钉枪止血

纱布卷填塞止血

对于常规方法均无效的骶前出血，可使用纱布卷填塞止血法，是骶前出血最为有效的终极方法。纱布卷尾端可经会阴部或腹部切口引出，推荐改行腹会阴联合切除并经会阴切口引出纱布卷，以达到最好的压迫止血效果。一般在术后 7 天取出填塞纱布，出血多自行停止（图 9-6-10，视频 9-6-6）。

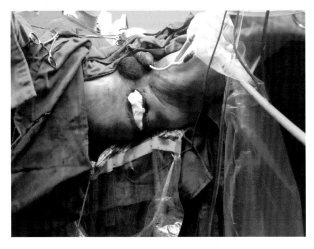

图 9-6-10　纱布填塞止血

视频 9-6-6
纱布卷填塞止血

骶前出血的预防

1. 术前精准评估，尤其是位于直肠后壁的肿物，术前采用 MRI 评估直肠固有筋膜情况，环周切缘是否阳性，与骶前关系是否密切。

2. 腹腔镜手术中避免骶前出血最重要的一点是遵循膜解剖原理，直视下锐性解剖、精细操作、循"神圣平面"解剖性分离，禁止盲目进行钝性分离。

3. 若术前怀疑骶前受侵，应采取骶前后分离的顺序，优先分离前壁及两侧壁，最后在高危区域操作，一旦出血，应快速移除标本，腾出操作空间，利于高效处理骶前出血。

（梅世文　汤坚强）

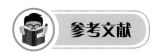

[1] 石景森，任予. 如何应对直肠癌根治术中的骶前大出血 [J]. 中华消化外科杂志，2007，6（5）：394-395.

[2] 姚宏伟，刘荫华. 直肠癌术中骶前静脉大出血预防和处理 [J]. 中国实用外科杂志，2017，37（6）：680-682.

[3] 刁德昌，万进，王伟. 腹腔镜结直肠癌手术中出血原因及处理策略 [J]. 中国全科医学，2016，19（3）：264-267.

第七节　直肠残端意外裂开的处理技巧

引言

以双吻合技术行直肠前切除手术时，远端直肠需以腔镜直线切割吻合器离断，再以管状吻合器经直肠残端进行吻合。但吻合过程中偶可遇到直肠残端意外裂开的情况，尤其在低位及超低位直肠手术中暴露和处理均有一定难度，如处理不当可能会增加吻合口漏的风险。

常见原因

患者原因

1. 对于低位或超低位直肠肿瘤、肿瘤体积大、骨盆绝对或相对狭小、肥胖、男性患者，超低位离断时腔镜直线切割吻合器难于到达直肠肿瘤下缘的远侧 2 cm 处，且视野小、操作困难，易出现闭合质量缺陷。

2. 肠管水肿，见于新辅助放化疗、肥胖、营养不良、贫血以及有肠梗阻病史的患者，肠管相对比较肥厚，腔镜直线切割吻合器离断时也容易出现闭合质量不佳的问题。

操作原因

1. 拟离断部位肠管裸化不充分，系膜组织残留较多，影响肠管离断效果，导致残端出血或者闭合效果不佳，出现爆钉等情况。

2. 腔镜直线切割吻合器选用不当或操作不当，可导致钉合松紧不合适、钉合不全、漏钉、两钉仓间无交叉钉合等情况。有文献报道低位闭合直肠时用 3 个以上钉仓将影响直肠残端血运并易出现钉仓间交叉不全。

3. 未能对残端的闭合效果进行验证。术中未行肛门充气试验或肛窥镜检查，遗漏术中低位直肠闭合的质量缺陷，未能即时采取补救措施，导致术后直肠残端及吻合口出血、吻合口漏。

4. 扩肛不充分，超低位吻合时残端距离肛缘太近，置入吻合器过猛导致残端爆裂。

器械质量原因

在行超低位吻合时，对腔镜直线切割吻合器的质量要求较高，质量不过关的腔镜直线切割吻合器可能会影响闭合的效果，出现爆钉等情况。

处理方法

较轻的残端裂开

裂开小于 5 mm，可以尝试腔镜下缝合，也可以考虑在行管形吻合器端端吻合时，将吻合器中心穿刺杆从缺损部位穿出（图 9-7-1，视频 9-7-1），再行端端吻合，这样可以将肠管残端破损处一并切除。

中度残端裂开

裂开长度为 5～20 mm，可以尝试给予腔镜下间断缝合关闭缺损（图 9-7-2），或者用倒刺线缝合破口，但吻合器尽可能覆盖此区域完成切割（视频 9-7-2）。

视频 9-7-1
轻度裂开，经破口出吻合器中心穿刺杆

视频 9-7-2
腔镜直线切割吻合器再次关闭肠腔

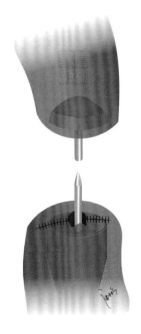

图 9-7-1　将吻合器中心穿刺杆从直肠残端缺损部位穿出行端端吻合

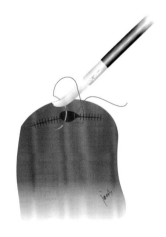

图 9-7-2　腔镜下间断缝合关闭直肠残端缺损

严重残端裂开

对于重度裂开，甚至全程裂开的直肠残端，给予腔镜直线切割吻合器再次关闭肠腔是最确切的方法（图 9-7-3）。但是对于超低位离断的患者，往往没有用腔镜直线切割吻合器再次闭合肠腔的机会，此时可以考虑经肛缝合残端（图 9-7-4），或行经肛手工吻合重建，还可行经肛拖出外置手术（Bacon手术）（图 9-7-5）。

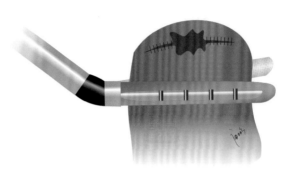

图 9-7-3   腔镜直线切割吻合器再次关闭肠腔

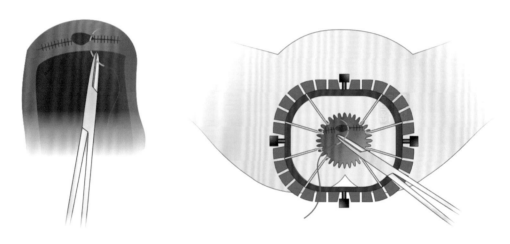

图 9-7-4   经肛缝合直肠残端

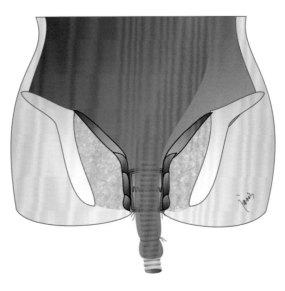

图 9-7-5   Bacon 术

预防措施

1. 肠管裸化充分，超低位离断时要游离直肠周围间隙至肛提肌水平以便能够充分牵拉和提升直肠，并有利于腔镜直线切割吻合器的置入。

2. 选择合适的腔镜直线切割吻合器和适当高度的钉仓，确保裸化肠管平放于钉仓钳口之间，在闭合前应确定没有肠系膜、血管夹等残留在钉仓钳口内。击发前压榨 15 s，使闭合成钉效果更佳。击发时应保持器械稳定，减少对肠管的牵拉。

3. 尽量与肠管长轴垂直方向离断肠管，一方面可以保证切割线不至于过长，另一方面可以减少钉仓的使用数量，减少术中钉松动、钉合过紧、漏钉、钉合线交叉处钉合不全等情况，降低继发直肠残端漏和吻合口漏的风险。

4. 怀疑有残端闭合不全的，可以通过充气试验验证。

5. 对于经肛置入吻合器过猛导致残端爆裂的预防办法：①建议在离断肠管前即开始扩肛，扩肛一定要充分，通常要容 3 ~ 4 指；②选择合适的吻合器尺寸，超低位离断后，远端肠管较浅，肛管扩张程度有限，建议使用 25 mm 甚至更小的管形吻合器行端端吻合；③充分润滑：选择石蜡油或碘伏充分润滑肛管和吻合器。

（胡　刚）

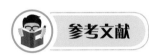

[1] 杨爱国，陈智勇，毛顺宝. 影响腔镜下 Endo-GIA 低位闭合直肠效果的因素及对策 [J]. 中国现代普通外科进展，2015，18（10）：802-804.

[2] 刘鹏，楼征，张卫. 直肠癌腹腔镜手术中远端闭合策略 [J/CD]. 中华结直肠疾病电子杂志，2021，10（6）：572-575.

第四篇

超全直肠系膜切除手术篇

超全直肠系膜切除手术的应用解剖

传统的全直肠系膜切除术（total mesorectal excision，TME）手术已被广大结直肠外科医生所熟知，然而临床上仍有不少局部晚期直肠癌患者的手术需超越传统 TME 层面。部分患者怀疑盆腔侧方淋巴结转移，需加行侧方淋巴结清扫；5% ～ 10% 的原发直肠癌患者初诊时其局部肿瘤已突破直肠固有筋膜层面，称为超 TME 层面的原发性直肠癌（primary rectal cancer beyond total mesorectal excision，PRC-bTME）；此外，还有 5% ～ 10% 的患者在直肠癌根治术后局部复发，称为局部复发直肠癌（locally recurrent rectal cancer，LRRC）。PRC-bTME 及 LRRC 患者的肿瘤往往侵犯周围盆腔脏器，多需进行盆腔脏器联合切除术（pelvic exenteration，PE），这也是唯一可能使患者获得长期生存的治疗手段。而此类手术难度高、风险大，需要对盆腔各脏器、血管、神经、筋膜层面等解剖结构有非常详尽的了解，尤其是超越传统 TME 手术层面以外的盆腔侧向间隙（lateral pelvic space，LPS）解剖。

盆腔的血管解剖

动脉解剖

髂总动脉（common iliac artery，CIA）

左、右髂总动脉由腹主动脉发出后，沿髂腰肌内侧下行，在骶髂关节处分为髂内动脉与髂外动脉。髂总动脉周边为 No.273 淋巴结区域，是直肠癌侧方淋巴结清扫、膀胱癌及妇科肿瘤盆腔清扫的区域之一。

髂外动脉（external iliac artery，EIA）

髂外动脉沿髂腰肌向外下方走行，在腹股沟韧带深面穿越股管后移行为股动脉。髂外动脉周边为 No.293 淋巴结区域，也是直肠癌侧方淋巴结清扫、膀胱癌及妇科肿瘤盆腔清扫的区域之一。髂外动脉穿入股管处存在腹股沟深淋巴结，即 Cloquet 淋巴结，是黑色素瘤、妇科肿瘤、膀胱肿瘤的清扫目标之一。

髂内动脉（internal iliac artery，IIA）

髂内动脉长约 4 cm，从髂总动脉发出后斜行向内下方走行，为盆腔脏器及盆腔肌肉供血。髂内动脉往往在坐骨大孔附近分为前干与后干，后干上发出的分支基本全为壁支（供应盆壁肌肉），如臀上动脉、髂腰动脉、骶外侧动脉；前干上发出的分支既有壁支也有脏支（供应盆腔脏器），前者如闭孔动脉、臀下动脉，后者如脐动脉、膀胱上动脉、膀胱下动脉、子宫动脉、阴部内动脉。髂内动脉主干周边为 No.263 淋巴结区域，以膀胱上动脉为界分为 No.263p 淋巴结（近端组）、No.263d 淋巴结（远端组），是直肠癌侧方淋巴结清扫的关键区域（图 10-1-1）。

（1）闭孔动脉（obturator artery，OA）：由髂内动脉前干发出，向外下方走行至闭孔，穿越闭孔膜分布至大腿内侧肌群和髋关节。闭孔附近为 No.283 淋巴结，也是侧方淋巴结清扫的重点区域。

（2）脐动脉（umbilical artery，UA）：由髂内动脉前干上发出，向内上方走行，多与膀胱上动脉共干。在膀胱上动脉发出点的远端，脐动脉多已闭锁，形成脐内侧韧带。

（3）膀胱上动脉（superior vesical artery，SVA）：多由脐动脉近段上发出，向内侧进入膀胱并向其供血。

（4）膀胱下动脉（inferior vesical artery，IVA）：髂内动脉前干远端上发出，向内侧走行，分布于膀胱底、精囊、前列腺。

（5）子宫动脉（uterine artery，UtA）：经由子宫阔韧带走行，在子宫颈外侧跨越输尿管进入子宫，供应子宫、卵巢、输卵管、阴道，与卵巢动脉存在吻合。

（6）阴部内动脉（internal pudendal artery，IPA）：是髂内动脉前干的终末支，穿梨状肌下孔出骨盆，再从坐骨小孔进入阴部管（又称 Alcock 管），在坐骨直肠窝内发出直肠下动脉（肛动脉）、会阴动脉、阴茎/阴蒂背动脉，分布于肛门、会阴及外生殖器。

（7）臀上动脉（superior gluteal artery，SGA）：由髂内动脉后干上发出，往深面经梨状肌上孔穿出盆腔到达臀部，供应上部的臀肌及髋关节血供。

（8）臀下动脉（inferior gluteal artery，IGA）：由髂内动脉前干远端上发出，往背侧走行，经梨状肌下孔穿出盆腔到达臀部，供应下部的臀肌及髋关节血供。

（9）髂腰动脉（iliolumbar artery，ILA）：发自后干，分布于髂腰肌、髂骨、腰方肌、脊髓。

（10）骶外侧动脉（lateral sacral artery，LSA）：发自后干，沿骶前孔内侧下行，分布于梨状肌、尾骨肌、肛提肌等。

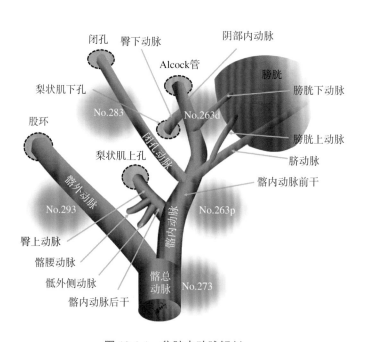

图 10-1-1　盆腔内动脉解剖

骶正中动脉（middle sacral artery，MSA）

发自左、右髂总动脉分叉处的腹主动脉后壁，沿骶骨表面下行入盆腔，位于骶前筋膜深面，与骶外侧动脉存在侧支吻合，可发出分支至直肠。

静脉解剖

髂总静脉（common iliac vein，CIV）

髂总静脉由髂内静脉和髂外静脉在骶髂关节前方合成。右髂总静脉较短，走向亦较直，行经同名动脉的后外侧。左髂总静脉较长，且较倾斜，先位于同名动脉的内侧，继位于右髂总动脉的后方。左、右髂总静脉均行向内上，在第 5 腰椎体右前方以锐角汇成下腔静脉。

髂外静脉（external iliac vein，EIV）

髂外静脉是股静脉的直接延续，髂外静脉沿髂外动脉的内侧上行，至骶髂关节前方与髂内静脉汇合，二者汇合成髂总静脉。髂外静脉还接受腹壁下静脉和旋髂深静脉的回流。

髂内静脉（internal iliac vein，IIV）

髂内静脉在髂内动脉内侧深面与其伴行，各主要分支也大部分与同名动脉伴行，但往往分支较相应动脉多，在相应脏器周边形成静脉丛。值得注意的是闭孔静脉往往不止一支，且不一定与闭孔动脉伴行，常可见变异闭孔静脉汇入髂外静脉，称为副闭孔静脉（图 10-1-2，图 10-1-3）。

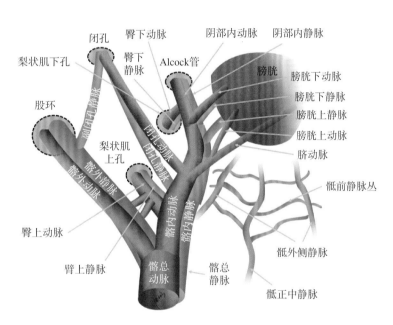

图 10-1-2　盆腔内静脉解剖及与相应动脉关系

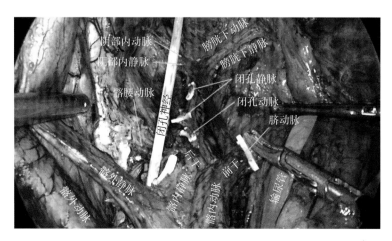

图 10-1-3　盆腔侧向间隙内动静脉（侧方淋巴结清扫后）

在盆腔手术中还需重点关注的是骶前静脉丛，其位于骶骨与骶前筋膜之间，经骶外侧静脉回流至髂内静脉，也可经骶正中静脉直接汇入左髂总静脉。骶前静脉丛是直肠及盆腔手术中尤其需注意避免损伤之处，术中一旦出血则较为严重，难以止血。此外，骶前静脉丛也经椎内外静脉丛与颅内静脉相通，部分盆腔恶性肿瘤也可直接经此途径转移至脑。

盆腔的神经解剖

盆腔神经系统包括自主神经与躯体神经两部分，自主神经部分详见直肠乙状结肠手术应用解剖一节，本节主要介绍躯体神经相关解剖。

腰丛

腰丛（lumbar plexus）由胸 12 神经前支、L1 ～ L4 神经前支汇集而成，主要支配下肢与盆腔的运动与感觉功能（图 10-1-4）。除了发出短支支配腰大肌、腰小肌、腰方肌等，还发出以下主要分支。

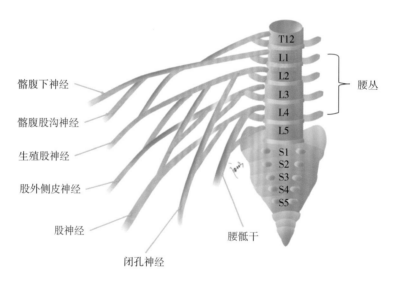

图 10-1-4　盆腔相关躯体神经：腰丛及各分支

髂腹下神经（iliohypogastric nerve）

由 T12 ～ L1 神经前支汇集而成，沿腰方肌内面走行至腹内斜肌和腹横肌之间，分布于腹壁阔肌、臀外侧、腹股沟区及下腹部皮肤。

髂腹股沟神经（ilioinguinal nerve）

来自 L1 神经前支，沿腹股沟韧带走行，在男性中与精索伴行进入阴囊，在女性中与子宫圆韧带伴行至大阴唇，参与支配腹壁阔肌，以及腹股沟、阴囊或大阴唇皮肤的感觉。

生殖股神经（genitofemoral nerve）

由 L1 ～ L2 神经前支汇集而成，沿腰大肌表面下行，分为生殖支与股支。生殖支经腹股沟韧带上方走行，在男性与精索伴行进入阴囊，分布于阴囊和提睾肌，在女性中与子宫圆韧带伴行并分布于大阴唇。股支经腹股沟韧带下方走行，分布于股三角皮肤（图 10-1-5）。

股外侧皮神经（lateral femoral cutaneous nerve）

由 L2 ～ L3 神经前支汇集而成，沿髂肌表面下行，经腹股沟韧带深面穿出阔筋膜至皮下，支配大腿外侧面皮肤感觉。

股神经（femoral nerve）

由 L2 ～ L4 神经前支汇集而成，为腰丛最粗大分支，沿腰大肌外缘下行，穿出股管进入大腿前面，分出多个分支，主要支配大腿前肌群的运动及大腿前方、小腿内侧皮肤感觉。

闭孔神经（obturator nerve）

由 L2 ～ L4 神经前支汇集而成，经沿腰大肌内侧缘下行，穿盆筋膜进入小骨盆，在髂内动脉外侧穿行于盆腔侧方间隙，经闭孔出骨盆，支配大腿内收肌群运动及大腿内侧皮肤感觉。闭孔神经也是侧方淋巴结清扫手术中最重要的神经，术中需将 No.283 淋巴脂肪组织从闭孔神经上完全剥离，应小心操作避免损伤其他结构（图 10-1-6）。

骶丛

L4、L5 神经前支汇集成腰骶干（lumbosacral trunk）（图 10-1-5），腰骶干再汇集 S1 ～ S3 神经前支组成骶丛（sacral plexus），为人体最大的神经丛，支配骨盆、会阴及下肢（图 10-1-6）。其主要分支如下。

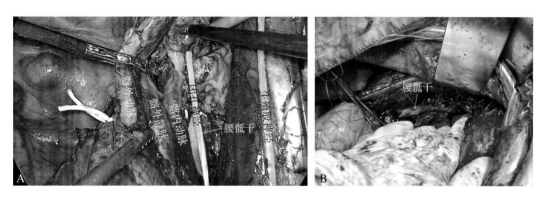

图 10-1-5　A．腰骶干、闭孔神经、生殖股神经；B．腰骶干（髂内血管离断后）

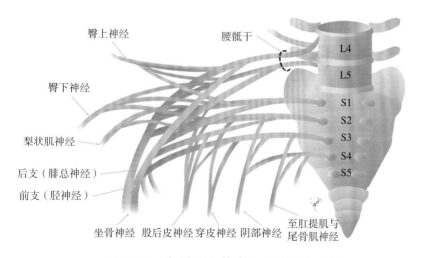

图 10-1-6　盆腔相关躯体神经：骶丛及各分支

臀上神经（superior gluteal nerve）

由 L4、L5 及 S1 神经前支汇集而成，穿过梨状肌上孔至臀部，支配臀中肌、臀小肌、阔筋膜张肌。

臀下神经（inferior gluteal nerve）

由 L5、S1 及 S2 神经前支汇集而成，穿过梨状肌下孔至臀部，支配臀大肌。

股后皮神经（posterior femoral cutaneous nerve）

由 S1 ～ S3 神经前支汇集而成，穿过梨状肌下孔至臀部，支配臀下缘、大腿后方皮肤感觉。

坐骨神经（sciatic nerve）

由 L4、L5 及 S1 ～ S3 神经前支汇集而成，是人体最长、最粗大的神经，由腓总神经、胫神经两部分组成。经梨状肌下孔出骨盆，主要支配大腿后肌群以及小腿与足的全部肌肉。

阴部神经（pudendal nerve）

由 S2 ～ S4 神经前支汇集而成，经梨状肌下孔出骨盆，再经坐骨小孔进入坐骨直肠窝，走行于阴部内管（Alcock 管）内，发出阴茎/阴蒂背神经（图 10-1-7）。

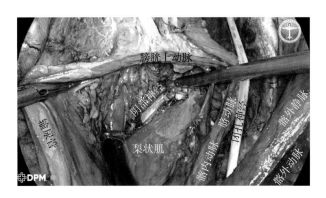

图 10-1-7　阴部神经

盆腔的筋膜及层面解剖

盆腔的筋膜及层面解剖学概念众多，由于涉及结直肠外科、泌尿外科、妇科、骨科等多个学科，存在诸多易混淆或模糊不清的概念，有时同一解剖结构在不同专科有不同的称呼，而同一名称可能在不同专科不同文献里实际内涵有所不同。TME 手术范围内的直肠固有筋膜、Toldt 间隙概念已经为人熟知，详见左半结肠、直肠相关解剖章节，本节主要介绍 TME 手术范围以外的盆腔筋膜层面解剖，重点是盆腔侧向间隙（lateral pelvic space，LPS）内的筋膜。直肠侧方由内至外分布有输尿管腹下神经筋膜（ureterohypogastric nerve fascia，UNF）、膀胱腹下筋膜（vesicohypogastric fascia，VF）、盆壁筋膜（parietal pelvic fascia，PPF）三个筋膜，并将盆腔侧向间隙分为内、中、外三个间隙（图 10-1-8 ～图 10-1-12）。

输尿管腹下神经筋膜（ureterohypogastric nerve fascia，UNF）

UNF 是侧方淋巴结清扫手术的内侧边界，又称为尿生殖筋膜，与肾前筋膜（Gerota 筋膜）相延续，其内侧面即为腹下神经前筋膜。UNF 包裹腹下神经、盆神经丛和输尿管，可看作盆腔脏器的神经蒂。其内侧与直肠固有筋膜相邻，底部附着于肛提肌，尾侧与膀胱相连（图 10-1-9）。

膀胱腹下筋膜（vesicohypogastric fascia，VF）

VF 起源于胚胎早期的泄殖腔，又被称为脐膀胱筋膜，是连接脐与膀胱侧壁的三角形结构，外侧边界为脐动脉，内侧边界为膀胱侧壁，底部到达盆筋膜腱弓。VF 包裹髂内血管和其脏支（如膀胱、子宫和直肠支），分为内外侧两叶，并前后包裹膀胱，可以看作盆腔脏器的血管蒂。VF 也是侧方淋巴结清扫术中 No.283（闭孔淋巴结）与 No.263（髂内淋巴结）的分界线，该筋膜内为髂内淋巴结引流区域，外侧为闭孔淋巴结引流区域（图 10-1-10）。

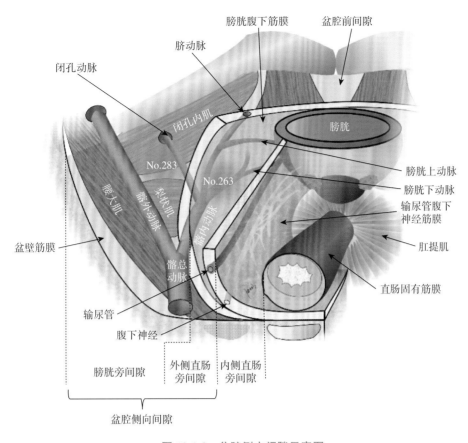

图 10-1-8　盆腔侧方间隙示意图

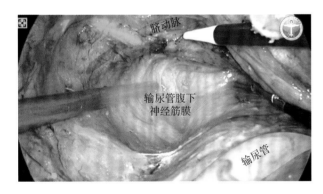

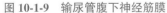

图 10-1-9　输尿管腹下神经筋膜

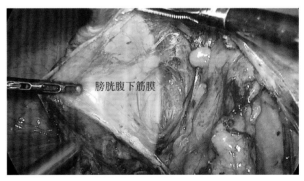

图 10-1-10　膀胱腹下筋膜

盆壁筋膜（parietal pelvic fascia，PPF）

PPF 是侧方淋巴结清扫手术的内侧边界，为覆盖于盆壁肌肉表面的筋膜，与腹横筋膜相延续。PPF 的解剖起始标志是髂外血管，沿其背侧向尾侧，依次为闭孔内肌筋膜（覆盖闭孔肌）、梨状肌筋膜（覆盖梨状肌）和盆膈上筋膜（覆盖肛提肌），目前认为骶前筋膜也属于 PPF 的一部分（图 10-1-11）。

内侧直肠旁间隙

也被称为 Okabayashi 直肠旁间隙，位于直肠固有筋膜与输尿管腹下神经筋膜之间，即 Toldt 间隙，是常规 TME 手术的主要操作平面。

外侧直肠旁间隙

也被称为 Latzko 直肠旁间隙，位于输尿管腹下神经筋膜与膀胱腹下筋膜之间。其内主要为髂内血管的脏支（如膀胱上动脉、膀胱下动脉、子宫动脉）以及腹下神经、盆腔内脏神经、盆丛等，也是髂内淋巴结（No.263）区域。

膀胱旁间隙

位于膀胱腹下筋膜与盆壁筋膜之间，该间隙内主要为腰骶干、骶神经、骶丛、坐骨神经、闭孔神经以及闭孔血管，也是闭孔淋巴结（No.283）清扫区域。

耻骨后间隙（Retzius 间隙）

除了前述侧方三个间隙，膀胱前方还存在耻骨后间隙（Retzius 间隙），为膀胱、前列腺与耻骨之间的疏松结缔组织间隙，是全盆或前盆手术必涉及的区域。前界为耻骨联合、耻骨上支、闭孔内肌筋膜；后界为膀胱（前列腺）；两侧界为脐内侧韧带，并与膀胱旁间隙相通；上界为壁腹膜折返至膀胱上面处；下界在男性为盆膈和耻骨前列腺韧带（连结前列腺至耻骨联合下缘），在女性为盆膈和耻骨膀胱韧带（连结膀胱颈至耻骨联合下缘）。耻骨前列腺韧带成对，左右各一，两韧带之间有阴茎背深静脉浅深支及交通支组成的阴茎背静脉复合体（dorsal vein complex，DVC）通过。

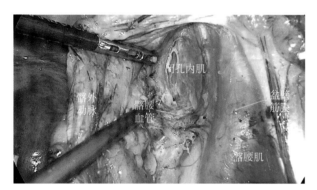

图 10-1-11　盆壁筋膜

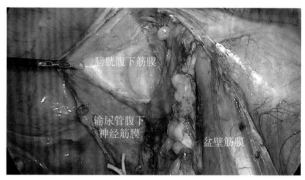

图 10-1-12　三个筋膜平面整体观

（唐　彬　汤坚强）

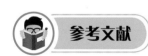 参考文献

[1] 吴建清，徐国成．局部解剖学 [M]．北京：高等教育出版社，2016．

[2] NETTER F H．奈特人体解剖学彩色图谱：第 6 版 [M]．张卫光，译．北京：人民卫生出版社，2015．

[3] 林谋斌，张忠涛．基于现代精细解剖的腹盆腔外科指导：膜解剖的求源与思辨 [M]．北京：人民卫生出版社，2019．

[4] 中国盆腔脏器联合切除协作组，中国医师协会结直肠肿瘤专业委员会，中国医疗保健国际交流促进会胃肠外科学分会．超全直肠系膜切除层面的原发性直肠癌和局部复发直肠癌盆腔脏器联合切除中国专家共识（2023 版）[J]．中华胃肠外科杂志，2023，26（1）：16-26．

[5] 汤坚强，张金珠，梅世文，等．局部进展期直肠癌腹腔镜对比开腹盆腔脏器联合切除术后近远期疗效分析 [J]．中华胃肠外科杂志，2023，26（3）：253-259．

[6] 汤坚强，汪欣，王锡山．《超全直肠系膜切除层面的原发性直肠癌和局部复发直肠癌盆腔脏器联合

切除中国专家共识（2023 版）》解读 [J]. 中华胃肠外科杂志，2023，26（3）：222-226.

[7] 汤坚强，庄孟. 腹腔镜盆腔脏器联合切除术中意外及对策 [J]. 中国实用外科杂志，2022，42（11）：1246-1250.

[8] 刘骞，赵富强. 腹腔镜直肠癌侧方淋巴结清扫术中意外的预防及处理 [J]. 中国实用外科杂志，2022，42（11）：1230-1235.

[9] BEPPU N，IKEDA M，KIMURA K，et al. Extended total mesorectal excision based on the avascular planes of the retroperitoneum for locally advanced rectal cancer with lateral pelvic sidewall invasion [J]. Dis Colon Rectum，2020，63（10）：1475-1481.

第一节　腹腔镜右侧方淋巴结清扫联合右侧输尿管下段切除输尿管膀胱再植术

适应证

直肠癌术后侧方淋巴结转移，并侵及输尿管。

现病史及术前检查

患者女性，46 岁，BMI 20.3 kg/m²。主因"直肠癌 Miles 术后 1 年半，侧方淋巴结肿大 6 个月，同步放化疗后 2 个月"入院。1 年半前因低位直肠癌行腹腔镜 Miles 术，术后病理诊断 T3N1M0，术后 Xelox 方案化疗 8 个周期，并定期复查。半年前复查腹部增强 CT、盆腔 MRI 提示：右侧方淋巴结肿大，直径 2 cm，未予处理；4 个月前出现腰痛，右侧输尿管扩张，复查盆腔 MRI 提示右侧方髂内动脉淋巴结肿大，直径较前增大，并累及右侧输尿管，右肾盂积水。MDT 讨论后决定行同步放化疗：双侧盆腔淋巴结引流区 50Gy/2Gy/25F。放疗结束后 8 周复查盆腔 CT 和 MRI：肿瘤较前略缩小，右肾盂输尿管扩张（图 11-1-1），拟行右侧淋巴结清扫联合右侧输尿管下段切除，右输尿管膀胱再植术。

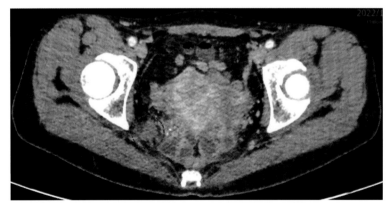 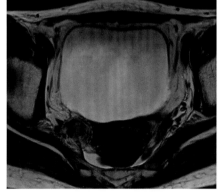

图 11-1-1A　直肠癌同步放化疗后盆腔 CT　　　　图 11-1-1B　直肠癌同步放化疗后盆腔 MRI

手术要点及策略

1. 侧方淋巴结转移侵犯输尿管下段，病灶整块切除，又要保留子宫膀胱的整体结构是本术式的难点。

2. 该例患者存在髂内血管的受累，如何行完全髂内血管的切除，而又不发生大出血，需要术前制定良好的手术策略。

3．本例属扩大的联合脏器切除的侧方淋巴结清扫（LD3+ 输尿管），下文讨论了并非在常规侧方淋巴结清扫中所能遇见的盆侧方一些独特的解剖结构，如髂总静脉的显露，梨状肌筋膜间隙，梨状肌分布，阴部内血管与臀下血管、阴部内神经的解剖关系等。

4．本节讨论了腔镜直线切割吻合器用于髂内大血管离断的技巧。

5．输尿管再植技术是复杂肠癌手术必备的另一技术，也将在本节讨论。

手术步骤

体位与 Trocar 布局

采用改良 Lloyd-Davis 体位，头低足高 15°。戳卡位置参见第 9 章第 1 节腹腔镜直肠癌根治术（图 11-1-2）。

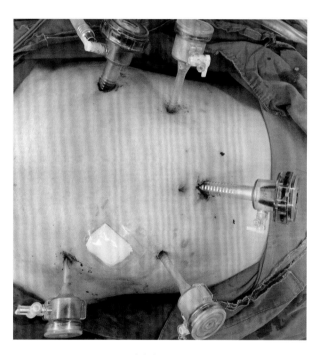

图 11-1-2　Trocar 位置（纱布覆盖处为乙状结肠造口位置）

腹盆腔探查

术中探查腹盆腔无种植转移，肝未见转移，盆腔为 Miles 术后改变，探查肿瘤位于右侧盆侧壁，侵及输尿管下段，其近端输尿管扩张（图 11-1-3）。

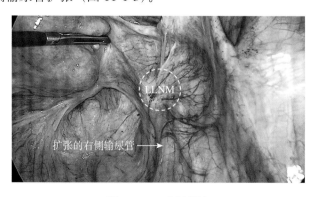

图 11-1-3　盆腔探查

视频 11-1-1
输尿管腹下神经筋膜
层面的建立及右侧输
尿管的探查

输尿管腹下神经筋膜层面的建立及右侧输尿管的探查

　　沿着右脐内侧襞外侧顺着脐动脉走行方向切开腹膜（图 11-1-4），可见膀胱前侧方疏松的结缔组织间隙（Retzius 间隙）（图 11-1-5），并向头侧切开腹膜跨过子宫圆韧带（图 11-1-6）和右髂总动脉。沿着右输尿管腹下神经筋膜间隙游离卵巢血管及输尿管（图 11-1-7），探查近端输尿管扩张约 2 cm（图 11-1-8），未累及卵巢血管及右侧附件，用牵拉带悬吊右侧输尿管（图 11-1-12），并沿其背侧游离（图 11-1-10），可见其下段局部受侵，难以分开。肿块内侧的子宫静脉及动脉（图 11-1-13）、背侧的盆神经均被肿瘤累及（图 11-1-14）（视频 11-1-1）。

⇨ 技 巧

　　游离输尿管后用血管吊带将其悬吊，并反向牵引，可以简化输尿管的游离，且避免反复钳夹引起的输尿管损伤。

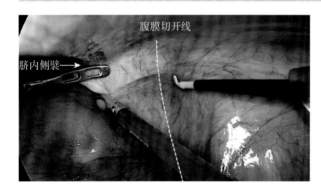

图 11-1-4　腹膜切开线

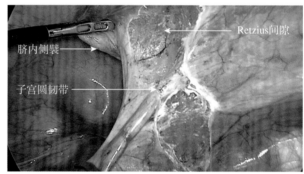

图 11-1-5　可见 Retzius 间隙

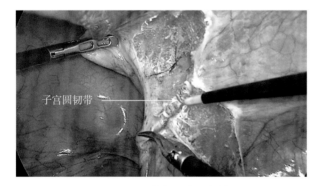

图 11-1-6　离断子宫圆韧带

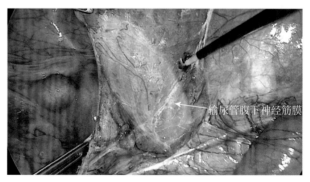

图 11-1-7　显露输尿管腹下神经筋膜层面

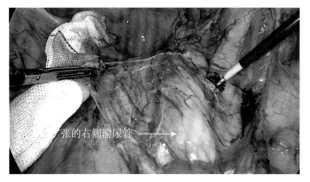

图 11-1-8　游离输尿管头侧跨髂总血管

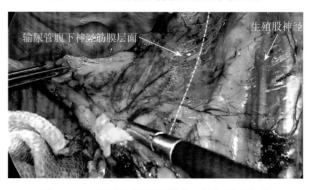

图 11-1-9　继续拓展输尿管腹下神经筋膜间隙

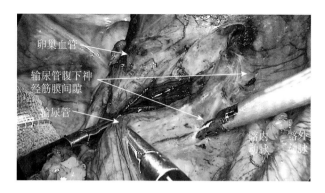

图 11-1-10　沿输尿管内侧、背侧间隙游离

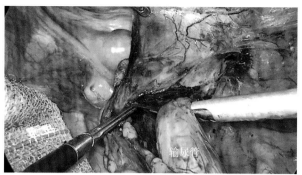

图 11-1-11　游离扩张的输尿管

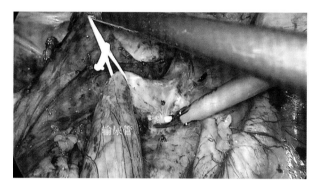

图 11-1-12　牵拉输尿管，沿其背侧向远端游离

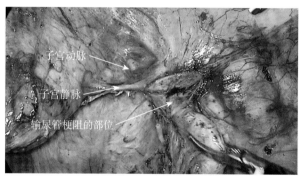

图 11-1-13　右侧子宫动静脉受侵

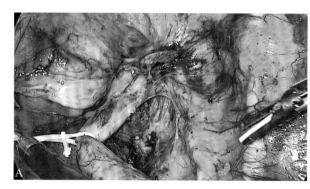
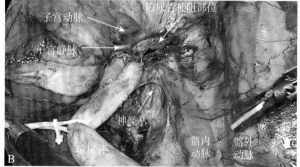

图 11-1-14　右侧腹下神经及盆神经受侵

盆筋膜层面的建立

　　助手向内侧牵拉髂外血管，沿着髂外动脉的外侧、生殖股神经的内侧切开（图 11-1-15），沿着髂腰肌筋膜表面向尾侧及背侧拓展，可见 No.283 淋巴结的头侧界（图 11-1-16），先紧贴闭孔内肌筋膜平面进一步拓展，显露 No.283 淋巴结的外侧边界，并尽可能解剖至盆筋膜腱弓。靠内侧的 No.283 背侧面分离较为困难，以初步显露腰骶干及髂腰动脉（可多支）为宜（图 11-1-17 ～图 11-1-19，视频 11-1-2）。

视频 11-1-2
盆筋膜层面的建立

⇨ 技 巧

沿着髂腰肌筋膜及闭孔内肌筋膜层面游离可显露侧方淋巴结清扫的外侧层面，分离过程中需注意髂腰血管走形，避免损伤。髂腰动脉从髂内动脉的外侧方发出，向外上方走行至髂腰肌，其深部为腰骶干。

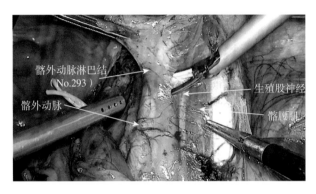

图 11-1-15 沿生殖股神经内侧切开筋膜

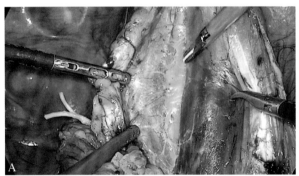
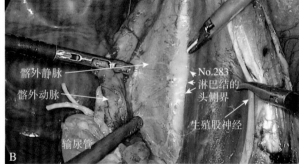

图 11-1-16 显露 No.283 淋巴结的头侧边界

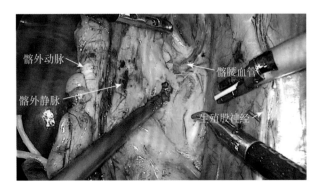
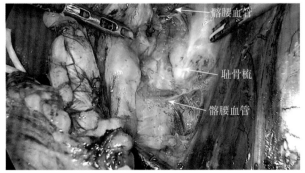

图 11-1-17 显露髂腰血管（第 2 支）　　　　图 11-1-18 显露髂腰血管（第 1 支）

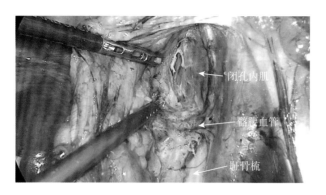

图 11-1-19　沿闭孔内肌筋膜拓展 No.283 淋巴结清扫的外侧界

膀胱腹下筋膜层面的建立

沿着脐动脉外侧，向外侧拓展 Retzius 间隙至盆筋膜层面（图 11-1-20，图 11-1-21），向内侧至髂内动脉主干，此时盆腔侧方三个层面两个清扫区域的边界初步确立（图 11-1-22）（视频 11-1-3）。

视频 11-1-3
膀胱腹下筋膜层面的建立

⇨ **技 巧**

充分拓展 Retzius 间隙，彻底显露膀胱腹下筋膜，有利于显露侧方淋巴清扫视野。不同于日本学者提出的侧方腹膜切开线以输精管或子宫圆韧带为上界，我们建议超越其 2cm 以上更利于侧方操作空间的显露。

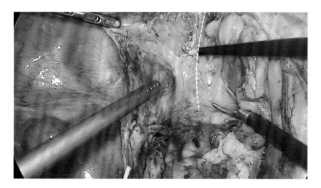

图 11-1-20　膀胱腹下筋膜切开线

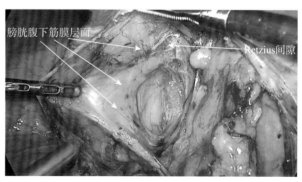

图 11-1-21　拓展 Retzius 间隙至盆筋膜

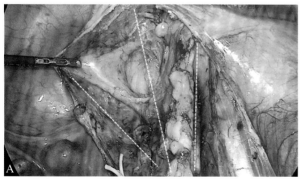

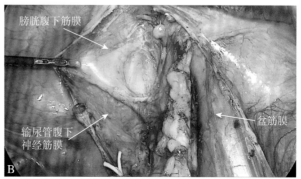

图 11-1-22　侧方三个层面两个清扫区域的确立

视频 11-1-4
No.293、No.273 淋巴结的扩大清扫

No.293、No.273 淋巴结的扩大清扫

沿 No.293 淋巴结外侧界旋髂深静脉或腹股沟韧带开始（图 11-1-23），向内侧清扫髂外动脉周围淋巴结，直至髂总动脉分叉水平（No.293、No.273 淋巴结清扫的分界线）（图 11-1-24）；沿着髂总动脉表面及头侧清扫 No.273 淋巴结（图 11-1-25，图 11-1-26），直至主动脉分叉水平（图 11-1-27）。需要提醒的是，No.293、No.273 淋巴结清扫并非侧方淋巴结常规清扫区域，仅当术前检查提示区域内转移时才清扫，本例完成的是扩大侧方淋巴结清扫（LD3）（视频 11-1-4）。

⇨ 技 巧

在股鞘内，股静脉位于股动脉的内侧，从髂外静脉开始，逐渐从动脉的内侧转至动脉背侧，最后在下腔静脉时转至主动脉的外侧。而髂总静脉的位置关系变化最明显，从动脉后方转至外侧。在清扫 No.273 淋巴结时，应小心淋巴结背侧出现的髂总静脉（图 11-1-26）。

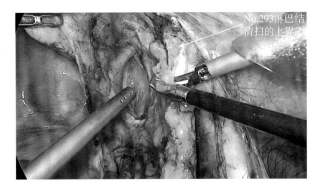

图 11-1-23　No.293 淋巴结清扫的上界

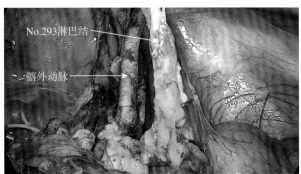

图 11-1-24　清扫完的 No.293 淋巴结

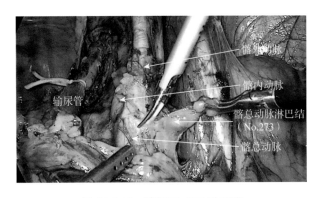

图 11-1-25　清扫 No.273 淋巴结

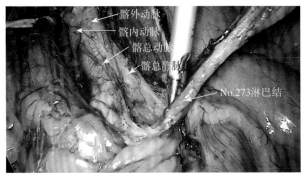

图 11-1-26　清扫 No.273 淋巴结时注意背侧走形的髂总静脉

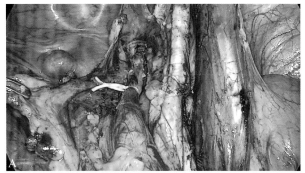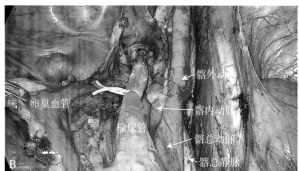

图 11-1-27　清扫完 No.273、No.293 淋巴结的视野

No.283 淋巴结的清扫

沿髂内动脉主干近端开始清扫 No.263p 淋巴结（图 11-1-28），可见其与 No.283 淋巴结间的分界线（图 11-1-29），并与膀胱腹下筋膜间隙相连续。沿着髂外静脉内侧缘清扫 No.283 淋巴结（图 11-1-30），并与盆筋膜层面会师（图 11-1-31）。从髂外血管背内侧分离淋巴脂肪组织与髂外静脉的粘连（图 11-1-32），并显露闭孔神经的头侧端（图 11-1-33）及其后走行的腰骶干（图 11-1-34）。沿着腰骶干向外侧清扫 No.283 淋巴结的背侧，离断第一支髂腰血管（图 11-1-34），并将闭孔神经从 No.283 淋巴脂肪组织中分离出（图 11-1-35）。转向腹侧视角，沿髂内动脉外侧缘清扫 No.283 淋巴结（内侧界为膀胱腹下筋膜）（图 11-1-36），可见第二支髂腰动脉与闭孔动脉共干，根部结扎处理闭孔动脉（图 11-1-37），保留第二髂腰动脉，结扎闭孔静脉头侧端（图 11-1-38），于闭孔内肌筋膜闭孔处依次结扎处理闭孔静脉及闭孔动脉的尾侧端（图 11-1-39，图 11-1-40），完成 No.283 淋巴结的清扫（图 11-1-41，图 11-1-42）（视频 11-1-5）。

视频 11-1-5
No.283 淋巴结的清扫

⇨ 技 巧

闭孔神经头侧端的显露和髂内外静脉夹角处的 No.283 淋巴结是手术难点。髂外血管外侧入路易于清扫该区域内淋巴结，闭孔神经及腰骶干头侧端的走行在背侧视角则相对固定。

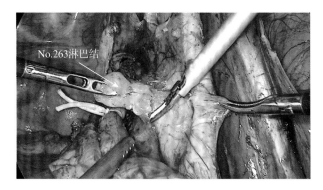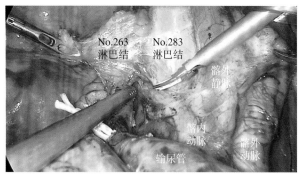

图 11-1-28　清扫 No.263 淋巴结　　　　　　图 11-1-29　显露 No.263 与 No.283 淋巴结分界线

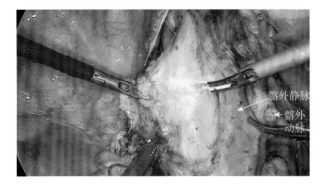

图 11-1-30　沿髂外静脉下缘清扫 No.283 淋巴结

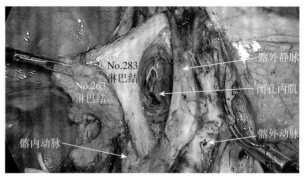

图 11-1-31　与盆筋膜层面会师

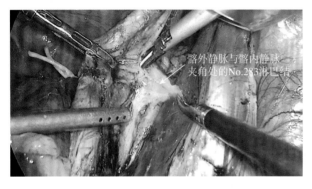

图 11-1-32　从背侧清扫髂外静脉与髂内静脉夹角处的 No.283 淋巴结

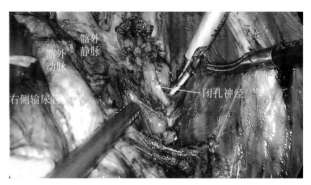

图 11-1-33　显露闭孔神经头侧端

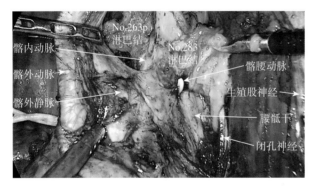

图 11-1-34　显露腰骶干头侧端及离断第一支髂腰动脉

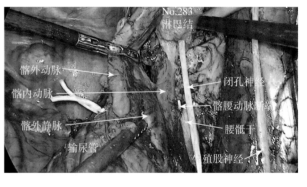

图 11-1-35　将闭孔神经自 No.283 淋巴脂肪组织中游离出

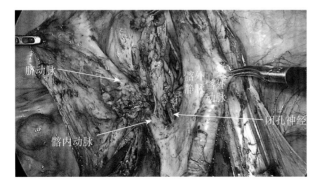

图 11-1-36　显露 No.283 淋巴结清扫的内侧界（膀胱腹下筋膜）

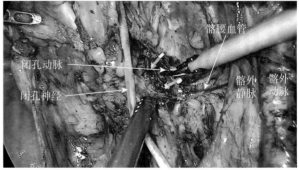

图 11-1-37　根部离断闭孔动脉

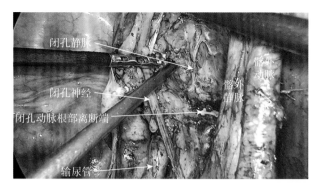

图 11-1-38　离断闭孔静脉近心端

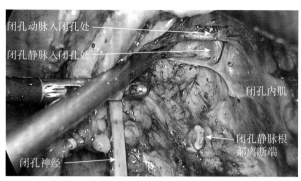

图 11-1-39　显露闭孔

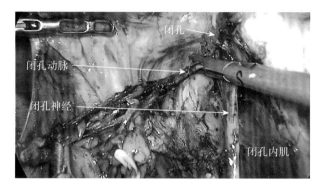

图 11-1-40　离断闭孔动脉，完成 No.283 淋巴结清扫

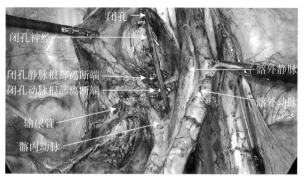

图 11-1-41　No.283 淋巴结清扫后的腹侧视野

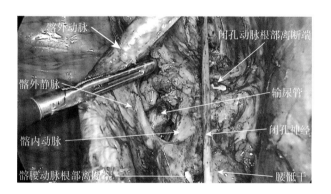

图 11-1-42　No.283 淋巴结清扫后的背侧视野

No.263 淋巴结的清扫

沿着髂内动脉脏支主干清扫淋巴结，可见脐动脉、膀胱上动脉同时发出（图 11-1-43），依次做根部结扎处理（图 11-1-44 ～图 11-1-47），显露动脉背侧的髂内静脉主干，可见肿瘤向后侵及髂内血管，难以分开（图 11-1-48），遂先游离髂内血管的末支阴部内动静脉（图 11-1-49）。沿着梨状肌筋膜表面分离（图 11-1-50），将髂内动静脉主干游离并用 7 号丝线悬吊（图 11-1-51，图 11-1-52），确认悬吊血管中无神经束，以腔镜直线切割吻合器（白钉仓）完成髂内血管的离断（图 11-1-53）。提起血管断端，可见其背侧走行的阴部内神经（图 11-1-54，图 11-1-55）（视频 11-1-6）。

视频 11-1-6
No.263 淋巴结的清扫

⇨ **技 巧**

　　梨状肌筋膜前间隙是髂内血管主干容易分离的部位，其近端有闭孔血管及臀上血管分支，其远端有臀下血管分支。在离断髂血管主干的时候，需注意腰骶干分支和阴部神经的走行。

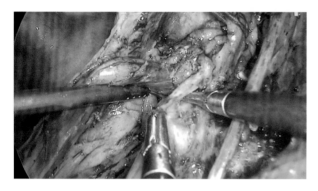

图 11-1-43A　显露髂内动脉前干的脏支

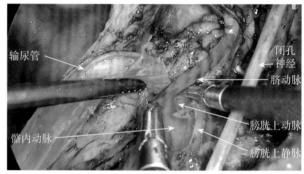

图 11-1-43B　显露髂内动脉前干的脏支

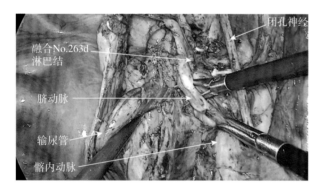

图 11-1-44　游离髂内动脉前干分支脐动脉

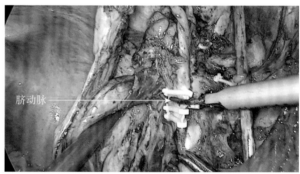

图 11-1-45　离断脐动脉

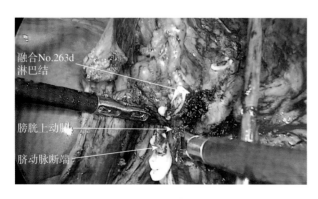

图 11-1-46　游离膀胱上动脉

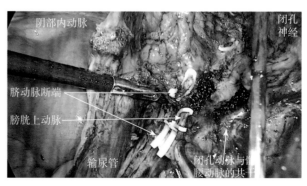

图 11-1-47　离断膀胱上动脉

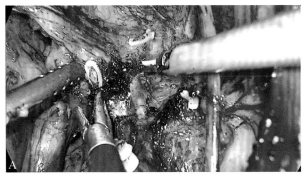
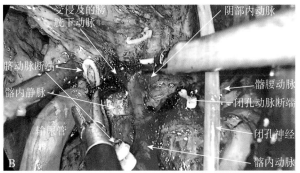

图 11-1-48　探查见髂内静脉及膀胱下血管被肿瘤包饶

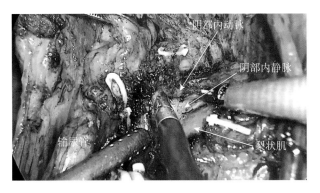

图 11-1-49　游离阴部内动脉，并见背侧伴行的阴部内静脉及梨状肌

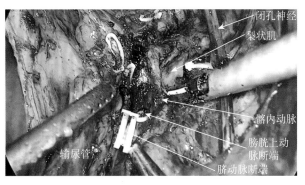

图 11-1-50　沿着梨状肌筋膜表面游离髂内血管主干

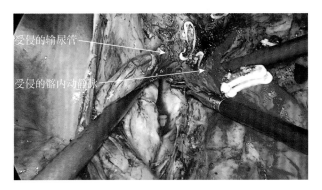

图 11-1-51　分离钳穿过髂内血管的背侧

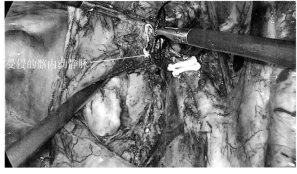

图 11-1-52　7 号丝线悬吊牵拉髂内血管主干

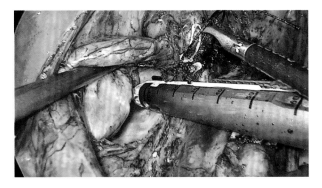

图 11-1-53　腔镜直线切割吻合器（白钉仓）完成髂内血管主干离断

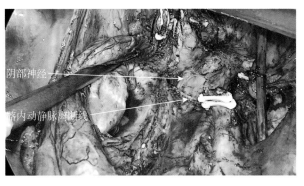

图 11-1-54　显露沿着梨状肌下缘走行的阴部神经

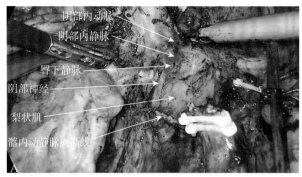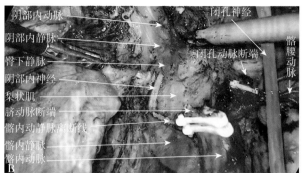

图 11-1-55　显露自梨状肌下孔穿出盆腔的阴部内血管、阴部神经及臀下血管

视频 11-1-7
No.263d 淋巴结
远侧端的离断

No.263d 淋巴结远侧端的离断

　　沿膀胱腹下筋膜离断脐动脉膀胱侧（图 11-1-56），紧邻宫颈旁离断子宫静脉及动脉（图 11-1-57），离断膀胱侧的膀胱上、下血管（图 11-1-58 ～图 11-1-60），并游离出右侧输尿管入膀胱入口处，以腔镜直线切割吻合器离断（图 11-1-61）（视频 11-1-7）。

⇨ **技 巧**

　　输尿管汇合至膀胱入口的切除在肾盂肿瘤中常需切除部分膀胱壁，但在直肠侵犯输尿管病例中常可以用 Hem-o-lok 夹夹闭。该例输尿管末端被侵犯，故采用腔镜直线切割吻合器完成部分膀胱壁的离断，术后病理也证实切缘干净。

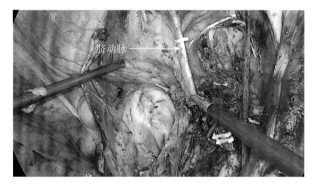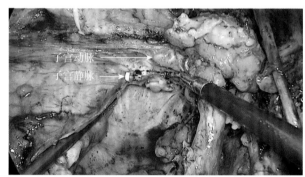

图 11-1-56　离断脐动脉（膀胱侧）　　　　　　　图 11-1-57　结扎处理子宫动静脉

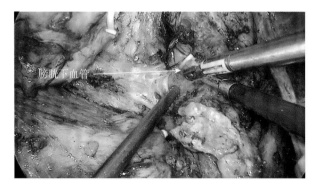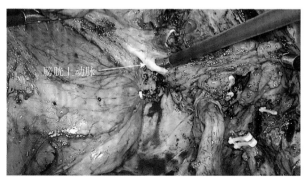

图 11-1-58　离断膀胱下血管（膀胱侧）　　　　　图 11-1-59　游离膀胱上动脉（膀胱侧）

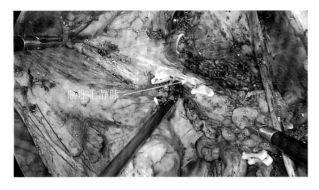

图 11-1-60　显露膀胱上静脉（膀胱侧）

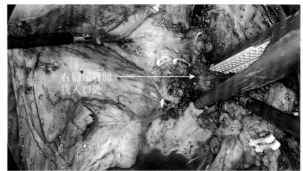

图 11-1-61　腔镜直线切割吻合器离断右输尿管（膀胱入口）

Alcock 管淋巴结的清扫及输尿管的离断

　　提起髂血管断端，沿阴部神经表面向远侧游离阴部内血管（图 11-1-62），至梨状肌下孔出盆腔处依次离断阴部内动脉、阴部内静脉、臀下静脉（与阴部内静脉共干）（图 11-1-63，图 11-1-64）。切除部分粘连的肛提肌组织（图 11-1-65），清扫 Alcock 管处淋巴脂肪组织（图 11-1-66），移除标本，仅剩右侧输尿管连接（图 11-1-67），距肿瘤近端 2 cm 离断输尿管（图 11-1-68）（视频 11-1-8）。盆侧方清扫后的视野见图 11-1-69 ～图 11-1-70。

视频 11-1-8
Alcock 管淋巴结的清扫及输尿管的离断

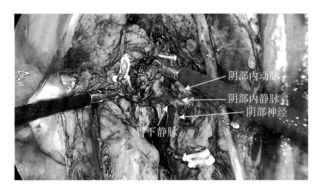

图 11-1-62　沿阴部神经走行显露阴部内血管出盆腔处

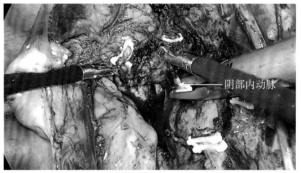

图 11-1-63　结扎阴部内动脉

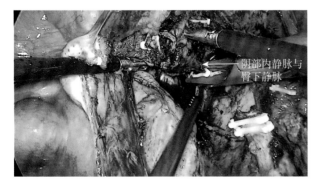

图 11-1-64　结扎阴部内静脉与臀下静脉

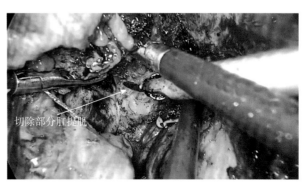

图 11-1-65　切除部分受侵的肛提肌

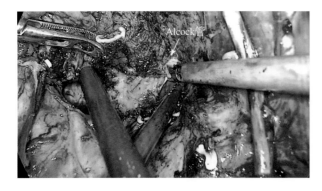

图 11-1-66 清扫 Alcock 管的淋巴脂肪组织

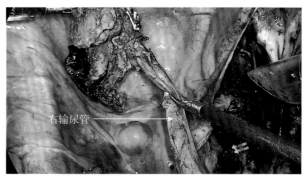

图 11-1-67 仅输尿管连接肿瘤

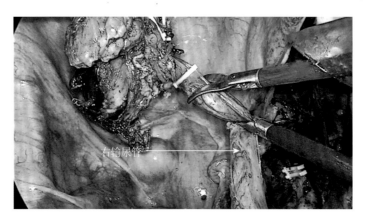

图 11-1-68 距肿瘤近端 2 cm 离断输尿管

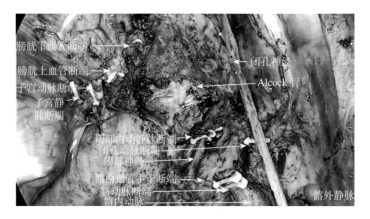

图 11-1-69A 侧方清扫后的视野（腹侧）

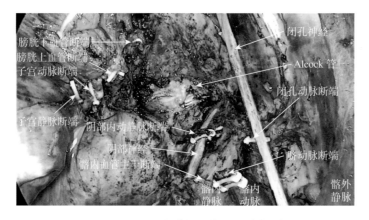

图 11-1-69B 侧方清扫后的视野（腹侧）

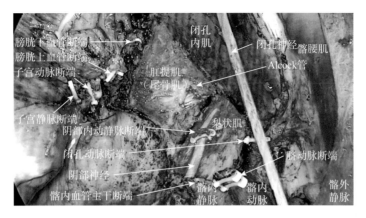

图 11-1-69C　侧方清扫后的视野（腹侧）

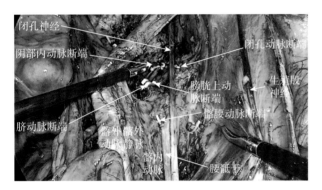

图 11-1-70A　侧方清扫后的视野（背侧）

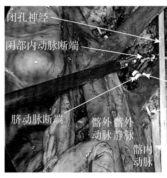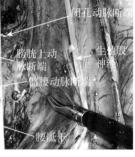

图 11-1-70B　侧方清扫后的视野（背侧）

右侧输尿管膀胱再植术

行耻骨联合上方横切口 4 cm（图 11-1-71），入腹，将标本取出，经辅助切口于右侧输尿管内放置 DJ 管，修剪输尿管备吻合（图 11-1-72）。游离膀胱前间隙（图 11-1-73），完全松解右半侧膀胱（图 11-1-74）。膀胱注水充盈，膀胱右前侧角切小口（图 11-1-75），将 DJ 管另一侧置入膀胱内（图 11-1-76），间断 3-0 可吸收缝线完成输尿管膀胱黏膜吻合（图 11-1-77 ～图 11-1-80），并将膀胱肌层包绕输尿管缝合成潜行隧道（图 11-1-81）（视频 11-1-9）。完成膀胱输尿管再植后的术野见图 11-1-82 和图 11-1-83。

视频 11-1-9
右侧输尿管膀胱再植术

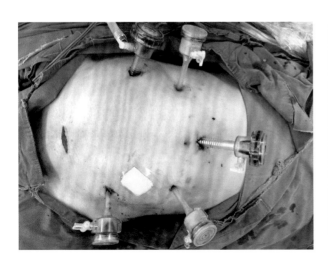

图 11-1-71　耻骨上 4 cm 辅助切口

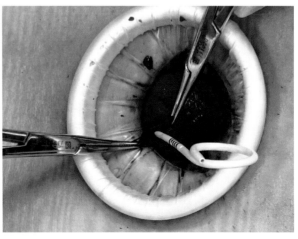

图 11-1-72　右侧输尿管放置 DJ 管，输尿管开口斜角修剪

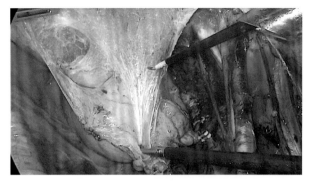

图 11-1-73　游离膀胱前间隙

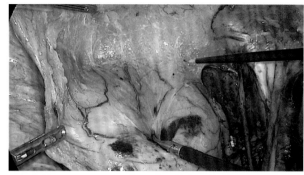

图 11-1-74　游离膀胱前间隙，松解右侧膀胱

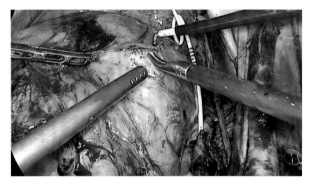

图 11-1-75　膀胱注水充盈后，切小口备吻合

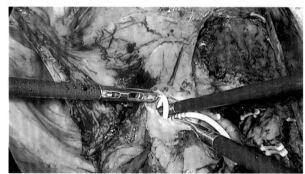

图 11-1-76　将 DJ 管另一端置入膀胱内

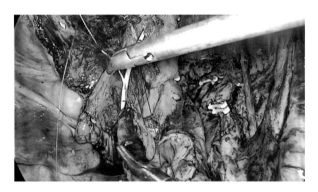

图 11-1-77　间断 3-0 可吸收缝线缝合 8 ～ 12 针，12 点方向缝合 1 针

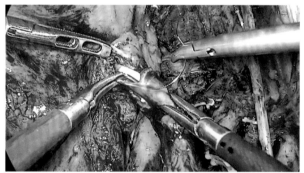

图 11-1-78　输尿管 6 点方向缝合 1 针

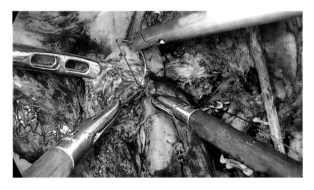

图 11-1-79　膀胱 6 点方向缝合 1 针

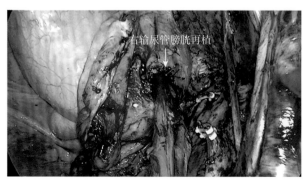

图 11-1-80　间断缝合 1 周完成输尿管膀胱再植

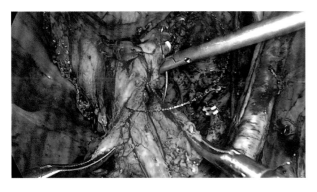

图 11-1-81　3-0 倒刺线缝合膀胱肌层包埋吻合口

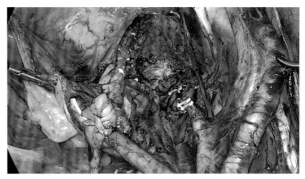

图 11-1-82　完成输尿管膀胱再植

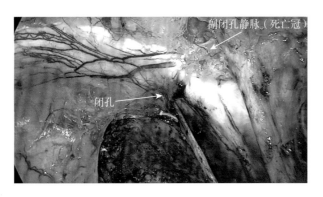

图 11-1-83　部分游离的膀胱及副闭孔静脉

病理诊断

　　侧方癌结节大小 5 cm×4.5 cm×3 cm，侵及输尿管肌层，可见黏液分泌，神经侵犯（+），输尿管切缘（–），No.263 淋巴结 0/15，No.283 淋巴结 0/5，No.273 淋巴结 0/2，No.293 淋巴结 0/8。标本照片见图 11-1-84。

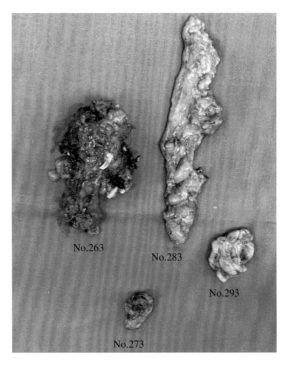

图 11-1-84　手术标本照片

术后恢复

手术时间 300 min，术中出血 200 ml，术后恢复顺利，术后 1 个月拔出尿管可正常排尿。

总结

1. 侧方淋巴结转移可发展为局部症状，包括邻近组织脏器的受侵，笔者曾经历侧方淋巴结转移侵犯闭孔神经、髂外静脉、骶骨等病例，患者出现下肢水肿、顽固性疼痛等症状，该患者为输尿管及髂内血管受侵。

2. 对该例患者有计划地分离髂内血管主干（臀上动脉分出以后），并尝试以梨状肌筋膜间隙作为血管分离的后壁标志。

3. 腔镜直线切割吻合器不仅可用于髂内大血管的离断，还用于输尿管膀胱入口处的离断，均体现了快捷、安全的特点。

4. 盆侧方神经血管结构复杂，除盆神经的结构外，本例还显露闭孔神经、腰骶干及阴部神经等躯体神经，并予以保护，患者术后未出现躯体功能障碍表现。

（汤坚强）

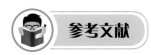

[1] 板井义治. 腹腔镜结直肠癌手术 [M]. 张宏，康亮，申占龙，译. 沈阳：辽宁科学技术出版社，2019.

[2] SUN Y，ZHANG Z，ZHOU Y，et al. Fascial space priority approach in laparoscopy：lateral pelvic lymph node dissection for advanced low rectal cancer [J]. Tech Coloproctol，2020，24（4）：335-336.

[3] PEREZ R O，SÃO JULIÃO G P，VAILATI B B，et al. Lateral node dissection in rectal cancer in the era of minimally invasive surgery：a step-by-step description for the surgeon unacquainted with this complex procedure with the use of the laparoscopic approach [J]. Dis Colon Rectum，2018，61（10）：1237-1240.

[4] TANG B，MEI S，QIU W，et al. Laparoscopic lateral lymph node dissection combined with ureteral reimplantation for locally recurrent rectal cancer：a video vignette [J]. Colorectal Dis，2023，25（3）：529-530.

[5] TANG B，MEI S，QIU W，et al. Fluorescence-guided laparoscopic lateral lymph node dissection with preservation of the inferior vesical artery for low rectal cancer - a video vignette [J]. Colorectal Dis，2023，25（4）：811-812.

第二节　腹腔镜左侧方淋巴结清扫联合腹主动脉旁淋巴结扩大清扫术

适应证

腹膜反折以下中低位直肠癌，影像学资料怀疑侧方淋巴结转移，腹主动脉旁淋巴结可疑局部转移；无远处转移；心肺功能可耐受手术。

现病史及术前检查

患者女性，40 岁，BMI 24.0 kg/m²。间断大便带血 3 个月，既往无手术史。肛门检查：肿瘤位于直肠前壁，近环周，距肛缘 4 cm（距齿状线 2.5 cm），溃疡型肿瘤，活动差。结肠镜病理提示高分化腺癌。全腹增强 CT 及盆腔增强 MRI 提示：直肠癌 cT3N1Mx，左侧侧方淋巴结肿大，腹主动脉旁淋巴结肿大（图 11-2-1）。经 MDT 会诊，行新辅助同步放化疗：6 MV-X 线 IMRT 外照射治疗 PTV 50Gy/2Gy/25F，卡培他滨 1000 mg bid。新辅助放疗结束后 8 周，复查盆腔 MRI，疗效评估 SD。

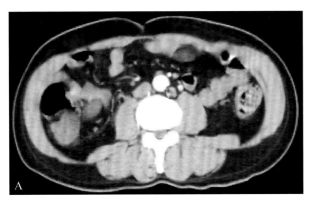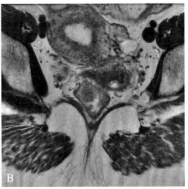

图 11-2-1　A. 术前 CT：腹主动脉旁肿大淋巴结；B. 术前 MRI：直肠肿瘤及左侧肿大侧方淋巴结

手术要点及策略

1. 分享双层面入路左侧方淋巴结清扫（离断髂内分支血管，扩大根治 LD3 清扫，即 No.263+No.283+No.273+No.293）的清扫技巧。

2. 分享局部晚期肠癌腹腔镜腹主动脉旁淋巴结清扫的技术要点。

手术步骤

体位

采用改良 Lloyd-Davis 体位，头低足高 15°，右侧倾斜 15°，参考第 9 章第 1 节腔镜直肠术中站位及器械设备摆放的准备。

Trocar 布局及探查

Trocar 布局按照传统直肠 5 孔法。术中探查腹腔无种植转移，肝未见转移，肿瘤位于腹膜反折以下。

视频 11-2-1
输尿管腹下神经筋膜层面的建立

直肠手术操作

直肠上段及乙状结肠的游离、No.253 淋巴结清扫、盆腔直肠的游离及直肠的离断参考第 8 章直肠手术实录相关章节，本节不再赘述。直肠离断后，盆腔空间进一步显露，方便下一步侧方淋巴结清扫手术。

输尿管腹下神经筋膜层面的建立

沿着左脐内侧襞外侧顺着脐动脉走行方向切开腹膜（图 11-2-2），跨过子宫圆韧带及左髂总动脉，结扎离断子宫圆韧带（图 11-2-3）。沿着左输尿管腹下神经筋膜间隙游离卵巢血管及左输尿管，可见"桥下流水"（图 11-2-4，图 11-2-5），在其腹侧走行的子宫动静脉，并见外侧梨状肌筋膜及其深部走行的阴部神经及 S4 神经根（图 11-2-6，图 11-2-7）（视频 11-2-1）。

⇨ 技 巧

　　输尿管腹下神经筋膜为包裹输尿管及腹下神经、下腹下丛等盆腔自主神经的帘幕状结构，为侧方淋巴结清扫的内侧边界，可视其为盆腔脏器的神经蒂，其外侧面即腹下神经前筋膜，其内侧面与侧方间隙内脂肪淋巴组织之间亦为疏松结缔组织，无论以电钩还是超声刀都可轻松分离。分离输尿管腹下神经筋膜平面时腹膜的切开线在头侧以输尿管外侧为标志，在尾侧以脐内侧襞外侧为标志。许多术者认为应以输精管（男性）或子宫圆韧带（女性）为其分离上界，但笔者建议切开线可跨越输精管或子宫圆韧带，必要时离断子宫圆韧带，创建更大空间以改善侧方间隙的暴露。

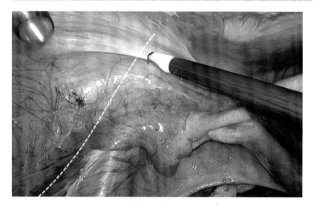

图 11-2-2　沿脐内侧襞外侧的腹膜切开线

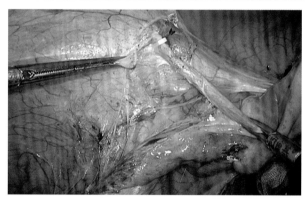

图 11-2-3　离断子宫圆韧带

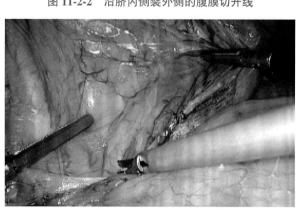

图 11-2-4　显露输尿管腹下神经筋膜层面

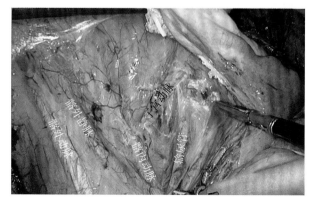

图 11-2-5　沿输尿管背侧拓展间隙，可见子宫动脉及"桥下流水"

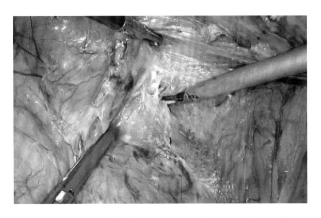

图 11-2-6　输尿管腹下神经筋膜外侧见梨状肌筋膜

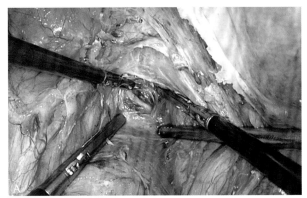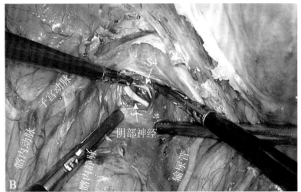

图 11-2-7　梨状肌筋膜深部走行的阴部神经及 S4 副交感神经

盆壁筋膜层面的初步建立

助手向内侧牵拉髂外血管，沿着髂外动脉的外侧、生殖股神经的内侧切开（图 11-2-8），沿着髂腰肌筋膜表面向尾侧及背侧拓展，可见 No.283 淋巴结的头侧界（图 11-2-9），离断髂腰血管分支（图 11-2-10），紧贴闭孔内肌筋膜平面进一步拓展，显露 No.283 淋巴结的外侧边界（图 11-2-11），清扫髂外血管背侧的 No.283 头侧部分，可见耻骨梳、腰骶干及闭孔神经（图 11-2-12）（视频 11-2-2）。

视频 11-2-2
盆壁筋膜层面的初步建立

⇨ 技　巧

盆壁筋膜层面的分离以髂腰肌、闭孔内肌等肌性结构表面为标志，相对较易寻找平面，可根据是否清扫 No.293 淋巴结选择在髂外血管内侧还是外侧切开表面筋膜进入盆筋膜层面。在髂外血管根部外侧分离时，尤其要注意此处有腰骶干及闭孔神经的起始部，应小心分离以避免损伤包裹在脂肪组织中的神经。

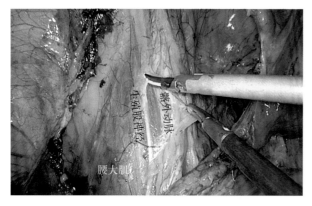

图 11-2-8 沿生殖股神经内侧切开筋膜

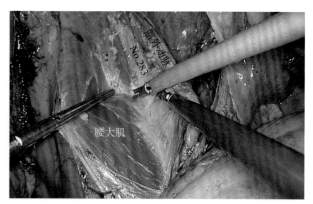

图 11-2-9 显露 No.283 淋巴结的头侧边界

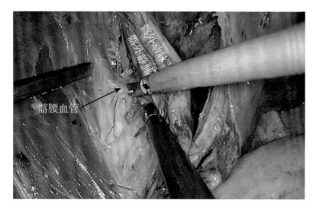

图 11-2-10 显露髂腰血管

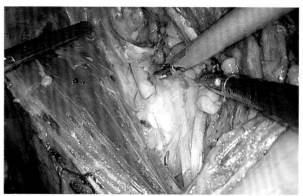

图 11-2-11 沿闭孔内肌筋膜拓展 No.283 淋巴结清扫的外侧界

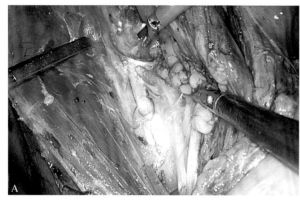

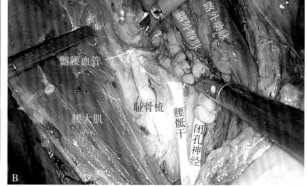

图 11-2-12 显露腰骶干、闭孔神经头侧端

视频 11-2-3
No.293 淋巴结的清扫

No.293 淋巴结的清扫

沿髂外静脉内侧缘切开（图 11-2-13），与背侧闭孔内肌层面会师（图 11-2-14），No.293 淋巴结外侧界旋髂深静脉开始，向近心端清扫髂外动脉周围淋巴结（图 11-2-15），直至髂内动脉发出处，此为 No.293、No.273 淋巴结的分界点（图 11-2-16，图 11-2-17）（视频 11-2-3）。

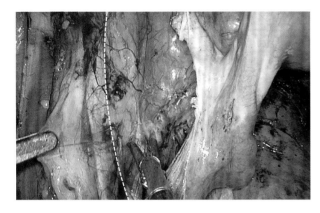

图 11-2-13　髂外静脉内侧缘切开线

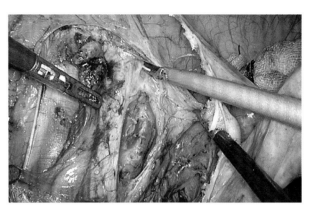

图 11-2-14　与盆筋膜层面会师

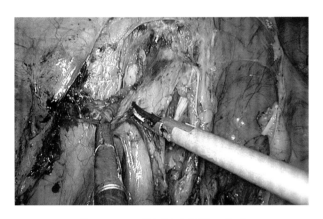

图 11-2-15　外侧界为旋髂深静脉

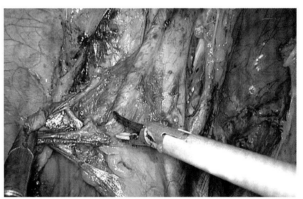

图 11-2-16　沿髂外血管鞘外清扫

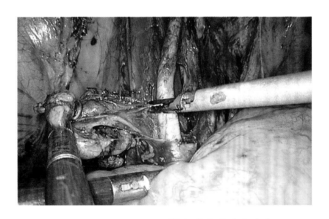

图 11-2-17　No.293 下界为髂内动脉发出点

闭孔内肌筋膜层面（盆壁筋膜层面）的拓展

　　沿着副闭孔静脉走行及闭孔内肌筋膜层面清扫 No.283 的外侧面（图 11-2-18，图 11-2-19），并沿闭孔神经及血管背侧分离，直至肛提肌腱弓水平，可见其内侧膀胱腹下筋膜（图 11-2-20）。显露闭孔处的神经血管（图 11-2-21），紧沿腰骶干表面清扫淋巴结至 Alcock 管处（图 11-2-22），将闭孔神经自淋巴脂肪组织中完全分离出（视频 11-2-4）。

视频 11-2-4
闭孔内肌筋膜层面的
拓展

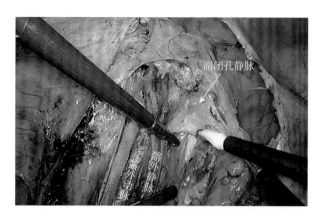

图 11-2-18　沿着副闭孔静脉清扫 No.283

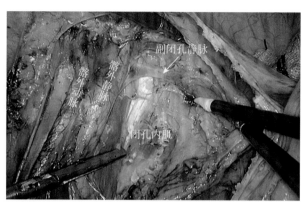

图 11-2-19　沿闭孔内肌筋膜层面清扫

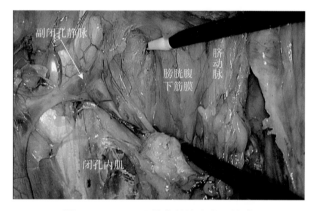

图 11-2-20　可见其内侧膀胱腹下筋膜

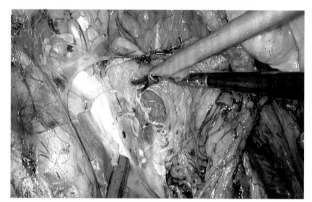

图 11-2-21　沿闭孔血管背侧分离层面

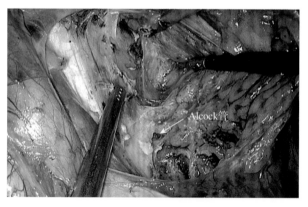

图 11-2-22　显露 Alcock 管

腰骶干及闭孔神经的显露

　　显露闭孔神经出闭孔处，将其自 No.283 淋巴结中分离出，沿髂外血管的背侧显露闭孔神经远端（图 11-2-23），并将其完全钝性分离出来（图 11-2-24）。可见其深方的腰骶干，沿着腰骶干表面的筋膜（图 11-2-25），清扫侧方淋巴结的背侧面（图 11-2-26）（视频 11-2-5）。

视频 11-2-5
腰骶干及闭孔
神经的显露

⇨ 技 巧

　　腰骶干头侧端的显露和髂内外静脉夹角处 No.283 淋巴结的清扫是手术难点。经髂外血管外侧入路易于该区域内淋巴结的清扫，闭孔神经及腰骶干的头侧端走行在背侧视角下则相对固定。

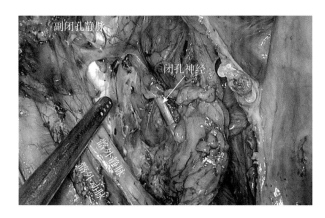

图 11-2-23　显露出闭孔处的闭孔神经远端

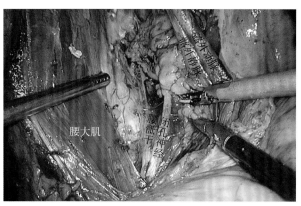

图 11-2-24　从髂外血管背侧显露闭孔神经，并将其分离出来

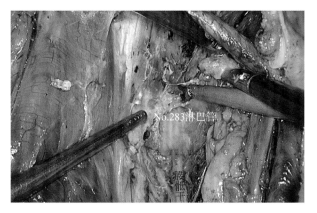

图 11-2-25　沿腰骶干表面清扫 No.283 淋巴结

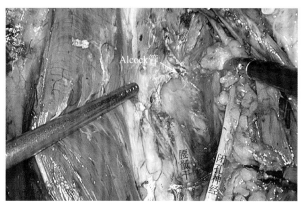

图 11-2-26　显露腰骶干及 Alcock 管

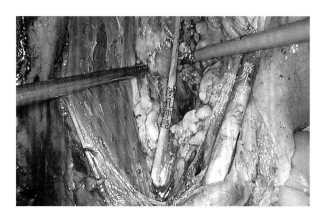

图 11-2-27　完全裸化的闭孔神经

No.263、No.283 淋巴结的整块清扫

沿着髂内动脉脏支主干清扫 No.263p 淋巴结（图 11-2-28），向背侧沿着髂内动脉淋巴结清扫（图 11-2-29），可见背侧走行的壁支臀上动脉自梨状肌上孔穿出（图 11-2-30），依次显露髂内动脉分支（图 11-2-31）：前向的脐动脉（与膀胱上动脉共干）、内侧向的子宫动脉、外侧向的闭孔动脉。离断脐动脉，保留子宫动脉、离断闭孔静脉及动脉，继续沿着髂内动脉主干清扫淋巴结，离断膀胱下动脉及静脉，离断另一支膀胱下动脉，可见向外侧走行的阴部内血管，并清扫 Alcock 管淋巴脂肪组织（图 11-2-32 ～图 11-2-38）（视频 11-2-6）。

视频 11-2-6
No.263、No.283 淋巴结的整块清扫

⇨ 技 巧

　　髂内动脉前干分支较多，尤以膀胱血管变异多见，而 No.263d 组淋巴结转移是最常见的侧方淋巴结转移部位，为更彻底清扫区域淋巴结，笔者认为离断髂内动脉前干分支是防止出血、防止阳性淋巴结残留及简化操作的有效方法，但双侧结扎有可能影响膀胱的血供及功能。

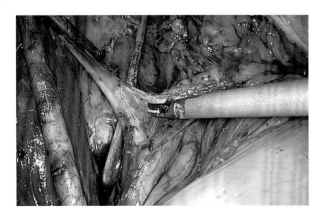

图 11-2-28　显露髂内动脉主干

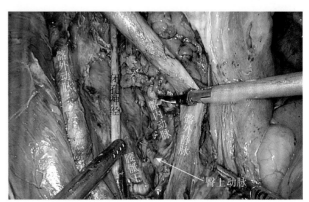

图 11-2-29　沿髂内动脉主干外侧清扫淋巴结，显露臀上动脉

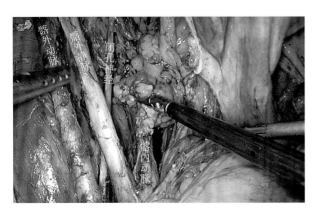

图 11-2-30　显露 No.263、No.283 整块淋巴脂肪组织

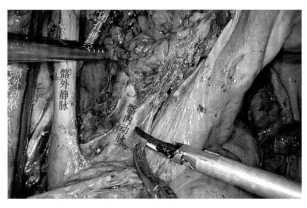

图 11-2-31　沿髂内动脉主干清扫 No.263p 淋巴结

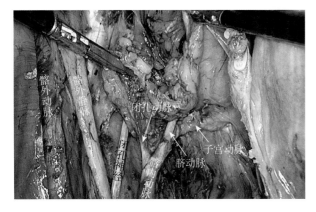

图 11-2-32　显露髂内动脉前干的近端分支：脐动脉、子宫动脉、闭孔动脉

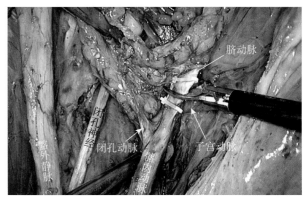

图 11-2-33　离断脐动脉（包含膀胱上动脉）

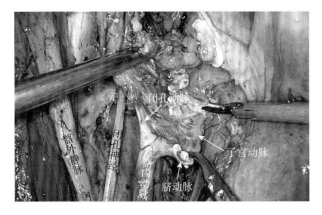

图 11-2-34　保留子宫动脉

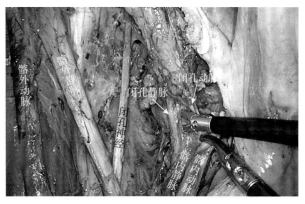

图 11-2-35　游离闭孔静脉

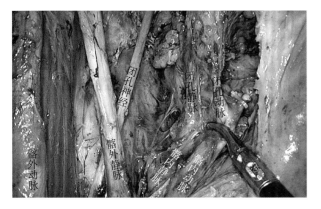

图 11-2-36　显露闭孔动脉

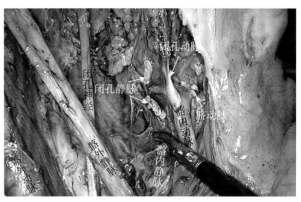

图 11-2-37　离断闭孔静脉

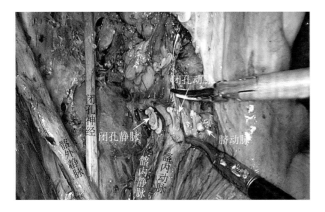

图 11-2-38　离断闭孔动脉

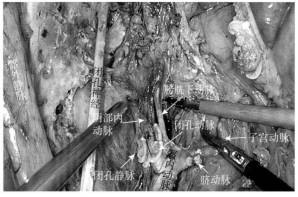

图 11-2-39　显露膀胱下动脉

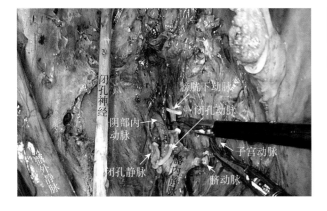

图 11-2-40　离断膀胱下动脉

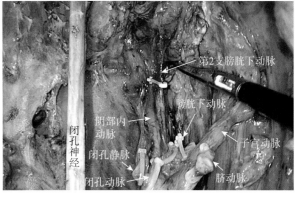

图 11-2-41　离断第 2 支膀胱下动脉

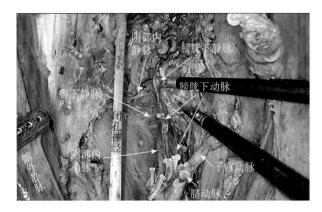

图 11-2-42　显露膀胱下静脉

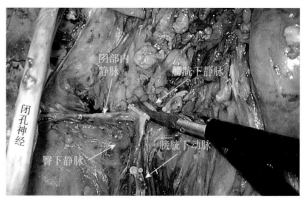

图 11-2-43　离断膀胱下静脉

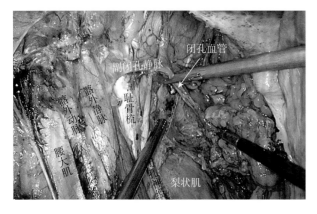

图 11-2-44　近闭孔处离断闭孔血管远心端

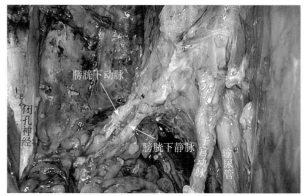

图 11-2-45　近膀胱壁离断膀胱下动静脉远心端

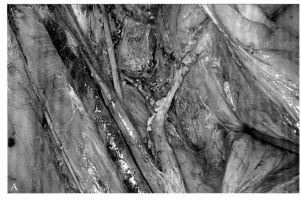

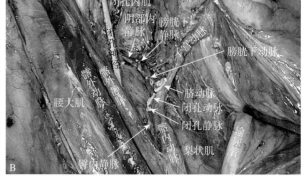

图 11-2-46　左侧侧方淋巴结清扫完毕视野（腹侧）

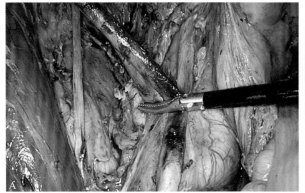

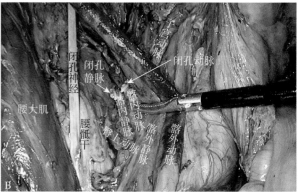

图 11-2-47　左侧侧方淋巴结清扫完毕视野（背侧）

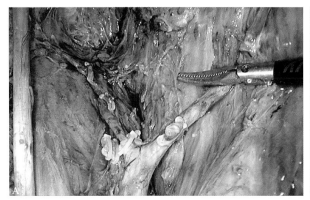
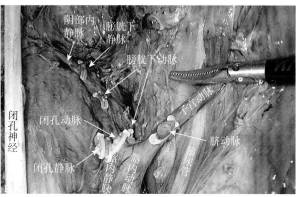

图 11-2-48　左侧侧方淋巴结清扫完毕视野（No.263d 区域）

腹主动脉旁淋巴结清扫

结合术前 CT 检查，腹主动脉左后方存在局限性肿大淋巴结，可一并清扫。切开腹主动脉及左髂总动脉表面筋膜（图 11-2-49），提起腹主动脉左侧深面的淋巴脂肪组织，分离其与腹主动脉及左髂总动脉之间的间隙（图 11-2-50），注意尽量保护上腹下丛、腹下神经等植物神经（图 11-2-51）。向外侧及深面分离暴露出腰大肌及表面的生殖股神经（图 11-2-52），沿其表面向尾侧分离，同时沿髂总动脉、髂外动脉的外侧游离，直至与侧方淋巴结清扫阶段游离裸化的髂外动脉会师（图 11-2-53）。将左输尿管及生殖血管向腹侧提起，分离其后方的淋巴脂肪组织（图 11-2-54），继续分离淋巴脂肪组织与髂血管后方的粘连（图 11-2-55），直至将左侧腹主动脉旁肿大淋巴结整体切除（图 11-2-56）（视频 11-2-7）。

视频 11-2-7
腹主动脉旁淋巴结清扫

⇨ **技 巧**

　　腹主动脉前方表浅淋巴结清扫的难度不大，而腹主动脉旁较深位置的淋巴结清扫有一定难度与风险性，一方面要尽量保留各植物神经，另一方面要避免损伤深面的腰升静脉、腰静脉及伴行的腰动脉导致出血，此外在髂动静脉的外侧往往存在数支髂腰血管进入腰大肌，术中应小心处理避免出血。

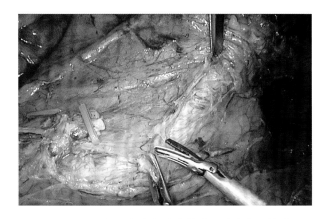

图 11-2-49　切开左腹主动脉及髂总动脉表面筋膜

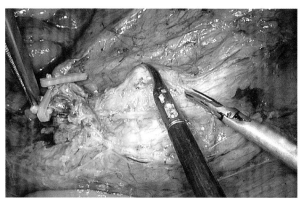

图 11-2-50　提起腹主动脉旁淋巴结进行分离

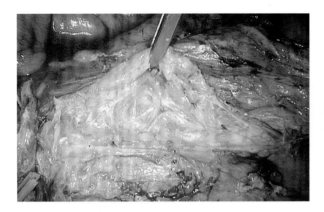

图 11-2-51　注意保护腹下神经

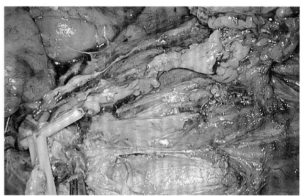

图 11-2-52　显露腰大肌及生殖股神经

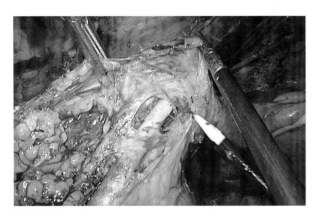

图 11-2-53　显露髂外动脉

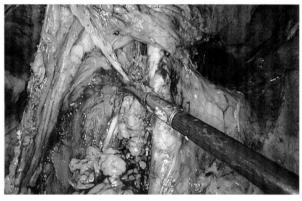

图 11-2-54　清扫左侧输尿管后方淋巴脂肪组织

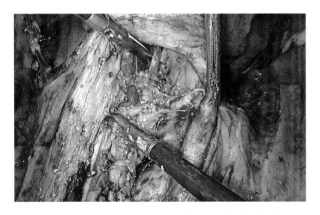

图 11-2-55　分离淋巴脂肪组织与髂血管后方的粘连

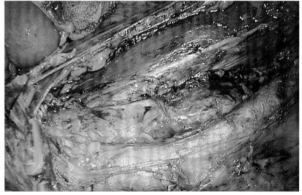

图 11-2-56　腹主动脉旁淋巴结清扫完成后的视野

标本切除及吻合重建

标本切除及吻合重建可参考第 8 章直肠手术实录相关章节。

病理诊断

直肠隆起型中分化腺癌，浸润肠壁达浆膜，未见神经侵犯及脉管癌栓。远近断端及环周切缘阴性。肠系膜淋巴结 1/17，腹主动脉旁淋巴结 0/5，左侧侧方淋巴结 1/7。

术后恢复

手术时间 130 min，术中出血 50 ml，术后第 7 天出院。

总结

1. 腹主动脉旁淋巴结转移是结直肠癌不常见的一种远处转移方式，是否进行手术清扫仍存在争议。但多数学者认为，选择合适的病例，尤其是局限性腹主动脉旁淋巴结转移，进行清扫有助于改善患者预后。直肠癌的腹主动脉旁淋巴结转移多为 16b1 组（肾动脉至肠系膜下动脉之间）及 16b2 组（肠系膜下动脉至髂总动脉分叉处之间），清扫难度不大，但需注意自主神经的保护，术中以神经为导向进行腹主动脉周边分离，尽量保留腹主动脉丛、肠系膜下丛、上腹下丛等，以降低术后腹泻、排尿功能障碍、性功能障碍等并发症发生率。

2. 侧方淋巴结清扫的初始阶段应优先建立其内侧边界与外侧边界，前者为输尿管腹下神经筋膜平面，后者为盆壁筋膜平面，其次分离膀胱腹下筋膜以建立 No.283 淋巴结与 No.263 淋巴结的分界面。但对于拟离断脐动脉并进行 No.263 淋巴结与 No.283 淋巴结整体清扫的病例，可不刻意进行膀胱腹下筋膜的分离，本例便采用了双层面入路方式进行整块清扫。

3. 目前认为侧方淋巴结清扫的重点为 No.283（闭孔）及 No.263（髂内）淋巴结，而 No.293（髂外）与 No.273（髂总）淋巴结的转移率较低，近年来其清扫重要性不断下降，术中应根据肿大侧方淋巴结的具体位置与相应血管关系等综合决定清扫范围。

（唐　彬　汤坚强）

 参考文献

[1] 汤坚强，李华玉，汪欣，等 . 进展期低位直肠癌腹腔镜与开放侧方淋巴结清扫近期疗效及生存质量比较研究 [J]. 中国实用外科杂志，2021，41（10）：1142-1146.

[2] 汤坚强，李华玉，汪欣，等 . 低位直肠癌侧方淋巴结清扫策略三十年变迁：单中心 289 例治疗体会及预后分析 [J]. 中华胃肠外科杂志，2021，24（10）：889-896.

[3] 吴迪，殷红专，苏琪 . 结直肠癌腹主动脉旁淋巴结转移的研究进展 [J]. 中国肿瘤临床，2022，49（4）：201-205.

[4] 梅世文，胡刚，邱文龙，等 . 进展期中低位直肠癌孤立侧方淋巴结转移患者的临床病理特征及预后分析 [J]. 结直肠肛门外科，2023，29（3）：234-240.

[5] 梅世文，周思成，梁建伟，等 . 侧方淋巴结转移特征对中低位直肠癌患者预后评估的价值 [J/OL]. 中华结直肠疾病电子杂志，2022，11（6）：465-473.

[6] 板井义治 . 腹腔镜结直肠癌手术 [M]. 张宏，康亮，申占龙，译 . 沈阳：辽宁科学技术出版社，2019.

[7] MATSUMOTO A，ARITA K. A technique of laparoscopic lateral pelvic lymph node dissection based on vesicohypogastric fascia and ureterohypogastric nerve fascia for advanced low rectal cancer [J]. Surg Endosc，2017，31（2）：945-948.

[8] TANG B，MEI S，QIU W，et al. Laparoscopic lateral lymph node dissection combined with ureteral reimplantation for locally recurrent rectal cancer：a video vignette [J]. Colorectal Dis，2023，25（3）：529-530.

[9] TANG B，MEI S，QIU W，et al. Fluorescence-guided laparoscopic lateral lymph node dissection with preservation of the inferior vesical artery for low rectal cancer - a video vignette [J]. Colorectal Dis，

2023，25（4）：811-812.

[10] TANG J，ZHOU S，ZHAO W，et al. Short- and long-term outcomes of laparoscopic versus open selective lateral pelvic lymph node dissection for locally advanced middle-low rectal cancer：results of a multicentre lateral node study in China [J]. Colorectal Dis，2022，24（11）：1325-1334.

第三节　腹腔镜直肠癌根治联合左侧输精管精囊切除并左侧侧方淋巴结清扫术

适应证

低位直肠癌癌性或炎性侵犯输精管或精囊腺，未累及前列腺或膀胱三角。

现病史及术前检查

患者男性，50 岁，BMI 21.3 kg/m²。主因"间断脓血便 1 年"入院。既往病史：脑梗、糖尿病。肠镜、腹部增强 CT、盆腔 MRI 提示：肿瘤距肛缘 7 cm，肿瘤大小 7 cm×5 cm×4 cm，近环周，累及左侧精囊腺（图 11-3-1），双侧输尿管未见扩张，肠系膜及盆腔见轻度肿大淋巴结，左侧方最大淋巴结短径 7 mm。MDT 讨论后决定行新辅助同步放化疗：6 MV-X 线 IMRT 外照射治疗 PTV（直肠肿瘤区 + 盆腔淋巴结引流区）50Gy/2Gy/25F，放疗结束后再次行 Xelox 方案（卡培他滨 + 奥沙利铂）化疗 1 个周期。放疗结束后 10 周复查盆腔 MRI：肿瘤较前缩小，但病灶仍侵犯左侧精囊腺（图 11-3-2），拟行腹腔镜直肠癌根治联合左侧输精管精囊切除并左侧侧方淋巴结清扫术。

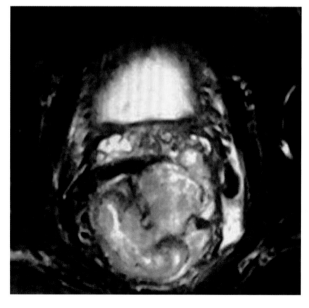

图 11-3-1　新辅助放化疗前 MRI

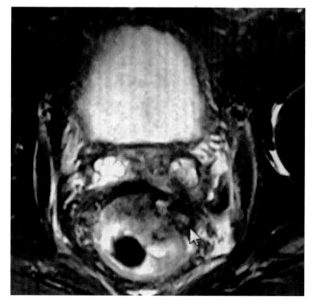

图 11-3-2　新辅助放化疗后 MRI

手术要点及策略

1. 腹腔镜探查，若有种植转移，可考虑行乙状结肠双腔造口。

2．术前 CT、MRI 等提示肿瘤位于直肠中下段，为前向型（偏左），仅累及左侧输精管精囊腺，考虑根治可能性大，结合患者年轻、有强烈保膀胱保肛门的意愿，决定行 TME+ 单侧精囊腺输精管切除 + 左侧侧方淋巴结清扫术。

3．术中应仔细操作，保留右侧单侧植物神经，这对于术后的正常排尿功能至关重要。

4．了解输尿管与精囊、输精管的解剖关系是本例手术顺利施行的关键。

5．直肠肿瘤联合左侧输精管精囊腺及左侧侧方淋巴结整块切除是复杂肠癌盆壁筋膜入路的又一经典手术，也是本节的重点讨论内容。

手术步骤

体位

采用改良 Lloyd-Davis 体位，头低足高 15°，右侧倾斜 15°。

Trocar 布局与直肠上段的游离

戳卡位置、肠系膜下血管根部的处理、No.253 淋巴结的清扫、直肠后间隙的游离参见第 8 章直肠手术实录中相关章节。术中探查腹腔无种植转移，未见肝转移，肿瘤位于腹膜反折以下，探查肿瘤侵及左侧腹下神经及左侧输精管精囊腺（图 11-3-3 ～图 11-3-8，视频 11-3-1）。

视频 11-3-1
直肠上段的游离

⇨ 技 巧

新辅助放化疗后直肠后间隙水肿的患者有时很难找到腹下神经前筋膜间隙，当切开右侧侧腹膜直肠旁沟偏外侧时，很容易走行至右腹下神经的深方，其层面更像"天使之发"，此时若继续向左侧拓展，右侧腹下神经容易被误认为纤维条索被离断。我们对及时纠正错误的解剖平面有两点经验：①如果清晰可见髂总血管表面的滋养血管，提示层次偏深；②自骶骨岬水平切开右侧旁沟腹膜上至 IMA 根部，先离断血管（或离断分支），助手提起断端，自上而下，紧邻直肠上动脉背侧游离，可以找回正确层面。

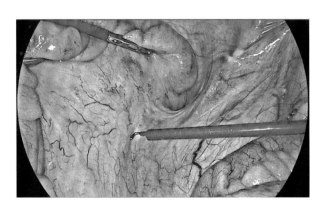

图 11-3-3　助手牵拉乙状结肠系膜

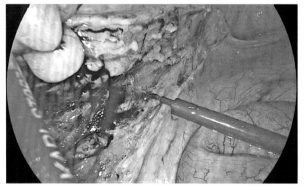

图 11-3-4　右侧直肠旁沟切开线，显露髂总动脉滋养血管

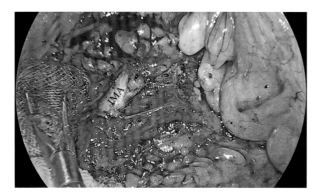

图 11-3-5   显露 IMA 根部

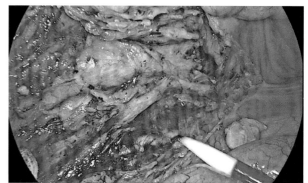

图 11-3-6   被掀起的右侧腹下神经

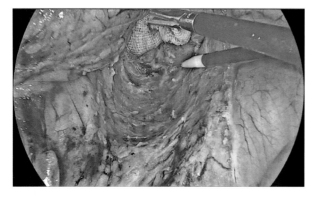

图 11-3-7   游离直肠后间隙

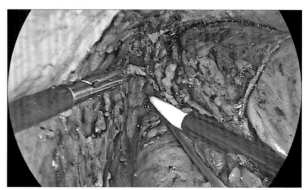

图 11-3-8   左侧腹下神经可疑受侵

视频 11-3-2
左侧侧方淋巴结清扫
层面的建立

左侧侧方淋巴结清扫层面的建立

沿着左脐内侧襞外侧顺着脐动脉走行方向切开腹膜，进入膀胱前侧方疏松的结缔组织间隙（Retzius 间隙），离断输精管（图 11-3-9）。沿髂总动脉、髂外动脉上缘并紧贴髂腰肌分离，从髂外动静脉外侧显露耻骨梳韧带及闭孔内肌筋膜（图 11-3-10）；沿着输尿管腹下神经筋膜平面游离输尿管、腹下神经及盆丛，清扫 No.293 淋巴结，裸化髂外动静脉（图 11-3-11 ～图 11-3-13），以横跨髂外动脉的旋髂深静脉或 Cloquet 淋巴结作为髂外淋巴结清扫的边界（图 11-3-14）（视频 11-3-2）。

⇨ **技 巧**

Cloquet 淋巴结是外科医师 Cloquet 在股疝手术时发现的，故得其名。在外阴癌、宫颈癌根治术中是"必扫"项目。清扫 Cloquet 淋巴结时应注意防止损伤旋髂深静脉，同时要结扎断端，以防形成淋巴囊肿。

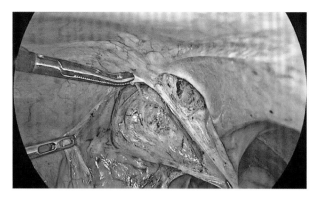

图 11-3-9　切割线，显露输精管

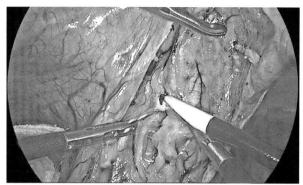

图 11-3-10　沿髂外血管外侧分离

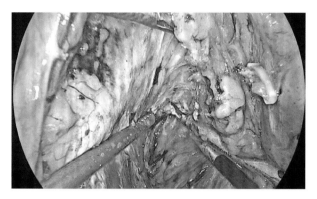

图 11-3-11　建立盆筋膜层面

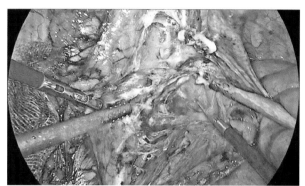

图 11-3-12　输尿管腹下神经平面

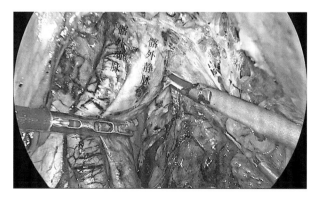

图 11-3-13　清扫 No.293 淋巴结

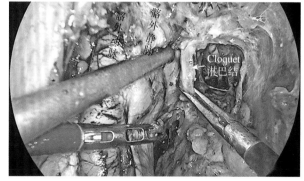

图 11-3-14　Cloquet 淋巴结

No.263、No.283 淋巴结的清扫

结扎 Cloquet 淋巴结，沿着闭孔内肌显露闭孔及走行的闭孔神经、动脉及静脉（图 11-3-15），显露髂内动脉，沿髂内动脉前干解剖，依次结扎处理脐动脉与膀胱上动脉、闭孔动脉、闭孔静脉，膀胱上静脉，膀胱下静脉、膀胱下动脉，No.263d 淋巴结清扫尾端边界应显露 Alcock 管（图 11-3-16 ～图 11-3-20）（视频 11-3-3）。

视频 11-3-3
No.263、No.283 淋巴结的清扫

⇨ **技 巧**

> 阴部管又称 Alcock 管，位于坐骨直肠窝外侧壁，是由闭孔内肌筋膜形成的一个管状裂隙，管内有阴部内血管、阴部神经及它们的分支，沿着髂动脉前干向尾侧游离，在前向发出最后一支膀胱下动脉后，其末梢即为阴部内动脉，伴行静脉及神经经阴部管穿出。

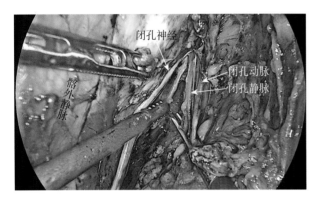

图 11-3-15   显露闭孔神经及血管

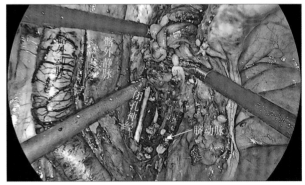

图 11-3-16   离断脐动脉与膀胱上动脉（共干）

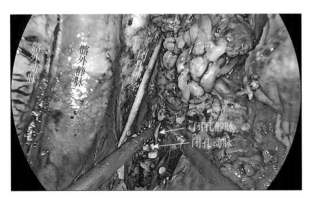

图 11-3-17   离断闭孔动脉，显露闭孔静脉

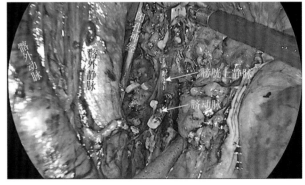

图 11-3-18   显露膀胱上静脉

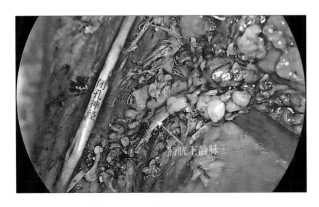

图 11-3-19   显露膀胱下静脉

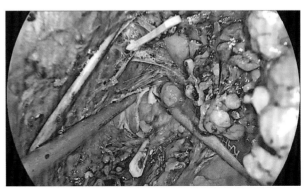

图 11-3-20   No.263 淋巴结清扫尾端边界为 Alcock 管

左侧输尿管的显露与保护

游离左侧输尿管（图 11-3-21）直至膀胱入口处，先从膀胱外侧间隙显露膀胱腹下筋膜，离断膀胱侧脐动脉、膀胱上血管及膀胱下血管，将侧方淋巴结自膀胱分离，淋巴结靠输精管与肿瘤相连，牵拉输精管，自其腹侧游离输精管精囊腺，断左侧腹下神经、盆神经及直肠左侧侧韧带（图 11-3-22 ～图 11-3-26），直至肛提肌平面（视频 11-3-4）。

视频 11-3-4
左侧输尿管的显露
与保护

⇨ 技 巧

盆壁筋膜入路可将侧方淋巴结连同肿瘤整块切除，在分离过程中，我们应该事先明确"可能保留的主要结构是什么""哪些必须要保留，哪些可切除""移除标本后的场景是什么样"，如本例遵循的原则是保护好髂外动静脉、闭孔神经、输尿管和膀胱，而髂内血管前干各分支、精囊输精管及盆丛都是可以离断的。

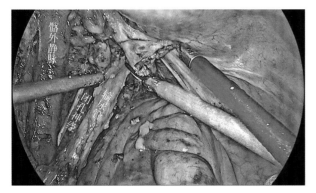

图 11-3-21　游离左输尿管

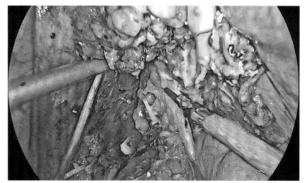

图 11-3-22　显露膀胱输尿管接合部

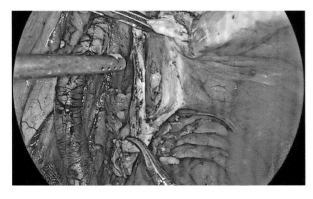

图 11-3-23　离断脐动脉

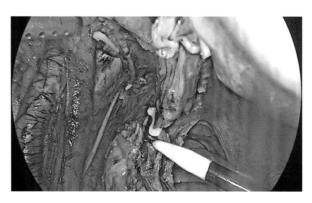

图 11-3-24　离断膀胱上动脉

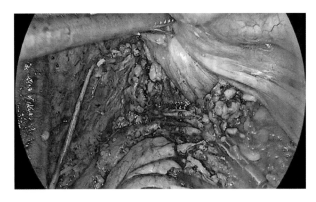

图 11-3-25　侧方淋巴结自膀胱处分离，仅靠输精管与肿瘤相连

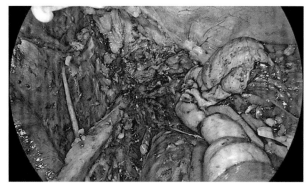

图 11-3-26　显露并离断神经血管束（NVB）

视频 11-3-5
左侧输精管精囊腺的切除与直肠的离断

左侧输精管精囊腺的切除与直肠的离断

　　处理直肠右侧侧韧带，探查直肠右前方与前列腺精囊界限清楚，沿着 Denonvilliers 筋膜间隙，自右侧向左侧分离，确认左侧输精管精囊累及的范围，切除部分精囊腺，离断输精管入前列腺入口，转向前列腺后方 Denonvilliers 筋膜间隙汇合，可见下段直肠前壁，用腔镜直线切割吻合器完成直肠的离断（图 11-3-27 ～图 11-3-32，视频 11-3-5）。

➩ **技 巧**

　　"先易后难，双面包抄"的原则在复杂肠癌手术中屡见不鲜。左侧精囊腺受侵，从右侧正常 Denonvilliers 筋膜层面进入，利用 30° 腹腔镜镜头，旋转光纤，多角度判断左侧受侵范围，并在切除受侵精囊腺后及时跃迁至正常解剖间隙，以免进入前列腺实质内。

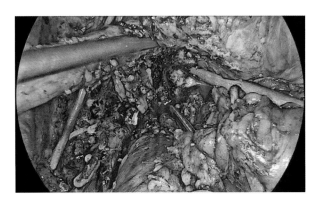

图 11-3-27　切除部分精囊腺

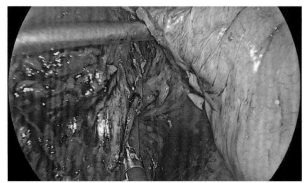

图 11-3-28　处理直肠右侧侧韧带

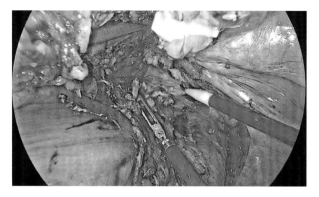

图 11-3-29　离断输精管（前列腺侧）

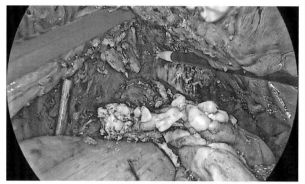

图 11-3-30　游离左侧 Denonvilliers 筋膜前间隙

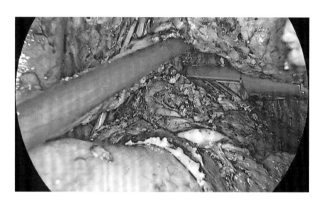

图 11-3-31　离断直肠

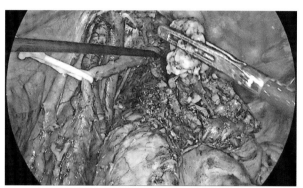

图 11-3-32　整块标本展示

消化道重建

行下腹正中辅助切口，取出标本，自肿瘤近端 10 cm 离断直肠及系膜，行结直肠吻合及回肠保护性造口，手术视野展示见图 11-3-33、图 11-3-34。

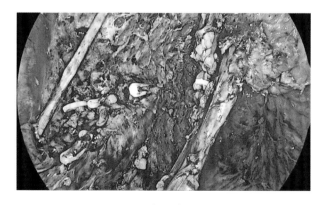

图 11-3-33　髂内血管分支离断视野

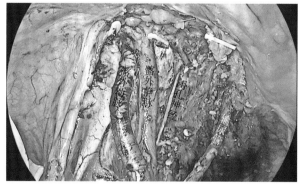

图 11-3-34　整个手术视野

病理诊断

直肠溃疡型中分化腺癌（图 11-3-35），肿瘤大小为 6 cm×5 cm×3 cm，肿瘤侵犯左侧精囊腺，脉管癌栓（+），神经侵犯（+），直肠远断端及环周切缘均未见癌累及，肠系膜上动脉根部淋巴结 0/2 转移，肠系膜淋巴结 2/15 转移，No.293 淋巴结 0/2，No.263 淋巴结 0/6，No.283 0/3 转移。

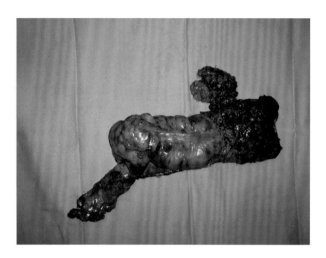

图 11-3-35　手术标本

术后恢复

手术时间 300 min，术中出血 200 ml，术后恢复顺利，术后 1 个月拔除尿管可正常排尿。

总结

1. 腹膜反折处前壁型直肠癌（距肛 5 ~ 7 cm）容易侵犯精囊腺及输精管，此类患者推荐新辅助治疗后仅行精囊腺及输精管联合切除即可，不需要行泌尿系改道。

2. 精囊腺及输精管受侵多数情况为单侧侵犯，腹下神经（属交感神经）和 S2 ~ S4 盆腔内脏神经（属副交感神经）组成的盆神经丛在精囊腺外角处汇合，形成神经血管束（NVB），精囊受侵患者常伴有 NVB 神经的受侵，更多情况下，单侧 NVB 切除不可避免，对侧 NVB 的保留非常关键，直接决定患者后期能否脱离尿管以及是否出现性功能障碍。

3. 我们在全盆腔脏器切除、前盆腔脏器切除、后盆腔脏器切除等复杂肠癌章节多次提及盆壁筋膜入路，本病例也使用盆壁筋膜入路将侧方淋巴结连同肿瘤整块切除。根据术前的 CT、MRI 等辅助检查，我们应该事先明确"可能保留的主要结构有哪些""哪些必须要保留，哪些可切除""移除标本后的场景是什么样"，这样就可以很好地设计手术入路和分离顺序。

（汤坚强）

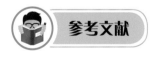

[1] 万远廉，严仲瑜，刘玉村. 腹部外科手术学 [M]. 北京：北京大学医学出版社，2010.

[2] KIM K Y，HWANG D W，PARK Y K，et al. A single surgeon's experience with 54 consecutive cases of multivisceral resection for locally advanced primary colorectal cancer：can the laparoscopic approach be performed safely [J]. Surg Endosc，2012，26：493-500.

[3] NAGASUE Y，AKIYOSHI T，UENO M，et al. Laparoscopic versus open multivisceral resection for primary colorectal cancer：comparison of perioperative outcomes [J]. J Gastrointest Surg，2013，17：1299-1305.

第四节　腹腔镜直肠癌根治联合膀胱部分切除输尿管再植术

适应证

腹腔镜直肠癌根治联合膀胱部分切除术适用于局部进展期直肠癌或乙状结肠癌侵犯膀胱或合并累及单侧输尿管，但需要满足以下条件：①未累及膀胱三角；②膀胱部分切除后残余膀胱容量大于200 ml；③高龄患者不能耐受全盆腔脏器切除术，虽膀胱容量不足，但后期以膀胱造瘘维持。

现病史及术前检查

患者男性，80 岁，BMI 20 kg/m²。主因"大便习惯改变、便血 1 年"入院。既往病史：冠心病、高血压。肠镜、腹部增强 CT、盆腔 MRI 提示：肿瘤距肛 8 cm 直肠肿瘤，大小约 10 cm，累及膀胱壁，膀胱三角可疑受侵，受侵范围约 5 cm，双侧输尿管未见扩张，肠系膜及盆腔未见肿大淋巴结（图 11-4-1，图 11-4-2）。患者高龄，不接受新辅助放化疗，遂完善检查，拟行腹腔镜直肠癌低位前切除术联合膀胱部分切除术。

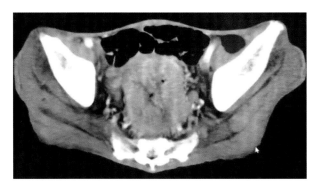

图 11-4-1　术前 CT：直肠中上段巨大肿瘤，直径 10 cm

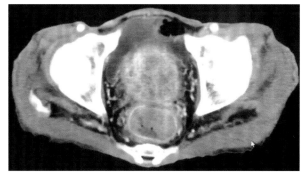

图 11-4-2　术前 CT：肿瘤侵犯膀胱

手术要点及策略

1. 腹腔镜探查，若有种植转移，行乙状结肠双腔造口。

2. 术前 CT、MRI 等提示肿瘤位于直肠中上段，为前向型，仅累及膀胱，考虑根治可能性大；但膀胱三角可疑受侵，术中需要重建泌尿系。

3. 如何最大限度保留多余的膀胱壁，如何辨认膀胱三角的关系，以及如何行膀胱输尿管重建是本例的难点，也是本节重点讨论的内容。

4. 术前 CT、MRI 等未提示侧方淋巴结肿大，考虑患者高龄，本例采用常规 TME 入路，未行侧方入路切除。

手术步骤

体位

采用改良 Lloyd-Davis 体位，头低足高 15°，右侧倾斜 15°。

视频 11-4-1
IMA 根部的处理及植物神经保护

Trocar 布局与肠系膜下血管根部的处理

戳卡位置、肠系膜下血管根部的处理、No.253 淋巴结清扫参见第 8 章直肠手术实录中相关内容。术中探查腹腔无种植转移，肝未见转移。肿瘤紧邻腹膜反折近端，侵犯膀胱底、后壁（图 11-4-3）。利用电钩或超声空泡效应，可清晰见到膜间隙被气体充盈展开。处理 IMA 根部、IMV 时注意保护肠系膜下丛神经左右支。该例见左支偏离主动脉，左右支汇合点偏远（图 11-4-4 ～图 11-4-10）（视频 11-4-1）。

⇨ 技 巧

肠系膜下丛神经左支容易发生损伤，尤其是清扫 No.253 淋巴结时，有时左支靠近 IMA 根部，离主动脉较近，此时 IMA 离断点在左支远端；有时左支靠近 IMV 后方，离主动脉较远，此时先离断 IMA，提起 IMA 根部后可清晰显露肠系膜下丛神经左支，可采用钝性分离的方法将其与 IMV 分开。

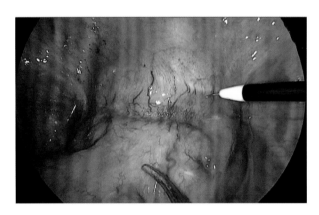

图 11-4-3   肿瘤侵犯膀胱后壁

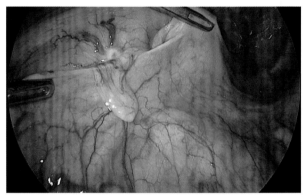

图 11-4-4   助手牵拉乙状结肠系膜

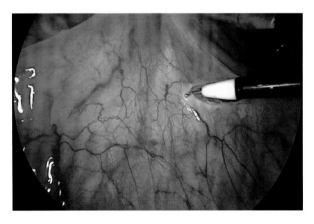

图 11-4-5   直肠右侧间隙分离线

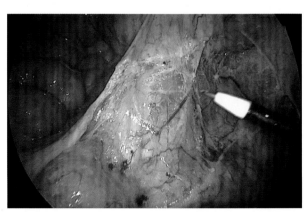

图 11-4-6   向 IMA 根部游离

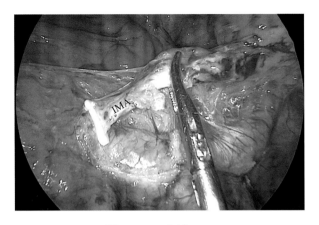

图 11-4-7　离断 IMA

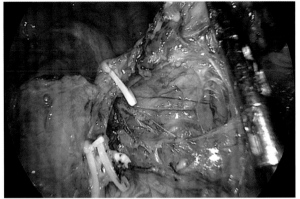

图 11-4-8　离断 IMV

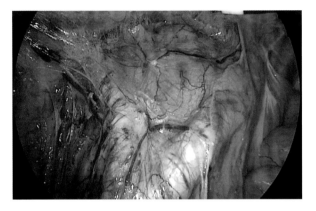

图 11-4-9　显露输尿管及上腹下丛

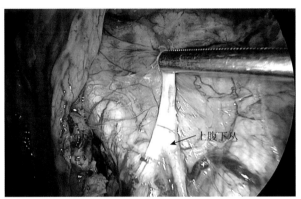

图 11-4-10　上腹下丛

直肠后方间隙的游离（肿瘤较大）

游离直肠后方间隙时，可将左手肠钳轻夹右侧腹下神经，对抗牵引，沿着神经前间隙仔细解剖，可容易进入腹下神经前筋膜层面。肿瘤较大，尤其位于骨盆入口水平时，直肠后间隙的游离空间将变为"一线天"。此时，要先充分游离上段直肠，拓展两侧空间，直肠后间隙的游离要遵循先中间再侧方的原则，保护双侧腹下神经（图 11-4-11 ～图 11-4-18）和 S2 ～ S4 副交感神经，并注意排烟，保持视野的干净（视频 11-4-2）。

视频 11-4-2
直肠后方间隙的游离

⇨ **技 巧**

虽左手钳换为钝头的肠钳，但前抬力量过大很容易进入直肠系膜内。可以自制长条"花生米"（约 3 cm 长，直径 1 cm，用丝线缝合捆绑纱布卷），用肠钳夹住长条"花生米"中点（图 11-4-15），可以最大力度向前翘起肿瘤及直肠系膜，并利用系膜的可缩性用"花生米"将系膜展成一水平面（图 11-4-16），扩大筋膜间隙，达到空间的最大显露。

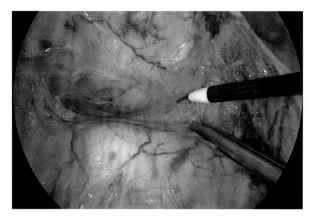

图 11-4-11　右侧腹下神经前间隙的游离

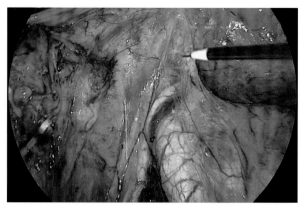

图 11-4-12　拓展对侧直肠后间隙

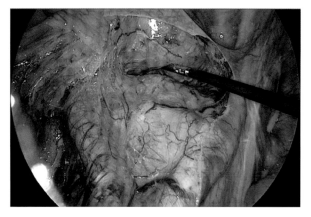

图 11-4-13　肠钳抬起肿瘤的效果

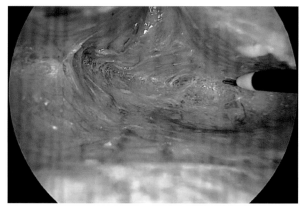

图 11-4-14　狭小的直肠后间隙内游离

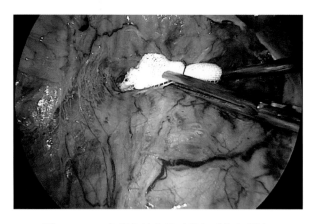

图 11-4-15　自制小纱布卷（长条"花生米"）

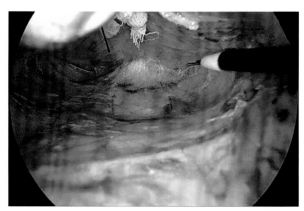

图 11-4-16　纱布卷的暴露效果

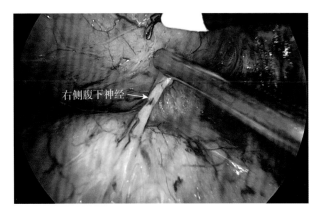

图 11-4-17　右侧腹下神经

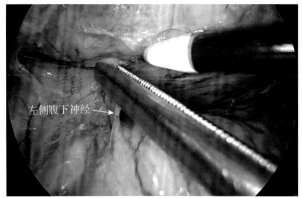

图 11-4-18　左侧腹下神经

膀胱前壁及右侧壁的分离

完成左侧侧腹膜的分离与会师后，考虑肿瘤遮挡左侧侧方的显露，决定先从前方、右侧方分离。膀胱经尿管注入生理盐水 200 ml，夹闭尿管，使膀胱充盈，以更好显露受侵膀胱壁范围。距受侵膀胱壁 1 cm，切开浆膜及肌层，从右侧向前、向左侧分离，显露右侧输精管，将其作为标志找到右侧精囊腺，切开膀胱右前方黏膜，镜头进入膀胱腔内探查累及范围，沿其周 1 cm 分离右侧、右后膀胱壁，可见右侧输尿管开口距切缘约 1 cm，右侧输尿管可以保留（图 11-4-19 ～图 11-4-24，视频 11-4-3）。

视频 11-4-3
膀胱前壁及右侧壁的分离

⇨ **技 巧**

充盈的膀胱可以更容易确认范围，达到膀胱最大限度保留。先左侧还是先右侧没有绝对的原则，主要是从显露的角度去考虑。我们行腹腔镜直肠癌联合膀胱部分切除 20 余例，通常采用前壁 - 右侧 - 后壁 - 左侧的分离顺序，比较适合腔镜操作的视角。

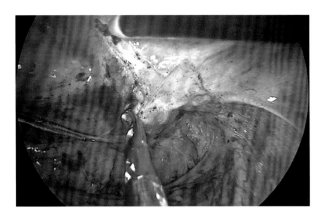

图 11-4-19　勾画右侧前方切割线

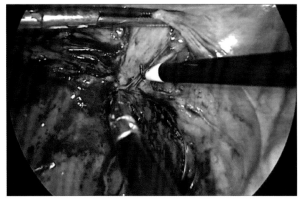

图 11-4-20　沿右侧输精管走行分离

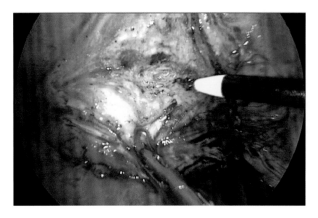

图 11-4-21   分离膀胱前壁

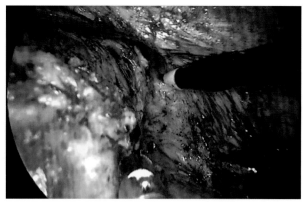

图 11-4-22   右上方向先进入膀胱内

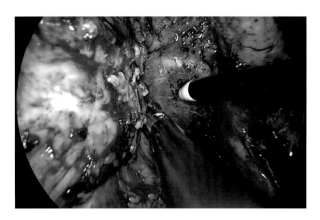

图 11-4-23   游离精囊后方直肠前间隙

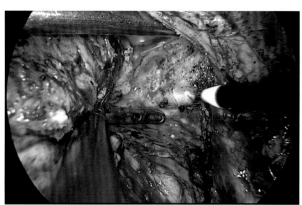

图 11-4-24   分离右后方膀胱壁

视频 11-4-4
膀胱前壁及左侧壁的
分离

膀胱前壁及左侧壁的分离

膀胱前壁向左侧分离，可见左侧炎症及受侵较右侧明显，离断左侧输精管，游离出左侧输尿管，沿其内侧分离肿瘤与其粘连部分，可见右侧输尿管入口紧邻切缘，转向后侧，分离精囊与直肠前壁间隙，紧邻精囊上缘分离膀胱后壁，直至完全离断（图 11-4-25 ～图 11-4-30，视频 11-4-4）。

⇨ **技 巧**

输尿管被肿瘤包饶或者炎性包裹时，完全游离输尿管直至膀胱入口是避免损伤的方法。术前应放置 DJ 管，以利于术中输尿管的显露与保护。

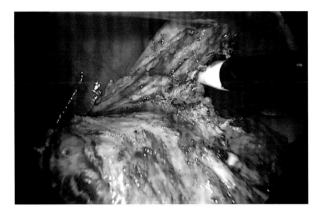

图 11-4-25　膀胱左前方分离

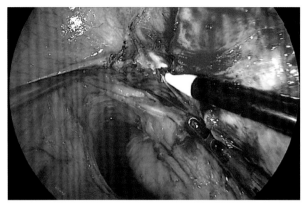

图 11-4-26　离断左侧输精管

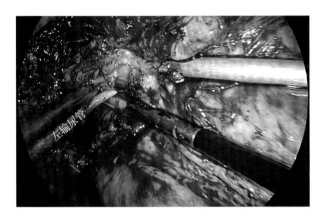

图 11-4-27　紧邻左输尿管分离

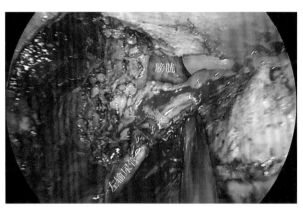

图 11-4-28　左输尿管开口紧邻切缘

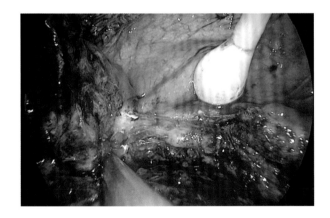

图 11-4-29　膀胱左后方分离

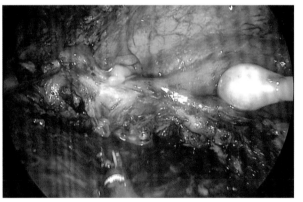

图 11-4-30　残留的膀胱

两步法离断直肠

当肿瘤较大时，直肠中段的裸化会因为肿瘤的遮挡变得困难，尤其是操作者对侧直肠系膜的"瘦身"。我们采用两步法完成此操作：先裸化直肠右侧、右后方的系膜，用腔镜直线切割吻合器完成第一枪的离断，此时进一步将肿瘤及直肠往头侧牵拉出盆腔，盆腔空间得以改善；继而紧邻直肠壁裸化左前方及左后方系膜，用第二枚钉仓完成剩余直肠的离断。待直肠完全离断后，仍有可能残留的部分在牵拉左侧系膜后变得更清晰，进一步处理也变得简单（图 11-4-31 ～图 11-4-36，视频 11-4-5）。

视频 11-4-5
两步法离断直肠

⇨ **技 巧**

　　两步法离断直肠适用于困难骨盆、肥胖直肠系膜及骨盆入口处的较大直肠肿瘤，是对传统先裸化再离断直肠的一种改进。

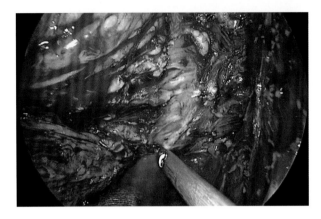

图 11-4-31　处理右侧直肠系膜

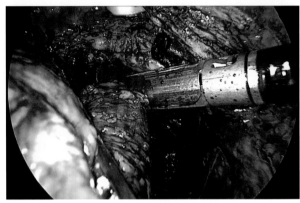

图 11-4-32　离断右侧部分直肠

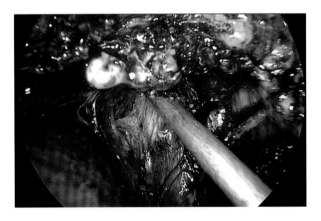

图 11-4-33　处理左侧部分直肠系膜

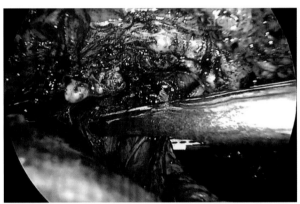

图 11-4-34　第二枪完全离断直肠

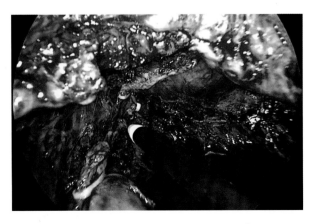

图 11-4-35　处理残留的左侧直肠系膜

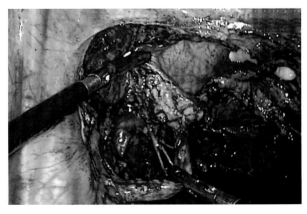

图 11-4-36　移除标本后的视野

膀胱前侧壁的松解

断左侧输尿管，游离输尿管下段备吻合。沿右脐内侧襞外侧切开，进入耻骨后 Retzius 间隙，断脐正中襞，游离膀胱前间隙至前列腺。左侧膀胱残余少，遂离断左侧脐动脉、膀胱上动脉，游离膀胱左侧侧方，以利于膀胱修补（图 11-4-37 ～图 11-4-42，视频 11-4-6）。

视频 11-4-6
膀胱前侧壁的松解

⇨ 技 巧

先切除受侵膀胱后松解是腔镜不同于开腹的另一方面。过早地松解膀胱前壁将使膀胱后坠，助手将不得不上提牵拉膀胱，不利于直肠与膀胱后壁的分离，也不利于直肠系膜的处理与直肠的离断。

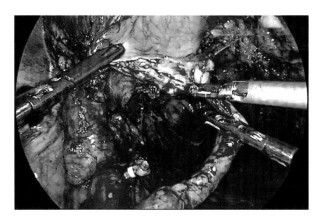

图 11-4-37　离断左侧输尿管

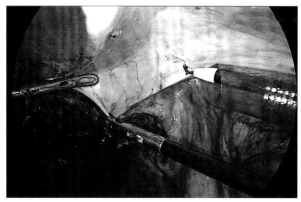

图 11-4-38　膀胱前壁分离线

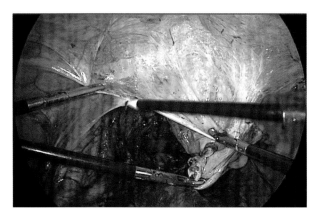

图 11-4-39　显露 Retzius 间隙

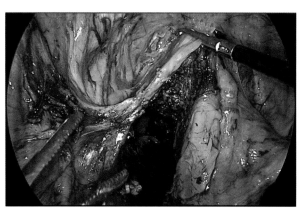

图 11-4-40　显露左脐动脉

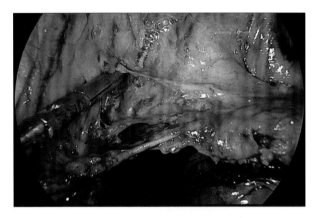

图 11-4-41　显露左膀胱上动脉

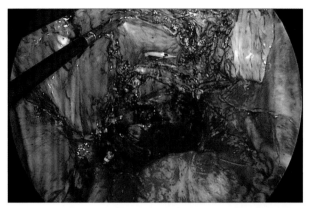

图 11-4-42　视野展示

视频 11-4-7
消化道与泌尿系重建

消化道与泌尿系重建

　　行下腹正中辅助切口，取出标本，自肿瘤近端 10 cm 离断直肠及系膜。放置双侧输尿管 DJ 管，行膀胱缝合修补，并完成左侧输尿管膀胱前壁植入及耻骨上膀胱穿刺造瘘术。考虑患者高龄，未行肠吻合，行乙状结肠单腔造口（Hartmann 术）（图 11-4-43 ～图 11-4-46，视频 11-4-7）。

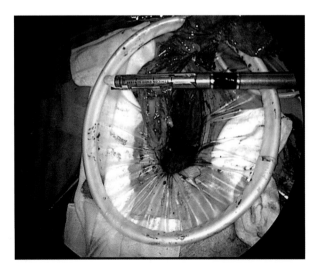

图 11-4-43　离断肿瘤近端直肠

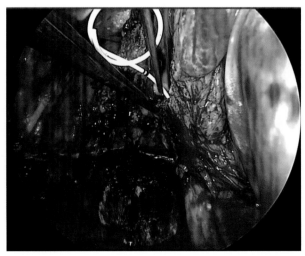

图 11-4-44　放置 DJ 管

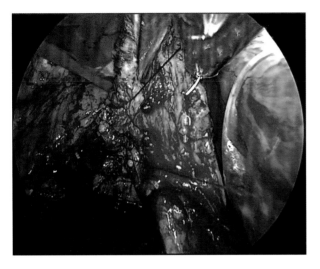

图 11-4-45　缝合修补膀胱

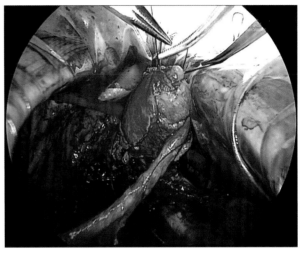

图 11-4-46　左侧输尿管再植

病理诊断

直肠溃疡型高分化腺癌（图 11-4-47，图 11-4-48），部分黏液腺癌，肿瘤大小 10.5 cm×9.5 cm×3.5 cm，肿瘤侵犯膀胱，脉管癌栓（+），神经侵犯（-），输尿管断端、直肠远断端及环周切缘均未见癌累及，肠系膜下动脉根部淋巴结 2/10 转移，肠系膜淋巴结 8/50 转移。

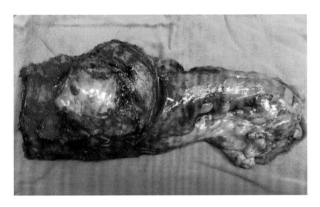

图 11-4-47　手术标本正面观

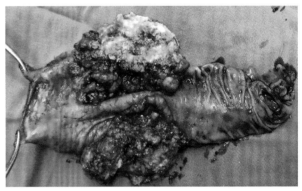

图 11-4-48　手术标本反面观

术后恢复

手术时间 240 min，术中出血 300 ml，术后恢复顺利，术后 2 周出院。

总结

1．直肠癌侵犯膀胱的病例在临床工作中经常遇到，多数情况仅小范围膀胱壁受侵，行部分膀胱壁切除的手术难度不大。该病例膀胱累及范围大，切缘紧邻输尿管脊及左侧输尿管开口，如果没有高龄因素，可能行前盆腔脏器切除更合适，操作反而更简单。

2．通常采用前壁 - 右侧 - 后壁 - 左侧的膀胱分离顺序，更符合腹腔镜下膀胱部分切除的视角及操作。

3. 两步法离断直肠适用于困难骨盆、肥胖直肠系膜及骨盆入口处的较大直肠肿瘤，是对传统先裸化再离断直肠的一种改进。

4. 对于膀胱或输尿管受侵的直肠癌患者，术前应常规放置 DJ 管，有助于术中判断输尿管的开口，更有利于输尿管的分离及保护。这也是本例术前准备不足之处。

（汤坚强）

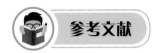

[1] 万远廉，严仲瑜，刘玉村. 腹部外科手术学 [M]. 北京：北京大学医学出版社，2010.

[2] MIYAKE Y，NISHIMURA J，TAKAHASHI H，et al. The short-term outcomes of laparoscopic multivisceral resection for locally advanced colorectal cancer：our experience of 39 cases [J]. Surg Today，2017，47：575-580.

[3] KIM K Y，HWANG D W，PARK Y K，et al. A single surgeon's experience with 54 consecutive cases of multivisceral resection for locally advanced primary colorectal cancer：can the laparoscopic approach be performed safely [J]. Surg Endosc，2012，26：493-500.

[4] NAGASUE Y，AKIYOSHI T，UENO M，et al. Laparoscopic versus open multivisceral resection for primary colorectal cancer：comparison of perioperative outcomes [J]. J Gastrointest Surg，2013，17：1299-1305.

第五节　腹腔镜全盆腔脏器切除术

适应证

全盆腔脏器切除术（total pelvic exenteration，TPE）适用于局部进展期直肠癌分型为 F0（Mayo Clinic 分型）和前向型（MSKCC 分型），直肠肿瘤下缘距肛缘小于 5 cm 或内外括约肌受侵。①侵犯膀胱三角或合并累及输尿管；②侵犯大部分膀胱壁，残余膀胱容量不足；③侵犯前列腺、后尿道。

现病史及术前检查

患者男性，66 岁，BMI 21.1 kg/m²。间断大便带血 3 个月，既往无手术史。肠镜：直肠距肛缘 3 cm 腺癌。盆腔 MRI：直肠癌侵犯前列腺，肠系膜多发肿大淋巴结，盆腔左侧方髂内血管区肿大淋巴结，短径最大值 2.0 cm，考虑 cT4bN2M0，侧方淋巴结转移可能。经 MDT 会诊，行新辅助 FOLFOX4 化疗 2 个周期，加同步放疗：6 MV-X 线 IMRT 外照射治疗 PTV（直肠肿瘤区 + 盆腔淋巴结引流区）50 Gy/2 Gy/25 F。新辅助化疗后 9 周复查盆腔 MRI：直肠肿瘤较前变小，仍与前列腺关系不清（图 11-5-1），系膜及盆腔左侧方髂内血管区淋巴结部分较前减小，左髂内淋巴结短径最大值 1.2 cm（图 11-5-2）。完善检查，于放疗后 9 周行腹腔镜根治性全盆腔脏器切除联合双侧方淋巴结清扫术。

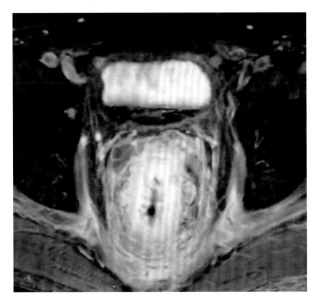

图 11-5-1 新辅助放化疗后盆腔 MRI：直肠与精囊前列腺关系不清

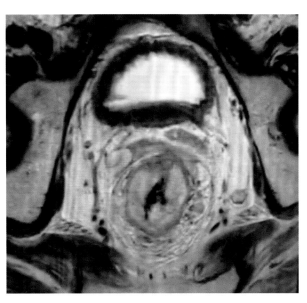

图 11-5-2 新辅助放化疗后盆腔 MRI：左髂内动脉引流区肿大淋巴结

手术要点及策略

1. 腹腔镜探查，若有种植转移，行单纯乙状结肠造口。

2. 术前 MRI 明确肿瘤为前向型，与周围盆壁无侵犯（F0），与骶骨无侵犯；在完成肠系膜下血管离断和直肠后间隙的分离后，再探查肿瘤与前列腺关系，若可疑侵犯，不宜勉强分离两者间隙，以免造成肿瘤破裂。

3. 术前 MRI 怀疑侧方淋巴结转移，需行根治性侧方淋巴结清扫才能达到 R0 根治。手术入路选择侧方淋巴结清扫入路，根部结扎髂内动脉前干各分支，不仅处理全盆腔脏器相关血管的离断，同时完成侧方淋巴结的廓清，并将侧方淋巴结同直肠肿瘤、膀胱、前列腺、肛门整块切除。

手术步骤

体位

采用改良 Lloyd-Davis 体位，头低足高 15°，右侧倾斜 15°，并确保会阴部悬空 5 ~ 10 cm。腹腔镜操作时可将右侧腿架放低，避免术者右手操作器械与右腿部间的干扰。会阴部操作时改为标准截石位，第一助手坐于主刀右侧位。

戳卡位置

一般采用 5 孔法，与腹腔镜直肠手术戳卡位置类似，肿瘤体积较大时，常规主操作孔难以越过肿瘤，可在脐与耻骨联合中间另置第 6 枚 Trocar（图 11-5-3），方便直肠膀胱左侧壁的游离。

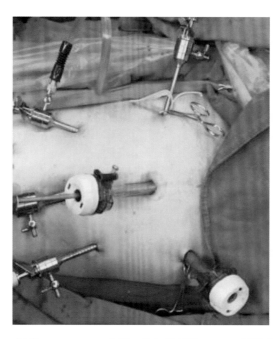

图 11-5-3　腔镜 TPE Trocar 布局，脐与耻骨间 Trocar 视肿瘤大小而定

视频 11-5-1
肠系膜下动静脉的处理
及 No.253 淋巴结清扫

肠系膜下动静脉的处理及 No.253 淋巴结清扫

助手将乙状结肠直肠系膜提起，形成张力，于右直肠旁沟处切开，沿自然皱褶向上，直至肠系膜下动脉根部，清扫 No.253 淋巴结，仅裸化待结扎处理的肠系膜下动脉（IMA）根部 1 cm 即可，完成血管的结扎，提起断端，显露 IMA 根部后方的肠系膜下神经丛，全盆腔脏器切除虽不涉及保留植物神经的问题，但沿着神经导向的层面游离有助于找到正确的间隙（图 11-5-4 ～图 11-5-9，视频 11-5-1）。

⇨ 技 巧

先血管后平面的顺序更符合 cT4b 直肠癌的直肠后间隙游离，处理完 IMA 和 IMV 后，提起血管断端，可清晰显露左侧 Toldt 间隙，自中线向左侧拓展，拓展的边界为：见降结肠背侧或侧腹壁，髂血管水平要跨过输尿管并见对侧腹膜，此时若从外侧切开左侧侧腹膜，会师会更容易，也不易伤及左输尿管。

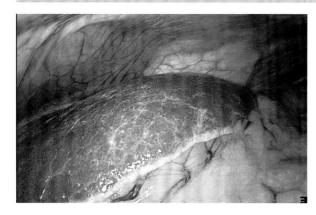

图 11-5-4　探查

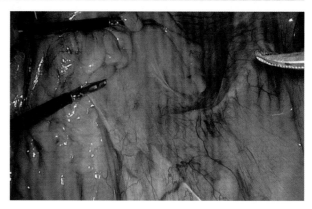

图 11-5-5　展开乙状结肠系膜平面

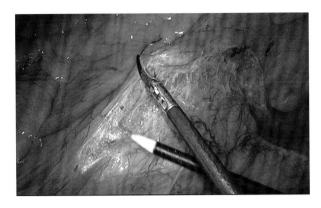

图 11-5-6　右侧系膜切开线

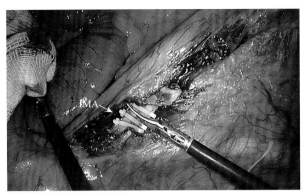

图 11-5-7　根部离断 IMA

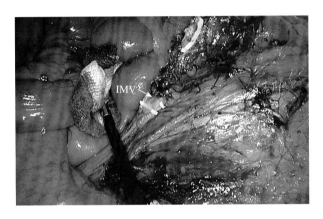

图 11-5-8　离断 IMV

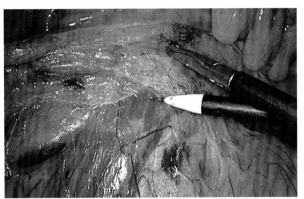

图 11-5-9　左侧 Toldt 间隙拓展

直肠后间隙的游离及直肠前间隙探查

助手用右手钳顶起直肠系膜的左侧缘，左手钳夹住直肠系膜右侧缘，将直肠系膜向腹侧牵拉展平；主刀左手用肠钳轻轻牵拉腹下神经前筋膜，可见纤维条索被拉开，通常在 6 点方向直肠固有筋膜和腹下神经前筋膜间隙最清楚。切开此间隙后主刀先轻轻牵拉右侧腹下神经，向右侧侧盆壁扩大直肠后间隙，而后向左侧方拓展。至 S3 水平，可见直肠后间隙变窄，不易分离，此时应考虑直肠骶骨筋膜融合位置，切开直肠骶骨筋膜，可见其后更加疏松的纤维条索，锐性分离，隐约能见骶前筋膜后叶深方的骶前静脉分支走行，继续向肛侧游离，可见肛提肌及 Hiatal 韧带。松解乙状结肠黏着于左髂窝的先天粘连，切开左侧直肠旁沟，并与右侧顺利会师，切开直肠前部分腹膜反折，结合肛门指诊，探查直肠肿瘤固定，与精囊腺前列腺难以分开（图 11-5-10～图 11-5-13，视频 11-5-2）。

视频 11-5-2
直肠后间隙的游离及直肠前间隙探查

⇨ 技 巧

助手左手钳常固定，而右手钳根据游离的不同深度顶着直肠系膜偏左侧向下滑动，持续给予最大限度的前向牵拉。新辅助放化疗后骶前间隙常水肿，灵活运用电凝钩比超声刀更易显露层次，新辅助放化疗后骶前小血管常纤维化，虽很少见到"天使之发"完美间隙，但遵循直肠骶骨筋膜切开前，先中间往右侧分离再往左侧的顺序，而切开筋膜后拓展先左侧再右侧的顺序，往往能实现后方隧道的良好显露。

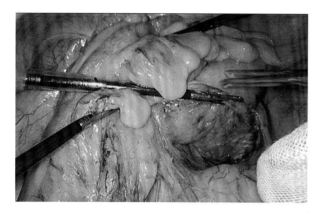

图 11-5-10   助手钳夹部位

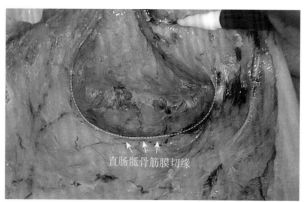

直肠骶骨筋膜切缘

图 11-5-11   切开直肠骶骨筋膜

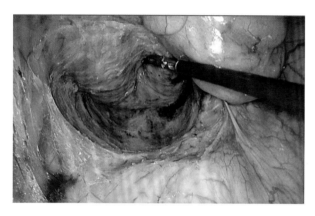

图 11-5-12   完成直肠后间隙游离

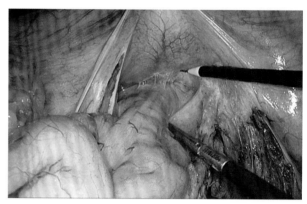

图 11-5-13   直肠前间隙探查

视频 11-5-3
左侧盆壁筋膜层面的
游离及髂总淋巴结、
髂外动脉淋巴结清扫

左侧盆壁筋膜层面的游离

不同于侧方淋巴结清扫层面建立的顺序，全盆腔脏器切除术中盆壁筋膜平面的显露要优先于输尿管腹下神经筋膜间隙的游离。沿着脐内侧襞外侧顺着脐动脉走行方向切开腹膜，进入膀胱前侧方疏松的结缔组织间隙（Retzius 间隙），离断输精管。沿髂总动脉、髂外动脉清扫其上缘淋巴结，并紧贴髂腰肌游离，从髂外动静脉外侧显露闭孔神经近端及髂内血管与髂外血管汇合处，可见髂内动脉外侧分支——髂腰动脉及伴行髂腰静脉，并可见深部走行的粗大的腰骶干。清扫髂外动脉下缘及背侧淋巴结，裸化髂外动静脉，以横跨髂外动脉的旋髂深静脉或 Cloquet 淋巴结作为髂外淋巴结清扫的边界，沿着闭孔内肌筋膜显露闭孔神经远端，于闭孔处依次离断闭孔动静脉（图 11-5-14 ～图 11-5-21，视频 11-5-3）。

⇨ 技 巧

Retzius 间隙或称耻骨后间隙，是膀胱前侧方的一天然无血管区，也是侧方淋巴结清扫膀胱腹下筋膜的游离层面。髂外血管外侧入路的游离技术不仅利于髂外动脉淋巴结（No.293），闭孔淋巴结（No.283）的彻底清扫，同时外侧入路很容易显露髂内血管，尤其是对髂内静脉的显露。在复杂肠癌可能发生大出血的情况下，髂内动脉前后干的提前显露在关键止血环节可以发挥重要作用。

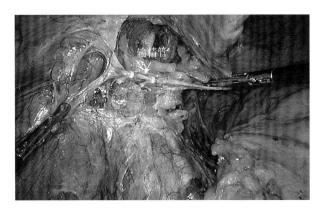

图 11-5-14　断输精管，进入 Retzius 间隙

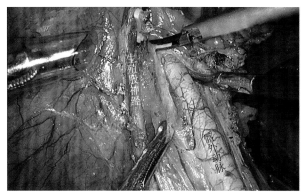

图 11-5-15　清扫 No.273、No.293 淋巴结

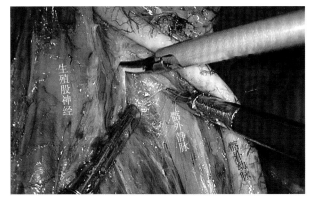

图 11-5-16　显露髂外静脉

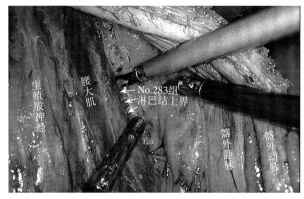

图 11-5-17　显露 No.283 淋巴结的上界

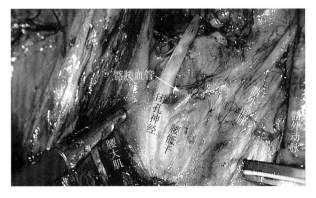

图 11-5-18　闭孔神经和腰骶干的显露

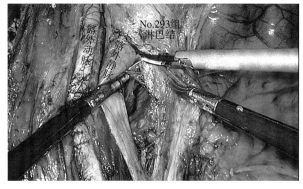

图 11-5-19　清扫 No.273、No.293 淋巴结

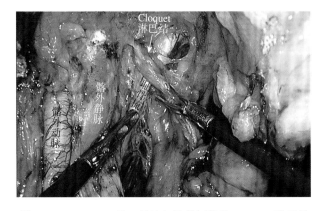

图 11-5-20　No.273 淋巴结清扫的外侧界为 Cloquet 淋巴结

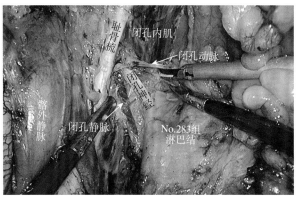

图 11-5-21　闭孔区解剖结构：闭孔动脉、闭孔静脉与闭孔神经

视频 11-5-4
左侧髂内动脉脏支的
离断及闭孔淋巴结、
髂内淋巴结的清扫

左侧髂内动脉脏支的离断及闭孔淋巴结、髂内淋巴结的清扫

沿输尿管腹下筋膜层面游离左侧输尿管，将闭孔神经从闭孔区淋巴脂肪组织中游离并保护，防止热损伤甚至误伤离断。以髂内动脉前干为轴线，清扫其两侧淋巴脂肪组织，逐渐显露并结扎前向分出的脐动脉、膀胱上动脉及膀胱下动脉，向外侧发出的闭孔动脉，以及伴行的静脉（图 11-5-22 ~ 图 11-5-29，视频 11-5-4）。

⇨ 技 巧

闭孔神经的游离禁用电外科器械，热损伤可以造成闭孔神经暂时或永久的损伤，致其支配的闭孔外肌、大腿内收肌群功能障碍，遗留大腿内收或外旋障碍，我们推荐将超声刀非工作头接触神经，甚至采用钝性分离的技术。保留髂内动脉后干，而支配直肠膀胱的前干以及闭孔动脉均可以切除。相对而言，紧邻髂内动脉的"爬坡"游离相对安全，多数出血是由于在分离动脉或 Hem-o-lok 夹闭时损伤伴行的静脉壁所致。髂内动脉前干变异很多，在 TPE 发生大出血时，即便主干结扎也是可行的。

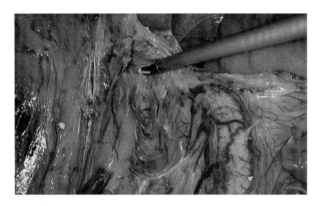

图 11-5-22　输尿管腹下神经层面

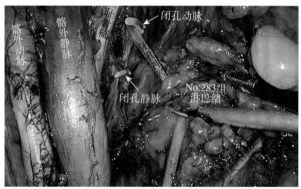

图 11-5-23　游离保护闭孔神经

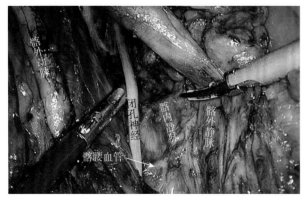

图 11-5-24　No.283 淋巴结上界清扫后的效果

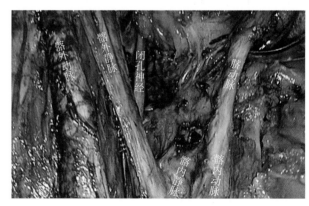

图 11-5-25　显露髂内动脉主干及清扫 No.263p 淋巴结

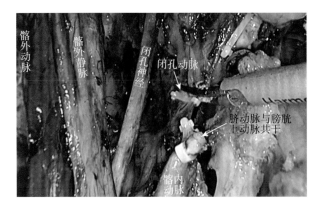

图 11-5-26　结扎脐动脉与膀胱上动脉共干及闭孔动脉

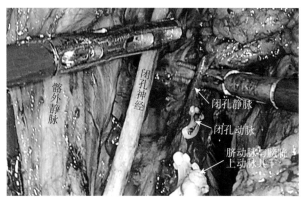

图 11-5-27　离断闭孔静脉

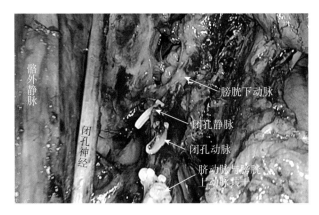

图 11-5-28　显露膀胱下动脉并离断

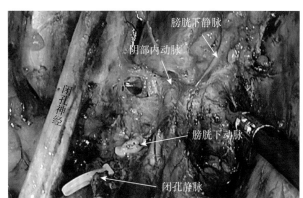

图 11-5-29　显露膀胱下静脉并离断

左侧输尿管的离断及层面会师

沿输尿管游离至膀胱入口，注意输尿管滋养血管的保护。根据输尿管受累情况，通常在受累近端 2 cm 离断输尿管，离断左腹下神经及 S2 ~ S4 副交感神经。此时 TME 腔室与侧方腔室相通，完成会师，可见闭孔内肌与肛提肌交界处的肛提肌腱弓，切开后见坐骨直肠窝脂肪。至此 TPE 左侧方操作完成（图 11-5-30 ~ 图 11-5-33，视频 11-5-5）。

视频 11-5-5
左侧输尿管的离断及
层面会师

⇨ **技 巧**

肛提肌腱弓水平的离断确保最大限度向侧方游离，降低环周切缘阳性率。相对于传统经腹会阴联合切除，此平面相对高，离断的肌肉也较厚，经常会碰到滋养血管，一旦出血，血管断端缩进肌纤维间，止血操作会变得很棘手。

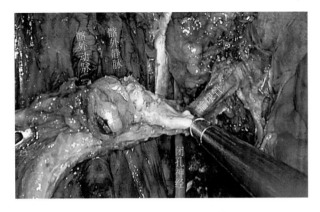

图 11-5-30   游离左输尿管

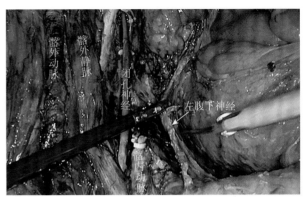

图 11-5-31   离断腹下神经

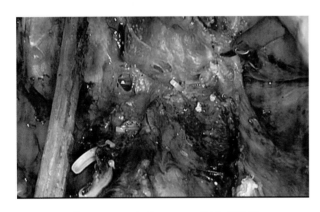

图 11-5-32   离断 S2 ～ S4 副交感神经

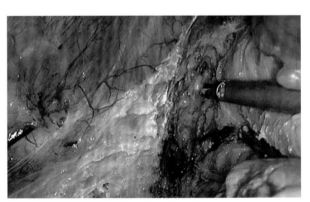

图 11-5-33   离断左侧肛提肌腱弓

视频 11-5-6
右侧盆侧方的游离

右侧盆侧方的游离

　　手术操作同左侧方，结扎处理右侧髂内动脉分支的同时完成右侧侧方淋巴结的清扫，离断右侧输尿管，切开右侧肛提肌腱弓见坐骨直肠窝脂肪，并离断 Hiatal 韧带及直肠尾骨肌，左右侧方在后方顺利会师。不同于左侧的解剖，右侧闭孔静脉仍汇入髂内静脉，但右侧副闭孔静脉汇入髂外静脉的位置偏近心端，并没有紧邻耻骨梳汇入髂外静脉，当然离断或保留此血管均可以（图 11-5-34 ～图 11-5-37，视频 11-5-6）。

⇨ **技　巧**

　　部分学者建议主刀站位左侧清扫右侧方淋巴结，我们选择主操作孔在右髂前上棘水平内侧 3 cm，右腹壁下动脉外侧，这样可以较好地实现分离角度。

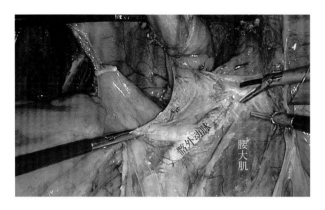

图 11-5-34　建立右侧盆筋膜层面

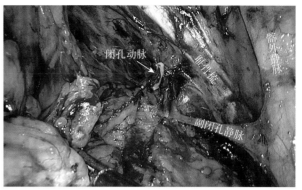

图 11-5-35　变异的副闭孔静脉

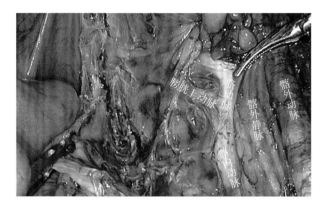

图 11-5-36　脐动脉与膀胱上动脉共干

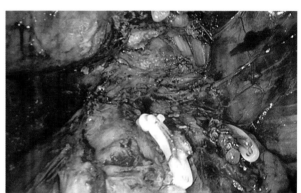

图 11-5-37　离断右侧肛提肌

尿道的离断

完成双侧方的游离后，切开脐正中襞，进入耻骨正后方疏松的膀胱前间隙，可见双侧耻骨前列腺韧带，离断后可见阴茎背静脉复合体（dorsal vein complex，DVC），DVC 分为前列腺浅表静脉和双侧静脉丛，远心端与阴茎背静脉、近心端与膀胱前列腺静脉丛交通。DVC 是全盆腔脏器切除术中最常见的出血部位，因直肠肿瘤较大，膀胱、前列腺被顶向前方，以致影响耻骨后间隙的显露和 DVC 缝合。用倒刺线在前列腺尖部贯穿缝合 DVC 后离断，显露并游离尿道，部分病例直肠肿瘤已侵犯膀胱黏膜，在拔除尿管后建议对尿道远近端分别结扎后离断，防止肿瘤泄漏和污染创面（图 11-5-38 ～图 11-5-43，视频 11-5-7）。

视频 11-5-7
尿道的离断

⇨ 技 巧

上述 DVC 和尿道的处理为腔镜入路，对术者及助手要求较高，如果 DVC 腔镜下显露困难，可以经会阴完成缝合离断，此离断点相对更靠近阴茎部分。我们曾用腔镜直线切割吻合器（成钉高度 0.2 cm）直接离断 DVC 和尿道，虽费用偏高，但可缩短手术时间和减少术中出血。

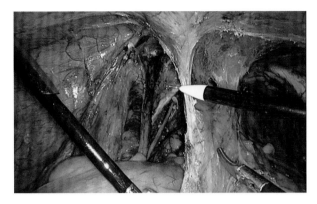

图 11-5-38　切开脐正中襞

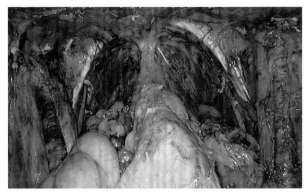

图 11-5-39　游离耻骨后间隙

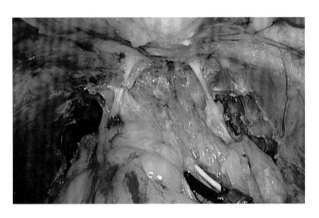

图 11-5-40　显露耻骨前列腺韧带及前列腺浅静脉

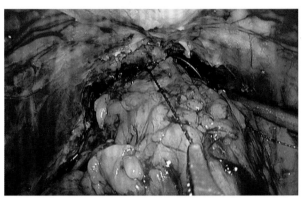

图 11-5-41　倒刺线缝合 DVC

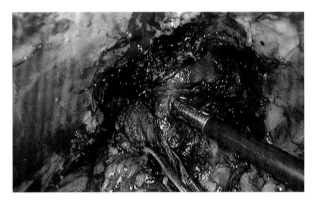

图 11-5-42　分离尿道

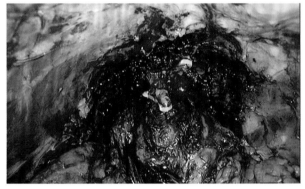

图 11-5-43　Hem-o-lok 夹闭后离断尿道

视频 11-5-8
消化道及泌尿系的重建

标本的取出与消化道及泌尿系的重建

　　裁剪乙状结肠系膜，拟造口乙状结肠肠管用腔镜直线切割吻合器离断。术者转向会阴部，会阴部操作可参考第 8 章第 2 节。标本经会阴切口取出。从会阴切口进入腔镜探查，了解有无活动性出血。本例选择输尿管皮肤造口和乙状结肠造口，盆底腹膜未能缝合。腔镜下冲洗后，再次探查腹腔内出血，肠管、输尿管有无扭转，并于腹腔及会阴部放置 2 根引流管（图 11-5-44 ～图 11-5-49，视频 11-5-8）。

⇨ 技 巧

若行回肠膀胱（Bricker 膀胱）术，可以延长脐部 Trocar 孔，将末端回肠提出，通过小切口完成回肠回肠吻合术和输尿管回肠吻合术，需 TPE 手术的直肠肿瘤通常分期较晚，是否选用原位新膀胱等代膀胱手术值得商榷。

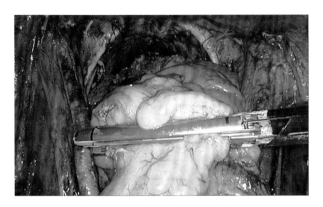

图 11-5-44　离断乙状结肠备造口

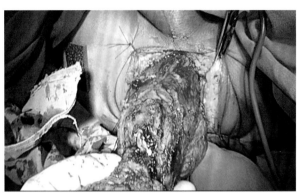

图 11-5-45　经会阴取标本

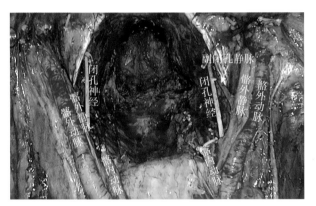

图 11-5-46　腹侧观察清扫后的盆腔术野

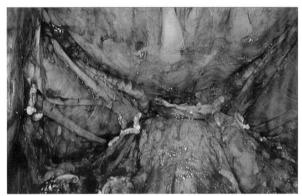

图 11-5-47　会阴侧观察清扫后的盆腔术野

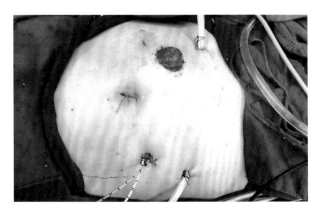

图 11-5-48　乙状结肠造口与输尿管皮肤造口

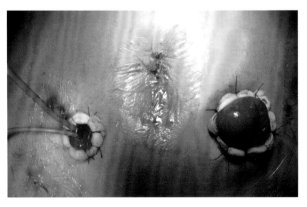

图 11-5-49　乙状结肠造口与回肠膀胱造口

病理诊断

直肠癌新辅助放化疗后改变，肿瘤退缩分级 3 级（反应不良），溃疡型，肿瘤大小 5 cm× 4 cm× 2.5 cm，肿瘤侵犯前列腺（图 11-5-50，图 11-5-51），未侵犯膀胱、精囊腺，未见明确神经侵犯及脉管癌栓，输尿管断端、直肠断端及环周切缘均未见累及，肠系膜上动脉根部 0/2，肠系膜淋巴结 0/6，另见 6 个癌结节；左侧 No.263 淋巴结 1/3，左侧 No.283 淋巴结 0/1，右侧 No.263 淋巴结 0/2，右侧 No.283 淋巴结 0/2 转移。

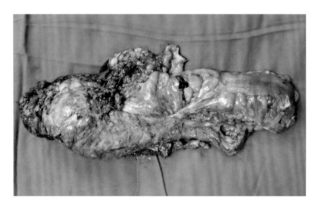

图 11-5-50　手术标本左侧面

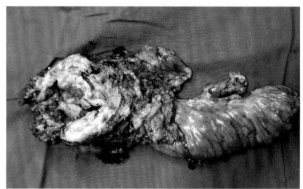

图 11-5-51　手术标本剖面见肿瘤位于直肠前壁，侵及前列腺

术后恢复

手术时间 420 min，术中出血 300 ml，术后无并发症，术后 9 天出院。

总结

1. 直肠癌侧向间隙的游离存在三个平面：① cT3 期以下遵循 TME 层面的游离；② cT4b 期与输尿管、盆侧壁间隙不清时可以采用输尿管腹下神经层面游离；③ cT4b 期需全（后）盆腔脏器联合切除（或联合侧方清扫）时采用经盆壁筋膜层面的游离。

2. 掌握层面优先的侧方淋巴结清扫技术可灵活应用于全盆腔脏器联合切除的关键环节。

3. 先根部离断髂内前干各分支后分离肿瘤的手术顺序有助于减少术中出血。

4. 未能进行盆底腹膜关闭或盆底重建是本例的不足之处。

（汤坚强）

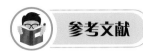

[1]　万远廉，严仲瑜，刘玉村．腹部外科手术学［M］．北京：北京大学医学出版社，2010．

[2]　万远廉，刘玉村，汤坚强，等．盆腔脏器联合切除在局部进展期直肠癌治疗中的意义［J］．中国实用外科杂志，2002，22（10）：608-610．

[3]　YANG K，TANG J，LI X，et al. Laparoscopic total pelvic exenteration for pelvic malignancies：the technique and short-time outcome of 11 cases［J］．World J Surg Oncol，2015，13（1）：1-9．

[4]　MUKAI T，AKIYOSHI T，UENO M，et al. Laparoscopic total pelvic exenteration with en bloc lateral lymph node dissection after neoadjuvant chemoradiotherapy for advanced primary rectal cancer［J］．Asian J Endosc Surg，2013，6（4）：314-317．

[5]　POKHARKAR A，KAMMAR P，D'SOUZA A，et al. Laparoscopic pelvic exenteration for locally advanced rectal cancer，technique and short-term outcomes［J］．J Laparoendosc Adv Surg Tech A，2018，28（12）：1489-1494．

[6]　吴涛，文龙，张继新，等．新辅助放化疗联合全盆腔脏器切除术治疗原发性 T_{4b} 期直肠癌的疗效分析［J］．中华胃肠外科杂志，2019，22（1）：59-65．

[7]　TANG J，LIU J，DU B，et al. Short-and long-term outcomes of laparoscopic versus open pelvic exenteration for locally advanced rectal cancer：a single-center propensity score matching analysis［J］．Tech Coloproctol，2023，27（1）：43-52．

第六节　腹腔镜前盆腔脏器切除术

适应证

前盆腔脏器切除术（anterior pelvic exenteration，APE）或者称保留肛门的全盆腔脏器切除术适用于局部进展期直肠癌分型为 F0（Mayo Clinic 分型）和前向型（MSKCC 分型），直肠肿瘤下缘距肛缘 ≥ 5 cm。①侵犯膀胱三角、或合并累及输尿管；②侵犯大部分膀胱壁，残余膀胱容量不足；③无内外括约肌或肛提肌受侵；④患者有较强的保肛意愿，且预计预后较好。

现病史及术前检查

患者男性，65 岁，BMI 22 kg/m²。主因"直肠癌乙状结肠造口术后半年，新辅助化疗后"入院。既往体健。半年前因便血发现直肠癌，行开腹探查术，术中发现肿瘤侵犯膀胱，与盆壁固定，难以手术切除，为解决梗阻行乙状结肠双腔造口术（图 11-6-1），术后行 XELOX 方案化疗 4 个周期，新辅助评估：稳定 SD。肠镜：直肠距肛缘 9 cm 腺癌，环周，内镜不能通过。腹盆腔增强 CT：乙状结肠造口术后改变，直肠癌侵犯膀胱，肿瘤较前稍增大，肠系膜及盆腔多发小淋巴结（图 11-6-2 ～图 11-6-4）。完善检查，于化疗后 4 周行腹腔镜根治性前盆腔脏器切除，结直肠吻合，回肠保护性造口，回肠膀胱术。

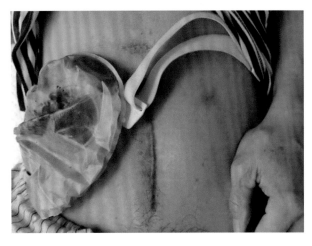

图 11-6-1　初次手术的切口与乙状结肠双腔的位置

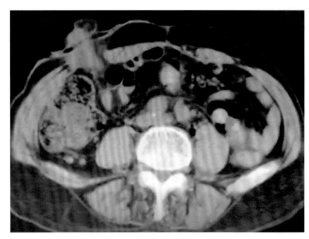

图 11-6-2　CT 显示乙状结肠造口位置（右下腹）

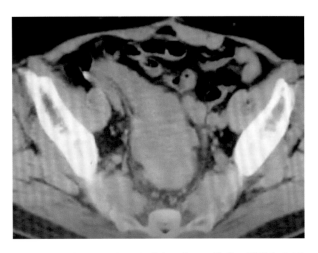

图 11-6-3　直肠中上段巨大肿瘤，并见乙状结肠被拉向右侧

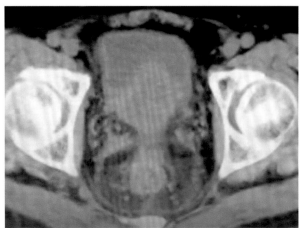

图 11-6-4　直肠肿瘤侵犯膀胱三角，直肠下段无肿瘤累及

▍手术要点及策略

1. 腹腔镜探查，若有种植转移，中止手术。

2. 初次手术及术前 CT 等提示肿瘤位于直肠中上段，为前向型，仅累及膀胱，考虑根治可能性大；但初次手术的乙状结肠造口位于右下腹，这无疑增加了手术难度，尤其是腔镜手术的难度，肠系膜下血管受系膜肠管遮挡几乎不能显露。切除原造口，缝合肠管，再封闭造口处切口，重建气腹，为后续操作做准备。

3. 术前检查未提示侧方淋巴结转移，故不必要行根治性侧方淋巴结清扫。但侧方清扫入路优先完成髂内血管各脏支的离断，对于减少术中出血还是很有帮助的，本章将对髂内动脉导向的侧方清扫入路做讨论。

4. 直肠中段的巨大肿瘤，再加上因乙状结肠造口的肠管损失，若行前盆腔脏器切除术，结肠直肠吻合保留肛门，手术难度加大，另外必须要游离结肠脾曲才能获得足够吻合肠管。

▍手术步骤

体位

采用改良 Lloyd-Davis 体位，头低足高 15°，右侧倾斜 15°。

腔镜探查、乙状结肠造口的切除与 Trocar 布局

脐上 2 cm 开放法建气腹，置镜，探查腹膜未见种植，肝未见占位。探查肿瘤位于腹膜反折近端，侵犯膀胱壁，范围约 8 cm×6 cm，决定行前盆腔脏器切除术。切除乙状结肠造口，放置切口保护套，缝合肠管，防止肠液污染，无菌手套封闭切口，建立气腹。戳卡位置类似腹腔镜全盆腔脏器切除术布局（图 11-6-5 ～图 11-6-8）。

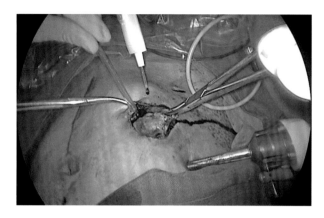

图 11-6-5　切除乙状结肠造口

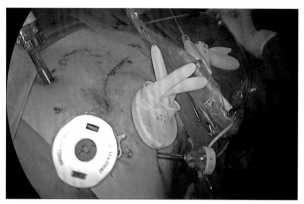

图 11-6-6　Trocar 布局

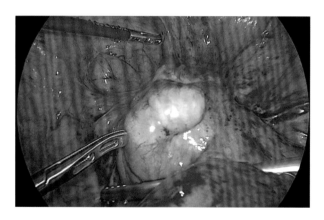

图 11-6-7　肿瘤侵犯膀胱

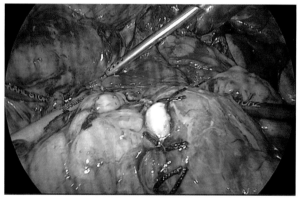

图 11-6-8　回纳的乙状结肠造口

肠系膜下动脉的处理及 No.253 淋巴结清扫

松解粘连，助手将乙状结肠直肠系膜提起，形成张力，于黄白交界处切开右侧腹膜，直至 IMA 根部，清扫 No.253 淋巴结，距 IMA 根部 1 cm，完成血管的结扎，提起血管断端，向左拓展 Toldt 间隙，并顺势游离左侧输尿管中段，髂外动脉头侧中段输尿管的显露和游离从背侧入路游离较外侧入路视野更好（图 11-6-9 ～图 11-6-12，视频 11-6-1）。

视频 11-6-1
IMA 根部处理与输尿管中段的游离

⇨ **技 巧**

肠系膜下静脉的处理分为高位和低位结扎，以左结肠静脉为界。通常不游离脾曲的直肠癌根治在肠系膜下动脉或左结肠动脉分出水平结扎 IMV（低位结扎）即可。需要脾曲游离的在胰腺下缘直接离断 IMV（高位结扎），否则即便脾曲松解，但因 IMV 牵拉，也不能实现肠管的充分延长。

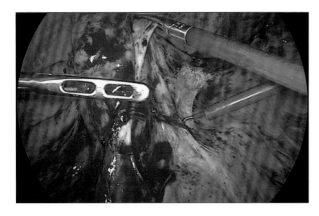

图 11-6-9 右侧系膜切开线

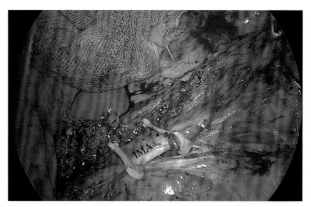

图 11-6-10 IMA 根部离断

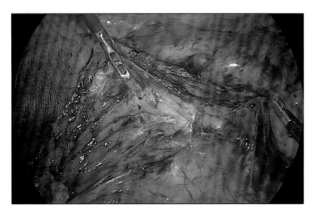

图 11-6-11 拓展 Toldt 间隙

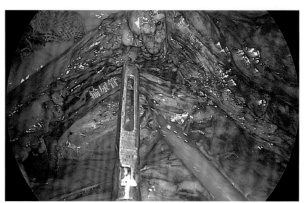

图 11-6-12 游离左侧输尿管中段

视频 11-6-2
右侧输尿管探查与直
肠后间隙的游离

直肠后间隙的游离及双侧输尿管的探查

助手用右手钳顶起直肠系膜的左侧缘，左手钳夹住脐内侧襞，距受侵右侧盆壁 1 cm 腹膜切开，沿脐内侧襞方向游离，可见肿瘤与右输尿管、脐内侧襞粘连，沿髂外血管前方入路扩大 Retzius 间隙，离断右侧输精管，游离直肠后间隙至 S4 神经根平面；切开左侧先天粘连，与右侧会师，显露左侧输尿管，探查左侧输尿管发现其与肿瘤难以分开，决定行前盆腔脏器切除术（图 11-6-13 ～图 11-6-18，视频 11-6-2）。

⇨ 技 巧

在肿瘤较大等情况时，需要助手双手去显露视野，而因为术前放化疗或二次手术的缘故，组织间隙常水肿，主刀左手可将肠钳换成吸引器，一边对抗牵拉，一边吸净渗血和渗液，去除烟雾，保持视野干净。

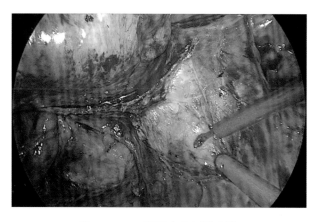

图 11-6-13　切开右盆侧壁腹膜

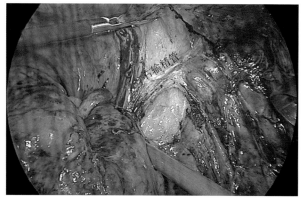

图 11-6-14　显露右侧输精管

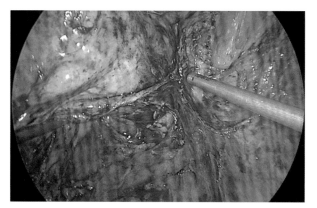

图 11-6-15　右侧输尿管与肿瘤粘连

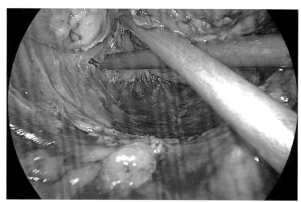

图 11-6-16　游离直肠后间隙

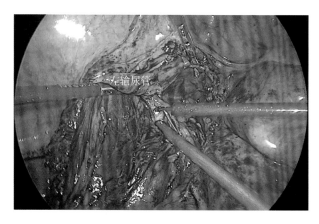

图 11-6-17　游离左侧输尿管

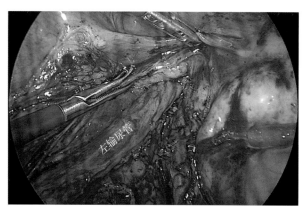

图 11-6-18　左侧输尿管与肿瘤粘连

视频 11-6-3
左侧盆髂内动脉导向
的侧方血管离断及淋
巴结清扫

髂内动脉导向的侧方淋巴结清扫术（左侧）

在第 11 章第 5 节"腹腔镜全盆腔脏器切除"中，我们采用的是层面优先的侧方清扫和离断技术，本例采用髂内动脉导向的侧方技术，预防性清扫 No.263、No.283 淋巴结。沿着左脐内侧襞外侧顺着脐动脉走行方向切开腹膜找到髂内动脉，再沿着髂内动脉主干前行解剖，外侧沿着髂外静脉下缘找到闭孔内肌，清扫闭孔淋巴结，显露闭孔神经，向前方依次结扎处理脐动脉（与膀胱上共干）、膀胱上静脉、闭孔静脉、闭孔动脉、膀胱下动脉，直至阴部内管水平。沿闭孔内肌平面找到进出闭孔的血管及神经，结扎闭孔动静脉，完成左侧侧方间隙的分离（图 11-6-19 ～图 11-6-28，视频 11-6-3）。

⇨ 技 巧

髂内动脉是侧方清扫的主轴，前向及侧向的血管在全盆腔脏器联合切除中均应离断，顺着脐动脉逆行可以快速找到髂内动脉主干，也可准确进入外侧的盆筋膜层面。

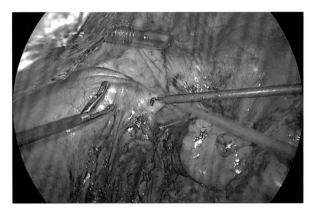

图 11-6-19　侧方切开线

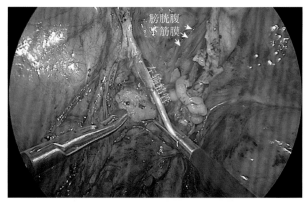

图 11-6-20　膀胱腹下筋膜和左输精管

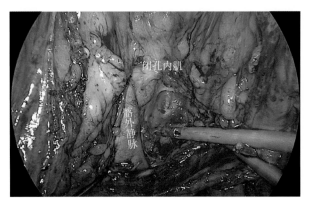

图 11-6-21　显露闭孔内肌

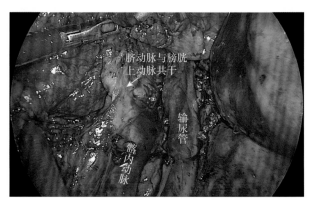

图 11-6-22　脐动脉和膀胱上动脉共干

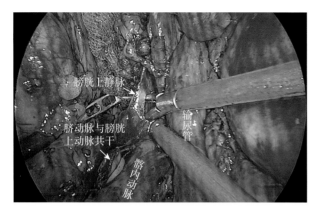

图 11-6-23　显露膀胱上静脉

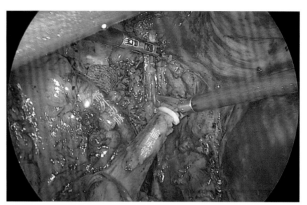

图 11-6-24　离断左侧输尿管

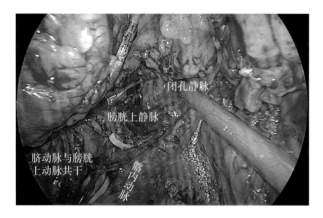

图 11-6-25　显露闭孔静脉

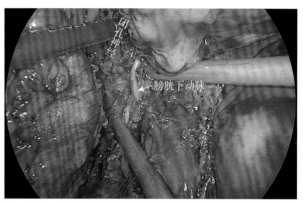

图 11-6-26　显露膀胱下动脉

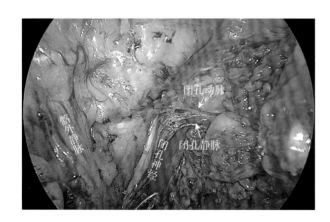

图 11-6-27　显露闭孔区结构

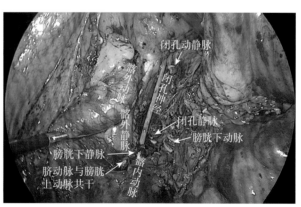

图 11-6-28　左侧侧方离断后的视野

髂内动脉导向的侧方淋巴结清扫术（右侧）

手术操作同左侧方，游离并离断右侧输尿管，依次结扎处理右侧脐动脉、膀胱上动脉、闭孔动脉及膀胱下血管，同时预防性清扫 No.263、No.283 淋巴结（图 11-6-29 ～图 11-6-34，视频 11-6-4）。

视频 11-6-4
髂内动脉导向的侧方淋巴结清扫术(右侧)

⇨ **技　巧**

　　髂内动脉导向的侧方清扫与层面优先的侧方清扫不同,后者更讲究层面的显露。但当肿瘤较大、侧方水肿时,炎症或肿瘤侵犯时,层面的优势往往难以发挥,边断血管边整体推进的策略往往更实用,虽欠观赏性,但清扫的效果没有区别。

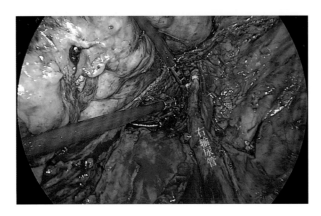

图 11-6-29　游离右侧输尿管

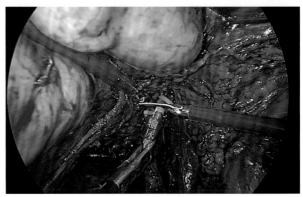

图 11-6-30　离断右侧输尿管

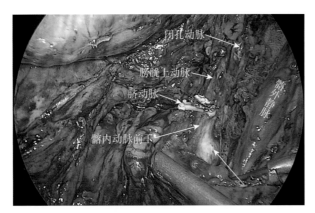

图 11-6-31　显露髂内动脉前后干

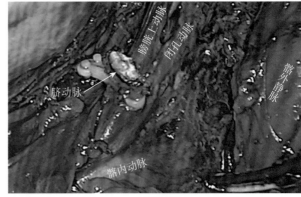

图 11-6-32　可见脐动脉(已离断)、膀胱上动脉、闭孔动脉同时发出

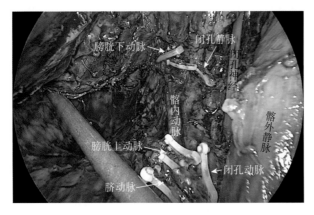

图 11-6-33　顺髂内动脉前干分离

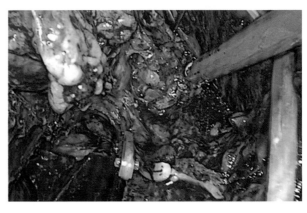

图 11-6-34　离断膀胱下动静脉,显露骶神经走行

尿道及远端直肠离断

　　膀胱前间隙的游离、DVC 的缝合同全盆腔脏器切除手术，切开尿道前壁，可见尿管，Hem-o-lok 夹闭并离断尿管（务必保留水囊），小心离断尿道后壁，防止后方直肠损伤。助手左手钳夹住系在肿瘤近端的牵引带，右手夹住尿管，均向头侧牵引，逆行分离前列腺与直肠间隙，离断前列腺 3 点、9 点方向的神经血管束（NVB），距肿瘤远端 5 cm 处理直肠系膜，裸化直肠，用腔镜直线切割吻合器完成直肠的离断（图 11-6-35 ～图 11-6-42，视频 11-6-5）。

视频 11-6-5
尿道及远端直肠离断

⇨ **技 巧**

　　缝扎 DVC 使用倒刺线，缝扎 2 ～ 3 圈，可免去腔镜下打结这一繁琐操作。将针放在膀胱表面，直接用针持夹起，此时针的角度为腔镜下缝扎 DVC 的合适角度。部分病例可使用双极电凝充分凝闭 DVC 后再用超声刀切断。

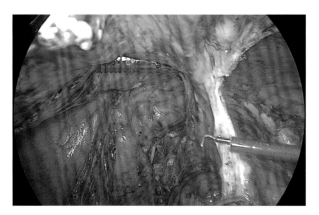

图 11-6-35　切开脐正中襞

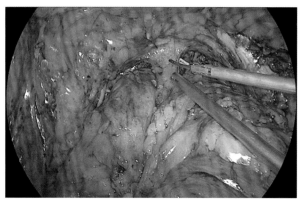

图 11-6-36　游离耻骨后间隙

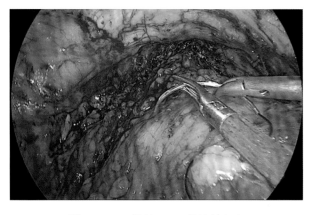

图 11-6-37　缝扎 DVC 的持针角度

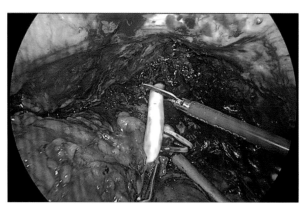

图 11-6-38　离断尿管

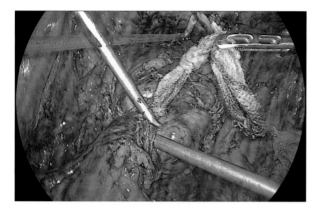

图 11-6-39　助手钳夹牵引部位

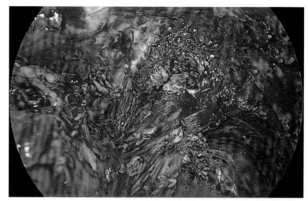

图 11-6-40　裸化直肠

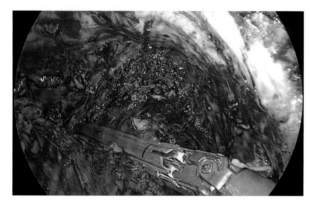

图 11-6-41　离断远端直肠

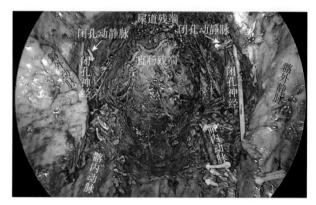

图 11-6-42　视野展示

视频 11-6-6
消化道及泌尿系的重建

脾曲的游离与消化道泌尿系重建

　　高位离断 IMV，沿左侧 Toldt 间隙游离左半结肠，游离结肠脾曲，下腹正中原切口，取出标本，肿瘤近端 10 cm 离断，双吻合器 DST 法完成结直肠吻合。截取带血管蒂的末端回肠 15 cm，双侧输尿管放置单 J 管，融合后与回肠行端端吻合，关闭各系膜孔，回肠膀胱造口从原乙状结肠造口拉出（图 11-6-43 ～图 11-6-48，视频 11-6-6）。

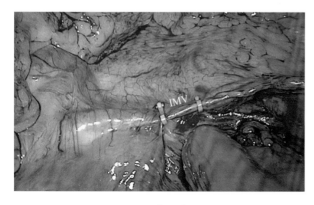

图 11-6-43　高位离断 IMV

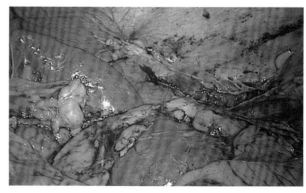

图 11-6-44　游离脾曲

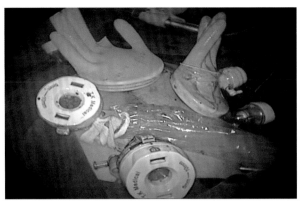

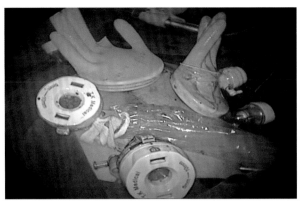

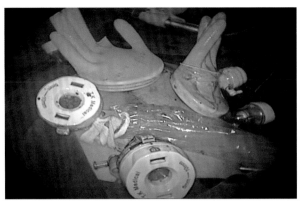

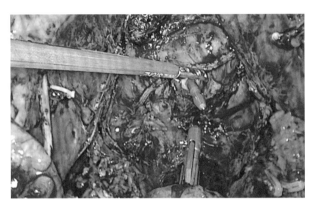

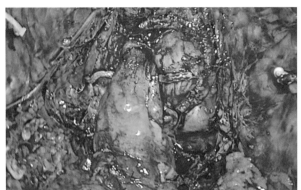

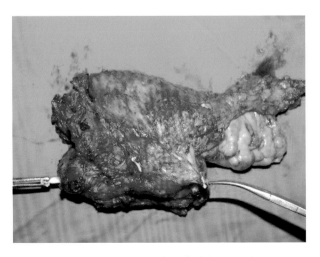

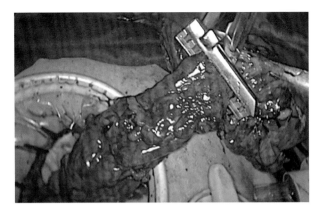

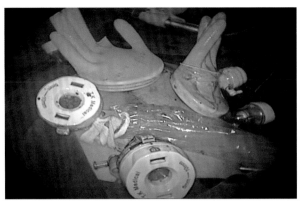

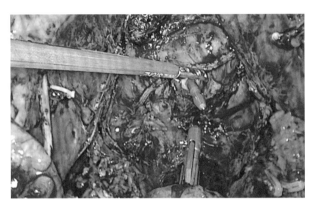

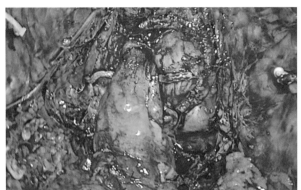

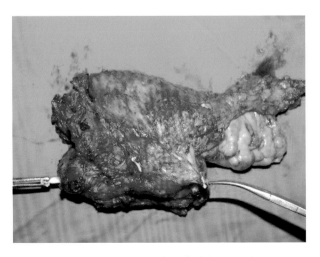

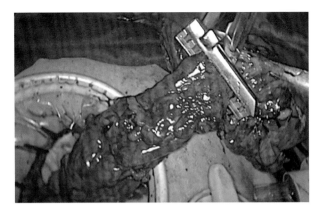
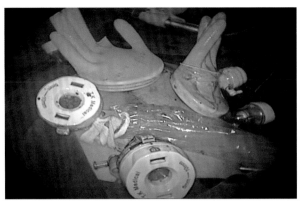
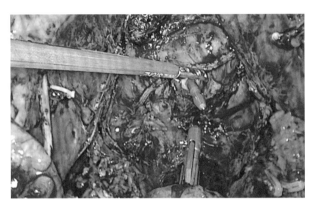

图 11-6-45　辅助切口取标本，荷包缝合

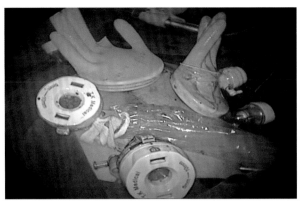

图 11-6-46　切口展示

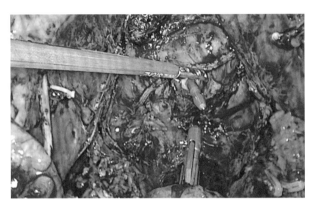

图 11-6-47　DST 吻合

图 11-6-48　吻合完成后的盆腔视野

病理诊断

直肠溃疡型中分化腺癌（图 11-6-49），部分黏液腺癌，肿瘤大小 7 cm×5 cm×2 cm，肿瘤侵犯膀胱达黏膜，未见明确神经侵犯及脉管癌栓，输尿管断端、直肠断端、尿道断端及环周切缘均未见癌累及，肠系膜上动脉根部 0/2，肠系膜淋巴结 0/10，左侧侧方淋巴结（No.263+No.283）0/6，右侧侧方淋巴结（No.263+No.283）0/5 转移。

图 11-6-49　手术标本照片（右侧面观）

术后恢复

手术时间 320 min，术中出血 300 ml，术后第 10 天吻合口出血，予药物止血，输血 800 ml，保守治疗好转，术后 21 天出院。

总结

1．初次手术将乙状结肠造口定位在非常规的右下腹，给本次手术增加了难度。

2．髂内动脉导向的侧方淋巴结清扫技术在因客观原因（如肿瘤较大、侧方水肿、炎症或肿瘤侵犯）层面建立困难时，边离断血管边整体推进的策略往往更实用。

3．术前评估肿瘤相对分期偏早（术后病理证实ⅡC 期），预计生存时间较长，本例果断选择虽操作相对复杂但易于术后护理、泌尿系感染风险更低的回肠膀胱术，体现个体化原则。

4．根据我们的经验，保肛全盆腔脏器切除术后吻合口漏发生率明显高于常规 TME 手术，术中尽可能行吻合口加强缝合或者保护性造口。一旦出现漏（无保护性造口时），因空盆腔，腹膜炎常难局限，应果断转流手术。

（汤坚强）

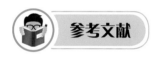

[1] 万远廉，严仲瑜，刘玉村．腹部外科手术学 [M]．北京：北京大学医学出版社，2010．

[2] 万远廉，吴楠，刘玉村，等．保留肛门的全盆腔脏器联合切除术治疗局部进展期盆腔恶性肿瘤 6 例 [J]．中华外科杂志，2001，39（10）：812．

[3] YANG K, TANG J, LI X, et al. Laparoscopic total pelvic exenteration for pelvic malignancies：the technique and short-time outcome of 11 cases [J]．World J Surg Oncol，2015，13（1）：1-9．

[4] ISHIZAKI H, NAKASHIMA S, HAMADA T, et al. Laparoscopic anterior pelvic exenteration for locoregionally advanced rectal cancer directly invading the urinary bladder：a case report of low anterior resection with en bloc cystectomy for sphincter preservation [J]．Asian J Endosc Surg，2015，8（3）：343-346．

[5] TANG J, LIU J, DU B, et al. Short-and long-term outcomes of laparoscopic versus open pelvic exenteration for locally advanced rectal cancer: a single-center propensity score matching analysis [J]．Tech Coloproctol，2023，27（1）：43-52．

第七节　腹腔镜后盆腔脏器切除术

适应证

女性局部进展期直肠癌，分型为 F0（Mayo Clinic 分型）和前向型（MSKCC 分型），直肠肿瘤侵犯子宫、宫颈或阴道后壁；可侵犯部分膀胱壁，但能保留膀胱。根据肿瘤距肛门距离的不同决定是否行保留肛门的腹腔镜后盆腔脏器切除术（posterior pelvic exenteration，PPE）。

现病史及术前检查

患者女性，65 岁，BMI 21.3 kg/m²。主因"便血 3 个月"入院。既往高血压。3 个月前因便血入院，行肠镜 CT、MRI 提示肿瘤距肛缘 7 cm，环周，大小 7 cm，侵犯子宫，肠周及盆腔可见多发小淋巴结，最大淋巴结短径小于 5 mm（图 11-7-1，图 11-7-2）。行术前新辅助化疗，mFOLFOX6 方案 4 个周期，评估 SD，但血癌胚抗原（carcinoembryonic antigen，CEA）从 78.57 μg/L 升高到 87.21 μg/L。完善检查，于化疗后 3 周行腹腔镜根治性后盆腔脏器切除术。

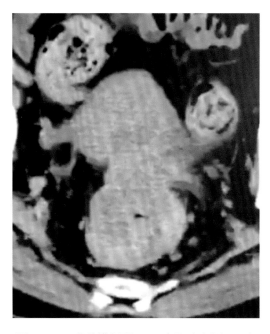

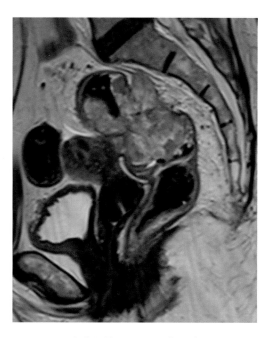

图 11-7-1　术前横断面 CT：直肠肿瘤侵犯子宫　　　　图 11-7-2　术前矢状位 MRI：直肠肿瘤侵犯子宫

手术要点及策略

1. 腹腔镜探查，若有种植转移，行乙状结肠双腔造口。

2. 术前 CT 及 MRI 等提示肿瘤位于直肠中上段，为前向型，仅累及子宫，考虑根治可能性大；术前检查未提示侧方淋巴结转移，故不必要行根治性侧方淋巴结清扫。

3. 手术的难点是左侧输尿管下段的全程显露与保护，避免损伤输尿管和膀胱三角，了解输尿管与宫颈、子宫动静脉的毗邻解剖关系至关重要，这也是本节讨论的重点。

手术步骤

体位

采用改良 Lloyd-Davis 体位，头低足高 15°，右侧倾斜 15°。除了常规会阴部消毒外，术前还需用 0.5% 碘伏原液浸泡的棉球行阴道擦洗消毒。

Trocar 布局与肠系膜下血管根部的处理、直肠后间隙的游离

戳卡位置、肠系膜下血管根部的处理、No.253 淋巴结清扫，直肠后间隙及乙状结肠左侧游离参见第 8 章腹腔镜直肠癌根治术。术中探查腹腔无种植转移，肝未见转移。肿瘤紧邻腹膜反折近端，左侧

视频 11-7-1
IMA 根部的处理、直
肠后间隙及乙状结肠
左侧的游离

外侵为主，侵犯左侧附件、子宫体、宫颈。后盆腔脏器切除术不同于 APE 或 TPE，膀胱需要保留，故支配膀胱功能的交感神经和副交感神经需尽可能保留，包括肠系膜下丛神经左右支、上腹下丛、腹下神经及 S2 ～ S4 副交感神经的保护（图 11-7-3 ～图 11-7-12，视频 11-7-1）。

⇨ 技 巧

处理 IMA 根部时，注意肠系膜下丛（尤其左支）的保护，IMA 根部远 1 cm 离断（图 11-7-6）既能保证结扎的安全，防止结扎夹的脱落造成难以控制的腹主动脉出血，也可以保证肠系膜下丛左支的保护。

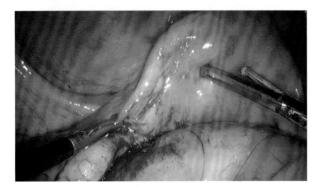

图 11-7-3 肿瘤侵犯左侧子宫体及附件

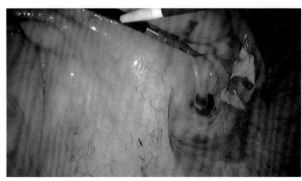

图 11-7-4 助手牵拉乙状结肠系膜

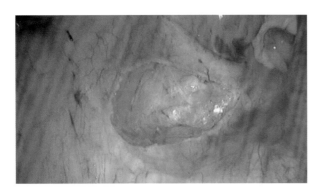

图 11-7-5 直肠右侧间隙分离线

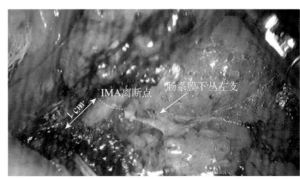

图 11-7-6 显露 IMA 及肠系膜下丛

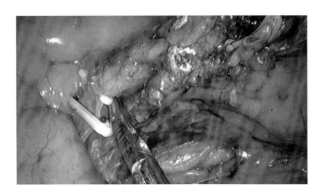

图 11-7-7 离断 IMV

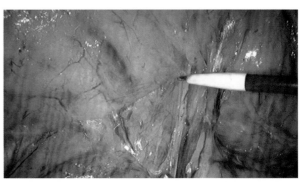

图 11-7-8 完整的乙状结肠背侧系膜

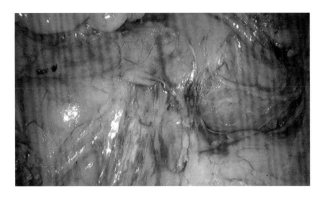

图 11-7-9　拓展左侧

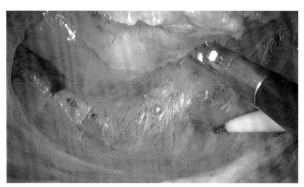

图 11-7-10　直肠后间隙的游离

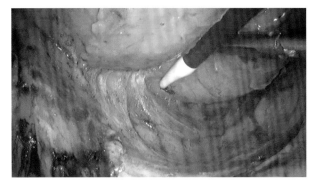

图 11-7-11　S2 ～ S4 副交感神经的显露

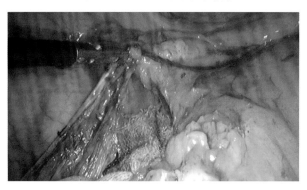

图 11-7-12　会师

左侧附件的游离及左侧输尿管腹下神经层面的游离

高位游离并离断左侧卵巢血管，提起断端，切断骨盆漏斗韧带、子宫圆韧带和子宫阔韧带，显露后方输尿管，紧沿左输尿管外侧向远端游离，可探查输尿管远端与肿瘤关系密切，探查左侧腹下神经进入肿瘤，可疑受侵，遂予以离断（图 11-7-13 ～图 11-7-16，视频 11-7-2）。

视频 11-7-2
左侧附件的游离及左侧输尿管腹下神经层面的游离

⇨ **技 巧**

　　术前影像检查未提示输尿管受侵或输尿管无梗阻时，沿着输尿管腹下神经筋膜层面的游离先将肿瘤连同输尿管、腹下神经一并游离，然后再集中分离输尿管和腹下神经，分别判断两者与肿瘤的关系，达到最大限度保留功能，另外输尿管的全程显露可降低其损伤风险。

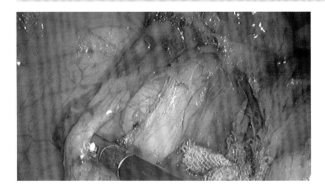

图 11-7-13　游离左卵巢血管

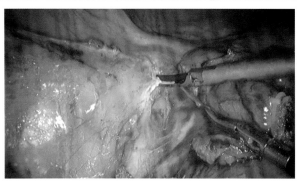

图 11-7-14　左侧输尿管腹下神经层面的游离

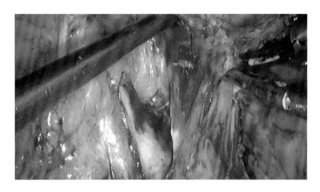

图 11-7-15 游离输尿管

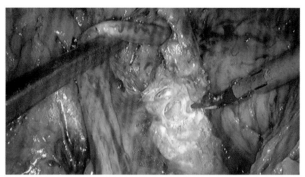

图 11-7-16 离断左侧腹下神经

视频 11-7-3
左侧盆髂内动脉导向
的侧方血管离断及淋
巴结清扫

髂内动脉导向的侧方淋巴结清扫术（左侧）

本例采用髂内动脉导向的侧方技术，预防性清扫 No.263、No.283 淋巴结。沿着髂外静脉下缘找到闭孔内肌，显露闭孔神经，清扫闭孔淋巴结，沿着髂内动脉主干前行解剖，向前方依次结扎处理膀胱上动脉、子宫动脉、子宫静脉及膀胱下静脉，保留膀胱下动脉和闭孔血管（图 11-7-17 ～图 11-7-24，视频 11-7-3）。

⇨ 技 巧

髂内血管的变异很常见，女性患者因为子宫动静脉的存在，髂内血管的解剖更加复杂。术前很难通过增强 CT 等检查确定分支的类型。沿着髂内动脉仔细解剖，前向或侧向的分支多数可以离断。本例髂内动脉近端位于髂内静脉前方，而髂内动脉远端位于髂内静脉后方。

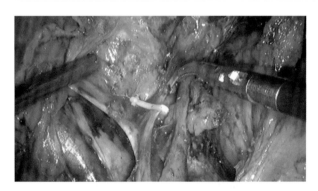

图 11-7-17 离断膀胱上动脉

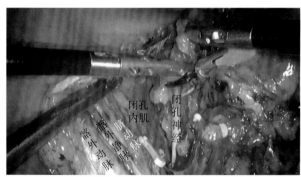

图 11-7-18 显露闭孔神经及闭孔内肌

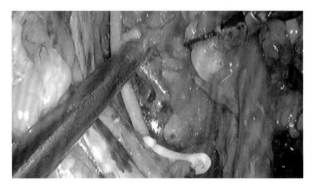

图 11-7-19 显露髂内静脉

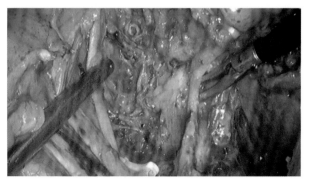

图 11-7-20 游离子宫动脉

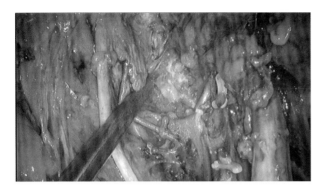

图 11-7-21　结扎子宫静脉

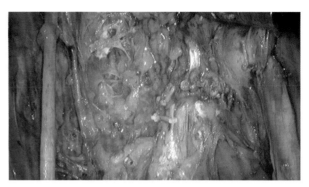

图 11-7-22　离断膀胱静脉分支

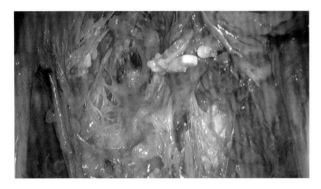

图 11-7-23　显露膀胱下静脉

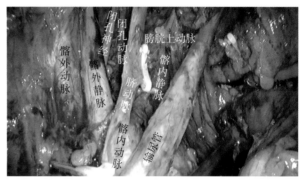

图 11-7-24　左侧侧方离断后的视野

子宫前间隙的显露及左输尿管的全程游离

沿子宫颈前方切开腹膜反折，向下分离显露膀胱宫颈间隙，再分离右侧宫旁组织及右侧输尿管，可见输尿管后外侧走行的膀胱下动脉及静脉，因侧方清扫时已经离断膀胱下静脉，故在膀胱侧离断静脉远心端，此刻才确认左侧输尿管及膀胱未受累及（图 11-7-25 ～图 11-7-28，视频 11-7-4）。

视频 11-7-4
子宫前间隙的显露及
左输尿管的全程游离

⇨ 技 巧

行子宫切除相关手术时，宫颈旁的输尿管是最容易损伤的部位。有两种方法可以避免术中损伤：①尽可能紧邻宫颈，甚至于残留部分宫颈（良性手术或不涉及宫颈肿瘤的根治手术）；②全程显露输尿管直至膀胱入口（需要宫颈根治切除的手术）。

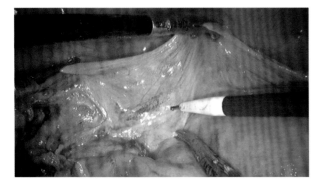

图 11-7-25　切开子宫前腹膜反折

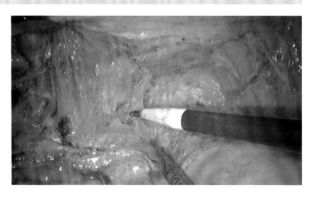

图 11-7-26　游离宫颈

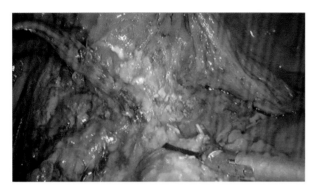

图 11-7-27 显露右输尿管

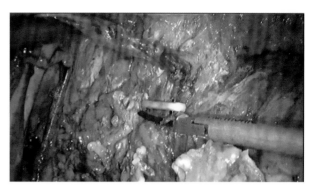

图 11-7-28 离断膀胱下静脉

视频 11-7-5
直肠子宫右侧侧间隙
的显露

右侧侧间隙的显露

肿瘤向左侧侵犯，术前无双侧方淋巴结肿大，故本例未行右侧方的淋巴结清扫，直肠右侧间隙按 TME 层面分离。离断右侧卵巢血管、悬韧带、子宫阔韧带及圆韧带，于宫颈右侧紧邻宫颈游离出子宫动脉并离断（"桥下流水"），子宫静脉用双极电凝凝固后离断。直肠右侧间隙游离完后顺势向前沿着宫颈右侧分离，并与已分离的前壁会师（图 11-7-29 ～图 11-7-32，视频 11-7-5）。

⇨ 技 巧

宫颈旁血供丰富，极易出血，常规单极和超声刀常不能确切止血，尤其肿瘤侵犯时，血供更加丰富，常可见多支粗大的子宫静脉，双极电凝在阴道或宫颈的止血方面可发挥重要作用。

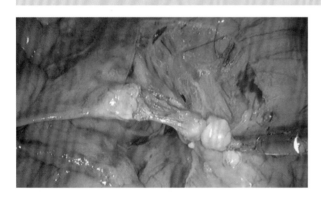

图 11-7-29 离断右侧卵巢血管

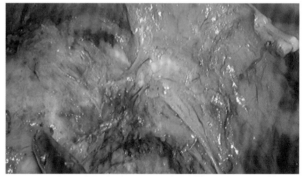

图 11-7-30 右侧子宫动脉

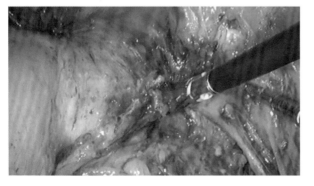

图 11-7-31 宫颈旁双极电凝止血

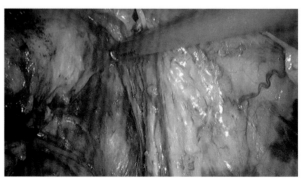

图 11-7-32 直肠子宫右侧方间隙的贯通

阴道的横断

直肠双侧方分离后，常需再转向后方直肠后间隙的游离，助手左手钳夹住牵引带往头侧牵拉，左手向前推开膀胱后壁，会阴操作时，助手阴道指诊确认前方宫颈位置，肛门指诊标记肿瘤的下缘判断直肠游离度。依次从前壁、右侧壁、左侧壁、后壁 4 个方向横断阴道（图 11-7-33 ～图 11-7-38，视频 11-7-6）。

视频 11-7-6
阴道的横断

⇨ **技 巧**

阴道的离断在 PPE 手术中是关键的一步。有时肿瘤较大，头侧牵拉困难，此时若将阴道横断，直肠上提幅度势必会明显增加，直肠系膜的"瘦身"也会变得简单。

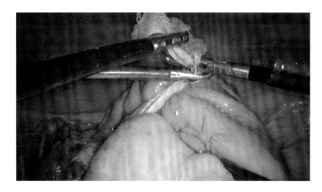

图 11-7-33　交叉牵引

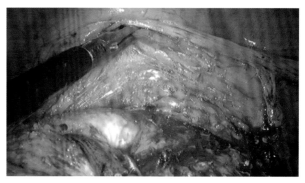

图 11-7-34　阴道指诊确认宫颈位置

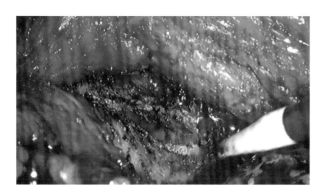

图 11-7-35　切开阴道前壁

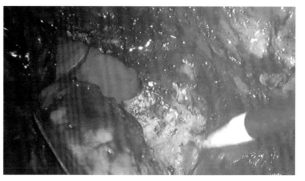

图 11-7-36　切开阴道右侧壁

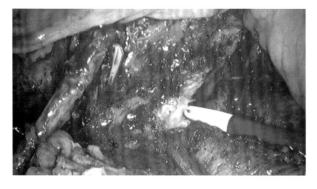

图 11-7-37　切开阴道左侧壁

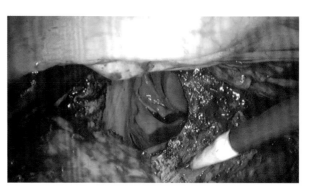

图 11-7-38　切开阴道后壁

视频 11-7-7
远端直肠的离
断与重建

远端直肠的离断及重建

阴道横断后，处理直肠系膜，用腔镜直线切割吻合器完成直肠的离断。2-0 V-lok 线完成阴道断端的连续缝合，最后完成消化道的重建（图 11-7-39 ～图 11-7-42，视频 11-7-7）。

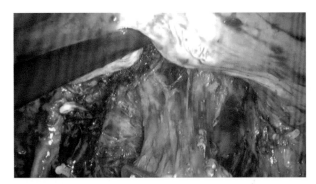

图 11-7-39　裸化直肠壁

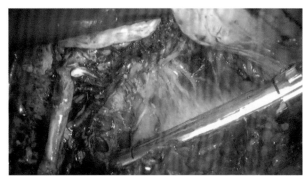

图 11-7-40　离断直肠

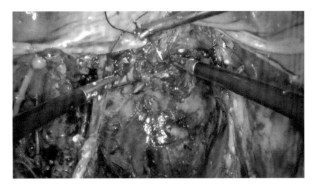

图 11-7-41　缝合阴道断端

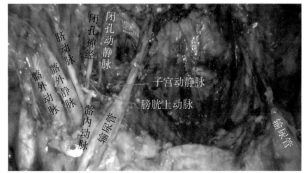

图 11-7-42　后盆腔切除术后的视野

病理诊断

直肠溃疡型中分化腺癌（图 11-7-43），部分黏液腺癌，肿瘤大小 7 cm×6 cm×2 cm，肿瘤侵犯外膜，累及宫颈管，未累及双侧附件，未见明确神经侵犯及脉管癌栓，阴道断端、直肠断端及环周切缘均未见癌累及，肠系膜上动脉根部 0/2，肠系膜淋巴结 0/14，左侧侧方淋巴结（No.263+No.283）0/3 转移。

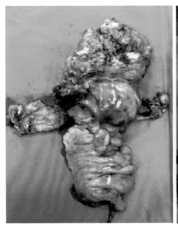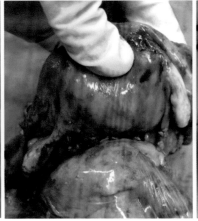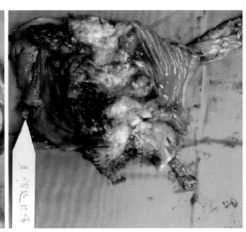

图 11-7-43　手术标本

术后恢复

手术时间 300 min，术中出血 100 ml，术后恢复顺利，术后 11 天出院。

总结

1. 本例手术展示了 cT4b 直肠癌输尿管全程显露和保护的技巧——在输尿管背侧游离输尿管腹下神经层面可以有效判断输尿管受侵的范围。

2. 在进行扩大的侧方淋巴结清扫技术时，要注意腹下神经和盆丛的功能保护。本病例虽切除左侧部分腹下神经，但术后无膀胱功能延迟恢复，可能的机制在于先行游离后方及前方间隙，利用前后间隙会师的办法来确定侧方间隙所在，可以较好地保护植物神经。

3. 本例手术展示不同子宫动静脉处理技巧（髂内血管根部离断或者宫颈旁离断），同时分享了结直肠外科医生较少使用的双极电凝技术。

（汤坚强）

[1] 万远廉，严仲瑜，刘玉村. 腹部外科手术学 [M]. 北京：北京大学医学出版社，2010.

[2] 左帅，陈贺凯，郑利军，等. 腹腔镜后盆腔脏器切除术治疗局部进展期直肠癌临床效果分析 [J]. 结直肠肛门外科，2020，26（2）：148-153.

[3] POKHARKAR A, BANKAR S, ROHILA J, et al. Laparoscopic posterior pelvic exenteration（complete and supralevator）for locally advanced adenocarcinoma of the rectum in females：surgical technique and short-term outcomes [J]. J Laparoendosc Adv Surg Tech A，2020，30（5）：558-563.

[4] ZHUANG M，CHEN H，LI Y，et al. Laparoscopic posterior pelvic exenteration is safe and feasible for locally advanced primary rectal cancer in female patients：a comparative study from China PelvEx collaborative [J]. Tech Coloproctol，2023，27（11）：1109-1117.

第八节　腹部无辅助切口腹腔镜下保肛后盆腔脏器切除 NOSES（联合双层面入路侧方淋巴结清扫）

适应证

女性局部进展期直肠癌，分型为 F0（Mayo Clinic 分型）和前向型（MSKCC 分型），直肠肿瘤（距肛缘 ≥ 4 cm），向前侵犯子宫或宫颈或阴道后壁，最大环周直径小于 7 cm。

现病史及术前检查

患者女性，43 岁，BMI 20.2 kg/m²。主因"直肠癌新辅助治疗后 3 个月"入院。3 个月前因便血确诊直肠癌。术前肛门指诊：距肛缘 4 cm 直肠前壁溃疡型肿瘤。阴道指诊：距阴道外口 4 cm 可及阴道壁 0.5 cm 溃疡。双合诊考虑直肠癌侵犯阴道。术前 CT 及盆腔 MRI 考虑：cT4bN2M0，多学科会诊后决定先行新辅助同步放化疗，6 MV-X 线 IMRT 外照射治疗 PTV（直肠肿瘤区 + 盆腔淋巴结引流区）50Gy/2Gy/25F，后行 FOLFOX 化疗 3 个周期。新辅助放化疗后 10 周复查全腹增强 CT 及盆腔 MRI：直肠肿瘤较前变小，仍与阴道后壁界限不清，系膜及盆腔左侧方髂内血管区淋巴结部分较前减小，左髂内淋巴结短径最大值 0.4 cm，新辅助评估 PR；子宫多发肌瘤（图 11-8-1，图 11-8-2）。完善检查，拟行腹腔镜保肛后盆腔脏器切除联合预防性左侧方淋巴结清扫术。

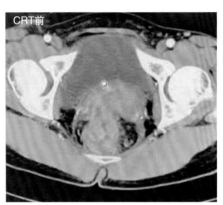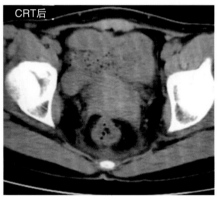

图 11-8-1   新辅助放化疗（CRT）前后 CT 检查：直肠肿瘤侵及阴道后壁

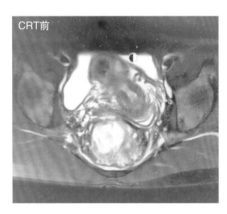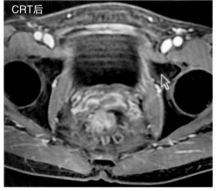

图 11-8-2   新辅助放化疗（CRT）前后 MRI 检查：直肠肿瘤侵及阴道后壁

手术要点及策略

1．腹腔镜探查，若有种植转移，中止手术。

2．术前 CT 及 MRI 等提示肿瘤下缘距肛缘 4 cm，距肛提肌平面 2 cm，为前向型侵犯，仅累及部分阴道壁，考虑根治可能性大，并仍有行极低位保肛括约肌间切除术（ISR）的可能。术前合并子宫多发肌瘤，妇科会诊可考虑一并切除子宫及受侵阴道后壁，行阴道断端的缝合修补。术前 MRI 检查提示左侧方淋巴结较新辅助放化疗前减小，最大淋巴结短径 4 mm，故可以考虑预防性左侧方淋巴结清扫。

3．手术的难点是后盆腔脏器切除联合侧方清扫的复杂手术，在根治的前提下仍要尽可能保留双侧自主神经，并避免损伤输尿管和膀胱的误伤，肿瘤受侵远端的阴道后壁的离断应注意直肠前壁的完整。另外，切除大部分阴道后壁后，如何关闭阴道残端也是手术的难点。

4. 本节重点关注双层面导向自主神经功能保留的侧方淋巴结清扫技术以及经阴道取标本 NOSES 技术。

手术步骤

体位

采用改良 Lloyd-Davis 体位，头低足高 15°，右侧倾斜 15°。除了常规会阴部消毒外，术前还需用 0.5% 碘伏原液浸泡的棉球行阴道擦洗消毒。

Trocar 布局与肠系膜下血管根部的处理、直肠后间隙的游离

戳卡位置、肠系膜下血管根部的处理、No.253 淋巴结清扫，直肠后间隙及乙状结肠左侧游离参见第 8 章腹腔镜直肠癌根治术。术中探查腹腔无种植转移，肝未见转移，肿瘤位于腹膜反折以下。注意保护肠系膜下丛神经左右支、上腹下丛、腹下神经及 S2 ~ S4 副交感神经（图 11-8-3 ~ 图 11-8-13，视频 11-8-1）。

视频 11-8-1
IMA 的处理及直肠后间隙的游离

⇨ 技巧

IMA 在主动脉根部 1 cm 处结扎离断，IMV 在需要脾曲游离时在胰腺下缘根部结扎离断，临时的夹闭主要遵循肿瘤根治时提前结扎回流静脉的需要。

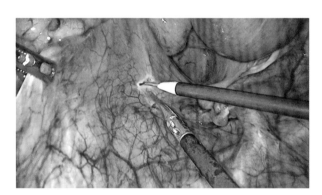

图 11-8-3　助手牵拉乙状结肠（三角牵拉）系膜，保持张力

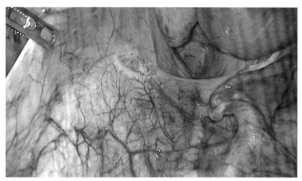

图 11-8-4　第一刀切开点与 CO_2 气体的"空泡效应"：骶骨岬水平，输尿管内侧 2 cm

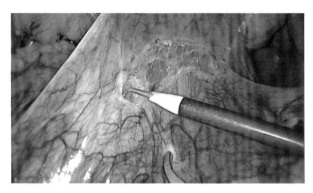

图 11-8-5　利用空泡效应，指示向 IMA 根部分离的切割线：切开线要偏系膜侧，并跨越 IMA 至主动脉前方腹膜

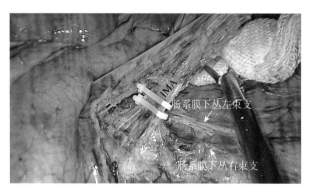

图 11-8-6　根部离断 IMA，保留肠系膜下丛左右束支

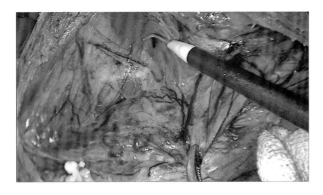

图 11-8-7　向左侧拓展 Toldt 间隙：左手夹持 Toldt 筋膜向右侧牵拉，可以较好显露分离层面，腹膜后微小血管纹理是分离的解剖标记

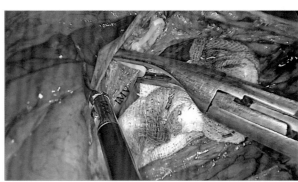

图 11-8-8　临时夹闭但不离断 IMV：减少肿瘤挤压的静脉回流

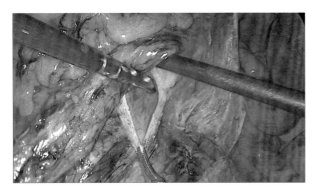

图 11-8-9　完全内侧入路完成会师：内侧入路可见白色稍厚半透明的直肠左侧旁沟腹膜，切开此膜可完成内外侧的会师

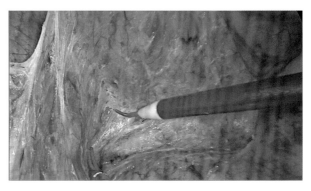

图 11-8-10　主刀左手向后、向头侧牵拉腹下神经前筋膜，扩大直肠后间隙

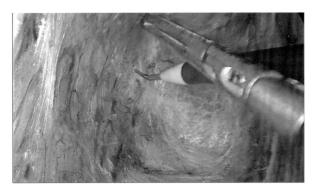

图 11-8-11　主刀左手向腹侧上抬直肠固有筋膜扩大直肠后间隙

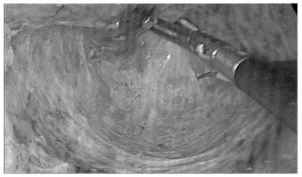

图 11-8-12　切开直肠骶骨筋膜，进入骶前间隙

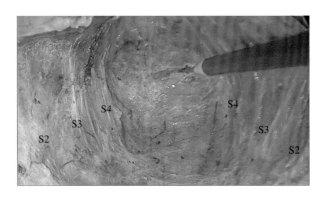

图 11-8-13　第一隧道：直肠后间隙游离至肛提肌平面，可见 S2 ～ S4 神经

直肠侧向间隙的分离与阴道后壁受侵部位的探查

助手右手牵引乙状结肠向右上方牵拉，可见左侧直肠旁沟及腹膜反折，沿此线和腹膜反折最低点切开膜桥。将乙状结肠向左上 Trocar 方向牵拉，显露右侧直肠旁沟，同法完成右侧膜桥的切开并会师。腹膜反折近端 10 cm 系牵引带，捆绑直肠，助手左手钳夹持系带向头侧反向牵引，助手右手钳顶起阴道后壁，游离直肠前间隙，可见阴道后壁偏右侧约 2 cm 范围局部受侵，难以分开，阴道指诊确认受侵部位；将直肠向右上腹牵拉，显露直肠左前侧方间隙，约 10 点方向，予以分离至肛提肌平面，此为第二隧道；离断左侧直肠侧韧带及多数情况下位于 9 点方向的直肠中动脉，完成左侧方的分离；同法完成右侧方第三隧道的分离及直肠侧韧带的离断（图 11-8-14 ～图 11-8-23，视频 11-8-2）。

视频 11-8-2
直肠侧向间隙的分离与阴道后壁受侵部位的探查

⇨ 技 巧

术前 MRI 检查精准判断受侵部位及范围，术中肛门指诊联合阴道指诊可以辅助判断受侵的具体部位，而整体的分离原则不外乎先易后难，不同于常规后 - 前 - 左 - 右的分离顺序，本例为后 - 左 - 右 - 前，最后处理最困难的直肠阴道间隙。10 点、2 点方向的隧道式分离允许术者在前壁不显露的情况下准确解剖出直肠侧韧带。

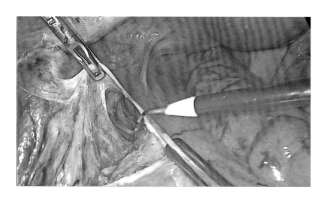

图 11-8-14 切开左侧膜桥

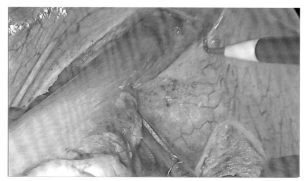

图 11-8-15 切开右侧膜桥

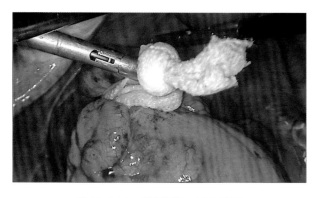

图 11-8-16 捆绑直肠，反向牵引

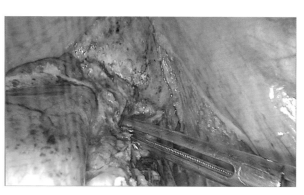

图 11-8-17 直肠肿瘤向前累及阴道后壁

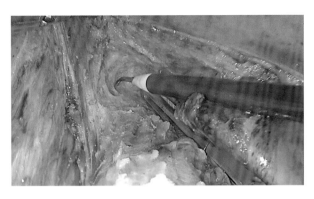

图 11-8-18　分离直肠左前侧方间隙

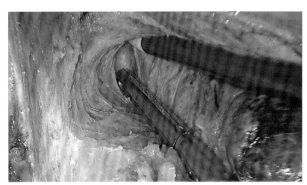

图 11-8-19　10 点方向建立的第二条隧道

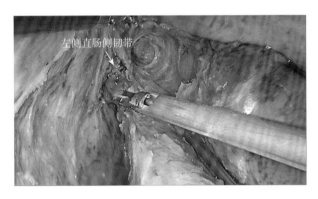

图 11-8-20　超声刀离断左侧直肠侧韧带

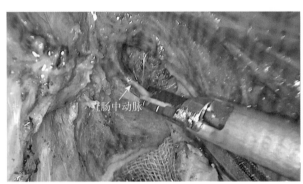

图 11-8-21　离断左侧 9 点方向的直肠中动脉

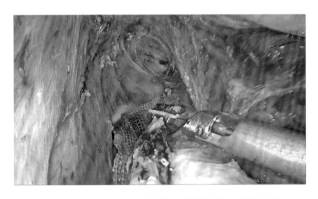

图 11-8-22　直肠固有筋膜左侧间隙分离后的场景

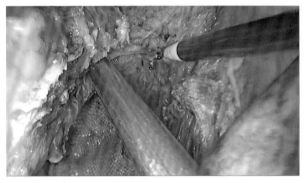

图 11-8-23　同法游离直肠右侧间隙

视频 11-8-3
左侧方盆腔淋巴结清
扫层面的建立

左侧方盆腔淋巴结清扫层面的建立

　　沿着左脐内侧襞外侧顺着脐动脉走行方向切开腹膜（图 11-8-24），离断子宫圆韧带（图 11-8-25），沿着左输尿管腹下神经筋膜平面游离输尿管、腹下神经，建立侧方淋巴结清扫的内侧界（图 11-8-26，图 11-8-27）；沿髂外静脉下缘显露髂腰肌（图 11-8-28，图 11-8-29）、耻骨梳韧带，建立侧方清扫的上界或头侧界（图 11-8-30）；显露腰骶干（图 11-8-31），结扎髂腰动静脉分支（图 11-8-32），游离闭孔神经至闭孔处（图 11-8-33，图 11-8-34）；继续沿着闭孔内肌分离至肛提肌腱弓水平，建立侧方淋巴结清扫的外侧界；可见阴部内动脉，继续向远侧分离可见 Alcock 管（图 11-8-35），清扫其淋巴脂肪组织，此为侧方清扫的下界或远侧界（视频 11-8-3）。

⇨ 技 巧

　　侧方淋巴结清扫外侧面（闭孔内肌平面）有两种不同的入路：髂外血管外侧入路（参见第 11 章第 1 节）与髂外血管内侧入路（本例）。前者在生殖股神经与髂外血管上缘间进入，将髂外动静脉掀起，沿着髂腰肌、耻骨梳分离，直至显露闭孔内肌；后者于髂外静脉下缘分离，直接显露髂腰肌与耻骨梳韧带。前者多适用于扩大的侧方淋巴结清扫，需行 No.263、No.283、No.273、No.293 淋巴结清扫，后者常用于单纯区域淋巴结清扫（仅行 No.263、No.283 淋巴结清扫）。

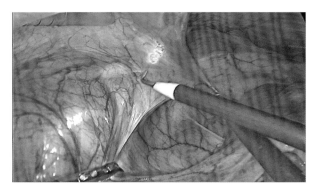

图 11-8-24　沿脐内侧襞的外侧切开腹膜至输尿管

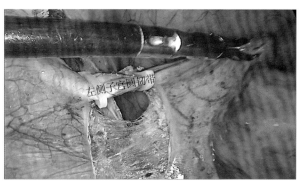

图 11-8-25　离断左侧子宫圆韧带

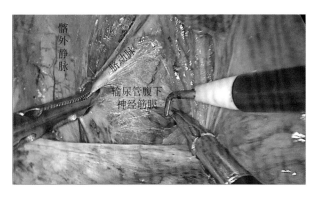

图 11-8-26　分离左侧输尿管腹下神经层面

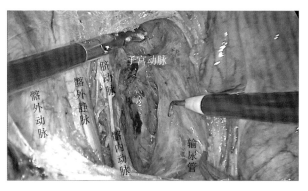

图 11-8-27　子宫动脉骑跨输尿管，即"桥下流水"

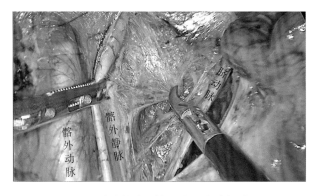

图 11-8-28　沿髂外静脉下缘分离侧方清扫的外侧层面

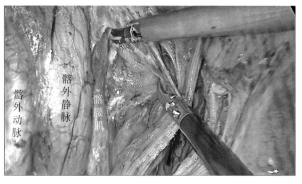

图 11-8-29　显露髂腰肌，建立侧方淋巴结清扫的头侧界

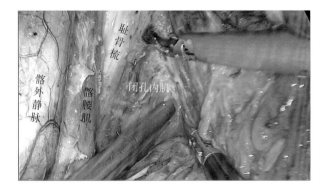

图 11-8-30 显露耻骨梳韧带及闭孔内肌

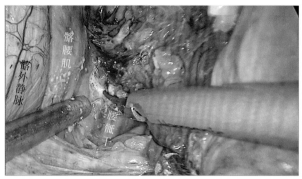

图 11-8-31 显露侧方淋巴结清扫背侧界及腰骶干

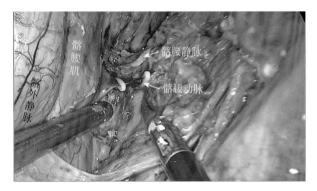

图 11-8-32 离断髂腰动静脉分支

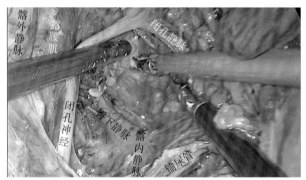

图 11-8-33 游离闭孔神经

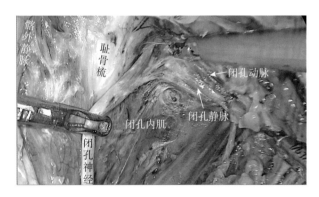

图 11-8-34 显露闭孔、闭孔神经及闭孔动静脉

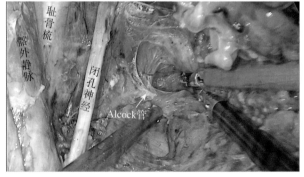

图 11-8-35 显露阴部内血管及 Alcock 管，即侧方淋巴结清扫的下界

视频 11-8-4
左侧方盆腔淋巴结清扫血管的处理

左侧方盆腔淋巴结清扫血管的处理

沿髂内动脉主干解剖（图 11-8-36），清扫 No.263p 淋巴结，依次结扎处理脐动脉、膀胱上动脉与子宫动脉的共干（图 11-8-37）、闭孔动脉（图 11-8-38）、闭孔静脉与膀胱上静脉（图 11-8-39）（膀胱下动静脉视具体情况决定取舍），No.263d 清扫尾端边界应显露阴部内动脉及 Alcock 管（图 11-8-40），至此完成侧方淋巴结清扫的底面或背侧面的显露。结扎处理上述血管的闭孔侧（图 11-8-41）及膀胱侧（图 11-8-42，图 11-8-43）远心端，完成淋巴结的清扫，清扫后的视野见图 11-8-44（视频 11-8-4）。

⇨ **技 巧**

　　侧方淋巴结清扫时髂内动脉分支是否结扎离断目前仍有争议。一般说来,在淋巴结没有融合或侵犯血管的情况下,保留更多的血管分支可以增加膀胱子宫的血供,尤其膀胱下血管与 S3 ~ S4 神经根关系密切,结扎处理中容易引起神经损伤,但过多的血管保留会增加术中出血的风险以及血管间残留淋巴结的可能性,尤其是深在的 No.263d 淋巴结。髂内静脉各分支与动脉常不伴行,且都有较大的变异,静脉处理较动脉困难,易于撕裂而致出血,优先离断各动脉分支降低了侧方淋巴结清扫的手术难度。

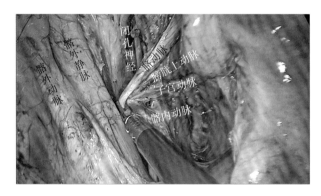

图 11-8-36　髂内动脉前干分出的三个共干分支:腹侧走行的脐动脉、膀胱上动脉及内侧走行的子宫动脉

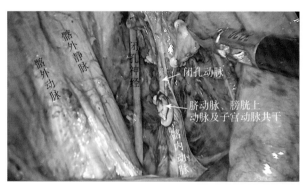

图 11-8-37　结扎并离断三支动脉(脐动脉、膀胱上动脉及子宫动脉)的共干

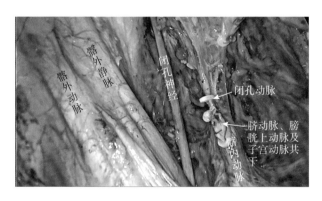

图 11-8-38　结扎切断外侧走行的闭孔动脉

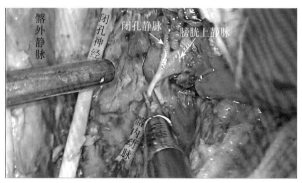

图 11-8-39　结扎切断闭孔静脉与膀胱上静脉共干

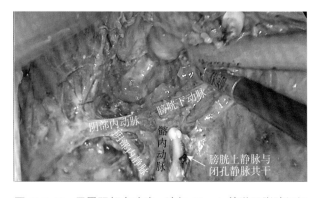

图 11-8-40　显露阴部内动脉,清扫 Alcock 管淋巴脂肪组织

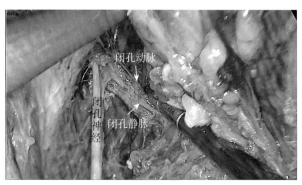

图 11-8-41　结扎切断闭孔处的闭孔动静脉

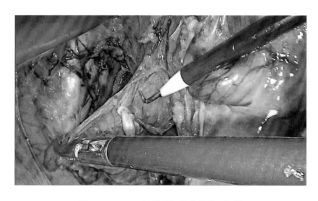

图 11-8-42 结扎脐动脉的远心端

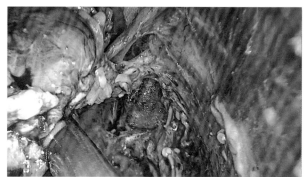

图 11-8-43 结扎膀胱侧的膀胱上动静脉

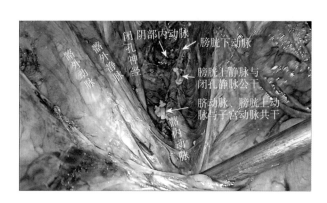

图 11-8-44 左侧方淋巴结清扫后的视野

视频 11-8-5
保留附件时子宫韧带
及血管的处理

保留附件时子宫韧带及血管的处理

依次离断左侧输卵管（图 11-8-45）、卵巢固有韧带（图 11-8-46）、子宫阔韧带（图 11-8-47）、子宫动脉（已离断根部），双极电凝处理宫颈旁组织及子宫静脉丛，沿着阔韧带前叶至膀胱腹膜反折（图 11-8-48），向下分离膀胱阴道前间隙，显露宫颈及阴道前壁（图 11-8-49）；同法处理右侧子宫韧带和血管，右侧子宫动脉紧邻宫颈游离出并离断（"桥下流水"）（图 11-8-50），子宫静脉用双极电凝凝固后离断（视频 11-8-5）。

⇨ 技 巧

子宫动脉有两种不同的离断方式——根部离断和分支离断。前者适用于联合盆腔侧方淋巴结清扫术中，如该病例的左侧；后者为宫旁离断，离断前要辨认输尿管的走行，部分病例子宫动脉在该部位有双支或多个分支，并非单一的"桥下流水"表现。对于子宫静脉的处理，双极电凝是较好的止血工具，卵巢固有韧带、宫颈、阴道壁血供丰富，双极电凝可以起到确切的止血功能，而这一点常被忽视。

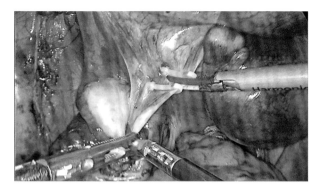

图 11-8-45　离断输卵管

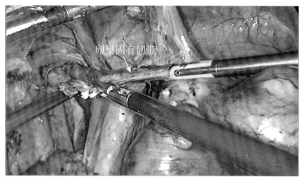

图 11-8-46　双极电凝后离断卵巢固有韧带

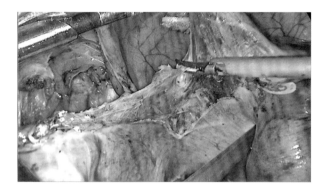

图 11-8-47　离断子宫阔韧带

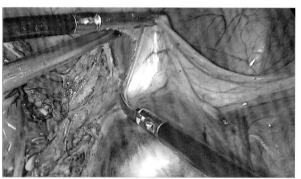

图 11-8-48　沿阔韧带前叶分离至膀胱腹膜反折

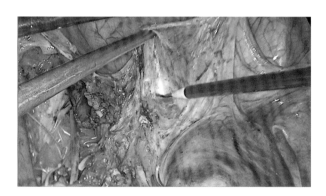

图 11-8-49　分离膀胱阴道间隙

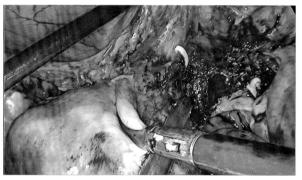

图 11-8-50　宫颈旁离断右侧子宫动脉

阴道的离断

　　阴道前壁未受肿瘤侵及，卵圆钳指引下切开阴道前壁（图 11-8-51，图 11-8-52）、左右侧壁（图 11-8-53），可见肿瘤累及阴道后壁并形成溃疡，沿阴道两侧壁下行离断（图 11-8-54），至肿瘤下缘 1 cm 然后横断阴道后壁（图 11-8-55，图 11-8-56），离断时在肛门指诊指引下操作，离断完阴道后即可见后方完整的直肠前壁（图 11-8-57）（视频 11-8-6）。

视频 11-8-6
阴道的离断

➡ **技 巧**

　　举宫器在妇科恶性肿瘤治疗中的应用被质疑，主要原因是担心举宫中肿瘤细胞脱落，但是选择体积较小的镊子柄或卵圆钳也可以发挥指引作用。肛门指诊可以帮助在阴道后壁切除时避免直肠意外损伤，同时帮助判断直肠游离的范围。

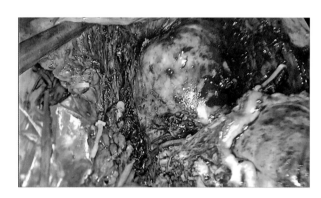

图 11-8-51　显露阴道前壁，卵圆钳指引阴道前穹隆

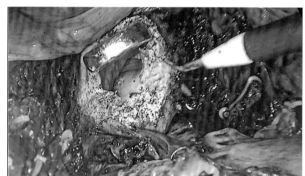

图 11-8-52　切开阴道前壁

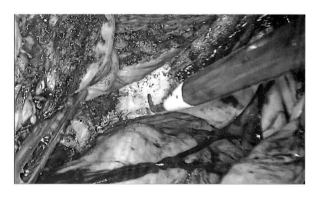

图 11-8-53　切开阴道侧壁

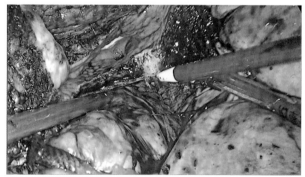

图 11-8-54　沿阴道侧壁下行分离至肿瘤远 1 cm

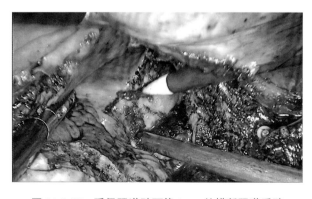

图 11-8-55　受侵阴道壁下缘 1 cm 处横断阴道后壁

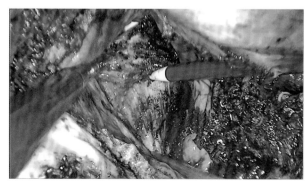

图 11-8-56　肛门指诊确认直肠前壁完整

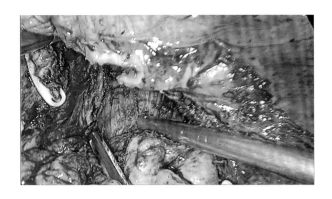

图 11-8-57　完全离断阴道后，显露直肠前壁

直肠的离断与脾曲的游离

用腔镜直线切割吻合器在肿瘤下方 2 cm 处切断肠管（图 11-8-58，图 11-8-59）。转向头侧，拓展左侧 Toldt 间隙（图 11-8-60），外至降结肠侧腹膜（图 11-8-61），上缘至胰腺下缘，内侧入路切开脾结肠韧带（图 11-8-62），向下切开降结肠侧腹膜，胰腺下缘离断 IMV（图 11-8-63），并向左侧切开胰结肠韧带（图 11-8-64），行降结肠系膜的裁剪（图 11-8-65），处理左半胃结肠韧带（图 11-8-66），完成脾曲的游离（视频 11-8-7）。

视频 11-8-7
直肠的离断与脾曲的游离

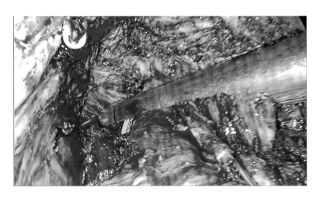

图 11-8-58　腔镜直线切割吻合器离断直肠

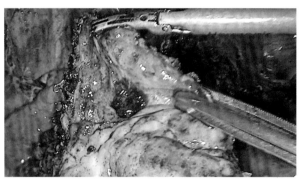

图 11-8-59　阴道后壁的溃疡

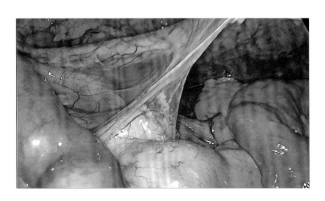

图 11-8-60　沿 Toldt 间隙向头侧游离，显露 IMV

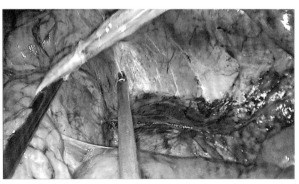

图 11-8-61　沿 Toldt 间隙向外侧游离至侧腹壁

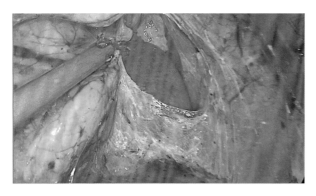

图 11-8-62　从内侧切开脾结肠韧带，显露脾下缘

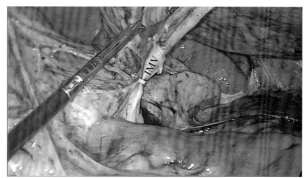

图 11-8-63　胰腺下缘离断 IMV

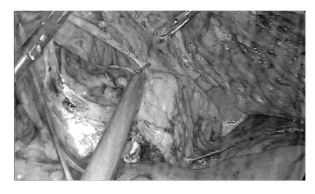

图 11-8-64　离断左半胰结肠韧带

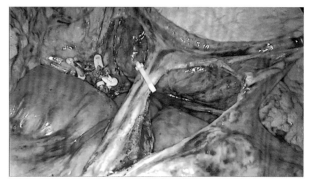

图 11-8-65　裁剪降结肠系膜

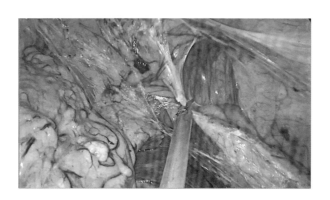

图 11-8-66　保留网膜，松解结肠脾曲

视频 11-8-8

经阴道取标本及直肠
吻合

经阴道取标本及直肠的吻合

　　将无菌塑料保护套经主操作孔送入腹腔，会阴操作助手用卵圆钳取出，经保护套用卵圆钳夹住标本牵拉（图 11-8-67），并在套内劈开子宫肌瘤（图 11-8-68），此时标本才容易拉出体外（图 11-8-69），距肿瘤近端 20 cm 离断全部乙状结肠，并放置吻合器抵钉座（图 11-8-70），用卵圆钳将乙状结肠送回腹腔。腔镜直视下用倒刺线完成阴道断端的缝合（图 11-8-71），经肛门置入管状吻合器，完成降结肠与直肠的端端吻合（图 11-8-72）。检查吻合环的完整性，并充气试验检查吻合口是否渗漏，留置盆腔引流管（图 11-8-73）（视频 11-8-8）。

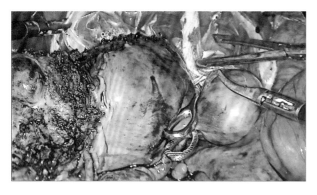

图 11-8-67　卵圆钳经阴道切口保护套内夹住子宫

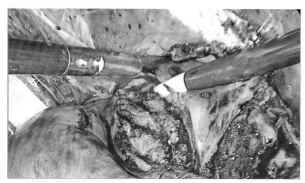

图 11-8-68　劈开子宫肌瘤，方便取出标本

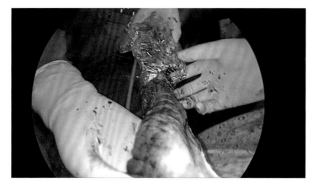

图 11-8-69　标本经阴道取出

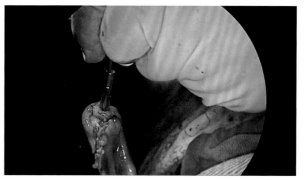

图 11-8-70　放置吻合器抵钉座

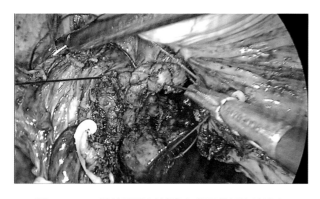

图 11-8-71　腔镜下用倒刺线完成阴道断端的缝合

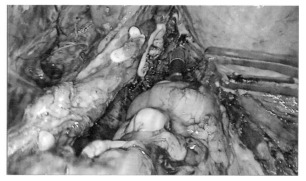

图 11-8-72　降结肠直肠端端吻合

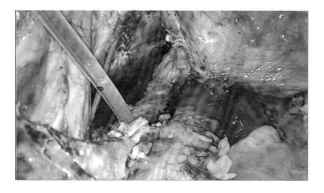

图 11-8-73　留置盆腔引流管

病理诊断

直肠癌新辅助放化疗后，肿瘤退缩分级 2 级，溃疡型（图 11-8-74），肿瘤大小 3 cm×3 cm×1.5 cm，肿瘤侵犯直肠全层并累及阴道后壁，未见明确神经侵犯及脉管癌栓，直肠断端、阴道断端及环周切缘均未见累及，肠系膜淋巴结 4/11；左侧 No.263 及 No.283 淋巴结 0/3，子宫多发肌瘤，术后诊断为 yT4bN2M0。

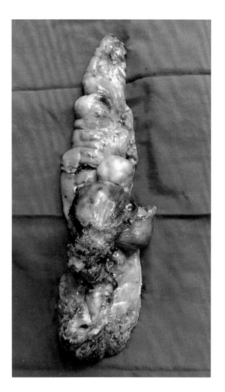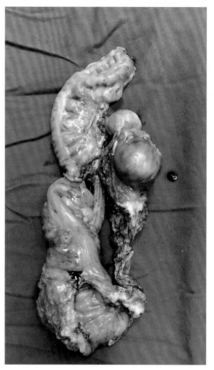

图 11-8-74   标本展示

术后恢复

手术时间 335 min，术中出血 300 ml，术后无并发症，术后 8 天出院。

总结

1. 本例手术展示了 cT4b 直肠癌联合脏器切除时双侧盆腔自主神经的功能。

2. 以输尿管腹下神经筋膜层面和盆筋膜双层面导向的侧方淋巴结清扫技术较传统三层面的入路简化了手术步骤，降低了手术难度，结合血管分支离断，将 No.263 和 No.283 淋巴结 en-bloc 清扫更符合肿瘤根治原则，同时更适合有转移或融合淋巴结的扩大清扫。

3. 经自然腔道完成标本的取出，消化道生殖道的重建，腹部无辅助切口，将微创的优势发挥至极致。

（汤坚强）

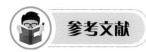

参考文献

[1] 左帅，陈贺凯，郑利军，等. 腹腔镜后盆腔脏器切除术治疗局部进展期直肠癌临床效果分析 [J]. 结直肠肛门外科，2020，26（2）：148-153.

[2] POKHARKAR A, BANKAR S, ROHILA J, et al. Laparoscopic posterior pelvic exenteration (complete and supralevator) for locally advanced adenocarcinoma of the rectum in females：surgical technique and short-term outcomes [J]. J Laparoendosc Adv Surg Tech A，2020，30（5）：558-563.

[3] PUNTAMBEKAR S P, KUMTHEKAR P, AGARWAL-JOSHI G, et al. Total laparoscopic posterior pelvic exenteration：a case report of low anterior resection with en bloc partial vaginectomy with sphincter preservation and handsewn coloanal anastomosis for locoregionally advanced carcinoma of rectum invading female genital tract [J]. Surg Laparosc Endosc Percutan Tech，2013，23（1）：e22-e23.

[4] ZHUANG M, CHEN H, LI Y, et al. Laparoscopic posterior pelvic exenteration is safe and feasible for locally advanced primary rectal cancer in female patients：a comparative study from China PelvEx collaborative [J]. Tech Coloproctol，2023，27（11）：1109-1117.

第九节　腹腔镜局部复发直肠癌全盆腔脏器切除术

适应证

全盆腔脏器切除术（total pelvic exenteration，TPE）适用于局部复发直肠癌侵及前列腺或尿道，分型为 F0（Mayo Clinic 分型）和前向型（MSKCC 分型）。

现病史及术前检查

患者男性，60 岁，BMI 26 kg/m²。主因"直肠癌根治术后 33 个月，发现吻合口复发 14 个月余"入院。33 个月前确诊直肠癌，距肛门 6 cm，行开腹直肠癌根治术，术后病理，肿瘤侵犯全层，淋巴结 2/20 转移，术后诊断为 T3N1M0，术后行改良 Folfox6 化疗 12 个周期。14 个月前复查 CT 及 MRI 提示吻合口增厚，考虑术后复发，复查肠镜吻合口未见异常，考虑吻合口壁外复发，行新辅助同步放化疗（图 11-9-1，图 11-9-2）。血 CEA 从 14 ng/ml 降到 6 ng/ml。2 个月前 CEA 再次升高，行伊立替康 + 雷替曲塞化疗 4 个周期，CEA 持续升高至 26 ng/ml。根据 PET-CT 考虑"吻合口右前方复发，侵犯前列腺"。拟行腹腔镜局部复发直肠癌全盆腔脏器切除术。

手术要点及策略

1. 腹腔镜探查，若有种植转移，仅行探查术。

2. 术前 MRI、CT 及 PET-CT 结果均提示前向型局部复发，分型 F0，与骶骨无侵犯，考虑全盆腔脏器切除不可避免。

3. 手术入路选择侧方淋巴结清扫入路，根部结扎髂内动脉前干各分支，不仅处理全盆腔脏器相关

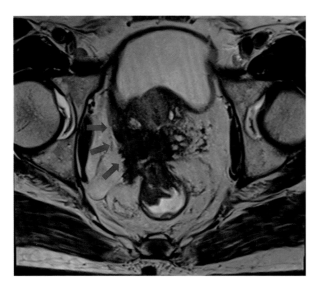

图 11-9-1　新辅助放化疗后盆腔 MRI：直肠与精囊前列腺关系不清

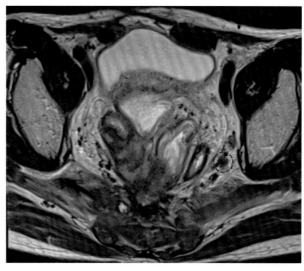

图 11-9-2　新辅助放化疗后盆腔 MRI：左髂内动脉引流区肿大淋巴结

血管的离断，同时完成侧方淋巴结的廓清，并将侧方淋巴结标本同直肠肿瘤、膀胱、前列腺、肛门整块切除。在处理 DVC 和尿道时，本节将介绍另一种简易、高效的处理方法。

4. 全盆术后小肠梗阻发生率非常高，有文献报道达 30%，既往我们也有很多惨痛的教训，盆底腹膜的修复能降低术后小肠梗阻的发生，本节将介绍盆底腹膜的保留及修复技巧。

手术步骤

视频 11-9-1
直肠后间隙层面的建立

体位及 Trocar 位置

同第 11 章第 5 节腹腔镜全盆腔脏器切除术。脐上 2 cm 开放法建气腹，一般采用 5 孔法，先松解网膜及切口粘连，探查腹膜无种植，肝未见转移。

直肠后间隙层面的建立

腔镜下可见乙状结肠系膜与腹膜愈合线，助手将乙状结肠直肠系膜提起，形成张力，于融合线处切开右侧腹膜，直至肠系膜下动脉根部，可见原肠系膜下动脉根部已结扎离断，显露左侧输尿管，沿其表面向左拓展平面，电钩锐性分离和吸引器钝性分离结合，双极电凝处理创面或血管出血，游离直肠后间隙，直至肛提肌平面（图 11-9-3 ～图 11-9-8，视频 11-9-1）。

⇨ 技 巧

主动脉分叉处上腹下神经及纤维脂肪组织不涉及根治问题，应尽可能保留，为后续盆底重建提供缝合组织。

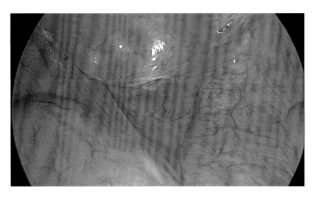

图 11-9-3　盆底腹膜愈合线

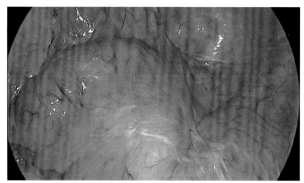

图 11-9-4　乙状结肠系膜愈合线

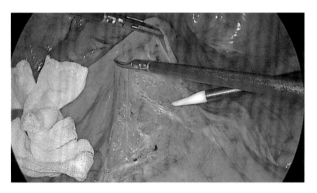

图 11-9-5　切开右侧侧腹膜

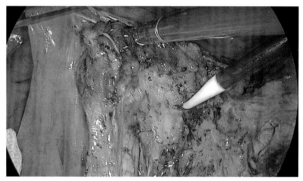

图 11-9-6　显露左侧输尿管

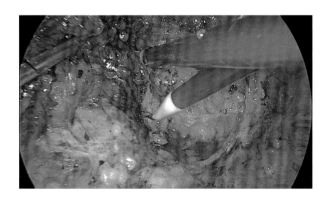

图 11-9-7　分离直肠后间隙

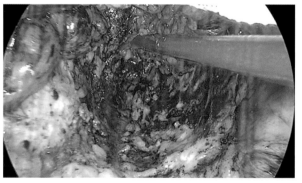

图 11-9-8　显露肛提肌平面

盆底腹膜的保留及右侧盆筋膜层面的显露

以膀胱表面腹膜正中线、左右两侧的腹膜愈合线这三条线为标志，"人"字形切开腹膜，助手先提起右侧腹膜，电钩分离腹膜与膀胱、腹膜与盆外侧壁间隙，直至显露右侧输精管，尽量保留腹膜完整性，离断输精管，进入Retzius 间隙，显露闭孔内肌筋膜直至肛提肌腱弓（图 11-9-9 ～图 11-9-14，视频 11-9-2）。

视频 11-9-2
直肠后间隙的游离及
前间隙探查

⇨ **技 巧**

　　"人"字形盆底腹膜切开达到盆底腹膜最大限度保留，并有利于后期重建。盆壁筋膜层面受初次手术干扰最小，离肿瘤最远，更体现肿瘤扩大根治及无瘤原则。

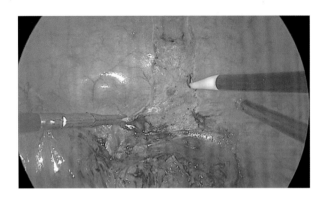

图 11-9-9　"人"字形切开腹膜

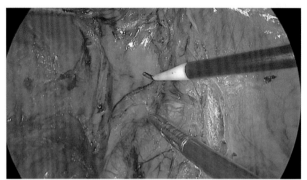

图 11-9-10　剥离右侧盆腹膜

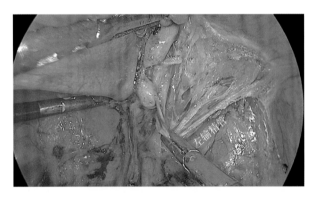

图 11-9-11　显露右输精管

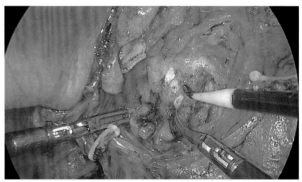

图 11-9-12　清扫 Cloquet 淋巴结

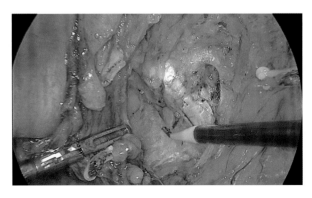

图 11-9-13　进入 Retzius 间隙

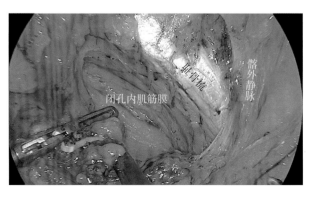

图 11-9-14　显露闭孔内肌筋膜

右侧 **No.273**、**No.293** 淋巴结清扫

沿右髂总动脉、髂外动脉清扫其上缘淋巴结，并紧贴髂腰肌游离，从髂外动静脉外侧显露闭孔神经近端。清扫髂外动脉下缘及背侧淋巴结，裸化髂外动静脉，以横跨髂外动脉的旋髂深静脉或 Cloquet 淋巴结作为髂外淋巴结清扫的边界，沿着闭孔内肌筋膜显露闭孔神经远端，在闭孔处离断闭孔动静脉，显露输尿管腹下神经筋膜，游离右侧输尿管（图 11-9-15～图 11-9-18，视频 11-9-3）。

视频 11-9-3
右侧髂总淋巴结、髂外动脉淋巴结清扫

⇨ 技 巧

盆壁筋膜间隙是复发直肠癌中相对正常且易于分离的层面，这也是选盆壁筋膜入路的一个出发点，复发直肠癌除了单纯侧方淋巴结复发转移外，也会出现盆腔复发灶合并侧方淋巴结转移的情况，在我们的数据中发现，后者发生率约为 10%。

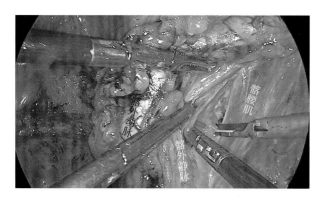

图 11-9-15　髂外血管外侧沿腰大肌筋膜游离

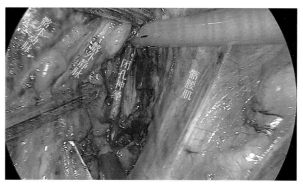

图 11-9-16　背侧显露闭孔神经

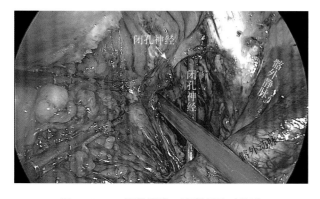

图 11-9-17　显露闭孔，离断闭孔动静脉

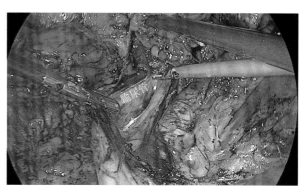

图 11-9-18　游离右侧输尿管

髂内动脉脏支的离断及闭孔淋巴结、髂内淋巴结的清扫

以髂内动脉前干为轴线，清扫其两侧淋巴脂肪组织，逐渐显露并结扎前向分出的脐动脉、闭孔动脉（近端）、膀胱上动脉及膀胱下动静脉。左侧处理方法同右侧（图 11-9-19～图 11-9-22，视频 11-9-4）。

视频 11-9-4
右侧闭孔淋巴结、髂内淋巴结的清扫

⇨ **技 巧**

髂内动脉前干（脏支）优先离断的解剖顺序可明显减少手术中出血的发生，其变异虽然很多（本例膀胱上动脉与脐动脉未共干，分别自主干分出），有时弄清楚其来源并非易事，但前向及侧向的分支均可结扎。

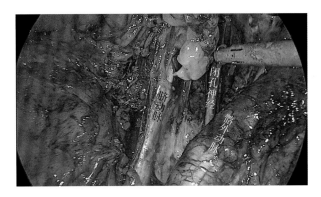

图 11-9-19　显露并离断脐动脉

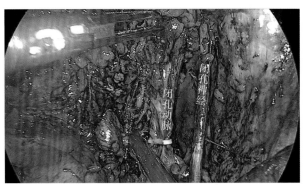

图 11-9-20　结扎闭孔动脉近心端

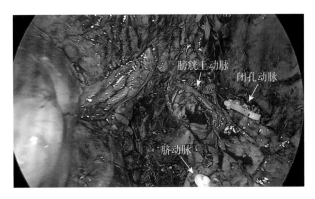

图 11-9-21　显露膀胱上动脉

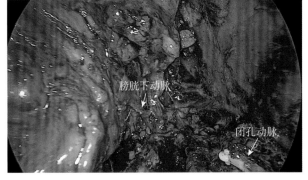

图 11-9-22　显露膀胱下动脉并离断

视频 11-9-5
盆底肌的切开与输尿
管的离断

盆底肌的切开与输尿管的离断

离断膀胱下血管后，继续向尾侧离断盆内脏神经，并通过电钩指引，确认可收缩的盆底肌，在腔镜直视下逐层切开，转向外侧，可见明显的腱性肛提肌腱弓，于其远侧离断肛提肌止点，部分小血管出血予以双极电凝止血，游离输尿管至膀胱入口处，离断输尿管。同法显露左侧盆筋膜间隙，离断髂内动脉分支并清扫左侧方淋巴结，切开左侧肛提肌，离断左输尿管（图 11-9-23 ～图 11-9-26，视频 11-9-5）。

⇨ **技 巧**

在腔镜直视下离断肛提肌腱弓确保最大限度的侧方分离，降低环周切缘阳性率，离断后创面放置纱条，利于压迫止血，同时利于会阴手术组会师时的指示。

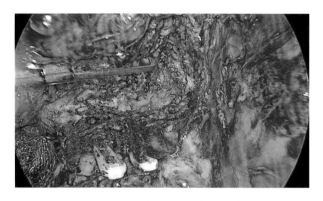

图 11-9-23　离断后方肛提肌止点

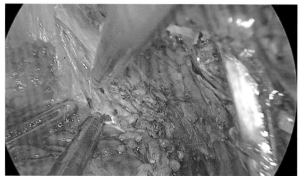

图 11-9-24　肛提肌腱弓处离断肛提肌止点

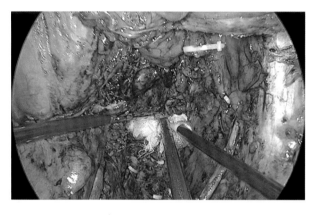

图 11-9-25　填塞纱布条，利于会阴手术组会师

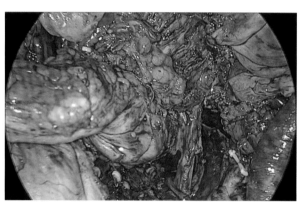

图 11-9-26　膀胱入口处离断输尿管

尿道及近端直肠的离断

紧邻膀胱肌层游离膀胱前间隙，用荷包缝合针固定下垂的膀胱表面腹膜，显露前列腺，处理双侧耻骨前列腺韧带，双极电凝预处理 DVC，拔除尿管，用腔镜直线切割吻合器（蓝钉）完成 DVC 和尿道的离断，可见创面清晰，无渗血。处理肿瘤近端 10 cm 乙状结肠系膜及血管，腔镜直线切割吻合器完成肠管的离断（图 11-9-27 ～图 11-9-32，视频 11-9-6）。

视频 11-9-6
尿道及近端直肠的
离断

⇨ 技 巧

DVC 和尿道的处理是 TPE/APE 手术的难点，处理不当，常发生 1000 ml 以上的大出血。我们采用先双极电凝预处理 DVC，然后用腔镜直线切割吻合器进行离断的方法，此法虽增加一个钉仓的费用，但可大大降低手术难度，减少手术出血，同时高效安全。如行 APE 时，在激发前，助手需肛诊确认直肠壁有无误夹的可能。

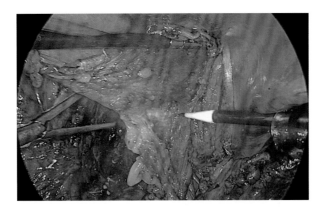

图 11-9-27　紧邻膀胱肌层游离膀胱前壁

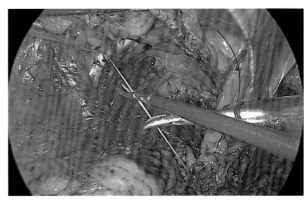

图 11-9-28　悬吊盆底腹膜

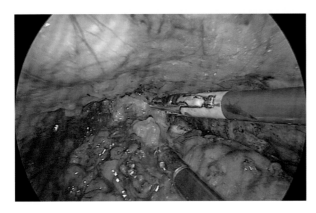

图 11-9-29　双极电凝预处理 DVC

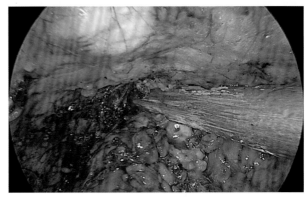

图 11-9-30　用腔镜直线切割吻合器离断 DVC 及尿道

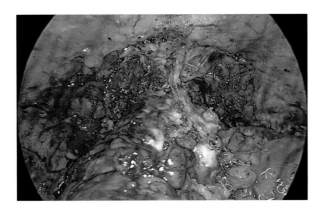

图 11-9-31　尿道断面

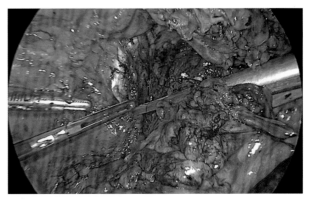

图 11-9-32　离断近端乙状结肠

视频 11-9-7
盆底腹膜、消化道及
泌尿系的重建

盆底腹膜、消化道与泌尿系的重建

　　会阴部操作可参考第 8 章第 2 节直肠癌腹会阴联合切除术，标本经会阴切口取出。盆腔充分止血后，用 3-0 可吸收倒刺线先将切开"人"字形盆底腹膜纵向部分缝合，三边交汇处缝合在髂总血管分叉处事先预留的神经筋膜组织上，再以另外 2 根倒刺线分别将两侧方腹膜缺口缝合，3 条缝合线汇聚于中心点。拉紧缝合线前将双侧输尿管经腹膜外右下腹穿出，完成腹膜外输尿管皮肤造口。左下腹完成乙状结肠单腔造口，盆腔及腹腔各放置引流管 1 根，关闭会阴切口（图 11-9-33 ～图 11-9-42，视频 11-9-7）。

⇨ **技 巧**

　　盆底腹膜的缝合修复及腹膜外输尿管皮肤造口将大大降低全盆腔脏器切除术后小肠梗阻发生的概率。倒刺线和 Hem-o-lok 夹的联合使用可降低腹膜缝合的难度，增加缝合的确切性。

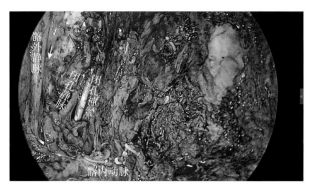

图 11-9-33　左侧侧方淋巴结清扫后的视野

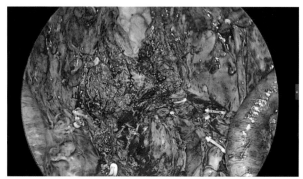

图 11-9-34　移除标本后的视野

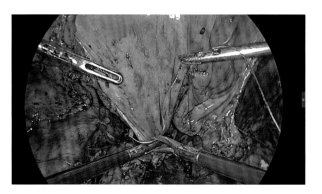

图 11-9-35　纵向腹膜切口的缝合

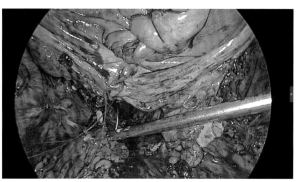

图 11-9-36　缝合至髂总分叉处的神经筋膜

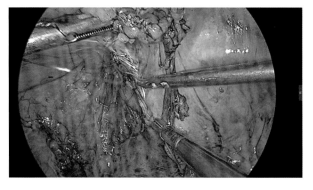

图 11-9-37　左侧腹膜切口的缝合

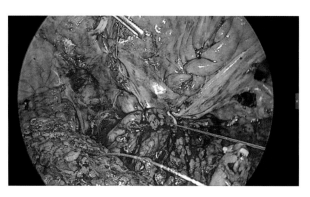

图 11-9-38　左侧腹膜缝合至中点

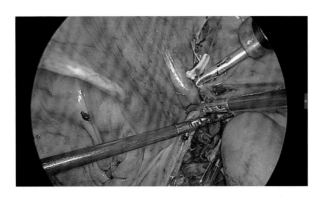

图 11-9-39　右侧腹膜切口的缝合

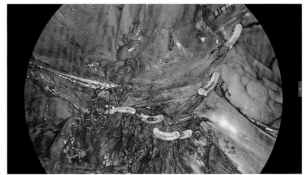

图 11-9-40　倒刺线和 Hem-o-lok 夹的联合使用

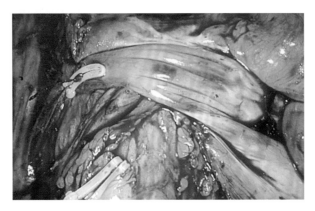

图 11-9-41　腹膜外输尿管皮肤造口

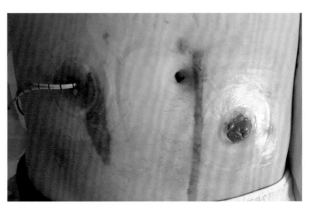

图 11-9-42　术后腹壁照片

病理诊断

直肠与前列腺间中分化腺癌（图 11-9-43），肿瘤大小 6.3 cm×3.2 cm×3.0 cm，肿瘤累及直肠外膜及肌层，黏膜未累及；累及前列腺，未侵犯膀胱、精囊腺，可见神经侵犯，未见脉管癌栓，肿瘤距最近环周切缘 5 mm，输尿管断端、直肠断端及尿道口断端均净，肠周 0/3，双侧侧方淋巴结 0/3 转移。

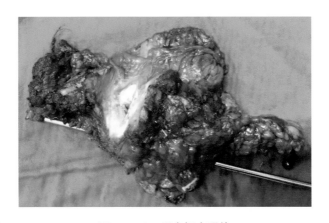

图 11-9-43　手术标本照片

术后恢复

手术时间 509 min，术中出血 800 ml，术后无并发症，术后 13 天出院。

总结

1. 复发直肠癌的 TPE 手术需要克服原发直肠癌 TPE 手术外的难点，包括初次手术后的腹腔粘连，瘢痕化的直肠后间隙的游离以及复发直肠肿瘤导致的局部解剖不清。

2. 盆壁筋膜层面优先的侧方淋巴结清扫技术同样适用于复发直肠癌的 TPE 手术。

3. 盆底腹膜的缝合修复及腹膜外输尿管皮肤造口将降低全盆腔脏器切除术后小肠梗阻发生的概率。

（汤坚强）

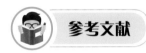

[1]　万远廉，严仲瑜，刘玉村. 腹部外科手术学 [M]. 北京：北京大学医学出版社，2010.

[2]　GEORGIOU PA，MOHAMMED ALI S，BROWN G，et al. Extended lymphadenectomy for locally advanced and recurrent rectal cancer [J]. Int J Colorectal Dis，2017，32（3）：333-340.

[3]　PARK SY，CHOI GS，JUN SH，et al. Laparoscopic salvage surgery for recurrent and metachronous colorectal cancer：15 years' experience in a single center [J]. Surg Endosc，2011，25（11）：3551-3558.

[4]　AKIYOSHI T，NAGASAKI T，UENO M. Laparoscopic total pelvic exenteration for locally recurrent rectal cancer [J]. Ann Surg Oncol，2015，22（12）：3896.

第十节　腹腔镜探查开腹巨大直肠癌联合多脏器切除并腹膜后淋巴结清扫术

适应证

巨大直肠癌（直径大于 10 cm）侵犯多个邻近脏器，如膀胱、结肠、小肠，或包绕主要血管（IMA 根部、髂血管），腔镜手术切除风险高，有发生大出血或者达不到局部根治的可能性。

现病史及术前检查

患者男性，29 岁，BMI 18.7 kg/m²。主因"便秘 1 年，确诊直肠癌 3 个月，开腹探查 2 个月余，小便带有粪样物 1 个月"入院。1 年前无明显诱因出现便秘，伴有肛门坠胀及里急后重，大便带血；3 个月前患者大便变细，同时出现脓血便，行腹部增强 CT 检查，考虑乙状结肠恶性肿瘤并腹膜后、盆腔淋巴结转移；电子结肠镜示直乙交界处腺癌。当地医院行开腹探查，术中见肿瘤与腹主动脉关系密切，肠系膜下动脉未能显露，未进一步手术。1 个月前出现小便内带有粪便，伴尿频、尿痛，发热，给予抗生素对症治疗。经多学科会诊，考虑患者存在直肠膀胱瘘，泌尿系感染、发热，不适宜放化疗（图 11-10-1 ～图 11-10-4）。

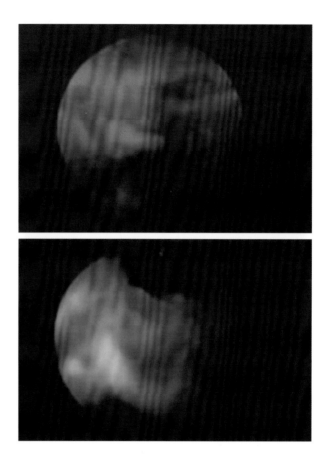

图 11-10-1　膀胱镜提示直肠膀胱瘘

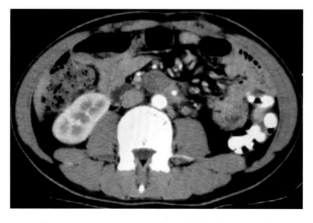

图 11-10-2　CT 示肠系膜下动脉根部间隙不清

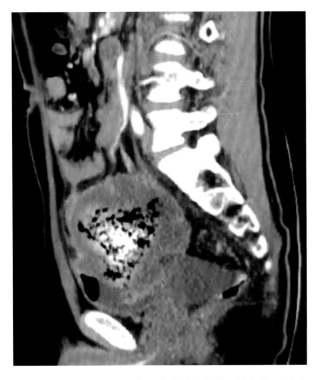

图 11-10-3　CT 示肠系膜下动脉被肿大淋巴结包绕，肿瘤侵犯膀胱，膀胱积气（矢状位）

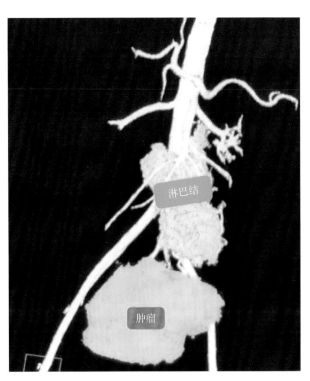

图 11-10-4　肿瘤与淋巴结 3D 重建图像

手术要点及策略

1．腹腔镜探查，若有种植转移，行横结肠单腔造口，解决直肠膀胱瘘问题。

2．初次手术及术前增强 CT 等提示肠系膜下动脉包裹，肿瘤与腹主动脉关系密切，但 3D 血管及肿瘤重建提示肠系膜根部仍有显露空间，如何显露腹主动脉及 IMA 根部是手术难点。

3．膀胱后壁受侵为主，双侧输尿管无扩张，行联合膀胱部分切除的可能性大；肿瘤若能根治切除，有保留肛门、行直肠吻合的可能，但术前肠道准备不好，需行回肠保护性造口。

手术步骤

体位与切口布局

采用改良 Lloyd-Davis 体位，头低足高 15°，右侧倾斜 15°。脐上 2 cm 开放法建气腹，探查腹腔无明显粘连，腹膜无种植，肠系膜下动脉区域癌结节形成，较固定，决定中转开腹。

探查

上至脐上 4 cm，下至耻骨联合正中切口，探查直肠上段肿瘤侵犯膀胱，偏左侧壁，肿瘤侵犯盲肠壁及阑尾，乙状结肠系膜内癌结节融合（见术前 3D 淋巴结重建图，图 11-10-4），与后腹膜关系密切，十二指肠水平部腹主动脉前 4 cm 转移淋巴结（术前 CT 未提示），腹主动脉左侧淋巴结融合，直到肠系膜下静脉水平。切除受侵左侧腹壁，显露耻骨联合、膀胱前间隙及外侧间隙，探查肿瘤未侵犯左髂外动静脉（图 11-10-5 ～图 11-10-8，视频 11-10-1）。

视频 11-10-1
切口与探查

⇨ **技 巧**

可采用钝性锐性结合分离的方法，沿着腹膜后间隙用食指钝性分离，并触摸髂外动脉的搏动（图 11-10-7），以左手食指背为指示点，可以安全分离髂外血管前方间隙。

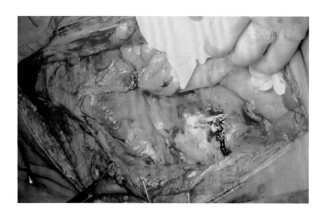

图 11-10-5　肿瘤侵犯膀胱后壁

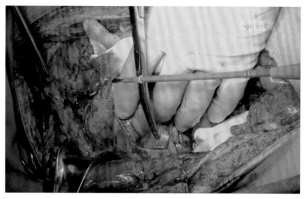

图 11-10-6　切除受侵左侧腹壁

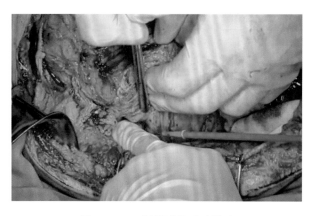

图 11-10-7　触摸髂外动脉搏动

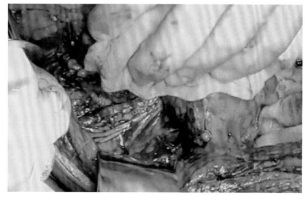

图 11-10-8　显露左髂外动静脉

视频 11-10-2
IMA 根部处理与输尿管中段的游离

右侧探查与部分盲肠、阑尾切除

切开右侧侧腹膜，离断受侵右侧输精管，显露右髂外血管，游离盲肠末端回肠，用腔镜直线切割吻合器在距受侵盲肠壁 2 cm 处离断盲肠，处理阑尾系膜，切除受侵阑尾。将回盲部向右上掀起，游离右半结肠，显露十二指肠水平部（图 11-10-9 ～图 11-10-16，视频 11-10-2）。

⇨ **技 巧**

盲肠及阑尾的切除及右半结肠的游离为腹主动脉旁淋巴结清扫建立初始操作平面，并可以快速显露十二指肠水平部。

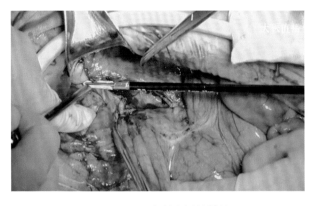

图 11-10-9   离断右侧输精管

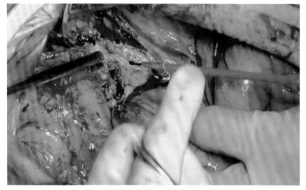

图 11-10-10   显露右侧髂外动静脉

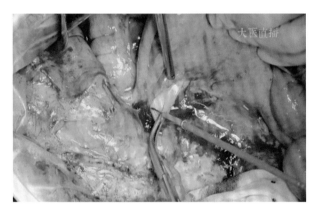

图 11-10-11   分离末端回肠粘连

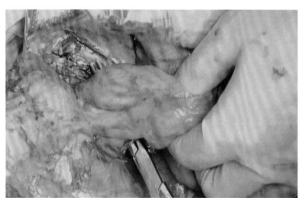

图 11-10-12   游离受侵的盲肠壁间隙

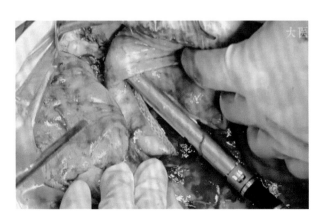

图 11-10-13   用腔镜直线切割吻合器离断盲肠

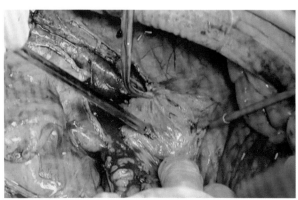

图 11-10-14   游离回盲部

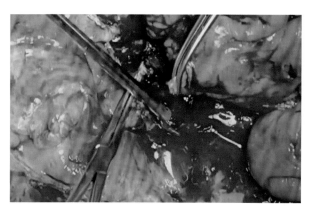

图 11-10-15　离断阑尾系膜及阑尾

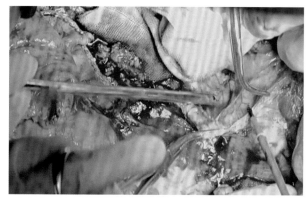

图 11-10-16　显露十二指肠水平部

视频 11-10-3
腹主动脉前方淋巴结
的清扫

腹主动脉前方淋巴结的清扫

十二指肠水平部下缘显露下腔静脉，紧邻其右侧壁自头侧向尾侧清扫下腔静脉前淋巴结，并显露右侧输尿管，顺输尿管向膀胱入口游离，离断其前方跨过的脐动脉及膀胱上动脉。沿着右髂外动脉、右髂总动脉、腹主动脉，自尾侧向头侧逐渐显露并清扫腹主动脉前方淋巴结，结扎主淋巴管（图 11-10-17 ～图 11-10-22，视频 11-10-3）。

⇨ **技 巧**

清扫淋巴结时，从尾侧髂外动脉到腹主动脉，从右侧的下腔静脉到左侧的腹主动脉，这种循序渐进、先易后难的清扫顺序相对安全可行，也可以逐渐显露出 IMA 的根部。

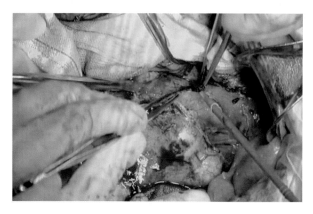

图 11-10-17　十二指肠水平部下缘显露下腔静脉

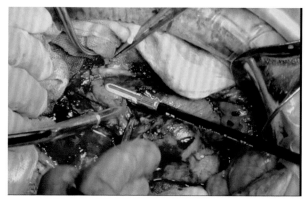

图 11-10-18　清扫腔静脉前方淋巴结

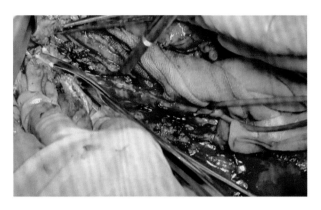

图 11-10-19　离断右侧膀胱上动脉

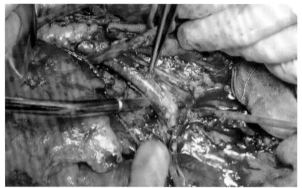

图 11-10-20　清扫右侧髂外、髂总旁淋巴结

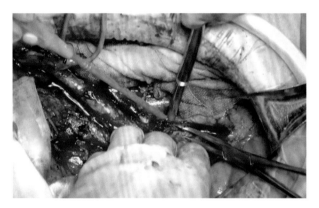

图 11-10-21　清扫腹主动脉前淋巴结

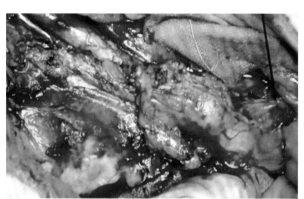

图 11-10-22　离断淋巴管

脾曲的游离与近端肠管的离断

于腹主动脉左前方找到 IMA 根部，可见根部 0.5 cm 范围内无肿瘤包饶，近心端双重结扎，远心端缝扎完成 IMA 离断，游离结肠脾曲，保留大网膜，胰腺下缘离断 IMV，裁剪降结肠系膜，肿瘤近端 15 cm 离断降结肠，行荷包缝合，置入吻合器抵钉座备用（图 11-10-23 ～图 11-10-28，视频 11-10-4）。

视频 11-10-4
脾曲的游离与近端肠管的离断

⇨ **技 巧**

提前完成脾曲的游离及结肠离断将扩大腹主动脉左侧淋巴结清扫的视野，也利于术中左输尿管的显露与保护。

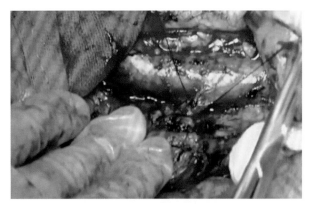

图 11-10-23　游离 IMA 根部

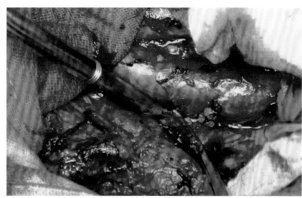

图 11-10-24　离断 IMA

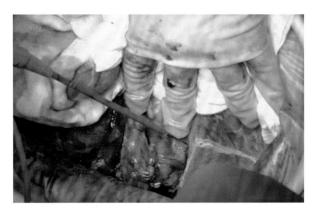

图 11-10-25　切开脾结肠韧带

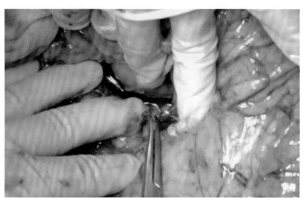

图 11-10-26　离断 IMV

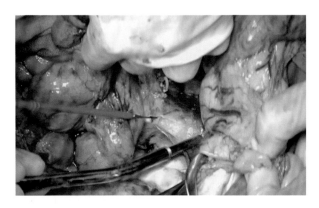

图 11-10-27　游离结肠脾曲

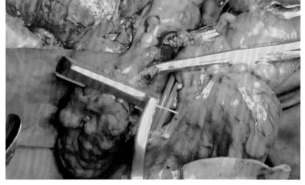

图 11-10-28　近端结肠荷包缝合

视频 11-10-5
腹主动脉左侧腹膜后
淋巴结的清扫

腹主动脉左侧腹膜后淋巴结的清扫

可见腹主动脉左侧腹膜后淋巴结局部融合，上达左肾静脉下缘，沿腰大肌筋膜表面分离，仔细结扎处理淋巴管及小血管，并顺势清扫左侧髂总动脉旁、髂外动脉旁淋巴结，显露髂内动脉主干，将肿瘤向前掀起，清扫主动脉分叉处淋巴结（No.280）、骶正中淋巴结（No.270），游离直肠后间隙至肛提肌，并向两侧扩展，左后侧因肿瘤侵犯，局部间隙很小，于左侧脐动脉近端结扎左侧髂内动脉主干，防止分离中发生大出血（图 11-10-29 ～图 11-10-34，视频 11-10-5）。

⇨ 技 巧

因盆腔巨大肿瘤导致操作空间狭小时，可以在臀上动脉发出后控制或结扎髂内动脉主干，可以减少远端髂内动脉损伤引起的出血。

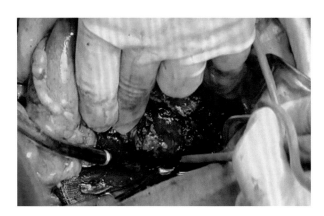

图 11-10-29 腹膜后融合淋巴结

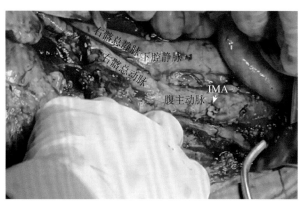

图 11-10-30 清扫完的视野

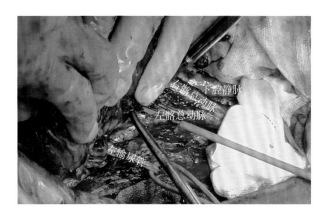

图 11-10-31 清扫左髂总动脉旁淋巴结（No.273）

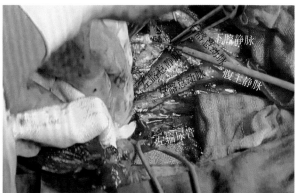

图 11-10-32 清扫腹主动脉分叉（No.280）

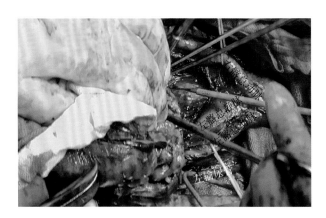

图 11-10-33 清扫骶正中淋巴结（No.270）

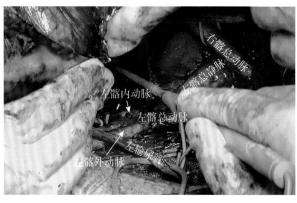

图 11-10-34 游离直肠后间隙，预先结扎左髂内动脉主干（臀上动脉发出后）

受侵膀胱的切除及直肠的离断

受侵膀胱壁旁 1 cm 依次切开前壁、侧壁及后壁，切除部分精囊腺，切开 Denonvilliers 筋膜，显露直肠壁，肿瘤下缘 5 cm 处理直肠系膜，用腔镜直线切割吻合器离断直肠（图 11-10-35 ～图 11-10-38，视频 11-10-6）。

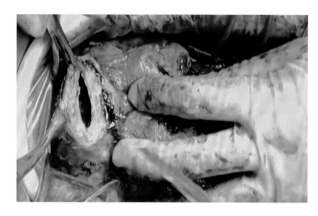

图 11-10-35　切开膀胱前壁

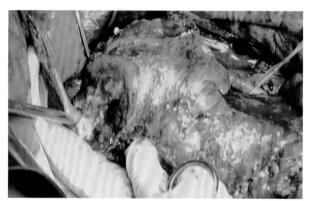

图 11-10-36　沿受侵膀胱切除肿瘤

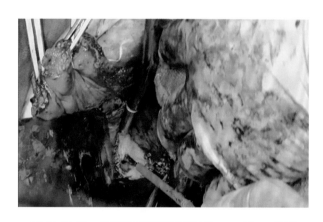

图 11-10-37　切开膀胱后壁及直肠 Denonvilliers 筋膜

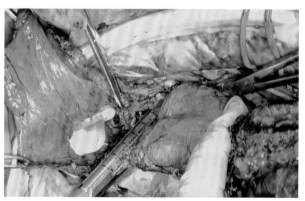

图 11-10-38　离断直肠

消化道与泌尿系重建

移除标本，输尿管开口离膀胱切缘较近，双侧输尿管放置 DJ 管，行膀胱修补，用吻合器完成结肠直肠吻合，行回肠保护性造口及耻骨上膀胱造瘘术（图 11-10-39 ～图 11-10-43，视频 11-10-7）。

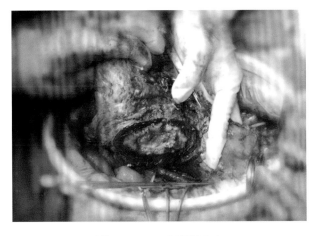

图 11-10-39　直肠膀胱瘘

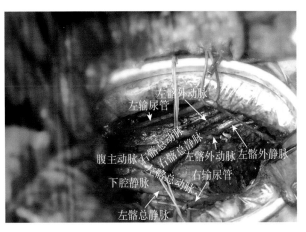

图 11-10-40　移除标本后的手术视野

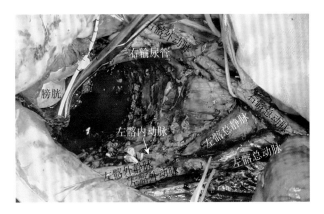

图 11-10-41　输尿管放置 DJ 管

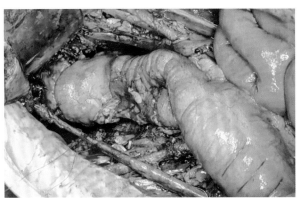

图 11-10-42　结肠与直肠吻合

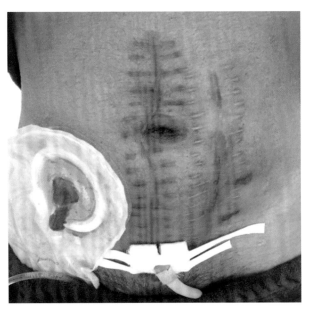

图 11-10-43　术后腹部照片

病理诊断

直肠溃疡型中 - 低分化腺癌伴大片坏死（图 11-10-44），肿瘤大小 10.0 cm×6.0 cm×2.5 cm，肿瘤侵犯肠壁全层并侵透盲肠肌层至黏膜下层，癌组织侵犯膀胱壁全层并形成癌性窦道，神经侵犯（+），脉管癌栓（+），上、下切缘未见癌组织，肠周淋巴结 7/16 枚及融合淋巴结 2/2，另送盆腔 No.270 淋巴结 1/1 枚，No.280 淋巴结 7/10 枚，左侧 No.263+No.283 淋巴结 0/4 枚，腹主动脉旁淋巴结 1/2 枚见癌转移。

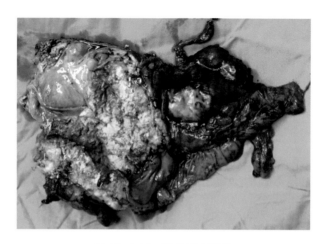

图 11-10-44　手术标本照片

术后恢复

手术时间 407 min，术中出血 500 ml，术后第 4 天引流液呈乳糜样，量较多，诊断乳糜瘘，给予禁食，全胃肠外营养及生长抑素持续泵入。术后 2 周患者出现回肠造瘘口停止排气、排便，肠鸣音消失；消化道造影示胃排空障碍；腹部立位 X 线片示：小肠部分气液平，考虑术后麻痹性肠梗阻。术后 6 周患者胃肠功能逐渐恢复，可进食，术后 8 周化疗后出院。

总结

1. 计划性中转开腹为术中转换手术方式，不能视为腹腔镜手术失败或并发症，一切本着对患者最大利益化的原则进行治疗。

2. 该病例的腹主动脉旁的淋巴结清扫以及 IMA 的离断效果都要比腔镜下更安全，但直肠后间隙的游离及左侧方盆腔淋巴结的清扫时缺乏腔镜下的视野。

3. 该患者第一次在省级医院未能切除肿瘤，但我们通过术前仔细阅片（腹部增强 CT），重点了解肿瘤侵犯范围，评估关键血管是否受侵，术前对手术入径、分离先后顺序进行规划，做到"进可攻、退可守"。

4. 传统的切开、止血、结扎与缝合是外科医生的基本功，在微创技术普及的今天，我们不能忘记传统的外科基本技术与技能的培养。精湛的技艺、良好的沟通、出色的决策与领导能力是外科医生需要具备的全面素质。

（汤坚强）

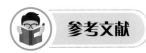

[1] 万远廉，严仲瑜，刘玉村. 腹部外科手术学 [M]. 北京：北京大学医学出版社，2010.

[2] 郑民华，马君俊. 如何把握好胃肠微创外科的盛年时代 [J]. 中华胃肠外科杂志，2019，22（8）：715-718.

[3] 顾晋. 理性看待微创外科时代的开放手术——从《新英格兰医学杂志》的一篇文章谈起 [J]. 中国实用外科杂志，2018，38（12）：1365-1368.

第12章

超全直肠系膜切除手术技巧

第一节 盆腔侧向间隙解剖认知及其在复杂肠癌中的应用

▌引言

在我国 40.8 万结直肠癌新发病例中，约 70% 为进展期结直肠癌。5% ~ 10% 的原发直肠癌初诊时肿瘤已突破直肠固有筋膜平面，手术范围不限于传统的全直肠系膜切除术（total mesorectal excision，TME）手术；约 10% 患者在直肠癌根治术后局部复发（即 LRRC）。R0 切除是局部进展期直肠癌（locally advanced rectal cancer，LARC）和 LRRC 患者获得长期生存的前提。此类复杂肠癌往往侵及盆壁侧方结构，对于盆腔侧向间隙（lateral pelvic space，LPS）等解剖结构的充分认识和理解是实施此类高难度手术的前提之一。

▌LPS 定义及边界

盆腔侧向间隙（LPS）指腹下神经前筋膜与壁层盆腔筋膜之间的区域，内含输尿管、髂血管、躯体神经（闭孔神经和腰骶干）、盆腔自主神经（腹下丛、盆神经丛和神经血管束）和淋巴脂肪组织。

LPS 的内侧界为腹下神经前筋膜；外侧界为由髂腰肌、耻骨梳、闭孔内肌和肛提肌联合组成的外侧平面；头侧界为髂总动脉和髂外动脉的上缘；尾侧界为肛提肌腱弓。切开盆筋膜，可与肛提肌上间隙相通；腹侧界经膀胱外侧间隙与盆腔前间隙（anterior pelvic space，APS）相通；背侧界由髂内动静脉、腰骶干、骶神经及梨状肌共同组成。LPS 呈现为头侧、腹侧敞口，背侧、尾侧缩口的口袋状结构（图 12-1-1）。

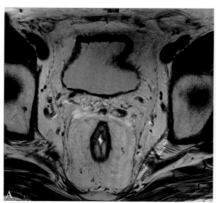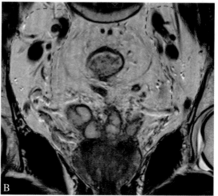

图 12-1-1 MRI 显示的盆腔侧向间隙范围。A. 横断面；B. 冠状面

横向三个层面

筋膜层面优先的侧方淋巴结清扫技术将 LPS 的解剖演绎得淋漓尽致，当存在直肠癌侵犯侧盆壁或需离断髂内血管分支或需联合侧方淋巴结清扫时，往往需要将侧方脏器组织联合直肠肿瘤一并切除。LPS 的横向三个无血管筋膜平面与侧方淋巴结清扫一致，由内及外依次为输尿管腹下神经筋膜（ureterohypogastric nerve fascia，UNF）、膀胱腹下筋膜（vesicohypogastric fascia，VF）和盆壁筋膜（parietal pelvic fascia，PPF），详见第 10 章超全直肠系膜切除手术的应用解剖，示意图见图 12-1-2。

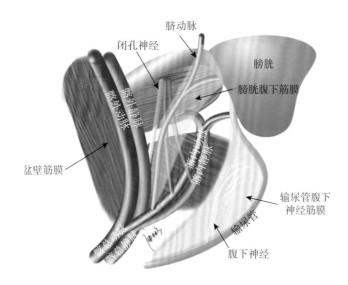

图 12-1-2　盆腔侧向间隙的横向三个层面示意图

根据肿瘤的侵犯程度以及是否需要联合侧方淋巴结清扫，LPS 的手术入路依据受侵脏器的横向层面分为如下三种方式（图 12-1-3）。

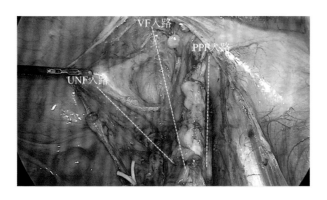

图 12-1-3　盆腔侧向间隙的三个入路：UNF 入路；VF 入路；PPF 入路

UNF 入路

当侧盆壁局部或输尿管局部受侵或精囊腺受侵时，需联合行部分盆壁、输尿管段或精囊腺切除，可以先行 UNF 间隙游离，离断膀胱上血管或精囊腺动脉，先将肿瘤联合侧盆壁、输尿管整体游离，于髂总动脉水平显露输尿管，并分离，血管吊带牵拉输尿管予以保护。多数情况下输尿管与肿瘤为炎性粘连，两者可分开，可仅行受侵盆壁切除；少数情况下输尿管被肿瘤侵犯，需将受侵输尿管的近端及远段游离，行输尿管部分切除，输尿管对端吻合或者行输尿管膀胱再植术；当精囊腺受侵时，在输尿管全程显露后，先离断输精管，提起其断端走行至精囊腺输精管的腹侧面，并在前列腺上缘离断输精管，行联合输精管、精囊腺切除。

VF 入路

膀胱侧壁或三角受侵时，需行膀胱大部分切除或全（前）盆腔脏器切除。游离 VF，离断髂内血管的脏支，包括脐动脉、膀胱上血管及膀胱下血管，游离 Retzius 间隙，切除受侵膀胱壁或全膀胱切除。

PPF 入路

侧盆壁广泛受侵或可疑侧方淋巴结转移时，需行联合侧方淋巴结清扫。可沿髂外血管外侧沿髂腰肌、耻骨梳分离，或沿髂外静脉下缘分离，沿闭孔内肌筋膜间隙游离肿瘤及盆侧方组织，游离闭孔神经，离断闭孔动静脉闭孔端，直至肛提肌腱弓，然后沿髂内动脉依次离断各脏支，直至肛提肌平面，将侧方淋巴结连同直肠标本整块切除。

背侧四个深度

除了横向的三个层面，在手术中还需注意 LPS 的背侧存在四个深度。对于超出传统 TME 层面的直肠肿瘤，在 LPS 中不仅面临横向不同层面受侵，还面临背侧不同深度的侵犯，后者情况更为棘手，一旦处理不慎，易导致发生严重大出血而最终放弃手术，甚至出现严重后果。受侵层面决定了背侧分离深度的不同，层面越深难度越大，出血风险也相应增加，四个不同的血管离断层面的示意图见图12-1-4，其手术要点如下。

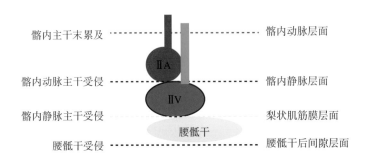

图 12-1-4　LPS 的背侧四个深度示意图。ⅡA，髂内动脉层面；ⅡV，髂内静脉层面

髂内动脉层面

当髂内动脉及静脉主干均未受侵时，可沿髂内动脉主干，由近及远逐渐离断各分支，此型最常见且相对简单（图 12-1-5A）。

髂内静脉层面

当髂内动脉受侵，髂内静脉主干未受侵时，先分离髂总动脉，显露髂内动脉分叉处，通常在臀上动脉分出水平以后根部离断髂内主干，离断闭孔动脉闭孔端，此时应特别注意在分离阴部管时需再次离断阴部内动脉，在阴部内动脉离断后可见向背侧穿出的臀下动脉，需再次结扎，避免大出血（图12-1-5B）。当髂内动脉根部受侵时，应根部离断髂内动脉，但同时还需离断臀上动脉。

梨状肌筋膜层面

当髂内静脉受侵（常伴髂内动脉主干受侵）时，应先结扎控制或离断髂内动脉，然后尽可能处理其分支血管，包括膀胱侧血管、闭孔血管闭孔处、阴部内血管的阴部管处，最后离断髂内静脉主干。在臀上动脉与臀下动脉之间的髂内血管段与梨状肌筋膜之间存在天然间隙，为梨状肌筋膜间隙（piriformis fascia space，PFS）。髂内静脉的受侵常在该间隙以远，分离 PFS 后可先用丝线牵拉，再用腔镜用血管闭合系统同时进行髂内动静脉主干的离断（图 12-1-5C）。需注意的是，髂内静脉为回流血管，当髂内静脉主干离断而髂内动脉尚未控制时，常引起髂内静脉主干及分支急剧扩张，导致创面渗血和出血增加，甚至需要中转开放手术。

腰骶干后间隙

当梨状肌或腰骶干受侵时，需行髂内血管、梨状肌、腰骶干、骶神经等联合切除（图 12-1-5D），术前应联合骨科等多学科会诊，有条件时可行术中腰骶神经监测。需要注意的是，外科医生术前应向患者和家属提前告知有发生下肢功能障碍等不可逆并发症的可能。

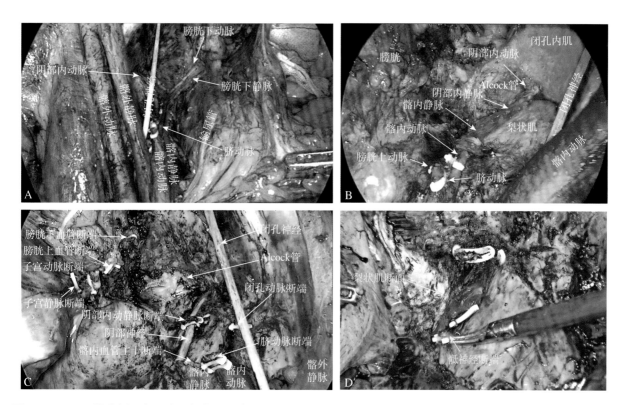

图 12-1-5 LPS 的背侧四个深度实例术中图片。A. 髂内动脉层面，髂内动静脉分支离断；B. 髂内静脉层面，切除髂内动脉主干，保留髂内静脉主干；C. 梨状肌筋膜层面，切除髂内动静脉主干；D. 腰骶干后间隙层面，切除部分梨状肌及骶神经根

▌临床意义

结直肠外科医生应在掌握 TME 手术的基础上，对盆腔侧向间隙（LPS）、盆腔前间隙（APS）中的各解剖结构有足够认识，才能更加从容地面对多变复杂的盆腔脏器联合切除手术。

（汤坚强　庄　孟　唐　彬）

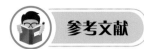

[1] 汤坚强，庄孟．腹腔镜盆腔脏器联合切除术中意外及对策 [J]．中国实用外科杂志，2022，42（11）：1246-1250.

[2] ZHENG R，ZHANG S，ZENG H，et al. Cancer incidence and mortality in China，2016 [J]．J Natl Cancer Cent，2022，2（1）：1-9.

[3] TAN W J，TAN H J，DORAJOO S R，et al. Rectal cancer surveillance-recurrence patterns and survival outcomes from a cohort followed up beyond 10 years [J]．J Gastrointest Cancer，2018，49（4）：422-428.

[4] 杨晓泉，钟敏儿，吴斌．腹腔镜手术治疗 T4 期结肠癌进展 [J/CD]．中华结直肠疾病电子杂志，2018，7（6）：576-578.

[5] 左帅，陈贺凯，郑利军，等．腹腔镜后盆腔脏器切除术治疗局部进展期直肠癌临床效果分析 [J]．结直肠肛门外科，2020，26（2）：148-153.

[6] YANG K，CAI L，YAO L，et al. Laparoscopic total pelvic exenteration for pelvic malignancies：the technique and short-time outcome of 11 cases [J]．World J Surg Oncol，2015，13：301.

[7] TANG J，LIU J，DU B，et al. Short- and long-term outcomes of laparoscopic versus open pelvic exenteration for locally advanced rectal cancer：a single-center propensity score matching analysis [J]．Tech Coloproctol，2023，27（1）：43-52.

第二节　髂内血管术中出血的处理技巧

引言

无论侧方淋巴结清扫还是盆腔脏器联合切除手术，在盆腔侧向间隙中的操作重点之一是处理髂内血管及其分支。而髂内血管的意外出血在此类手术中并不少见，尤其是合并肿瘤侵犯血管的病例。掌握髂内血管出血的处理技巧是顺利安全完成此类复杂手术的重要前提之一。

解剖特点

了解髂内血管的分支组成是预防出血的先决条件。髂内动脉由壁支和脏支组成，壁支包括闭孔动脉、臀上动脉、臀下动脉、髂腰动脉和骶外侧动脉等；脏支包括脐动脉、子宫动脉（女）、精囊腺动脉（男）、膀胱上动脉、直肠中动脉、膀胱下动脉（可数支）及阴部内动脉等。髂内动脉分支众多，多数分支伴行静脉，因而在盆腔侧向间隙内操作时容易发生损伤出血。

出血特点

1. 髂内动脉压力大，可达 105～160 cmH$_2$O（1 cmH$_2$O=0.098 kPa），出血为喷射性，纱布压迫效果常不佳。

2. 由于盆腔操作空间小，容易形成血池，对助手吸引器使用技术要求高。

3．常伴髂内静脉分支出血，而髂内静脉的压力为下腔静脉的 2～3 倍，出血虽非喷射性，但较为凶险，增加了止血难度。

处理技巧

1．髂内动脉出血的主要处理原则是快速控制髂内动脉近心端，并尽可能控制破口远端。

2．主要止血方式有丝线结扎、钛夹、Hem-o-lok 或生物夹夹闭。

3．当出血部位不易结扎时，可选择腔镜下 Prolene 线缝合。

4．髂内静脉大出血时，先用纱布压迫出血部位，游离髂内动脉主干，可用无损伤血管夹暂时控制动脉，紧急情况也可以夹闭髂内动脉主干（图 12-2-1），髂内静脉主干出血多数情况无法用 Hem-o-lok 或生物夹夹闭，需要腔镜下行 Prolene 线缝合（图 12-2-2）（视频 12-2-1）。

5．我们曾遇髂内动静脉主干均破损的大出血病例，最终经腔镜直线切割吻合器完成髂内动静脉主干的一并离断（图 12-2-3），在切除肿瘤的同时，快速控制了出血（视频 12-2-2）。

6．有部分学者考虑髂内血管侧支循环丰富，可以用结扎双侧髂内动脉达到止血目的，我们对此持反对态度，对侧结扎并不能改善出血侧的止血效率。

7．对来势凶猛的不可控大出血，应紧急使用纱布填塞创面（图 12-2-4，视频 12-2-3），及时果断开腹，避免酿成不可挽回的严重后果。

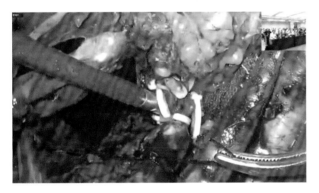

图 12-2-1　结扎髂内动脉主干

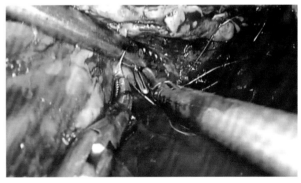

图 12-2-2　Prolene 线缝合止血

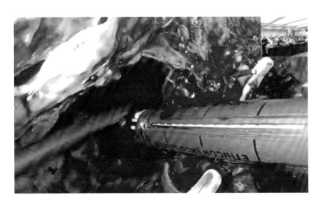

图 12-2-3　腔镜直线切割吻合器离断髂内血管止血

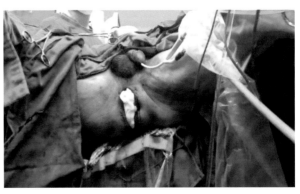

图 12-2-4　纱布填塞创面

视频 12-2-1
髂内静脉出血的缝合
处理

视频 12-2-2
腔镜直线切割吻合器
完成髂内大出血的止血

视频 12-2-3
纱布填塞止血

（汤坚强 庄 孟 唐 彬）

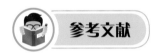
参考文献

[1] 汤坚强，庄孟. 腹腔镜盆腔脏器联合切除术中意外及对策 [J]. 中国实用外科杂志，2022，42（11）：1246-1250.

[2] 刘骞，赵富强. 腹腔镜直肠癌侧方淋巴结清扫术中意外的预防及处理 [J]. 中国实用外科杂志，2022，42（11）：1230-1235.

第三节　盆腔前间隙解剖认知及阴茎背静脉复合体的处理技巧

引言

当肿瘤向前侵犯膀胱或前列腺或女性内生殖器官时，需联合直肠前方脏器切除，需要注意的是前方脏器均由髂内血管分支供血，其减少出血的主要措施仍为对盆腔侧向间隙（LPS）的认识及相应脏器的供血血管的切除。阴茎背静脉复合体（dorsal vein complex，DVC）为 TPE 或 APE 术中出血的另一好发部位。DVC 远端与阴部内静脉、阴茎背深静脉及闭孔静脉存在多种形式的广泛交通，近端则分别进入两侧膀胱前列腺静脉丛，可通过阴部内静脉、闭孔静脉及膀胱前列腺静脉丛回流入髂内静脉。

盆腔前间隙的定义及边界

盆腔前间隙（APS）又名耻骨后间隙（Retzius 间隙）或膀胱前间隙，为膀胱前列腺前耻骨后的疏松结缔组织间隙。前界为耻骨联合、耻骨上支、闭孔内肌筋膜；后界为膀胱（前列腺）；两侧界为脐内侧韧带，并与闭孔内肌筋膜间隙相通；上界为壁腹膜折返至膀胱上面处；下界男性为盆膈和耻骨前列腺韧带，连接前列腺至耻骨联合下缘，女性为盆膈和耻骨膀胱韧带（连结膀胱颈至耻骨联合下缘）。耻骨前列腺韧带或耻骨膀胱韧带成对，左右各一，两韧带之间有阴茎（或阴蒂）背深静脉浅深支及交通支组成的 DVC 通过。

解剖特点

了解 DVC 首先要正确认识耻骨前列腺复合体的解剖结构，其由耻骨前列腺韧带、纤维肌肉结缔组织、耻骨尿道韧带及 DVC 组成。耻骨前列腺韧带使膀胱颈和近端前列腺悬垂于耻骨联合，纤维肌肉结缔组织在垂直平面上定向并与耻骨前列腺韧带一起形成 "T" 形结构，耻骨尿道韧带保持尿道膜部的悬空，DVC 则是阴茎背静脉进入耻骨后间隙的延续，并在耻骨弓下方通过。DVC 远端与阴部内静脉、阴茎（或阴蒂）背深静脉及闭孔静脉存在多种形式的广泛交通，近端则分别进入两侧膀胱前列腺静脉丛，可通过阴部内静脉、闭孔静脉及膀胱前列腺静脉丛回流入髂内静脉。

出血特点

持续的炎症刺激或进展期直肠癌肿瘤侵犯内生殖器致滋养血管增加，加之肿瘤压迫造成 DVC 血流回流障碍，DVC 的血流及滋养血管较前列腺癌手术丰富。此外，巨大直肠肿瘤向前顶起膀胱前列腺，也使 PE 手术患者的 DVC 处理更加困难。

处理技巧

1．腔镜下 DVC 的处理最常用的方法为用可吸收线或倒刺线先行缝扎以减少离断前列腺尖部的出血（图 12-3-1，视频 12-3-1）。

2．双极电凝为最常用的止血利器。

3．部分文献报道用腔镜直线切割吻合器可以安全高效完成 DVC 及尿道的一并离断（图 12-3-2，视频 12-3-2）。

4．如低位直肠癌需行经腹会阴联合切除手术时，TPE 手术可完成经会阴入路的 DVC 离断，该法较腹部操作更为简单（图 12-3-3，图 12-3-4）。

视频 12-3-1
DVC 出血及处理

视频 12-3-2
腔镜直线切割吻合器
离断 DVC 及尿道

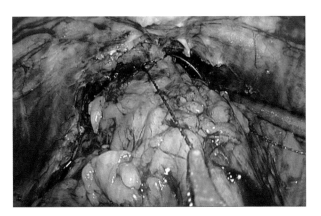

图 12-3-1　倒刺线缝扎 DVC

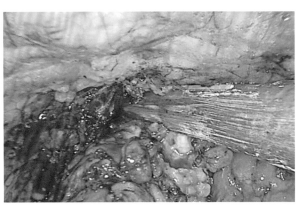

图 12-3-2　腔镜直线切割吻合器离断 DVC 及尿道

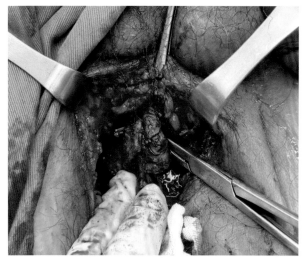

图 12-3-3　经会阴游离尿道

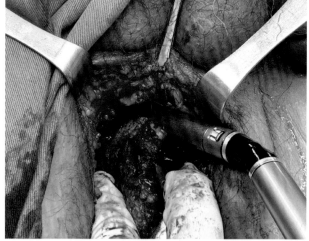

图 12-3-4　经会阴离断 DVC 及尿道

（汤坚强　庄孟）

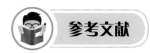 参考文献

[1] 汤坚强，庄孟. 腹腔镜盆腔脏器联合切除术中意外及对策 [J]. 中国实用外科杂志，2022，42（11）：1246-1250.

[2] 王晓辉，周力，李小军，等. 腹腔镜直肠癌手术常见出血部位分析 [J]. 中华胃肠外科杂志，2017，20（6）：675-679.

[3] STEINER M S. The puboprostatic ligament and the male urethral suspensory mechanism：an anatomic study [J]. Urology，1994，44（4）：530-534.

[4] WIMPISSINGER T F，TSCHABITSCHER M，FEICHTINGER H，et al. Surgical anatomy of the puboprostatic complex with special reference to radical perineal prostatectomy [J]. BJU Int，2003，92（7）：681-684.

[5] KONDO A，NISHIZAWA Y，TSUNEMORI H，et al. Use of a linear stapler for urethral and dorsal vein complex transection during laparoscopic total pelvic exenteration in rectal cancer [J]. Tech Coloproctol，2019，23（5）：487-490.

缩略词表

英文缩写	英文全称	中文全称
AA	abdominal aorta	腹主动脉
AAP	abdominal aortic plexus	腹主动脉丛
aMCA	accessory middle colic artery	副中结肠动脉
aMCV	accessory middle colic vein	副中结肠静脉
APE	anterior pelvic exenteration	前盆腔脏器切除术
APR	abdominoperineal resection	腹会阴联合切除术
APR	anterior peritoneal reflexion	前腹膜反折
APS	anterior pelvic space	盆腔前间隙
aRCV	accessory right colic vein	副右结肠静脉
ASPDV	anterosuperior pancreaticoduodenal vein	胰十二指肠上前静脉
CIA	common iliac artery	髂总动脉
CIV	common iliac vein	髂总静脉
CMA	complete medial approach	完全内侧入路
CME	complete mesocolic excision	全结肠系膜切除术
CVL	central vessels ligation	中央血管结扎
DST	double stapling technique	双吻合技术
DVC	dorsal vein complex	阴茎背静脉复合体
EIA	external iliac artery	髂外动脉
EIV	external iliac vein	髂外静脉
ELAPE	extralevator abdominoperineal excision	经肛提肌外腹会阴联合切除术
ESD	endoscopic submucosal dissection	内镜黏膜下剥离
GCT	gastric colic trunk	胃结肠干
HP	hypogastric nerve	腹下神经
HT	Henle's trunk	亨氏干 / Henle 干
ICA	ileocolic artery	回结肠动脉
ICG	indocyanine green	吲哚菁绿
ICV	ileocolic vein	回结肠静脉
IGA	inferior gluteal artery	臀下动脉
IHP	inferior hypogastric plexus	下腹下丛
IIA	internal iliac artery	髂内动脉
IIV	internal iliac vein	髂内静脉
ILA	iliolumbar artery	髂腰动脉
IMA	inferior mesenteric artery	肠系膜下动脉
IMP	inferior mesenteric plexus	肠系膜下丛
IMRT	intensity-modulated radiation therapy	调强放疗
IMV	inferior mesenteric vein	肠系膜下静脉
IPA	internal pudendal artery	阴部内动脉
IRA	inferior rectal artery	直肠下动脉
ISR	intersphincteric resection	括约肌间切除术
IVA	inferior vesical artery	膀胱下动脉
JV	jejunal vein	空肠静脉

LARC	locally advanced rectal cancer	局部进展期直肠癌
LARCC	locally advanced right-sided colon cancer	局部进展期右半结肠癌
LCA	left colic artery	左结肠动脉
LPS	lateral pelvic space	盆腔侧向间隙
LRRC	locally recurrent rectal cancer	局部复发直肠癌
LSA	lateral sacral artery	骶外侧动脉
LSN	lumbar splanchnic nerve	腰内脏神经
MCA	middle colic artery	中结肠动脉
MCV	middle colic vein	中结肠静脉
MIP	maximum intensity projection	最大密度投影
MPMN	multiple primary malignant neoplasms	多原发恶性肿瘤
MPR	multi-planar reconstruction	多平面重组
MRA	middle rectal artery,	直肠中动脉
MSA	middle sacral artery	骶正中动脉
NOSES	natural orifice specimen extraction surgery	经自然腔道取标本手术
NVB	neurovascular bundle	神经血管束
OA	obturator artery	闭孔动脉
OS	overall survival	总生存率
PDM	persistent descending mesocolon	降结肠系膜旋转不良
PE	pelvic exenteration	盆腔脏器联合切除术
PFS	piriformis fascia space	梨状肌筋膜间隙
PPE	posterior pelvic exenteration	后盆腔脏器切除术
PPF	parietal pelvic fascia	盆壁筋膜
PRC-bTME	primary rectal cancer beyond total mesorectal excision	超 TME 层面的原发性直肠癌
PSN	pelvic splanchnic nerve	盆腔内脏神经
PTV	planning target volume	计划靶区
RCA	right colic artery	右结肠动脉
RCV	right colic vein	右结肠静脉
RFS	relapse-free survival	无复发生存率
RGEV	right gastroepiploic vein	胃网膜右静脉
RRCS	right retro-colic space	右结肠后间隙
SA	sigmoid artery	乙状结肠动脉
SD	stable disease	疾病稳定
SGA	superior gluteal artery	臀上动脉
SHP	superior hypogastric plexus	上腹下丛
SMA	superior mesenteric artery	肠系膜上动脉
SMV	superior mesenteric vein	肠系膜上静脉
SRA	superior rectal artery	直肠上动脉
sRCV	superior right colic vein	上右结肠静脉
SVA	superior vesical artery	膀胱上动脉
TANG	transanterior obturator nerve gateway	经闭孔神经前入路
taTME	transanal total mesorectal excision	经肛全直肠系膜切除术
TME	total mesorectal excision	全直肠系膜切除术
TPE	total pelvic exenteration	全盆腔脏器切除术
TRCS	transvers retrocolic space	横结肠后间隙
UA	umbilical artery	脐动脉
UNF	ureterohypogastric nerve fascia	输尿管腹下神经筋膜
UtA	uterine artery	子宫动脉
VF	vesicohypogastric fascia	膀胱腹下筋膜